何天祥简介

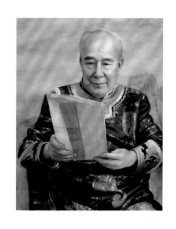

　　何天祥（1923-2019），著名中医骨伤科专家，研究员。蒙古族，特呼尔氏（汉姓：何氏），何氏骨科第五代嫡传传人。全国人大代表、全国五一劳动奖章获得者、全国首批500名老中医、全国老中医药专家学术经验继承工作指导老师、中国艺术医学协会副会长及名誉会长、四川省首批名老中医、四川省舞蹈损伤研究所原所长，四川天祥骨科医院名誉院长。

　　何天祥在继承中医、蒙医骨伤科医术的基础上，开创了中国艺术医学的新学科。2009年"何天祥传统疗伤手法技艺"获入四川省非物质文化遗产项目名录。2012年国家中医药管理局首批批准"四川何氏骨科流派"为全国64家中医学术流派传承项目之一，何天祥被指定为代表性传承人。著有《中国艺术形体损伤诊治学》《何氏骨科学讲义》《艺术医学丛书》，其中《中国艺术形体损伤诊治学》获文化和旅游部科学技术进步奖。在国内外医学杂志发表学术论文80余篇。

何浚治简介

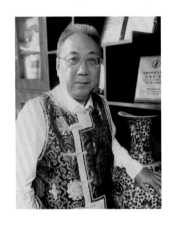

何浚治，著名中医骨伤科专家，主任医师。蒙古族，特呼尔氏（汉姓：何氏），何氏骨科第六代嫡传传人。现任四川省政协委员，中国艺术医学协会常务理事，成都中医药大学董事会常务董事、硕士生导师，四川天祥骨科医院院长，全国优秀中医医院院长。四川省人民政府非物质文化遗产项目《何天祥传统疗伤手法技艺》的代表性传承人。2012年10月国家中医药管理局首批批准的"何氏骨科学术流派传承项目"负责人及主要传承人。

编著有《何氏骨科讲义》（共三册）、《舞蹈损伤防治讲义》《何天祥伤科与艺术医学论文汇编》《中国艺术形体损伤诊治学》《艺术与医学交相辉映》。参与编著《常用中药外治法》《叶天士临证指南医案发挥》，发表学术论文90余篇。主持或参与的十余项科研项目成果获国家、省部级科学技术进步奖，1993年"舞蹈损伤规律、特点及防治研究"成果获国家科学技术进步三等奖。

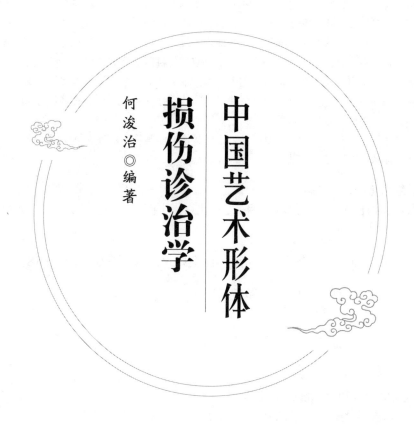

中国艺术形体损伤诊治学

何浚治 ◎ 编著

中国健康传媒集团

中国医药科技出版社

内容提要

　　舞蹈、戏剧是表达美、传播美的载体，优美精湛的舞姿和技艺极具审美性，而艺术形体损伤是从业者经常面对的问题。本书上篇论述艺术形体损伤诊治的基础理论，介绍了舞蹈应用解剖、舞蹈生理与心理，以芭蕾舞和中国舞为例详细分析了损伤的病因、诊断、治疗方法及预防。强调科学选拔人才，突出"临场征兆性诊断"及中医药的治疗方法，探赜索隐、钩深致远。下篇逐一介绍常见身体各部位的损伤诊治，包括上肢部、头颈部、躯干部、腰部、下肢部。病种全面，几乎涵盖了艺术形体学习和从业过程中可能出现的身体损伤。每种损伤均详细讲解损伤机制、临床表现、诊断、治疗、功能锻炼及预防，于各个问题见其结构，明其筋骨，阐幽明微。本书意蕴深厚，诊治体系久经发展，首创"医舞结合、寓舞于医"的治疗原则，强调"好、快、美"的治疗目的，从而帮助无数艺术形体从业者渡过伤痛期，有力保护了他们的职业生涯。

　　本书适合艺术医学、运动医学、康复医学、中医骨伤科学等临床医务人员使用，也可供舞蹈科学研究者及艺术形体从业者研究及参阅。

图书在版编目（CIP）数据

中国艺术形体损伤诊治学 / 何浚治编著 . —北京：中国医药科技出版社，2023.5
ISBN 978-7-5214-3898-7

Ⅰ.①中…　Ⅱ.①何…　Ⅲ.①形体 – 运动性疾病 – 损伤 – 诊疗　Ⅳ.① R873

中国国家版本馆 CIP 数据核字（2023）第 076728 号

美术编辑　陈君杞
版式设计　南博文化

出版　**中国健康传媒集团** | 中国医药科技出版社
地址　北京市海淀区文慧园北路甲 22 号
邮编　100082
电话　发行：010-62227427　邮购：010-62236938
网址　www.cmstp.com
规格　787 × 1092mm $^1/_{16}$
印张　27 $^3/_4$
彩插　1
字数　605 千字
版次　2023 年 7 月第 1 版
印次　2023 年 7 月第 1 次印刷
印刷　三河市万龙印装有限公司
经销　全国各地新华书店
书号　ISBN 978-7-5214-3898-7
定价　**128.00** 元

获取新书信息、投稿、为图书纠错，请扫码联系我们。

毛 序

中国艺术医学是传承创新的一大创举

中医的最高境界是保障人们在生理上无疾、无异常，在心理上情绪稳定且精神饱满，在思维、认知上无障碍，在社会生存、沟通与行为上具自适应力，也就是达到"阴平阳秘""形神合一"的健康状态。艺术的作用则是给欣赏者带来审美体验，由此净化心灵、修养品格、怡情养性，从而获得精神和心理上的愉悦和提升。从这个角度看，可以认为艺术也具有一定的医疗保健作用。"万物之美，莫过人体"，人体的结构与功能科学而精细，艺术形体以肢体诠释美、表达美。一位在艺术形体领域从事医疗工作的中医专家，由于种种因缘际会使中医药与艺术形体碰撞出智慧的创新火花，由此创立了一门独特的交叉学科——中国艺术形体医学。

中国艺术形体损伤诊治学是在中医理论指导下，以舞蹈解剖学、舞蹈训练学、生物力学、生理学、医学影像学等现代知识为基础，以舞蹈、杂技、戏剧等形体艺术损伤疾病特点为依据，以舞蹈动作为健身及防病方法，研究艺术形体损伤诊断、治疗、康复、预防等诊疗技术的学科。本学科融合了中医学、西医学与艺术形体。它既针对艺术形体活动中损伤的特殊性和特殊需求提出医疗解决方案，又将舞蹈动作练习作为一种独特的治疗方法引入医疗实践。该学科的创始人是有着深厚中医骨伤科世家学术传承背景，又长期在舞蹈专业院校从事中医骨伤科临床工作的全国知名中医骨伤科大家——何天祥研究员及其子何浚治主任医师。

医学与艺术相交汇，何天祥骨伤流派是独特的中医传承创新案例，是中医骨伤科的特别代表，必将带给我们更新、更深的思考。

一、传承是创新必备的学术基础

中医药包含着中华民族几千年的医疗理念及实践经验，历久弥新，异常珍贵。传承中医药须传承精华、守正创新、协调发展，推动中医药事业高质量发展，让更多的人从中医药中获得健康实惠，这是每一位中医人都义不容辞的历史使命。

传承是中医药历经数千年而源浚流长的必要条件，也是中医学术本固枝荣的必由之路。中医药传承精华主要包含五部分的内容，即科学精神、哲学思想、医学理论、临床经验以及"大医精诚"的医学人文精神。中医师从事诊疗工作之前，首先需要系统地学习中医基础理论和诊疗技术，之后要不断积累丰富的学科知识，不断更新知识结构。在步入临床实践中需不断思考和领悟，以不断提高临床疗效。

从中医药文化的思想观念、思维模式和行为准则三大核心角度来看，中医药传承包括三个层次。

初级层次——医术的传承。这是中医药传承的基础，也是中医药文化三大核心之行为准则所涉及的内容，包括中医药诊疗技术的掌握、方药的研制与灵活应用、临床经验的积累等。

中级层次——医意的养成。这是能够实现举一反三的思维能力，也是中医药文化三大核心之思维模式所涉及的内容，包括象思维、直觉思维、模糊思维、顿悟等思维的训练和养成。

高级层次——医道的领悟。这是能否成为大医的必经之路，也是中医药文化三大核心之思想价值观所涉及的内容，包括个人的品行修养、对中医哲学思想的深刻理解和言行实践。

何老用自己爱中医、学中医、用中医的一生，圆满地体现了中医药传承的三个境界。作为何氏骨科第五代传人，何老自幼随父何仁甫学习医术及相关的传统文化知识和技能，如此学文习武，钻研医术，打下了坚实的"童子功"，全面地继承了何氏蒙医传统正骨。同时不断学习理论知识，拜名医曾彦适学习内科，向岳父赵伯钧学习西医，逐步构建了自己的理论体系，为以后的学术创新奠定了重要的基础。何老还体悟并践行中医哲学思想，知行合一，在临床实践中常常能够灵活地举一反三。在何老自小跟随父亲从医的经历中，父亲的高尚医德和精湛医术，让他深刻地认识到学医并非是一门谋生的技艺，而是在学会医学仁术之后，要用仁心去为民众解除病痛疾苦。如此独特的人生经历，使何老中西医会通、文武全才、知行合一，最终成就了济世救人的崇高梦想，成为一代中医骨伤大家。

二、创新是传承必求的终极目标

传承、创新、发展中医药是新时代中国特色社会主义事业的重要内容，是中华民族伟大复兴的大事，党和政府高度重视中医药工作，搭建起推动中医药高质量发展的制度体系。国家颁布中医药领域第一部基础性、综合性法律《中华人民共和国中医药法》，中共中央、国务院印发《关于促进中医药传承创新发展的意见》，国务院印发《中医药发展战略规划纲要（2016—2030年）》，明确了中医药发展的指导思想、目标任务、政策举措。

千年瑰宝换新彩，鉴往知来，传承创新。何老长期在四川省舞蹈学校（今四川艺术职业学院）从事临床医疗工作，有机会接触了大量在舞蹈艺术训练和表演中受伤的专业演艺人员和学生，在为他们治疗的过程中积累了丰富的临床经验。受此启示和临床工作的需要，何老在做好蒙医学特呼尔氏正骨家学传承的基础上，通过二十余年的努力，与其子何浚治以蒙医学结合舞蹈艺术、武术以及解剖学、运动医学、医学影像学等理论及技术，创立新的中医骨伤诊疗体系——中国艺术形体医学。

中国艺术形体医学主张"通医懂舞、医舞结合、寓舞于医、边医边舞"，实现了"好、快、美"的治疗效果。"好"，指医疗质量好，演员、学生损伤治愈后要经得起大运动量的考验；"快"，指治疗速度要快，以免因伤休息过久而致形体发胖与"回功"；"美"，指治疗要帮助演员、学生保持形体美。

何天祥与其子何浚治首创中国艺术形体医学的过程，充分地践行了"传承精华，守正创新"，为中医药创新发展提供了生动的现代案例。

三、用中医药文化核心引领传承创新

中医药文化是中医药发展的灵魂和向导，中医药传承创新离不开中医药文化的引领。在最近几百年来西方文化的强烈冲击下，中医药的生存发展遇到了前所未有的困难、阻力和挑战。为了应对这种挑战，与现代科学接轨，百年来中医药经历了中西会通、中医药科学化、中西医结合、中医药多学科研究等多种发展方式的艰辛探索，虽然取得了一些成就，但仍然困难重重，以致中医药传承不足、创新不够、作用发挥不够充分，亟待寻找到一条既符合中医药发展规律、又能与现代科技最新成果接轨并同步发展的道路。今天，我们在现代科技背景下新的中医药发展征程中，必须认真吸取中医药近现代发展史上丧失中医药文化引领和缺乏中医药文化自觉、自信、自强的教训，强调中医药文化在中医药学术发展中的引领地位，坚守和坚持中医药文化核心价值体系不动摇，引入可以利用的现代科技成果。

在传承何氏骨科学术和开创中国艺术形体医学的过程中，何老始终坚持中医药文化的引领和指导作用，践行中医"天人合一"的核心观念，养成和运用中医思维，以指导临床实践。他不仅为蒙医学特呼尔氏家族正骨术的守正传承作出了关键性的贡献，还增进了蒙古族与其他兄弟民族文化的交流和交融，在中医药创新发展的道路上独树一帜。国家中医药管理局原副局长、中国民族医药学会会长诸国本对何天祥所开创的艺术形体损伤医学，进行了高度评价："奠定了何天祥在艺术形体损伤医学领域的大师地位。"

传承是基础，创新是目的，传承创新始终是中医药发展的主旋律，这也是何老一生为中医药学术发展而不懈努力的真实写照。这对我们中医药人不断增强中医药文化自觉、自信、自强，发扬"大医精诚"之医德医风，不断努力提高临床疗效，都将是一个巨大的激励和永远用之不竭的精神财富。

毛嘉陵

2022年12月于北京中医药大学

再版说明

  《中国艺术形体损伤诊治学》第1版于1993年出版，至今已时隔30年。随着在艺术医学领域的深入研究和临床经验的丰富积累，第1版内容已难以满足现今舞蹈教学及艺术形体损伤诊治的需求，为此我们组织了再版《中国艺术形体损伤诊治学》的编写工作。

  本书分为上、下两篇。上篇为艺术形体损伤诊治学的基础理论，下篇为各部位常见损伤的诊治。上篇在保留第1版舞蹈应用解剖、舞蹈损伤诊断、舞蹈损伤治疗原则和方法、舞蹈损伤预防等内容的基础上，新增舞蹈动作神经调节、舞蹈核心力量、舞蹈动作与思维意识等相关内容。在损伤的诊断中补充神经系统检查、各部位临床检查方法。下篇对各部位常见损伤的机制、病因病机加以详述，增加各病种的治疗手段以及完善手法治疗的细节。并结合近30年的临床经验，完善内服及外用基础方药的种类、剂型，系统归纳特色疗伤手法。

  本次再版的插图全部为原创，以增强知识产权保护意识、提升插图的专业性和审美性。并重新制作手法展示图，以便更清晰展示手法要领及细节。

  在本书再版的编写过程中，编者力求科学性、实用性、有效性和先进性。但限于水平，可能存在疏漏和错误之处，恳请行业专家批评指正，以便以后再版时修订和补正。

何浚治

2022年12月

1993版前言

随着文体事业的不断发展，舞蹈、戏剧、杂技以及体育项目中高、难、新、险技巧动作不断增加，因训练不当、劳损等原因导致的形体损伤也日渐增加。众多艺术形体工作者在向人体的生理极限挑战。我国众多舞蹈家均是"伤痕累累"，有的甚至过早离开了心爱的舞台。尤其是在国内外大赛前夕因伤痛未治愈，不能参赛为国争光，于国于己都是重大的损失。因此，艺术形体损伤的预防及诊治已日渐引起了人们的重视。艺术医学（Arts-Medicine）在国外起步较早，但都是以西医学为基础。其治法多采用冷敷、热敷或石膏、钢针、钢板内外固定等，虽然有一定疗效，但往往疗程较长，尚不能适应艺术形体损伤要快速恢复形体功能的诊治需求，此外还要帮助艺术形体工作者保持优美体形，治愈后要经得起跳、转、翻、旋等大运动量的考验。因此，如何发挥中医药的优势，吸取西医学之长，创立一门比西方艺术医学疗效更快、更好的中国艺术形体损伤诊治学是摆在我国医学界面前一个极有难度而又刻不容缓的课题。

笔者出生于蒙古族骨伤医学世家，自幼随父何仁甫（已故蜀中名医）学医、行医，全面继承家学并不断发展与创新何氏骨科医理、医术，除治愈国内外的大量骨伤科疑难重症外，还专为舞蹈、戏剧、杂技演员及学生防治损伤，至今已有50个春秋。由于在诊治艺术形体损伤方面疗效卓著，受四川省舞蹈学校（现四川艺术职业学院）、四川省文化厅（现四川省文化和旅游厅）聘请担任四川省舞蹈损伤研究所所长。研究条件的改善，进一步促进了对艺术形体损伤诊治的研究。在长期的临床实践和理论研究中，我们始终注意充分发挥中医推拿手法和中药的长处，并结合解剖学、生理学、病理学、医学影像学、生物力学以及舞蹈学、戏剧学等，逐渐摸索出了舞、戏等动作和技巧的运动轨迹、位置、力度、角度、幅度、负荷等与损伤的关系，总结出了一整套富有中医特色的艺术形体损伤诊治方法。经大量、反复的临床实践，其止痛效果迅速，疗效显著，恢复功能快，体形保持好，治愈后能经得起各种动作的大运动量考验，明显优于单纯的西医治疗，因而深受认可。先后治疗过的各种疑难病症已达50万例，总体有效率在95%以上。仅近几年治愈的演员、学生、运动员在国内外大赛中夺得金牌者就达200多人。如成都市歌舞团演员张平颈椎骨折治愈后，1986年在东京夺得国际现代舞大奖赛金牌，北京体育学院（现北京体育大学）学生邵佳左腿陈旧性损伤治愈后，又于赛事中夺冠。有关中国艺术形体损伤诊治的研究成果，在国内多次发表相关学术论文，有的在美国《南方医学杂志》上发表，有的收入了《国际艺术医学最新进展》丛书，受到了国内外同行的高度评价。笔者于1992年赴美出席了首届国际艺术医学大会，作了有关中医诊治艺术形体损伤的学术报告和示范治疗，在美国艺术医学界引起了轰动效应，被誉为"神奇的东方艺术医学"。能使成果得到国际上的认可，作为中国人，作为炎黄子孙，笔者感到无比欣慰。基于国内外诸多友人的一再催促，加之目睹我国艺术形体损伤诊治方面研究人员与专著匮乏的现状，故笔者不揣简陋，将何氏骨科的医理、医术及本人在艺术形体损伤诊治方面的研究成果梳理成章，著成是书——《中国艺术形体损伤诊治学》，但愿它能对从事艺术医学的同仁有所启迪，若能如此，则吾之愿望足矣！中国艺术形体损伤诊治学，它与西医的骨伤科学和西方的艺术医学，既有一些相通的地方，但又有许多的不同点。本书的主要特点包括以下6个方面。

一、高度重视征兆性诊治。在既往的艺术医学著述中该问题没有引起重视，迄今未见有此方面的论述。因此，笔者将此作为首要问题列出，并以期引起艺术医学同仁们的高度重视。因为舞蹈、戏剧、杂技及其他体育运动项目不同于日常生活中的一般运动，具有很强的规范性、程序性，因而由这些运动的失误导致的损伤也必然有一定的规律性。进一步说，许多损伤是某些错误动作反复积累的结果，如果医生能在还未致损伤前或仅有轻微损伤时就能发现（诊断），并给演员、学生等提出忠告，及时加以纠正，则必然可以"防患于未然"，大大减少艺术形体损伤的发生。这就要求艺术医学的医生既通医，又要懂舞、戏及其他体育运动项目，要能深入训练场、舞台等，临场诊断出损伤发生前的征兆，熟悉其中的病因、特点、规律等。如芭蕾舞的外开位训练，若髋关节的外开角度不够，以足外开代偿，则很容易发生膝、踝关节的扭伤，甚至舟骨外突；如拧旋变身等舞蹈动作，未按上身先转、腰部再转的顺序运动，则腰部容易发生扭伤；再如跳跃落地，未按足尖、足掌、足跟循序地落下，则易挫伤腰部或扭伤足踝等。医生深入现场既可诊断出损伤的真正病因与动作错误的重要环节，利于针对性治疗，又能针对易致伤的错误动作提出预防措施。演员、学生等通过征兆性诊疗，不仅能纠正错误动作，还能大大减少和预防损伤的发生。由此可知，征兆性诊治在艺术形体损伤诊治学中占有很重要的地位。

二、注重演员、学生体质及训练特点。舞蹈训练要求掌握好身体的重心、平衡与稳定，均需要很好的肌肉力量及各关节、韧带的负荷能力，故肌肉、韧带等软组织产生损伤的机会较多。根据学生在发育成长阶段，肌肉、韧带控制能力尚差，关节稳定性不够的特点，治伤必须从增加肌力、强固筋骨入手。如低年级阶段，学生通常由于肌肉力量小，关节稳定性差，有时下课后出现肌肉、关节酸胀疼痛，需以药酒按摩推拿，祛痛强筋，放松肌肉、关节，促进血液循环，消除疲劳，增强肌力，起到预防性治疗的作用。中年级阶段，学生生长发育快，骨骺逐渐骨化，又是技术训练的全面"开法儿"阶段，专项技术要求提高，对肌肉、关节负荷能力要求均有增加，损伤程度亦重。除以药酒按摩推拿外，痛处还可以外敷中药，以滑利关节、伸舒肌筋，增大关节活动幅度，增强肌肉控制能力，进行对证治疗。对个别伤情较重者要"开小灶"，定时检查，按时敷药，控制活动量等，进行强化性的治疗。高年级阶段，学生已较成熟，动作技巧也较熟练，心理状态较好，课堂内外复习时间较多，能量消耗大，若对新难动作"晃法儿"，则损伤较重，除对证治疗外，应在祛痛强筋药中酌加白术、黄精等实脾之品，进行减轻疲劳的治疗。所以，在损伤的治疗中，要始终保持中医特色，局部与整体并重，气血与筋骨同治。动静结合，治疗与学生生长发育同步，与训练强度及负荷同步，按不同的阶段、训练进度采用预防性、强化性及消除疲劳性治疗。

三、手法与药物并施。手法治病，是一种物理治疗，借用医者的手直接或间接作用于所需治疗的效应部位，通过皮肤、肌肉、筋骨、关节直达病所。手法所施之轻重又直接关系到治疗部位所受刺激的强弱，尤其是对一些痼疾，往往都施术较重，刺激也更强，才能达到有效的治疗目的。刺激较强的手法，直接在皮肤、肌肉上施术容易造成表浅性损伤。如隔一层按摩巾施术，则会影响施术效果。所以，何氏骨科特别强调以药酒为介质。其意义在于：减少刺激，加强局部血液循环；促进局部对药物的吸收，通过手法引药深入；以药酒之走窜及温经通络之功，散寒除痹；伤情较重者，手法后常需用药物加强和巩固疗效。因此，手法与药物并施，相辅相成，可提高临床疗效。

四、辨证施术，灵活用药。中医治伤，尤重辨证论治。在损伤过程中，无单一的伤气、伤血、伤筋、伤骨，所谓"证"只是一个相对的概念，对于"证"应从动态、发展的眼光去观察和认识它。因此，治疗损伤一证，不能"专从血论"和"只破不立"，而应气血兼顾和有破有立，方能达到又快又好的治疗效果。另外，在辨证准确的基础上组方用药，应以药投证，而不是以病就药，拘泥于一方一法。随证加减配伍方药，对证下药，做到法随证转、方随法出、法从方现、药从方出，同病异治、异病同治等。应根据伤筋、伤骨、伤气、伤血之孰轻孰重、属寒属热的不同，而辨证施治，因病投药，才能提高临床疗效。

五、寓舞于医，以医促舞。舞蹈疗疾、健身，在我国有悠久的历史。如《吕氏春秋·古乐》篇所载："昔陶唐之始，阴多，滞伏而湛积，水道壅塞，不行其厚，民气郁瘀而滞著，筋骨瑟缩不达……作为舞以宣导之。"傅毅《舞赋》也有"娱神遗老，永年之术"的记载。我们从长期的研究结果中，筛选出一些舞蹈动作，作为功能恢复锻炼的"招式"，既有利于恢复伤部功能，又具有增长肌力、保持优美体形和扩大伤者艺术能力的多重效果。这些锻炼"招式"，较好地发挥了寓舞于医，以医促舞的作用。

六、融入国际标准，利于国际交流。采用国际标准，是加速中医药走向世界的关键之一。中医学望、闻、问、切等诊断方法与诊断标准，往往不易为世界各国所接受。因此，对艺术形体损伤的诊治，笔者选了共通的形体语言——舞蹈（特别是芭蕾基训动作，这是世界通用标准）的损伤进行研究。这类动作失误发生的损伤，易被世界公认，其防治方法与研究内容易为国内外同行所理解、吸收，容易推广于国外。有同仁读了本书手稿后对笔者说："此书不仅对从事艺术医学的医生以及从事舞蹈、戏剧、杂技的演员、学生具有很大的价值，相信对从事体育竞技、军事体育的医生、运动员，以及一般医院的骨科医生也有较大的参考价值。因为艺术形体损伤和体育运动损伤，都可以包容在临床医学的运动医学这个大范围之内，它们虽然各有侧重，但二者又是相得益彰的。况且艺术形体损伤诊治学能达到快速、高效、保持或恢复优美体形的治疗效果，相信也是运动医学所追求的……"不知他的这段评语是否恰当，但笔者深信，艺术形体损伤诊治学和运动医学之间绝不会相抵牾。临末，笔者要真诚地感谢刘文沅、汪莉莎、陈铭、杨琳等老师，他们对我写作本书给予了热忱、无私的支持，尤其是舞蹈动作及应用解剖方面的分解与分析是非常有帮助的。借此，我要表示衷心的谢意。本书作为引玉之砖，是希望对我国艺术医学这门新兴学科的建设以及艺术医学队伍的壮大，尽自己绵薄之力。虽然五易其稿，历时数载，但限于自己的学识，疏漏之处在所难免，尚祈医中同仁不吝指正。

何天祥
1993年4月于四川省舞蹈损伤研究所

目录

上篇　艺术形体损伤诊治学的基础理论

下篇　常见各部位损伤的诊治

何天祥艺术形体损伤诊治特色

【新观念】医舞同源、医舞同功、医舞相通、医舞结合。

【首创】临场征兆性诊断与临床症状性诊断相结合。

【辨证治疗目的】

好：治愈后经得起跳、转、翻、旋等大运动量的考验。

快：治愈速度快，不影响形体与"回功"。

美：治疗后保持形体美。

【治疗原则】医舞结合，寓舞于医；以医促舞，动静结合；边医边舞，防治结合。

【创新用药】有破有立，坚筋固骨，滋血生力，侧重外治。

【防治特点】科学选才，改经验性外求法为科学性内求法。找出症结，纠正错误动作与姿势，避免"训练—损伤—治疗—再训练—再损伤"的恶性循环。

绪　论

第一节　概　述

一、艺术形体的定义与损伤特点

1.艺术形体定义

何谓"形体"，在《庄子·外篇·达生》中对"形体"进行解释："齐七日，辄然忘吾有四肢形体也。"《黄帝内经》中也对形体进行阐释，《素问·上古天真论》载："形体不敝，精神不散，亦可以百数。"广义的形体即指身体，是指包括人的表情、姿态、体形在内的外在表现总和。而艺术形体则更强调形体的美，将舞蹈与形体相融合，此时的形体是动态的、立体的，而非只关注静态的外表。艺术形体是一项以人体和音乐为基础，韵律与动作相结合，通过身体动作、姿态造型的变化，展现人体运动的自然美。在成套动作中运用艺术手法把多种多样的动作巧妙地编织在一起，构成一幅立体图案，表现出和谐、自然、优雅的人体运动的外在美，和蕴藏在身体之中柔韧、灵敏、协调、速度、弹性的内在素质美。

2.艺术形体损伤的特点

艺术形体的展现依赖每一个动作的完美呈现，其中很多动作更是以超越人体生理活动范围完成的。随着日常练习次数、动作难度的增加，加之教学缺乏针对性，以及演员、学生动作完成不标准等因素的叠加，出现损伤则在所难免。

（1）教学训练内容、训练量大小、动作难易程度与损伤发生率相关

随着年龄的增长，舞蹈学生的训练难度、训练量及训练时长均逐年增加，因此对学生的力量、耐力及技巧的要求也不断提高。如果长期训练不科学、训练量过大、负荷过重、技术动作不规范及心理与体能失衡都极易导致损伤。

（2）训练负荷及动作难易与损伤性质、程度、频率密切相关

如学生形体柔韧度不佳，在下腰、变身等动作的训练中，容易产生腰伤；踝关节不能完全绷直（足跖屈），较易扭伤踝关节；髋关节开度不好，靠双足外开代偿，则足舟骨损伤机会较多。四川艺术职业学院统计过四届学生的损伤情况，出现损伤者共计3204人，损伤部位共计24处。其中关节损伤占第一位，为61.83%；肌肉损伤占第二位，为29.02%；骨性损伤占第三位，为9.15%。上肢损伤较少，这与舞蹈动作与技巧很少运用

上肢支撑负荷有关。躯干部分损伤较多，下肢损伤最多，这与舞蹈需要靠腰部发力、下肢支撑身体及弹跳负荷有关。

（3）学生损伤规律是"两头小""中间大"

中年级学生较易出现损伤，低、高年级学生则较少出现损伤，呈现"两头小""中间大"的特点。由于低年级学生一般是进行素质训练，动作比较简单，节奏比较缓慢，强度、负荷都不大，故损伤较少。中年级学生技巧动作要全面"开法儿"，由于技巧动作要领未掌握好，面对动作负荷肢体承受力不够，故损伤较多，程度也较重。高年级学生身体素质较为成熟，对技巧动作熟练，心理状态也较平稳，故损伤较少。

（4）损伤发生率男性高于女性

由于男性运动量及强度大，舞蹈编排中力量动作及翻腾动作较女性多，故损伤发生率高于女性。

（5）致伤因素主要为生理结构、技术、力量及教学等

人体生理结构为导致损伤的最本质因素，此类因素引起的损伤与人才选拔、动作难度及训练的科学性息息相关。技术性损伤本质特点为技术动作不规范，导致正常生理力线形态丢失以及应力点偏移，随着错误动作重复次数的累积，极易导致相应部位出现损伤。所有舞蹈动作的完成均需要肌肉参与，特别是高难度动作更需要足够的肌力作为保证。因此在某些动作中可因肌力不足而导致动作变形，并对肢体控制力下降，此时更容易发生损伤。教学模式不科学、训练量安排不合理、教学欠缺针对性等都是易造成损伤的教学因素。

二、中国艺术形体损伤诊治学的概念

1. 背景

何天祥研究员出身于蒙古族医武世家，除精研医经外，还有家传渊源的医武结合治伤疗法。在长期为演员、学生防治损伤的医疗实践中，认识到有的演员、学生因自身损伤未得到正确的医治，临到大赛、演出前失去宝贵的演出机会。有的由新伤转为旧伤，或重复受伤，日积月累，形成劳损，甚至提前中止了职业生涯。究其原因，主要是因为医学与艺术形体之间的壁垒，医生不了解舞蹈、戏剧等艺术形体的专业特点，不了解艺术形体的形体运动轨迹、生理负荷，亦不了解舞蹈、戏剧错误动作的致伤病因，只是从临床症状的角度进行被动医疗，知其然（因何动作受伤）而不知其所以然（这个动作为何会致伤）。同时，大多数医生未着重考虑到艺术形体从业者在伤愈后，仍需要继续从事大运动量的体能训练及做跳、转、翻、旋等技巧动作。演员、学生在学习艺术形体的过程中，若教练未深入研究人体结构、功能与生理极限，未掌握演员、学生的生理特点，训练、人才选拔不够科学严谨，出现损伤则在所难免。既通医又懂艺术形体的医生数量较少，防治损伤与完善现有疗法的艺术形体医学专著数量不足，影响了艺术医学

的发展。我国防治体育运动损伤的运动医学早已兴起，围绕体育赛事均有大量运动医学人员与之配合并进行相关研究。何天祥秉承家学，又取西医之长，充分发挥中医治伤的优势与舞蹈治伤祛病的功能，并结合长期为演员、学生治伤的经验，在实践中探索出一套医舞结合的治疗新方法，即从研究艺术形体损伤的规律、特点入手，创立了"医舞结合、边医边舞、寓舞于医、以医促舞"及临场征兆性诊断等新理念、新学说、新疗法，从实践上升到理论，建立起中医全面诊疗艺术形体损伤的学科体系，从而构建了有中医特色的艺术形体损伤新学科。

2.概念

中国艺术形体损伤诊治学是在中医理论指导下，以舞蹈解剖学、舞蹈训练学、生物力学、生理学、医学影像学等现代知识为基础，以舞蹈、杂技、戏剧等艺术形体损伤特点为依据，以舞蹈动作为健身及防病方法，研究艺术形体损伤诊断、治疗、康复、预防等诊疗技术的学科。本学科融合了中医学、西医学与艺术形体。它既针对艺术形体活动中损伤的特殊性和特殊需求提出医疗解决方案，又将舞蹈动作练习作为一种独特的治疗方法引入医疗实践。

由于表演艺术对形体及肢体动作的要求极高，其损伤的预防及治疗常常与一般运动损伤有所差别。因此，形体艺术的损伤诊治应高度重视将临场征兆性诊断与临床症状性诊断相结合，并注重演员、学生身体素质与训练强度之间的平衡，在治疗中强调内外兼治、注重外治。本学科总结了舞蹈动作的损伤规律、特点与课程进度、训练频率、强度、动作难度及人体生理、心理三者之间的关系；提出了舞蹈损伤由被动治疗转为主动预防，防治必须与教学同步、与生理发育同步，临床诊断与临场诊断相结合等新理念；结合中医学"整体观念，辨证论治，筋骨并重，扶正固本，动静结合"的治则，提出了"医舞结合，边医边舞，寓舞于医，以医促舞"的治疗新原则。治疗中强调"辨证施练"，以求最终达到"好、快、美"的治疗效果。它既是舞蹈损伤规律特点及防治的研究成果，又是中医学与艺术形体相结合的产物。中国艺术形体损伤诊治学的创立，填补了中医在艺术形体损伤诊治领域的空白。

第二节　发展简史

一、何天祥骨伤手法的起源

特呼尔氏（汉姓何氏）疗伤技术源于蒙医学。蒙古族生活和发展特点为该民族伤科的发展奠定了基础，正骨医术历史悠久，如《中国医学史》所述，由于蒙古族崇尚骑射，金创与跌打损伤的救助需要，促进了外伤科的发展。清代初始，精于接骨、理筋、按摩的蒙古族医师们负责治疗军队人员在训练及作战时发生的跌扑、坠折损伤或关节脱位等疾病。《清史稿·列传》载："选上三旗每旗士卒之明骨法者，每旗十人，隶上驷院，名蒙古医士，凡禁庭执事人员有跌损者，命医治，限日报痊，逾期则惩治之"。《成都满蒙族志》中载有："特呼尔氏（汉姓何氏）属八旗军镶蓝旗三甲，流派第二代传承人特木力吉在清军中颇有名气，人称'功夫骨医'"。其后人世代历任清军医官，康熙五十七年（1718），因与准噶尔作战，特呼尔氏祖辈随八旗军进驻成都。1721年战事平息后，时四川巡抚年羹尧奏请批准，"选留官兵匠役两千一百名永驻成都"，至此何氏先辈的疗伤经验与技艺留于蜀中。其后再经第三代传人何兴仁、第四代传人何仁甫不断丰富和发展何氏骨伤科的医理、医技，逐渐创立了独具特色的骨科流派，因疗效卓著，世代口碑相传。经过三百多年的传承与创新，博采各家之长，逐渐形成集多民族伤科治疗特点于一体的"川派蒙医"何氏骨伤科流派。

何天祥作为第五代传人，在全面继承家学的基础上，强调继承与创新并重，专于传统与现代相结合，将解剖学、生理学、生物力学中先进方法及理念融于家学之中。在长期的医疗实践中，总结出一套"动静结合"的治则，合理的处理好疗伤中"动"与"静"的矛盾关系，创研了按力学原理整复骨折、脱位的灵活果断的手法。以祖辈相传疗伤手法为基础，将筋伤治疗手法完善为3大类，共计17种独立手法。结合流派治伤学术理论及经验总结，逐渐形成一套以指法为主、针对性强、稳重灵活、系统完整的筋伤治疗手法。"何天祥传统疗伤手法技艺"于2009年被列入四川省第二批非物质文化遗产名录。2012年10月，国家中医药管理局首批批准"四川何氏骨科流派"为全国64家中医药学术流派之一。

二、中国艺术形体损伤诊治学理论体系的形成

多年来，何天祥在为艺术形体演员、学生治疗损伤的过程中，勤于钻研总结，广泛搜集相关资料。前往四川省各艺术院校及演出团队，全面搜集损伤防治经验，结合其长期的探索与实践，总结出一整套"快"（治疗速度快，以免因较长时间治疗出现形体发胖与"回功"）、"好"（治愈后经得起大运动量考验）、"美"（治疗期间保持形体美）的科学疗法。因疗效出众，被国内外同行认可，并产生广泛影响，奠定了他"东方艺术医学大师"的地位。

1. 享誉业界，创立协会

1988年全国第二届"桃李杯"全国青少年舞蹈教育教学成果展示活动学术委员会来函邀请何天祥赴京讲学并为参赛选手治伤，时任北京舞蹈学院科研所（现北京舞蹈学院研究中心）所长的朱清渊教授邀请与何天祥联合开展科研工作。

1990年12月，由文化部（现文化和旅游部）主办全国第一届艺术医学学术交流大会，来自全国22个省市的与嗓音、艺术形体、表演心理、科学选才等相关的科研院所、医疗机构的专家、学者赴会。在40个参会单位中，从事艺术形体研究的院所、机构共

8个，占20%。参加学术交流的会议论文共66篇，其中，艺术形体方面的论文共15篇，只占27.7%。其中，艺术形体损伤诊治学相关的论文有6篇，分别为《预防舞蹈损伤的意见》《浅谈舞蹈损伤的防治体会》《浅谈动静结合治疗原则对治疗舞蹈损伤的特殊意义》《浅谈舞蹈损伤恢复功能的锻炼方法》《髋关节外旋幅度的X光测量方法探讨》《Port de bras练习的生理机制及医学价值》。中国艺术形体损伤诊治学的相关内容首次以文字形式在国内学术会议上向业界集中展示。

1991年四川省舞蹈学校（现四川艺术职业学院）举办全国首届艺术形体损伤防治培训班，由何天祥主讲，旨在培养艺术形体医学人才，壮大艺术形体医学队伍。为此，何天祥着力呼吁大力培养艺术形体医学专业人才，建立艺术医学行业专业协会，以团结广大同仁，为艺术医学事业的发展作出贡献。所幸的是，在文化部（现文化和旅游部）的努力下，中国艺术医学协会于1992年经文化部（现文化和旅游部）、卫生部（现健康卫生委员会）、民政部批准成立，何天祥当选为副会长。行业协会的成立，对艺术医学的发展起到积极的促进作用。

2. 走出国门，蜚声海外

1992年3月，为了在国际上扩大影响，传播中国艺术形体医学，应国际艺术医学协会（International Arts-Medicine Association）的邀请，何天祥应邀赴美国纽约出席首届国际艺术医学大会，做学术报告并医疗示范，在美引起轰动，论文载入美国《南方医学杂志》（Southern Medical Journal）及《国际艺术医学最新进展》丛书。时任中国驻纽约总领事馆文化领事王家栋称赞何天祥开辟了从文化科技将中医推向世界的成功渠道，是我国中医药文化的传播者。此行为中医药走向世界架起了桥梁，在国际艺术医学史上写下了光辉的一页。之后，加拿大西蒙弗雷泽大学（Simon Fraser University）舞蹈教授桑塔·阿诺依来华，在参观何天祥的研究所后说道："您（指何天祥）的工作会给现在和将来众多舞蹈家带来巨大的好处……"

1995年6月，第5届国际舞蹈医学与科学协会（International Association for Dance Medicine & Science，IADMS）年会在以色列特拉维夫市召开，何天祥与其子何浚治主任医师应邀出席。会上着重介绍中医学与舞蹈损伤结合创立的临场征兆性诊断在艺术形体损伤防治中的应用价值，还介绍了中医治疗与舞蹈训练相结合对损伤康复价值的研究。此新观念、新学说在大会引起了极大反响。会议期间，大会主席依扎克先生邀请何天祥及何浚治父子前往以色列特拉谢米尔医院（Tel Hashomer Hospital）展示中医特色与优势疗法。为正在特拉维夫市演出的俄罗斯芭蕾舞演员现场诊治伤病，其突出的疗效折服了现场与会人员。为了让更多国际医舞学者能到中国学习中国艺术医学体系，会后大会主席依扎克先生还特别提议第七届世界舞蹈医学年会能否由中国承办。

3. 科研硕果累累

为了更系统、科学地总结实践经验，从临床实践升华为科学理论，再指导临床实践，增强其科学性与创新性，何天祥针对舞蹈专业急需解决的关键问题，积极设计课题，对艺术形体医学进行跨学科研究，赴全国艺术院校调研损伤防治情况，有计划、有步骤地探索舞蹈损伤规律、特点，临场诊断病因病机，推动建立起预防损伤和科学选才等较完备的科研体系。

（1）"舞蹈损伤规律、特点及防治研究"由四川省科学技术厅拨款支持，率先在我国研究出舞蹈损伤规律、特点及防治的理论体系与实践体系，为开创中国艺术医学新学科的基础。该成果于1993年获国家科学技术进步三等奖。

（2）在"祛痛强筋丹治疗软组织损伤的临床研究"当中，对"扶正祛邪、有破有立、祛痛强筋、滋血生力"治伤原则下创研的"祛痛强筋丹"在舞蹈损伤中的运用进行临床研究及疗效评价。该研究列入四川省人民政府文化和旅游产业招商项目，并于1988年获文化部科学技术进步奖。

（3）"全国舞蹈损伤防治现状和对策研究"由文化部（现文化和旅游部）批准，赴全国多家艺术院校和来四川演出的团队与本省文艺单位进行调研，广泛收集资料并研究，向文化部提出舞蹈损伤现状和防治对策。

（4）"髋关节外旋幅度的X线检测在舞蹈演员选才中的应用研究"经文化部（现文化和旅游部）批准立项。创新使用"X线片法"检测髋关节的外旋幅度，从过去舞蹈人才选拔借助经验性目测、手摸等外部手段转为借助医学影像学检查，提出了"髋关节外旋幅度宜在25°以上"这一选才重要参考依据，增加了选才与训练的科学性，减少了舞蹈人才的损伤和淘汰率，具有显著的社会效益与经济效益。该课题于1995年完成，1997年获文化部科学技术进步三等奖。

三、中国艺术形体损伤诊治学理论体系的发展

何天祥之子何浚治（何氏骨科流派第六代传人）随父学习几十载，将中国艺术形体损伤诊治学继续传承并发展。随着时代科技的进步，何浚治并不守于中医药理论体系而故步自封，而是在原有理论体系的基础上充分融入现代知识，逐步将心理学、生理学及营养学等内容与舞蹈教学、动作编排及训练量等方面相结合，使其更为科学、安全、系统。

何浚治将何天祥对艺术形体损伤诊治学的毕生经验与成就汇编成《艺术与医学交相辉映——何天祥研究员艺术医学生涯60春秋》一书，该书详细记录了中国艺术形体损伤诊治学的特点、理论体系、学术成就以及发表的重要学术文章等内容。并编著《何天祥正骨经验》《全省少数民族骨科医生培训班教材》《何氏伤筋论治》等学术论著。发表国内外期刊论文及科普文章近百篇，先后有9项科研成果获国家级、省部级及军队科技进步奖。何浚治及其第七代传承人（杨云霏、张磊、张聪、曹帅、谭明刚、伍春梅、蒋莉、舒福、雷华明、刘永康等）不断对何天祥传统疗伤手法进行传承、总结、归纳。为了将近些年的临床经验与科研成果更好的总结与交流，特编著《四川天祥骨科医院论文集》，其中全面收录了何天祥、何浚治及第七代传承人们在艺术形体损伤治疗理论、治

疗方法、药物研究及预防等方面的学术论文。编著《何天祥骨伤科精粹》一书，该书集何天祥毕生所学及成就，详尽阐述了何天祥的治伤理论、特点及方法，对各类疗伤手法及各剂型常用药物做了全面介绍。并对全身各部位常见损伤的诊治要点，特别是疗伤手法及自制药物的辨证施治进行了详尽描述，该书与本书《中国艺术形体损伤诊治学》为何天祥传统疗伤手法技艺的传承提供了坚实的理论基础。

第三节　中国艺术形体损伤诊治学学术要点

一、注重中医学与舞蹈的关系

中医学与舞蹈都源自我国古代人民的长期生活与劳动实践，自古以来，医与舞就有密切的关系，均有强身健体、治伤祛病、延年益寿的作用。以舞蹈治病属于艺术医学的范畴，这虽然是一门新兴学科，但我们的祖先很早就在该方面取得成就。可以说，舞蹈对人类的医疗保健和运动医学的发展都做出了重大贡献，因此提出"医舞同源、医舞同功、医舞相通"的学说。在历史发展过程中，很多民族都将医和舞包括在共同的文化体系之内，如《说文解字》对"巫"字的解释道："巫，祝也。女能事无形，以舞降神者。像人两袖舞形，与工同意"。"巫"字在形态上看是一个轻柔起舞的女子形象，引申为能够以舞蹈降伏无形的鬼神（疾病）的人。中国最早的医疗形式，就是以特定动作来降服鬼神（疾病）的舞蹈。《医学入门》中就说："古导引法，……究而言之，亦不过吾儒舞蹈意也。"早在春秋战国时期就有"二禽戏"用于保健锻炼，直到东汉末年华佗所创"五禽戏"，一直沿用至今。今在马王堆汉墓出土的汉代导引图中，也绘有许多模仿飞禽走兽的动作，又如蒙古族表达情感的安代舞、东晋书法家王羲之观鹅飞翔而创的"鹅掌戏"等。中医骨伤科的疗伤手法与功能康复的导引与舞蹈一样，可以说是属于形体运动的艺术。舞蹈优美的韵律、明快的节奏，与疗伤手法的轻重疾徐、刚柔相济，有异曲同工之妙。

二、首创征兆性诊治新说

形体艺术的各种肢体动作都具有一定的规律性，这是区别于一般损伤的重要特征，若违背了这些规律去训练、表演（包括比赛等），则容易发生损伤。在长期的观察中发现，许多艺术形体损伤不是突然发生的，而是由许多欠规范、欠准确的动作导致关节或肌肉受力不均，产生轻微的劳损，经长期慢性的积累而来。这种轻微的劳损在早期缺乏典型症状，也不影响肢体活动及功能，因而难于发现。这种劳损虽然不甚严重，但毕竟违背相应的力学及解剖学原理，因而也必然有一定的征兆。若及时发现这些征兆，并对演员及学生欠规范、欠准确的动作及早提示并加以纠正，必然可以大大减少艺术形体损伤的发生。这种及早发现的过程，就是征兆性诊断的过程，也是对其动作加以纠正的过程，实质上便是征兆性治疗的过程。这种防患于未然的积极防治理论具有较高的价值。如芭蕾训练从开始到结束，双足均处于外开位，如髋关节开度不好，学生以足外旋代偿，勉强站成"一位"（即双足各外旋90°），在做屈膝、跳跃类动作时，就会出现损伤征兆。为了使足尖外旋，小腿外侧的腓骨长肌过度收缩，其肌腱经外踝从足底牵动第1趾骨、内侧楔骨，使足纵弓降低，足舟骨下降，足的重心移向足内侧缘，故在做屈膝、跳跃类动作时，当体重下压，足的外缘必然离开地面，足部呈外翻位支撑，导致足舟骨受到韧带的反复牵拉及重力挤压，逐步向外偏移，日积月累则可发生足舟骨外突畸形、损伤。所以，医生要能在训练场上，从上述形体征兆上预见发生损伤的病因，并提出纠正此项错误动作的建议，才能防患于未然。

三、充分发挥中医骨伤科疗伤方法的优势

以中医学"整体观念、辨证论治、筋骨并重、扶正固本、动静结合"为理论基础，充分发挥中医骨伤科见效快、毒副作用少、创伤小及功能康复好的优势，将中医推拿手法和多种剂型外用药广泛应用于艺术形体损伤的治疗中，逐步形成以中医系统诊疗艺术形体损伤的治疗体系。

四、高度重视损伤再复发的预防思想

艺术形体运动，有其特定的运动轨迹与动作负荷，医者必须亲临现场才能了解其真正致伤的原因。如跳跃类动作不规范，落地不稳；足舟骨外突；踝关节控制力量差，关节失稳等。临场观察到这些踝关节致伤的征兆，判断病因，既利于针对性治疗，又利于提出预防措施，从而有效地预防"训练—损伤—治疗—再训练—再损伤"的恶性循环。

五、提出了"好、快、美"舞蹈损伤治疗新观念、新疗法

演员、学生因损伤不能及时治愈，休息时间长，会导致形体不良与技术"回功"，故除及时正确治疗外，可选取特定舞蹈动作对健肢进行锻炼，如上肢损伤练下肢，边医边练，这样既不误练功，又能保持与增强关节的柔韧性、灵活性及肌肉力量。以收"快"（恢复速度快）、"好"（治疗后经得起跳、转、翻、旋等大运动量的考验）、"美"（形体美）的治伤之效。

第四节　中国艺术形体损伤诊治学主要内容

艺术形体损伤诊治学涵盖舞蹈应用解剖、舞蹈生理与心理、舞蹈损伤的病因与分

类、舞蹈损伤的诊断、舞蹈损伤的治疗原则和方法、舞蹈损伤的预防，以及常见各部位损伤的诊治等部分。

一、舞蹈应用解剖

着重介绍人体运动系统各部位与舞蹈动作的关系，各关节部位的薄弱之处及可改变之处，和可能发生损伤的原因。这有助于医者和舞者对专业动作有解剖学认识，更有利于舞蹈动作的设计与教学，重视动作的规范性和科学性。

二、舞蹈生理与心理

从舞蹈动作的中枢调控、核心力量对动作的影响及思维意识与舞蹈动作的关系等三个方面入手，通过生理学及心理学相关知识对舞蹈动作的完成进行深入的认识和研究，将神经系统对从动作设计到实施的全过程做了简要介绍。

三、舞蹈损伤的病因与分类

深入了解损伤的病因，明确损伤的性质和程度，对损伤的防治有着重要的意义。舞蹈损伤属于职业病，是因"练"（基本功动作训练、舞蹈的排练等）而受伤。更确切地说是因训练不当或动作不正确而受伤，故重点应从"练"上分析受伤病因，才能治标除根。但同时也需关注不同演员、学生生理结构的差异在训练中带来的影响，以及教学水平、场地条件等自身以外的因素。

四、舞蹈损伤的诊断

正确的诊断是建立在了解清楚损伤病因、性质、程度，明辨筋骨损伤与脏腑、经络、气血关系的基础上。由于舞蹈损伤有其发生、发展的规律与特点。在训练场上，训练不科学、动作失误或不正确，往往是发生损伤的主要病因。因此特别强调在常用的中医四诊、临床检查法及影像学检查之外加入临场征兆性诊断。

五、舞蹈损伤的治疗原则和方法

舞蹈损伤的治疗必须结合舞蹈损伤的特点、规律与舞蹈专业的需要，立法立方。在治疗中，应充分发挥中医整体观念、辨证论治、筋骨并重的优势，才能更好地达到"好、快、美"的治疗目的。

六、舞蹈损伤的预防及常见各部位损伤的诊治

对于舞蹈演员、学生来说，损伤几乎在所难免。"上工治未病"，预防是降低损伤发

生率、避免严重损伤的根本办法。从人才选拔、启蒙教育、因材施教以及医务监督等方面进行系统预防。

选取常见的艺术形体损伤进行分别论述，从损伤机制到临床表现，从诊断到辨证施治，以及最后的功能锻炼及预防，详细介绍了各部位损伤的诊断、治疗、预防全过程。其中重点突出舞蹈损伤机制、临场征兆性诊断、中医辨证施治以及舞蹈动作康复锻炼几个方面。

第五节 艺术形体损伤的治疗原则

一、注重整体论治

舞蹈动作的完成与呼吸密切相关，做动作前需深吸气，以掌握好身体的重心及稳定、控制能力。此外，还要保持良好的肌肉力量及各关节韧带的柔韧性及负荷能力，故舞蹈损伤与气血、筋骨息息相关。明代《正体类要》指出："肢体损于外，则气血伤于内，营卫有所不贯，脏腑由之不和。"局部受伤可影响整体，因此必须辨明病因，外力大小，伤筋伤骨，伤气伤血，孰轻孰重，才能使治疗有的放矢。

舞蹈是人体肌肉、关节协同动作的表演艺术，是以骨骼为杠杆来完成的。《圣经总录·折伤门》云："诸脉从肉，诸筋从骨……连续缠固，手所以能摄，足所以能步。"明确指出了人体四肢的运动，必须依赖筋骨、关节"连续缠固"来完成，故治伤要筋骨并重。《杂病源流犀烛》曰："跌扑闪挫，卒然身受，由外及内，气血俱伤病也。"此外，因"气为血帅，气行则血行，气滞则血瘀"，"形伤痛，气伤肿"，筋骨离不开气血的濡养，所以治疗又应气血同治。人体是有机整体，必须注重整体论治。

二、注重功法与技巧

在《医宗金鉴·正骨心法要旨》《仙授理伤续断秘方》当中反复强调"手摸心会"。手摸心会是一种诊断性整骨手法，古称摸法，《仙授理伤续断秘方》中亦称之为"相度损处"，多在实行其他整骨手法之前及过程中应用，为诊治折伤之要领。了解损伤的深浅及程度，可补诊断之不足，是检查和治疗的外用法。医生要练好扎实的功法，肩、肘、腕、指齐力配合，劲达指端，施术时意到、气到、力到，力透肌肤，深达病灶。凭借熟练的技巧，熟悉经络腧穴，按经络起止与循行路线，有节奏、有韵律地灵活施术治疗，轻重疾徐，收放自如，施术才能持久，产生适当的有频率、有节律的振动，收到疏通经络气血的效果。要因人、因伤量体施术与量伤施力，而且要施术有度，全在医者存乎于心。

三、辨证施治，灵活用药

在形体损伤的过程中，不会是单一的伤气、伤血、伤筋、伤骨，应动态、发展地观察损伤过程。不主张"专从血论"而采用破血理气、只破不立的用药模式，而应气血兼顾和有破有立，以强筋壮骨、滋血生力为原则立方遣药，方能收到又快又好的疗效。在辨证准确的基础上，组方用药，应以药投证，而不是以病就药。

四、治伤用药，侧重外治

伤由外受，治宜外取。低龄学生脏腑未坚，成年演员体能消耗大，均不宜过服伤科攻伐药物。女演员、学生月经期间也不宜内服伤科药物，以防刺激肠胃与经行。外用药局部停留时间长，皮肤可以完全吸收而发挥药效，而且使用携带方便，又不受病情部位限制，连续敷贴外用，也无伤阴败胃之弊，正如清代徐灵胎说："用膏药贴之，闭塞其气，使药性从毛孔而入其腠理，通经贯络……较服药尤为有力。"

五、辨证施练，寓舞于医

医舞结合、辨证施练，运用舞蹈动作治伤祛病，古已有之。如《吕氏春秋·古乐》篇所述："昔陶唐氏之始，阴多，滞伏而湛积，水道壅塞，不行其原，民气郁阏而滞著，筋骨瑟缩不达，故作为舞以宣导之。"损伤后为恢复机体功能的锻炼，应有目的性、针对性。根据伤员肌筋僵胀疼痛、关节功能受限的程度与部位等，按舞蹈训练的目的要求，筛选舞蹈动作，如屈膝、擦地、踢腿、划圈等训练，指导伤者按动作规范有目的地进行锻炼，既能恢复损伤肢体的功能，增强肌力、灵活关节，又能保持形体优美。

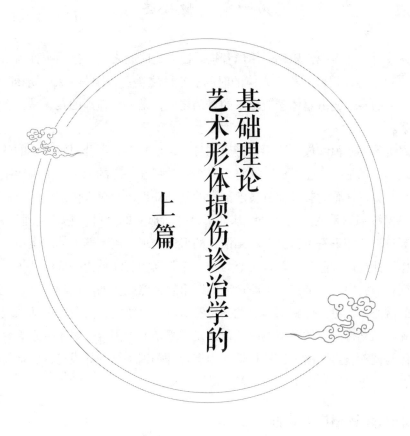

上篇

艺术形体损伤诊治学的

基础理论

第一章　舞蹈应用解剖

第一节　概　述

在论述美时，通常把音乐称为用声音描绘出来的时间之美，把图画称为由色彩和线条构成的空间之美，把舞蹈称为人体的时间和空间之美。舞蹈是一种一现即逝的艺术，它的素材是人的身体，由躯体塑造出来的舞蹈之美，是一现即逝的花，是特有空间和时间中的花朵。

舞蹈之美若要永恒绽放，离不开健康的身体，也必然离不开对解剖学的认识。每位舞者的生理结构都是存在差异的，这将为舞蹈教学带来一定的困难。美国舞蹈家格拉伯特曾说，一个有责任感的教师应具备解剖学的基础知识，并对人体的生理结构与能力有所认识，不懂解剖学是危险的。舞蹈基训不是一门孤立的学科，它和生理学、解剖学、生物力学等科学的知识密不可分。舞蹈语言的形体表现，离不开人体的运动，各种各样的舞蹈动作，都是以骨骼为杠杆，关节为轴，靠肌肉的收缩动力完成的。每个舞姿都是人体一系列骨骼肌肉、关节连续不断运动的结果。虽然肢体的运动幅度有一定限度，但也有相当的潜力。学习人体解剖学，尤其是熟谙骨骼、肌肉、关节等运动系统的解剖学知识，明确舞蹈动作对人体各部位的负荷及发生损伤的原因等，对于舞蹈者合理、省力地运用身体与调动自身的潜力，按科学法则进行舞蹈训练与动作设计，创新舞蹈动作与技巧，减少与预防损伤的发生，都有着重要的意义。

一、什么是舞蹈应用解剖

舞蹈应用解剖属于正常人体解剖学的一个分支，是研究正常人体形态结构、功能和发生发展规律与舞蹈动作相互关系的一门基础学科。主要研究内容为舞蹈训练对人体外部形态特征及人体内部形态、结构和功能的影响。

学习舞蹈应用解剖的目的是分析舞蹈动作的运动机制，判断其运动的发展趋势，指导预防和诊治形体损伤。舞蹈损伤的常见病、多发病在就诊时体征即已十分显著，多数病例诊断上并不困难。但如果只停留在初步印象上，而不对每个具体病例做深入细致的分析和研判，则很容易在治疗措施上有所不足，甚至出现错误。舞蹈演员运动器官的功能与一般人差异较大，在易发生损伤处细小的、确切的结构上有所不同。此外，舞蹈演员大多是在特殊的动作姿势下受伤，故被牵连的损伤范围与普通运动损伤有所区别。因此，要预防、治疗这种特殊的损伤，需进行科学的训练，并掌握动作技巧。所以，必须了解舞蹈者骨骼、关节、肌肉、韧带的受力方式与负荷，才能达到预期目的。

本书不是简单重复人体解剖学知识，而是着重介绍人体运动系统各部位与舞蹈动作的关系，各关节部位的薄弱点及可变之处，以及可能发生损伤的原因。这有助于深化医者和舞蹈者对舞蹈这一专业行为的认知，更有利于舞蹈设计，促进教学者重视动作的规范性和科学性。

二、科学训练能提高人体功能

1.肌肉　成人骨骼肌的重量约占体重的35%~40%，不同形式的训练可使肌肉纤维发生选择性增大。力量训练可使快肌纤维横断面积增加；速度训练可使快、慢肌纤维横断面积增加，但快肌纤维增加得更多；耐力训练可使慢肌纤维横断面积出现选择性增加。故专业训练后骨骼肌的重量可增加到体重的45%~55%，肌肉力量可增大30%。

2.柔韧性　对于舞蹈演员来讲，身体的柔韧性是一项重要的身体素质。只有具备良好的柔韧性才可以增加动作幅度。柔韧性主要通过关节附近的韧带、肌肉、肌腱、关节囊等组织的弹性和延展性体现。通过专业训练（压腿、下腰等）韧带可被拉长，拉长长度约为原长度的10%。如杂技的衔花动作，演员腰部反折，头要从胯下伸出，口衔鲜花，整个脊柱从颈椎、胸椎到腰骶椎均达到最大的后伸限度（一般人可后伸135°，训练有素的杂技演员后伸可大大超出此限度）。从第3颈椎到第5腰椎，棘突达到最大限度的重叠，棘间韧带受到压缩，椎间盘前侧纤维环被拉伸，前纵韧带拉长，关节突等结构所受压力远远超过一般人。

3.骨质　X线检查显示常年跳跃的运动员下肢骨会明显增粗，芭蕾舞演员第1、2、3跖骨骨密质明显增厚，跳舞年限越长，骨密度越厚。可见训练能改变骨质的结构，使其承重能力增强。

4.关节功能　身体各关节活动度的增加可使舞蹈演员完成高难度的动作，并可使舞蹈动作更加柔美和舒展。以髋关节为例，舞蹈演员此关节活动度比一般人大，外旋可达90°左右，外展达120°以上，前屈达145°以上，后伸达45°以上。又如脊柱后伸，一般人只能达到135°左右，经专业训练后可达180°以上。

5.肺活量　舞蹈演员为了完成各种舞蹈动作，需要同时具备良好的有氧能力和无氧能力。肺活量代表肺一次最大的功能活动量，可显示舞者的肺功能水平。一般成年男性肺活量为3000~3500ml，经专业训练后可达到5000~6000ml。

6.心功能　训练有素者心输出量增加，安静时心脏搏动有力，心率低。运动时心率可达200次/分钟以上，运动后可较快恢复。

7.碱储备增加　训练可提高人体对酸、碱物质的缓冲能力及组织细胞的耐酸能力。

能够在舞台上表演而不呼吸急促的演员，其心脏储备功能往往大于常人。这些足以说明训练可以挖掘人体各系统功能的潜力。

综上，虽然身体素质在很大程度上取决于先天遗传，但是通过一定的训练手段可以在正常的生理范围内挖掘出其最大的潜力，乃至超过生理的极限。

三、人体解剖结构适于舞蹈训练的"黄金时期"

敏感期即指身体素质迅速增加的年龄阶段。实践证明，素质发展的敏感期，也是通过舞蹈训练来发展某项素质的最佳时期。合理的训练，可以促使身体素质得到迅速发展。反之，如果不能抓住时机进行训练，身体素质不但得不到发展，还可能逐渐下降。在训练中，训练方法与各项素质发展的敏感期不相吻合，也会带来不良影响。对预测运动员的潜力来讲，最重要的不是运动素质发展的初始水平，而是该水平和运动素质增长速度之间的关系。研究资料表明，身体素质发展初始水平越高、速度越快者，越可能成为运动天才。初始水平虽高，但增长速度缓慢者，易潜力不足。因此，关于身体素质，选才时虽首先考虑素质水平起点高的学生，但同时也要考虑其素质增长的速度。

1.速度 10~13岁是人体速度素质发展最快的年龄段，女子10岁后增长加快，13~14岁逐渐平稳；男子13岁开始有较大的增长，18~19岁趋于稳定。儿童、青少年神经系统灵活性高，是发展速度素质的最佳时期，适合动作频率快、反应迅速的相关练习，高氧耗运动、练习应当控制，不能长时间进行需要速度耐力的高强度工作，应适当加以限制。

2.力量 据调查，男子的力量素质，在7岁左右开始随年龄增长而增长，19岁左右达到高峰，高峰值可保持到22岁，之后缓慢下降。而女子则表现出多阶段性的变化，如腹肌力在7~13岁呈现随着年龄增长的趋势，12~13岁达到高峰，14岁又开始下降，到17岁下降到最低值，18岁后又逐渐回升，到21岁后又有下降。爆发力在女子13~14岁、男子15~16岁可得到较充分发展，一般16~17岁是增长力量的最好时期，具有适应运动的能力，训练安排可近似成人。在各个年龄阶段均可进行力量训练，主要应充分考虑承受负荷量的最大可能性。采用何种方法训练应有针对性，如年龄小可多做弹跳、伸展肢体、支撑性练习，但以中、小负荷，动力性练习为宜。长时间做紧张、负荷过大的静力练习则不适宜。

3.耐力 耐力素质发展较晚，一般在20岁前后开始，女子稍早一些，当身体发育完全成熟时，耐力发展可达最高峰。儿童时期具有一定的有氧供能能力，所以中低强度的有氧训练是青春期前后最佳的训练方法。儿童、青少年对一般耐力训练有一定适应能力，但大强度的耐力训练对心脏发育不利，容易造成心肌肥厚，反而使心输出量减少。从实践中可以看到，国内外优秀中长跑运动员都是从儿童时期开始训练，然而是以全面身体训练为宗旨。儿童、青少年经常从事耐力训练可使心肌纤维增多，这对心肌力量的增加有重要意义，可为今后打下良好的耐力基础。

4.柔韧性与灵敏性 儿童时期肌肉生长比骨骼缓慢（如8岁儿童的肌肉重量仅占体重的27.7%），肌肉力量小，关节柔韧，骨骼有机质较多（儿童时期骨骼有机质与无机质比为1∶1，成年时期则为3∶7），骨骺也未骨化，可塑性强。生理学研究证明，7~10岁是柔韧性、灵敏素质自然增长最快的时期。抓住这个时期进行训练，可以有效地提高柔韧性和灵敏素质。

青春期前骺软骨尚未骨化，柔韧性好，可塑性强，这些都是舞蹈训练"长功"的有利因素。青春期是训练的"黄金时期"。我国武术界强调"童子功"，道理亦在于此。

四、解剖结构既有提高与改进功能的一面，也有制约的一面

（一）关节面积是无法改变的，但关节活动度是可以增加的

影响关节活动幅度的因素有以下几点。

1.关节面积大小之差别 关节的软骨结构为关节面。两骨的连接部分为关节，构成关节之间的关节面之差越大，关节活动幅度越大。如肩关节的关节盂较浅，肱骨头较大，所以活动度大；髋臼与股骨头关节面之差较小，所以活动度较小。

2.关节囊的厚薄、松紧与活动度的关系 一般而言，关节囊松而薄者，活动幅度就大，反之则较小。如肩关节与髋关节相比，前者关节囊松而薄，所以关节活动幅度大，后者相反，所以活动度小。

3.跨过关节的韧带、肌腱、肌肉与关节囊伸展性的关系

（1）关节周围的韧带少而弱，关节活动幅度就大，反之较小。如肩关节与髋关节相比，前者韧带少而弱，活动幅度大，后者相反，多而强韧，故活动幅度较小。

（2）关节周围的肌肉少而弱，关节活动幅度就大（如肩关节）。关节周围的肌肉多而强，关节活动幅度就较小（如髋关节）。但经过训练后，关节囊可以有良好的伸展性与弹性，关节灵活性与活动幅度也会增大。这是影响关节活动幅度的主要因素，经过训练可以改善。

4.骨骺未骨化前训练 儿童时期关节软骨尚未完全骨化，进行合理的专项训练，能明显增大关节活动幅度。

儿童时期髋关节的训练量适宜，可加大活动幅度。训练量不合理，则可造成关节损伤，有的可导致股骨头骨骺坏死；有的可致股骨头变扁，股骨颈缩短，短期内不能负重与训练，影响下肢的长度。

故在松解各关节、改善各关节功能时，明确各关节上述结构的不同情况，就能合理、循序渐进地进行有效训练。

（二）人体活动的姿势存在着结构上的连锁反应

人体犹如一部精密的机器，结构严密细致，并且非常符合生物力学结构，即使一个

细小的环节位置发生变化，也会导致其邻近上、下、左、右组织的位置、弧度、角度、受力等发生改变。

如骨盆前倾、后倒均会影响腰骶关节的正常角度（图1-1），进而导致腰椎过分前凸或后伸。由于腰椎生理弧弓有改变，又会导致胸椎过分后凸形成驼背或挺胸坐臀的不良体形。由于胸椎生理弧度的改变，就大大降低了脊椎的缓冲减震能力，而且在颈椎与胸椎、胸椎与腰椎、腰椎与骶椎连接部分的椎间盘也要受到不正常的压力，比如胸椎过分后凸，则第7颈椎与第1胸椎之间的椎间盘后缘就会过度受压。腰椎过度前凸，则第12胸椎与第1腰椎之间的椎间盘就会过度受压，这些都是发生损伤的因素。

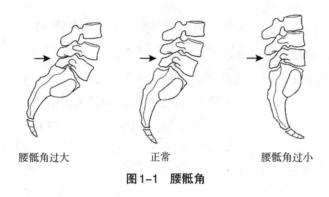

| 腰骶角过大 | 正常 | 腰骶角过小 |

图1-1　腰骶角

又如脊柱侧凸，凸侧腰部的肌肉、韧带被牵拉致伤，凹侧的椎间关节或椎体边缘被挤压。凹侧严重者可影响内脏器官，且脊柱内外平衡失调，会进一步导致椎间关节失稳产生腰肌劳损。

再如膝关节反屈，当人体直立时重心向后拉至足跟，为了保持平衡，势必形成坐臀兜胯、腰前凸、胸后驼、头前伸等不良体形。所以，舞蹈者必须学习解剖，训练出良好体形，以适应舞蹈专业的需要。

（三）人体结构符合力学原理

1.人体结构特点　骨骼中骨小梁的排列方式符合力学原理，这既利于减轻本身的重量，又利于骨骼的承重支撑，如股骨颈部骨小梁呈弓形排列，并以直角交错（图1-2）。这样排列，与骨骼所承受的压力和张力的方向是一致的，使股骨颈的颈与体相连接的地方能承受最大的压力与张力（颈与体相交有一定角度），下端骨小梁以垂直并列为主，便于重力传到股骨下端，这种排列结构是符合力学原理的。

又如跟骨，骨密质很低，相对骨松质较多，但它在人体的最下端，可以承受数倍的体重，是因为骨小梁的排列方向与受力方向一致，可使骨骼用最少的材料达到最大的坚固程度。经过跳跃训练的运动员骨小梁排列与一般人相比较有明显差别，其线系平均数目差异较大（图1-3）。

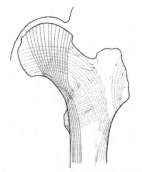

图1-2 股骨颈骨小梁分布

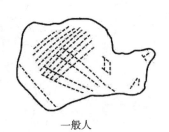
一般人

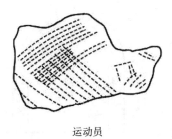
运动员

图1-3 跟骨骨小梁分布差异

2.人体三个拱形结构

（1）腕关节：由8块腕骨构成向背侧的拱形"穹窿"结构（图1-4）。腕部有众多韧带加固，尤其是腕横韧带横架于腕掌面尺桡侧隆起，有如"弓弦"，具有增强腕部弹性与减弱缓冲的作用，如在做单手倒立动作，在托举动作中托起舞伴，该结构就起到了这种良性作用。

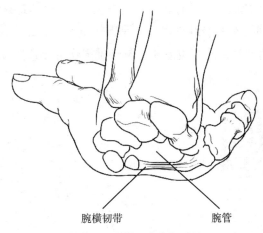

腕横韧带   腕管

图1-4 腕部"穹窿"结构

（2）骨盆：由骶骨、两侧髋骨以及连接它们的关节和韧带构成了该拱门结构。该结构具有承重、缓冲震动、保护内脏器官等功能（图1-5）。当人体直立时，重力沿脊柱传到骶骨，经两侧骶髂关节、髋骨传到髋臼、股骨，形成"立弓"样传导方向，即股骶弓。防止该"立弓"向两侧分开，可由耻骨上支及两侧的耻骨体组成"约束"，它们可抵抗压缩力（图1-6）。当人体处于坐位时，重力沿脊柱传到骶骨。两侧骶髂关节、髂骨、坐骨及坐骨结节，形成"坐弓"，即坐骶弓，坐骨下支和耻骨下支组成约束弓可防止"坐弓"向两侧分开，以上两种"弓"可抗拒扩展力。

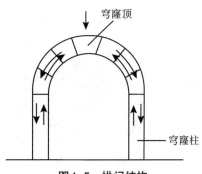

图1-5 拱门结构

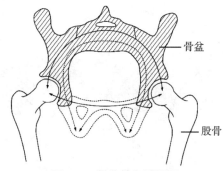

图1-6 骨盆的机械作用

注：实线为立弓及其对抗弓，此弓抵抗压缩力；虚线为坐弓及其对抗弓，此弓抵抗扩展力。

（3）足弓：由距骨与跗骨构成的内外纵弓，是由骰骨、3块楔骨及第1~5跖骨基底部组成的横弓，两者均形成拱门结构，具有坚固轻便的特点。足弓有许多关节，都有轻微的活动性，各关节面软骨和维持足弓的韧带都具有弹性，所以足弓有良好的减震能力，因而有缓冲地面反作用力与保护人体内脏器官的作用。

另外，脊柱椎骨属不规则骨，关节多，结构复杂。椎体承重，脊柱从颈椎到尾椎有4个生理弯曲（符合力学原理），具有缓冲震荡并使运动灵活的功能。脊柱椎管内有脊髓（图1-7），椎体的椎间孔有神经纤维发出，是人体重要的骨结构。若发生损伤，易造成严重后果。如颈椎损伤容易造成高位瘫痪，胸腰椎损伤可导致低位瘫痪（图1-8）。

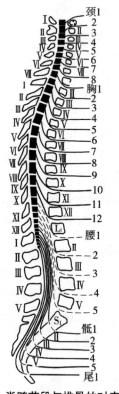

图1-7 脊髓节段与椎骨的对应关系

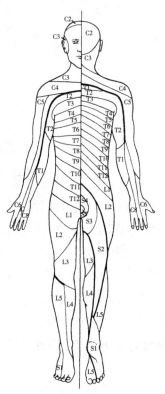

图1-8 皮肤神经分布的节段

（四）人体骨结构上的几个"角"

肱骨两髁稍向前倾，与肱骨纵轴形成30°~50°的前倾角（图1-9），在肱骨下端形成剪力，是骨折的易发部位。

肘关节的提携角：当前臂完全旋后时，上臂与前臂纵轴形成外翻的提携角，其意义在于提物时省力和避免碰撞身体。如提携角过大，肘关节失稳，影响舞姿的优美，而且在完成快速挥臂等动作时，肘关节尺骨半月切迹可与肱骨滑车发生磨损挤压伤，桡骨关节凹也容易与肱骨小头发生摩擦挤压导致损伤，肘关节内侧肌肉韧带因张力较大也容易发生损伤。如提携角过小，则提物时肩关节外展肌承受的力加大，容易疲劳。

骨盆下口前端的耻骨角：较早年龄开始体育训练的女性，骨盆发育比常人早，小骨盆上口面积较均值大4.4~11cm²。女性耻骨角平均为87.6°，而经过锻炼的运动员平均为90.3°~91.3°。耻骨角的大小同骨盆下口有直接联系，此角愈大，则分娩过程愈顺利。但是，耻骨角愈大髋部愈宽，特别是女性在青春期由于生理上的特点，骨盆发育较快，更会出现腰细髋宽的体形，这不适应舞蹈要求，所以在训练中对处在生长发育期的女学生，Demi plié（半蹲）、Grand plié（全蹲）（图1-10）的训练强度要加以适当控制。

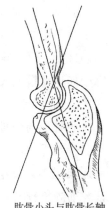

肱骨小头与肱骨长轴成30°~50°前倾角

图1-9　肱骨小头与肱骨长轴

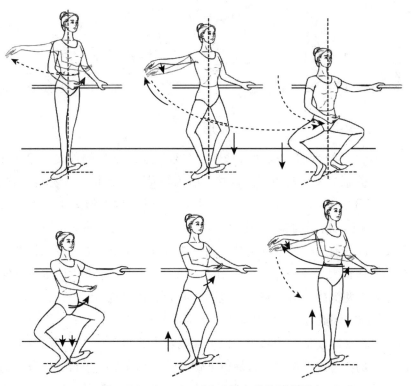

图1-10　Grand plié（全蹲）动作示意图

股骨颈与股骨干的颈干角：一般人在110°~140°之间，颈干角角度随年龄的增加而减少，儿童平均为151°，成年男性为132°，女性为127°（图1-11）。颈干角大于正常值为髋外翻（可影响膝关节内翻），小于正常值为髋内翻（可影响膝关节外翻）。在舞蹈训练中如运动量大或技巧高难时，易影响训练效果，甚至会发生膝关节韧带扭、拉伤。在人才的选拔中需注意该身体条件，遇有上述髋内、外翻者更要注意。

股骨干与股骨颈的前倾角（又称扭转角）：从水平面观察，该角是股骨颈的中轴线与股骨两髁中点间连线形成的角度（图1-12），新生儿约为20°~40°，该角随着年龄增长而逐渐减小，成年人约为12°~15°。该角对髋关节外开、外旋有一定影响。曾有研究论证，前倾角较大者股骨处于内旋位，走路呈"内八字"步态；前倾角较小者股骨处于外旋位，走路呈"外八字"步态。前倾角的大小与先天性髋关节脱位的发生率成正比，即先天性髋关节脱位者前倾角普遍大于正常人，平均为50°左右。

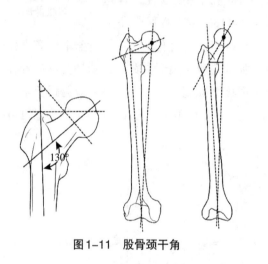

图1-11　股骨颈干角

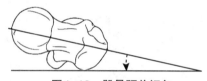

图1-12　股骨颈前倾角

（五）人体结构中三个倒置的"三角形"

由于人体外形以及骨骼结构的特殊性，在重要受力部位的连接上呈现出3个倒置的三角形结构，分别为头颈与躯干的连接、躯干与骨盆的连接、骨盆与下肢的连接，3个连接均为各部分之间唯一的骨性连接，因此在力学结构上形成了其独有的特性（图1-13）。前两个倒置三角形的尖端为连接部位的主要应力点，即下颈段、下腰段及腰骶关节。颈部及腰部的前屈后伸以及旋转活动均会造成这两个应力点受力，两部位均承载了尖端以上的躯体重力以及向上的反作用力。第3个三角形帮助躯体重量延伸到骶骨及髂骨，从而传导至两侧髋关节，髋关节也因此成为下肢与躯干的唯一连接点，也是唯一的直接应力传导点。因此以上3个部位均成为损伤的好发部位。

下颈段是脊柱活动度最大的部位，向上承载着头部的重量，在颈部各个方向的运动中，头部的重心均会偏离下颈段，这使得下颈段随时都在承受来自各个方向的应力，从而加速了骨骼及相应组织的磨损。因此下颈段也成为脊柱中最早、最容易出现退行性改变的部位。故颈椎病好发于第5~6颈椎及第6~7颈椎节段，颈椎骨质增生发生率最高的节段也是第5、6颈椎。

下腰段由于活动度较大且承载躯体重量，致使该处软组织及关节容易在活动时发生劳损及急性损伤，故腰椎失稳以及腰椎间盘突出好发节段均为第4、5腰椎节段。腰骶部位于活动度较大的腰椎与活动度较少的骨盆交接处，同时又位于腰椎生理前凸与骶椎生理后凸的交接处，承受较强的杠杆作用力，故容易受到损伤。

髋关节位于全身的中部，担负因杠杆作用而产生的强大压力。髋关节的负重线从坐骨大切迹之前向上延至骶髂关节，在直立位时可将躯干的重量传达至股骨头。髋臼的后下部至坐骨结节部分构成另一有力的支撑点，在坐位时传达身体的重量。因此，髋关节的受力特点导致其极易发生急性损伤及劳损。

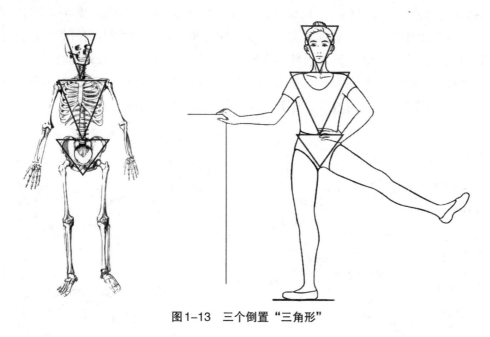

图1-13 三个倒置"三角形"

第二节 上肢部分

人类上肢早已从支撑活动中解放出来，由于长期的非支撑活动、复杂精细活动增多，使得上肢骨骼体量轻小，肌肉分化程度高，关节、肌腱、韧带繁多，关节灵活性好，所以也使部分关节稳定性相对较差。舞蹈又赋予上肢许多新的功能。上肢运动在舞蹈中占有重要的地位，所以在舞蹈基训与表演中要注意上肢关节的结构、功能、活动幅度，负荷能力以及解剖上的薄弱之处，从而合理运用肢体，以减少和预防损伤。

上肢由肩带、肩关节、肘关节、腕关节及其他众多肌肉、韧带、骨等组成，兹分两部分叙述。

一、上肢骨关节、肌肉、韧带等结构与功能

（一）肩带的结构与功能

1.肩带骨（即锁骨与肩胛骨）

（1）锁骨：属长骨，位于胸廓前上方的胸骨与肩胛骨之间，左右各一。其内侧2/3呈三棱形，凸向前，称胸骨端，有关节面与胸骨柄相关节（即胸锁关节）；外侧1/3上下较扁，凸向后，称肩峰端，有关节面与肩胛骨的肩峰相关节（即肩锁关节）。在锁骨上有5块肌肉附着。在外侧、前上面有斜方肌，前下面有三角肌；在内侧，前上缘有胸锁乳突肌锁骨部，前下缘有胸大肌锁骨部；在锁骨中1/3下面有锁骨下肌附着（图1–14）。

锁骨的功能：锁骨好似上肢的支架，能调节上肢的运动，确保上肢可做旋转运动，它也好似肱骨的挂架，使肱骨远离胸壁，便利上肢的活动。锁骨因与肩胛骨相连，使上肢骨骼间接附着于躯干上。正常上肢的方向朝外、下、后方。当上肢悬垂时，位于身体重心之后，这样可协助维持身体的直立。锁骨尚能保护其下由颈部至腋窝的大血管神经束。它本身是许多肌肉的附着处，对于维持正常肩部外观起到一定作用。

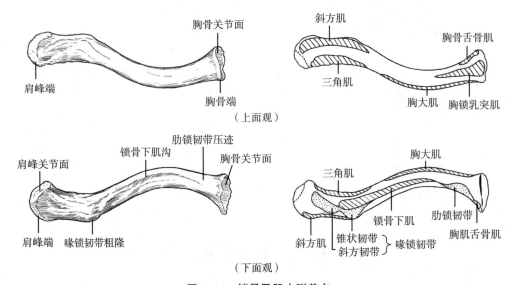

（上面观）

（下面观）

图1–14　锁骨及肌肉附着点

（2）肩胛骨：为三角形扁骨，位于胸廓后上方外侧，左右各一。其上角正对第2肋，下角正对第7肋或第7肋间隙。外侧角肥大，有一椭圆形关节盂，肩胛骨上缘近外侧处有一屈指状突起，称喙突。喙突之上为锁骨的外1/3，借坚强的喙锁韧带相连。肩胛骨前面的凹陷称肩胛窝，后面有一横行凸起称肩胛冈，冈的上下分别有冈上窝、冈下窝，冈的外侧端称肩峰。在肩胛骨上约有15块肌肉附着（图1–15）。

肩胛骨的功能：肩胛骨有较多肌肉附着，借椎肩肌群（肩胛提肌、菱形肌及斜方

肌）附着于颈椎及胸椎，前锯肌附着于第1~8肋骨，维持肩胛骨的稳定并便利其活动，它在胸壁上的滑动可增大肩关节的活动范围。肩峰作为肩穹窿的一个主要组成部分，从后上保护肱骨头。在肩部运动时，肩部肌腱帽以及肩峰下滑囊均起到重要作用，当上臂抬起时肱骨头及大结节经过肩峰之下。通常而言，除非上臂后伸外力过猛导致肩的前部及顶部受到冲击，否则外力不可能直接损伤肱骨头。

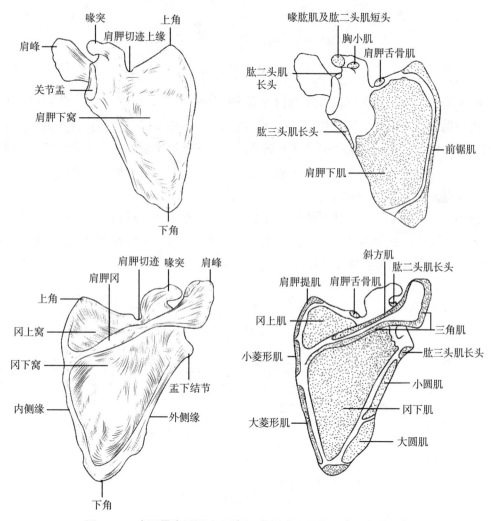

图1-15　肩胛骨腹侧面（上图）、背侧（下图）面及肌肉附着点

2.肩带关节（即胸锁关节与肩锁关节）

（1）胸锁关节：该关节是上肢与躯干之间唯一的关节，是锁骨的胸骨关节面与胸骨柄锁骨切迹及第1肋骨所形成的微动关节（图1-16）。其前后分别有胸锁前后韧带，连接着锁骨与胸骨柄。下方有肋锁韧带加固（连接于锁骨与第1肋骨及肋软骨之间），在两锁骨间还有锁间韧带。肩胛关节无论向何方向运动，均需要胸锁关节的协同，当肩部抬高时，可使锁骨旋转。当该关节活动受限时，肩胛关节的运动即受限制。

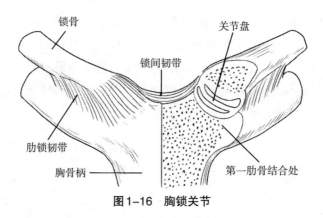

图1-16 胸锁关节

（2）肩锁关节：是肩峰内侧缘与锁骨肩峰端构成的关节（图1-17）。靠下列组织及结构维持稳定性：①关节囊及其加厚部分形成的肩锁韧带；②三角肌及斜方肌的腱性附着部分；③喙锁韧带的锥状韧带及斜方韧带，由喙突延伸至锁骨。该两处韧带对于维持肩锁关节的完整性较为重要，如两处韧带完整，损伤仅能出现肩锁关节半脱位，故完全脱位多伴有此两处韧带的断裂。

肩锁关节的功能：一方面可使肩胛骨垂直上下移动，如完成耸肩动作；另一方面可使肩胛骨关节盂向前后活动，如完成向前击拳动作。肩锁关节常发生机械性紊乱，半脱位后可引起损伤性关节炎或锁骨肩峰端骨折。

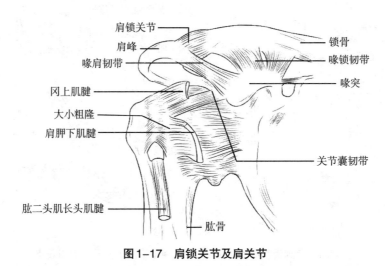

图1-17 肩锁关节及肩关节

3.肩带运动 肩带（上肢带）运动，包括胸锁关节和肩锁关节两个关节的运动。胸锁关节属鞍状关节，可做升降、前后和微小的旋转运动。肩锁关节活动度小，属微动关节。虽然主要活动是发生在胸锁关节，但肩胛骨的位移却比较明显，故肩带的运动主要是用肩胛骨的运动来表现，概括如下。

（1）肩胛骨的上提（耸肩）与下降（沉肩）：①耸肩是通过斜方肌上部及菱形肌、肩胛提肌等肌群在近端固定的情况下收缩，肩锁关节带动锁骨外端绕胸锁关节的矢状轴向上移动，使肩胛骨上提。其中斜方肌上部起主要作用（在远端固定时收缩产生脊柱的颈部运动）；②沉肩是通过斜方肌下部、前锯肌下部、胸小肌、锁骨下肌等肌群在近端固定情况下收缩，肩锁关节带动锁骨外端绕胸锁关节的矢状轴向下移动，使肩胛骨下降（在远端固定时收缩可上提肋骨，协助呼气）。其中斜方肌下部及前锯肌下部起主要作用。肩部上下移动范围约为8~10cm，如果以两肩峰的水平连线为轴线，胸骨上缘为轴心，肩带上下运动范围各约20°。

（2）肩胛骨的内收与外展：斜方肌、菱形肌等肌群在近端固定时收缩，可使肩胛骨内收（即肩胛骨向脊柱靠近），同时锁骨外端绕胸锁关节垂直轴向后滑动（如"飞鸟展翅"动作）。远端固定收缩时，产生脊柱后伸、侧屈，回旋等运动。前锯肌、胸小肌等肌群在近端固定时收缩，使肩胛骨外展（即肩胛骨远离脊柱），同时锁骨外端绕胸锁关节垂直轴向前滑动（如"双臂抱肩"动作）。远端固定收缩时产生提肋、协助深吸气的作用。肩部前后移动范围约为10~12cm。

（3）肩胛骨的上、下回旋：前锯肌下部及斜方肌等肌群在近端固定时收缩，斜方肌上部产生牵拉肩胛骨外角向上的分力，斜方肌下部向内下牵拉肩胛骨上角，前锯肌下部向外上牵拉肩胛骨下角，这些同时作用于肩胛骨的力使肩胛骨向上回旋（如芭蕾基训手臂从七位到三位的动作）。胸小肌、菱形肌、肩胛提肌等肌群在近端固定时收缩，使肩胛骨外角向下、下角向内上、上角向上，从而使肩胛骨向下回旋（如双臂在背后交叉的动作）。上下回旋总范围约为60°。

（4）肩胛骨的环转：耸肩、沉肩与内收、外展的复合运动。肩胛骨绕BB'轴、D轴运动（图1-18）。锁骨绕胸锁关节的矢状轴（CC'轴）与垂直轴（E轴）连续运动。肩带运动路线可描记为圆锥，以胸锁关节中心点为圆锥的顶，肩头部位（锁骨外端）划出一圆圈，形成圆锥的肩。参与活动的肌群（即上述参与耸肩、沉肩、内收、外展肩胛骨的肌群）加上肩带的运动可以增大上肢的活动幅度，这对于舞蹈者的训练具有重要的意义。

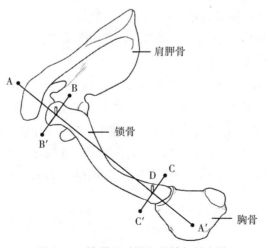

图1-18 肩带运动的矢状轴与垂直轴

4.肩带运动肌（表1-1）

表1-1　肩带运动肌

肌名称	起点	止点	主要作用
斜方肌	枕外隆凸、上项线、项韧带、第7颈椎及全部胸椎棘突	锁骨外1/3、肩峰、肩胛冈	使肩胛骨上提、下降、内收、上回旋
前锯肌	第1~8肋骨前外侧面	肩胛骨内侧缘	使肩胛骨外展、上回旋
胸小肌	第3~5肋骨前外侧面	肩胛骨喙突	沉肩、肩胛骨下回旋
菱形肌	C_{6-7}颈椎、T_{1-4}胸椎棘突	肩胛骨内侧缘	耸肩，肩胛骨内收、下回旋
肩胛提肌	C_{1-4}颈椎横突	肩胛骨上角和内侧缘上部	耸肩、肩胛骨下回旋

（二）肩关节

肩关节由肱骨头和肩胛骨的关节盂，借关节囊连接而成。关节盂小，仅为关节头（肱骨头）的1/4~1/3，属球窝关节。两关节面之差较大，关节囊薄而松弛，关节腔宽大，又无强有力的韧带直接加固，这些形态结构特点是肩关节具有最大灵活性的主要因素。它能进行矢状轴、冠状轴和垂直轴的三轴性广泛运动。

1.肱骨　肱骨是典型的长骨（图1-19）。上端包括半球形的肱骨头，是肩关节的组成部分之一。它有相应的关节面，肱骨头下方缩细的部位，称解剖颈。解剖颈外侧有大、小结节，向下延伸为大、小结节嵴，结节间沟内有肱二头肌长头腱通过。肱骨上端与肱骨体中部交界处稍细，称为外科颈，是骨折的易发部位。肱骨下端两侧，有突出的内上髁及外上髁，两髁之间是肱骨滑车与尺骨鹰嘴相关节。外侧部是突向前下方的肱骨小头，与桡骨小头相关节。

2.肩关节的辅助结构

（1）主要关节韧带：喙肱韧带自喙突起止于肱骨大结节，部分韧带纤维在后上部与关节囊融合，也可以视作胸小肌的游离部，具有增强关节囊上部稳定性、防止肱骨头向上脱位和约束肱骨头外旋的作用。

盂肱韧带，自关节盂周缘前部经关节囊前壁深面发出，止于肱骨小结节，与肱二头肌腱相续，分为上、中、下三束。其中以中束最为重要，位于关节囊的前下部，位于肩胛下肌和肱三头肌长头起始部之间的裂隙中，该处构成腋隐窝，此韧带若缺如则成为关节囊的薄弱点，容易引起肩肱关节脱位。盂肱韧带具有加强关节囊前壁和约束肩肱关节外旋的作用。肱骨横韧带，架于大小结节及嵴之间，使结节间沟围成一束管。

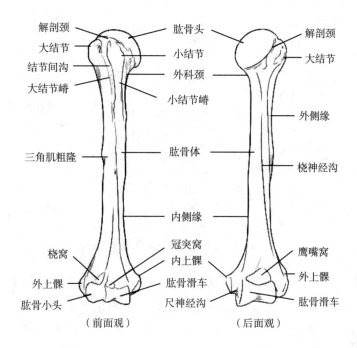

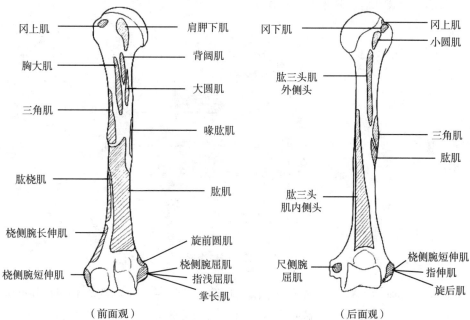

图1-19　肱骨及肌肉附着点

（2）关节盂唇：由纤维软骨构成的环状盂唇附于周缘，略加深关节盂，有增加肩关节稳定性的作用。

（3）滑膜结构：由关节囊的滑膜层经纤维层向外膨出，形成肩峰下滑囊（图1-20）、大圆肌下滑囊、肩胛下肌滑囊和结节间滑囊等，有利于肌腱滑动和减少摩擦。

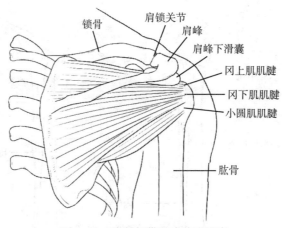

图1-20　肩部韧带及肩峰下滑囊

3.肩袖　肩袖又称旋转袖或肌腱袖，由冈上肌、冈下肌、小圆肌、肩胛下肌等4块肌肉的肌腱组成（图1-21），彼此相连成腱板，分别止于肱骨大、小结节，并与肩关节囊相结合，其作用在于加固肱骨头与关节盂的连接，对保护和加强肩关节起到一定的作用，特别是在上肢外展、悬吊时保护肩关节。

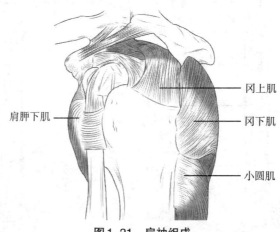

图1-21　肩袖组成

4.肩关节的运动　肩关节的运动范围前屈略大于后伸，总和约为130°；外展大于内收，总和约为110°；旋内大于旋外，总和约为170°。此外还可做环转运动（即屈伸、展收的复合运动）。若加上肩锁、胸锁关节运动及肩胛骨的旋转，则上肢与躯干之间的相对运动幅度大大增加，这是上肢运动的特点之一。

当肩带运动参与肩关节运动时，以人体直立双臂下垂为参照位，上肢最大屈曲（或外展）幅度可达180°（图1-22 A、B、C）。屈曲0°~50°时为屈曲第一相，主要有三角肌前部肌纤维及喙肱肌、胸大肌在锁骨所附着的肌纤维收缩，此时阻力有喙肱韧带的张力和大、小圆肌及冈下肌的拮抗；60°~120°为屈曲第二相，收缩肌群与外展第二相相同，此时阻力为背阔肌、胸大肌等限制过屈；120°~180°为屈曲第三相，收缩肌群与外展第三相相同，后伸可达45°~60°（图1-22 D、E）。

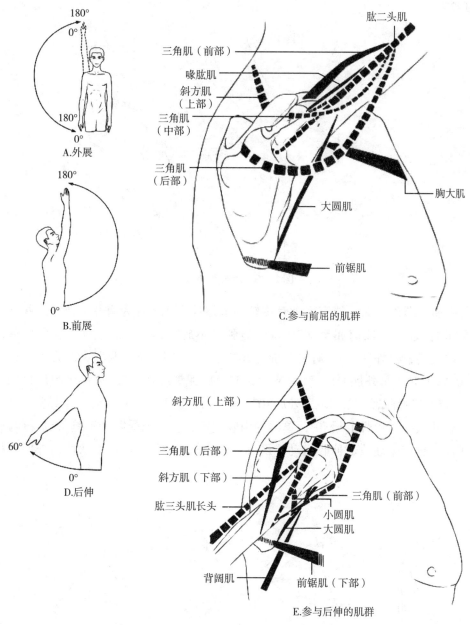

图1-22　肩关节前屈、后伸参与肌肉及活动度

　　肩关节外展时，肩关节外展90°之内为外展第一相，主要由三角肌、冈上肌完成；达90°时，大结节被盂上缘卡住。继续外展到150°之内为外展第二相（此时的外展运动主要靠胸锁关节增加30°的代偿运动，肩锁关节增加30°的代偿运动来完成的）；为使上肢外展达直立位，即达到外展第三相（150°~180°），肱骨外旋使大结节绕到肩峰下方，

同时有脊柱运动加入（如果单臂外展，对侧竖脊肌收缩，产生侧屈，如果是双臂同时外展，双侧竖脊肌同时收缩，则产生腰前凸），此时所有肩外展肌、屈肌达最大收缩状态（图1-23）。

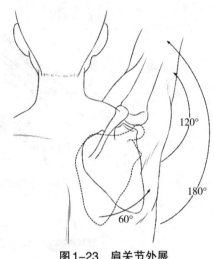

图1-23 肩关节外展

其中肩关节外展时，伴有肩胛骨旋转的节律性变化，称为肩肱节律。肩肱节律即当肩关节外展至30°或前屈至60°以前，肩胛骨不旋转，称为静止期。在此以后，肩胛骨开始旋转，每外展15°，肩关节旋转10°，肩胛骨旋转5°，两者比例为2∶1，当外展至90°以上时，每外展15°，肩关节旋转5°，肩胛骨旋转10°，两者比例是1∶2（图1-24）。若有肩袖撕裂，则出现臂外展10°，锁骨外端抬高4°，肩胛骨产生异常运动。胸锁关节总共只允许锁骨上抬40°，单纯的内收则不存在（因受躯干影响），但可与肩关节屈或伸结合产生屈收、伸收运动（最大幅度为30°~45°），也可以从任何外展位相对内收。

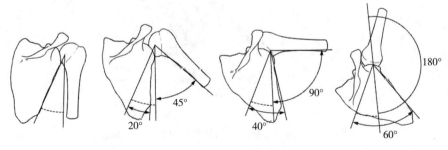

图1-24 肩肱节律

在屈肘90°时测量旋转运动的范围（可避免前臂的旋转参与），旋外约45°，旋内（有肩关节伸结合）约90°~95°（背手动作）（图1-25）。旋外有冈下肌、小圆肌及三角肌后部肌纤维参与。旋内主要有肩胛下肌，另有大圆肌、三角肌前部纤维、胸大肌及背阔肌参与，可能也有冈上肌参与，但三角肌、胸大肌及背阔肌只在同时有其他运动时才具有旋内功能。冈上肌单独作用时可同时外展及稍内旋，但当上臂维持在外展位时，并不能防止外旋。

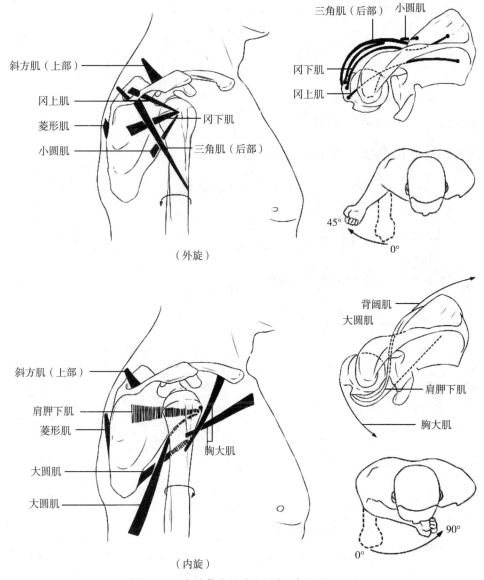

图 1-25　肩关节外旋（上图）、内旋（下图）

以双臂外展 90°为运动参照位，肩关节水平内收可达 135°，水平外展达 45°（图 1-26），水平内收是三角肌在锁骨附着处的肌纤维及肩胛下肌、胸大肌、胸小肌（图 1-27）、前锯肌共同在近端固定下收缩完成。水平外展是三角肌止于肩胛冈的肌纤维及冈下肌、大圆肌、小圆肌、菱形肌、斜方肌、背阔肌等在近端固定情况下收缩时产生的相反方向的运动。

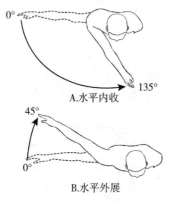

图1-26 肩关节水平内收、外展

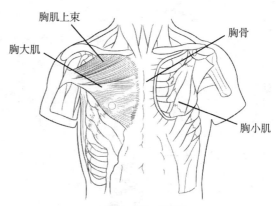

图1-27 胸肌

5.运动肩关节的肌群（表1-2、图1-28）

表1-2 肩关节活动肌群

肌名称	起点	止点	对肩关节的主要作用
胸大肌	锁骨内2/3、胸骨、第1~6肋软骨和腹直肌鞘的前壁	肱骨大结节嵴	屈、内收、旋内
背阔肌	T$_{7-12}$胸椎棘突、全部腰椎棘突、髂嵴外侧唇后方	肱骨小结节嵴	伸、内收、旋内
肱二头肌	肩胛骨的盂上粗隆及关节盂后缘、喙突尖	桡骨粗隆、前臂筋膜	屈、固定
喙肱肌	喙突尖	肱骨内侧缘中点	屈
三角肌	锁骨外1/3、肩峰、肩胛冈	肱骨三角肌粗隆	外展、旋内、旋外、屈、伸
大圆肌	肩胛骨外缘下1/3	肱骨小结节嵴	内收、旋内、伸
冈上肌	冈上窝	肱骨大结节的上部	外展、固定
冈下肌	冈下窝	肱骨大结节及肩关节囊	伸、内收、旋外、固定
小圆肌	肩胛骨外缘上2/3	肱骨大结节的下压迹和肩关节囊	内收、旋内、固定
肩胛下肌	肩胛骨前面	肱骨小结节、肱骨小结节嵴的上部及肩关节囊前壁	内收、旋内、固定
肱三头肌	肩胛盂下结节，肱骨休后面桡神经沟外上方和内下方	尺骨鹰嘴	固定、伸、内收

（三）肘关节

肘关节属复合关节，是由肱骨远端，尺骨及桡骨近端构成，肘关节的正常解剖关系为肘关节伸直时，肱骨内、外侧髁与尺骨鹰嘴三者成一条直线，屈肘时肱骨内、外侧髁与鹰嘴成等腰三角形（图1-29）。肘关节包括肱尺、肱桡、桡尺关节，三个关节包在一个关节囊内。关节囊前后壁松薄，两侧壁较厚，故两侧稳固性较好，而尺骨易向后脱位。

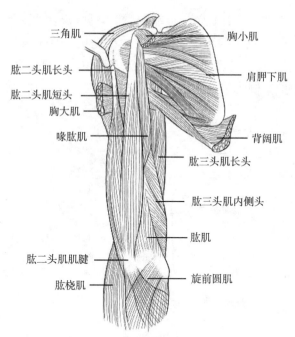

三角肌　　　　　　　　　　　　　　　胸小肌

肱二头肌长头　　　　　　　　　　　　肩胛下肌

肱二头肌短头

胸大肌

喙肱肌　　　　　　　　　　　　　　　背阔肌

　　　　　　　　　　　　　　　　　　肱三头肌长头

　　　　　　　　　　　　　　　　　　肱三头肌内侧头

　　　　　　　　　　　　　　　　　　肱肌

肱二头肌肌腱

肱桡肌　　　　　　　　　　　　　　　旋前圆肌

图1-28　参与肩关节活动肌群

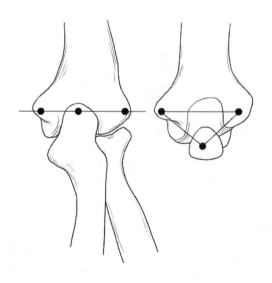

图1-29　肘后骨性标志

1.骨结构（图1-30）

（1）桡骨：位于前臂外侧，属长骨。近端有圆盘状的桡骨头，头上有凹陷的关节面称桡骨小头凹，周缘为光滑的环状关节面，头下有一粗糙突起称桡骨粗隆，朝向内侧。远端膨大，内侧为凹陷的关节面，称尺切迹，外侧缘向下突出称桡骨茎突。

（2）尺骨：位于桡骨内侧，属长骨。近端有一半月形凹陷称滑车切迹，两端分别朝向前、后方向，后方突起较大者称鹰嘴，前方突起较小者称冠突。冠突外侧有一浅凹称桡切迹，下方有一粗糙部为尺骨粗隆，远端细小呈圆盘状，称尺骨头，头后部向下发出一小而圆的突起称尺骨茎突（即腕部内侧可见的小丘状骨性标志）。桡骨茎突比尺骨茎突低约1.5cm，因此手腕尺偏角度比桡偏角度大（图1-31）。尺偏在日常生活中有重要意义，如握手、提物、端茶倒水等动作均有一定程度的尺偏，尤其在提物时，肘外翻角度越大，手腕尺偏程度就越大。

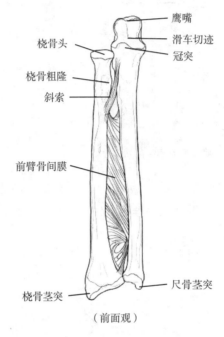

（前面观）

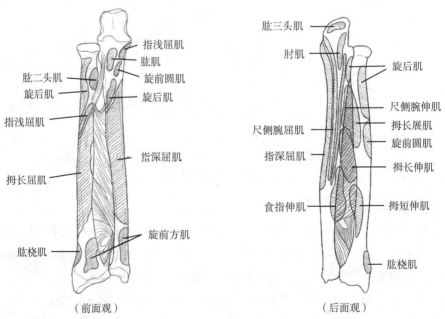

（前面观）   （后面观）

图1-30   尺桡骨及附着肌肉

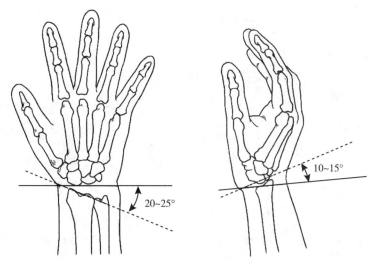

图1-31 腕部尺偏角及掌倾角

2.关节韧带

（1）桡侧副韧带：呈扇形，位于肘关节囊外侧，起自肱骨外上髁，分成两束，从前后包绕桡骨头，止于尺骨的桡切迹前、后缘。此韧带实际上是关节囊外侧的增厚部分，能稳定肘关节的外侧，并能防止桡骨头向外脱位。

（2）尺侧副韧带：在肘关节囊内侧，起自肱骨内上髁，纤维呈扇形分布，分三束分别止于尺骨滑车切迹前、后缘。前束自内上髁前面至冠突的内侧缘，为一坚韧的圆形束，伸肘时紧张。中束较薄，止于冠突与鹰嘴之间的骨上，亦称Cooper韧带，为斜行纤维，可加深滑车切迹。Cooper韧带下缘游离，与尺骨之间有一裂隙，肘关节运动时，滑膜可由此膨出。后束较薄弱，呈扇形，自内上髁后部至鹰嘴的内侧面，屈肘时紧张。尺侧副韧带前束也是指浅屈肌的起点，有研究认为是由指浅屈肌蜕化而成。尺侧副韧带可以稳定肘关节的内侧，防止其向外侧滑脱。

（3）桡骨环状韧带：呈杯状环形，上大、下小，由前、后和外侧三面环绕桡骨小头（图1-32），附着于尺骨的桡切迹前、后缘，形成一个骨纤维环，容纳桡骨头在环内旋转而不易脱出。肘关节韧带几乎都不抵止于桡骨，从而保证了桡骨能绕垂直轴做旋内和旋外运动。肘关节强度内收时，紧张的桡侧副韧带可以牵拉相对活动的环状韧带。

（4）前臂骨间膜：从桡骨斜向下内至尺骨有一坚韧的纤维膜，称前臂骨间膜（图1-33）。连接桡、尺骨的骨间嵴，可发挥有力的传递功能。当前臂处于中立位时，骨间膜宽度最大，因此前臂骨折时，往往固定于中立位，以防止骨间膜挛缩，影响旋转功能。

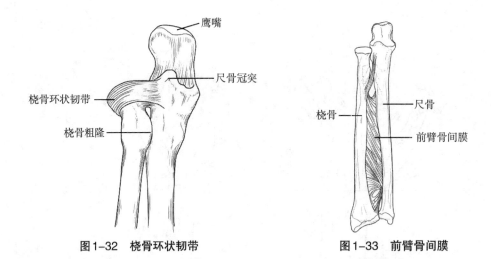

图1-32 桡骨环状韧带　　　　　　　图1-33 前臂骨间膜

3.肘关节运动 肘关节的运动由肱尺、肱桡、桡尺近侧关节复合组成。

（1）肱尺关节：由肱骨滑车与尺骨半月切迹构成，仅能绕冠状轴做屈伸活动。因肱骨滑车内侧缘较突出，为蜗状关节，肱骨滑车前上部的冠突窝在肘关节屈曲时容纳尺骨冠状突，而后上部的鹰嘴窝在肘关节伸直时容纳尺骨鹰嘴。在解剖学位置上，前臂偏向外侧，构成一个15°左右的提携角（女性比男性稍大）。该角大于20°为肘外翻，小于0°为肘内翻，0°~10°时称直肘（图1-34、35）。

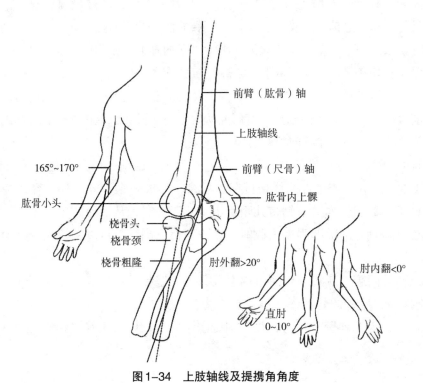

图1-34 上肢轴线及提携角角度

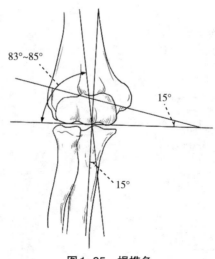

图1-35　提携角

（2）肱桡关节：由肱骨小头及桡骨头凹构成，虽属球窝关节，因尺骨的限制，故只能做屈伸、旋转运动。

（3）桡尺近侧关节：属于车轴关节，由桡骨头环状关节面与尺骨桡切迹及环状韧带构成。桡骨可绕尺骨做旋转运动（与远侧关节配合），使前臂可旋前（旋内）、旋后（旋外）运动。旋前、旋后总范围约为180°，但肘在伸直位时，连同肩关节的旋转，整个上肢旋转范围可增大到360°。

肘关节总的屈伸范围可达140°，伸的幅度极小，过伸位时仅可达10°~20°。过屈时受到上臂和前臂软组织皱褶的限制，过伸时则受鹰嘴与肱骨接触的限制。

4.前臂及肘关节运动肌群（表1-3、图1-36）

表1-3　前臂及肘关节运动肌群

	肌名称	起点	止点
屈肌群	肱二头肌	肩胛骨盂上粗隆及关节盂后缘、喙突尖	桡骨粗隆、前臂筋膜
	肱肌	肱骨下1/2内、外面及内外侧肌间隔	尺骨粗隆
	肱桡肌	肱骨外上髁上方及外侧肌间隔	桡骨茎突基底部
	旋前圆肌	肱骨头和尺骨头	桡骨中 $\frac{1}{3}$ 的前面、后面和外侧面
伸肌群	肱三头肌	肩胛骨盂下结节、肱骨后面（桡神经沟上、下方）	尺骨鹰嘴
	肘肌	肱骨外上髁和桡侧副韧带	尺骨上面背部
旋内肌	旋前圆肌	肱骨头和尺骨头	桡骨中 $\frac{1}{3}$ 的前面、后面和外侧面
	旋前方肌	尺骨下 $\frac{1}{4}$ 的前缘	桡骨下 $\frac{1}{4}$ 的前面及前缘
旋外肌	肱二头肌	肩胛骨盂上粗隆及关节盂后缘、喙突尖	桡骨粗隆、前臂筋膜
	旋后肌	肱骨外上髁、尺骨旋后肌嵴、桡侧副韧带、桡骨环状韧带	桡骨上 $\frac{1}{3}$ 前面

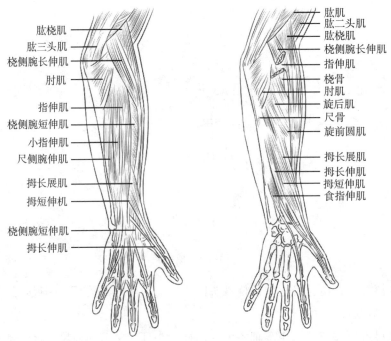

图1-36　前臂及肘关节运动肌群

左图标注（自上而下）：肱桡肌、肱三头肌、桡侧腕长伸肌、肘肌、指伸肌、桡侧腕短伸肌、小指肌、尺侧腕伸肌、拇长展肌、拇短伸机、桡侧腕短伸肌、拇长伸肌

右图标注（自上而下）：肱肌、肱二头肌、肱桡肌、桡侧腕长伸肌、指伸肌、桡骨、肘肌、旋后肌、尺骨、旋前圆肌、拇长展肌、拇长伸肌、拇短伸肌、食指伸肌

（四）手腕部关节

腕关节包括尺桡远侧关节、桡腕关节、腕骨间关节。手关节包括掌指关节和指间关节。分别由尺、桡骨下端，腕骨，掌骨及指骨构成关节。

1. 尺、桡骨下端　桡骨下端逐渐变宽，横切面略呈四方形，骨松质外面仅裹以极薄的骨密质。桡骨下端是力学上的弱点，容易发生骨折。桡骨下端前面光滑，有旋前方肌附着，后面凸隆，有一明显的背侧结节，有3条纵沟，前臂背侧伸肌腱由此通过，沟间的纵嵴为腕背韧带的附着部。桡骨下端外侧面粗糙，向远侧延伸为锥状的茎突，茎突基底稍上方有肱桡肌附着，茎突末端有桡侧副韧带附着。内侧面有弧形凹面，称为尺骨切迹，与尺骨头相接，构成桡尺远侧关节。切迹的远侧有一微嵴，为关节盘的附着部。下面为光滑的三角形凹面，称为腕骨关节面，与第1排腕骨相连。正常桡骨下端关节面向掌侧倾斜10°~15°，向尺侧倾斜20°~25°。桡骨茎突较尺骨茎突低约1~1.5cm。桡骨下端骨折后，关节面的角度发生改变，骨折远侧断端向背侧和桡侧移位，呈"叉"样畸形，桡骨下端背面的纵沟也随之移位。如复位不良，腕背的肌腱可发生磨损，造成腕与手的功能障碍。在桡骨茎突的外侧，有两条浅沟，拇长展肌腱及拇短伸肌腱共同经此沟外面的骨纤维性的腱管到达拇指。

尺骨下端较细，包括尺骨头及茎突。尺骨头膨大呈球形，周缘为环状关节面，与桡骨的尺骨切迹相接。尺骨头作为前臂下端旋转运动的枢轴，其关节面成一圆弧，桡骨下端的尺骨切迹可在此自由转动。尺骨头的下面光滑，与关节盘相接。尺骨茎突是小锥状突起，自尺骨下端的后内侧突向下方。茎突的后面有浅沟，有尺侧腕伸肌腱通过。尺骨茎突尖端有腕关节尺侧副韧带附着，在茎突与尺骨头下面之间有关节盘附着。腕部受伤时可引起尺骨头骨折或骨骺撕脱，但因其不受到直接传达的冲击力，故不常见。

2.腕骨　包括8块短骨（图1-37），分近侧列与远侧列。近侧列由外侧向内侧依次为手舟骨、月骨、三角骨、豌豆骨，前3块腕骨由坚强的韧带连接在一起，共同形成一个椭圆形的关节面，向上与桡骨的腕骨关节面相连。而豌豆骨实际上是尺侧腕屈肌腱内的籽骨，并不参与形成桡腕关节。远侧列由外向内依次为大多角骨、小多角骨、头状骨和钩状骨。此8块骨互相连成一个整体，形成"背凸掌凹"的腕骨沟。腕骨排成一个腕"穹窿"，此"穹窿"结构使腕部支撑与负重能力大大增加，例如单手可托起舞伴，也可使人单手倒立于平面。

3.掌骨　掌骨有5块（图1-37）。每个掌骨可分为3个部分：掌骨底、掌骨体、掌骨小头。第1掌骨最短，最粗；第2、3掌骨较长，较粗；第4、5掌骨较短，较细。握拳击物的反作用力多加于第2、3掌骨。掌骨的数目是5个，而第2列腕骨是4个，其间相连的关节面是不相称的，第1、2、5掌骨仅与1个腕骨相接，第4掌骨同时与头状骨及钩骨相接，第2掌骨同时与大多角骨、小多角骨及头状骨相接。头状骨与第2、3、4掌骨均有关节面相接。

4.指骨　指骨共14节（图1-37），除拇指有2节指骨外，其他均有3节。第1、2节指骨的背面光滑，为伸肌腱扩张部所覆盖，掌面作为骨纤维管的一部分。第3节指骨的末端削平，似第11、12肋骨的游离缘，其平滑面覆以指甲。第3节指骨底加宽，有两个侧结节，其间为一倒置的"V"形嵴，指深屈肌腱附着其上。第3节指骨干逐渐变细，末端为一粗糙加宽的新月形帽，称为甲粗隆。其两侧延为甲棘，背侧的甲突为甲床远侧半的附着处，甲粗隆的背侧较掌侧小，在屈肌腱附着远端处，骨干向背远侧倾斜，形成甲窝，直至甲粗隆掌面近侧缘。

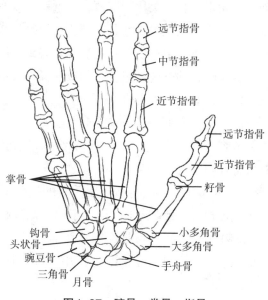

图1-37　腕骨、掌骨、指骨

5. 桡尺远侧关节　由尺骨头与桡骨远端尺切迹及关节盘构成。关节盘呈三角形，由纤维软骨组成，其尖附着于尺骨茎突根部外侧，底连于桡骨尺切迹下缘。关节盘将桡尺远侧关节与桡腕关节分开。个别者关节盘存在穿孔，使两关节相通。

6. 桡腕关节　由桡骨的腕关节面与桡尺远侧关节盘构成关节窝，手舟骨、月骨、三角骨构成关节头，属椭圆形关节。在此三骨中，手舟骨与月骨的关节面大致相等，与桡骨下端及关节盘相接，三角骨几乎不占重要位置，手部承担重量时亦主要由手舟骨及月骨传导至前臂。其关节囊薄弱，由桡侧掌、背面的6条韧带加固。关节盘则使腕骨与桡尺之间的关节面更加吻合。

腕骨可认为被排成3个纵列，其近侧列较灵活，远侧列较稳固。每一纵列有助于特殊的腕部功能。外侧列包括手舟骨和大、小多角骨的关节，活动度最大，主要与拇指和食指的抓拿和准确握持有关。中央列由月骨和头状骨构成，与腕的屈伸功能有关，这也是腕的不稳定或"Z"形畸变部位，对腕其余部分的位置和功能影响极大。内侧列由三角骨和钩骨构成，前臂旋转经此轴延展到腕。

桡腕关节可做屈伸、展收运动。屈伸总幅度约为170°（屈约90°，伸约80°）（图1-38）。正常桡骨远端关节面可掌倾10°~15°，尺倾20°~25°；展收幅度共约75°（展约25°，收约50°），收略大于展（图1-39）。尽管腕部活动复杂，但所有运动中心集中于头状骨。随腕的伸展，近侧列腕骨除了在桡骨下端转动外，还在其关节面上向前移动，腕屈曲时则相反。在桡屈、尺屈运动中，桡屈是腕中关节的功能，同时手舟骨沿其长轴屈曲，内侧列则向反方向伸展。尺屈时，腕骨绕中央的头状骨旋转，手舟骨伸展，钩骨与三角骨的关节做"螺丝钉"样旋转动作。

7. 关节盘　腕关节盘，或称三角纤维软骨，是一块位于尺骨头与三角骨之间狭长区域内的纤维软骨，平面呈三角形，其中央比周围薄，上下面呈双凹形。此关节盘除分隔桡、尺远侧关节与桡腕关节外，也是桡骨、尺骨下端相互拉紧与联系的主要结构。腕关节盘是尺侧腕的缓冲垫，是桡尺下关节的主要稳定装置，起到了所谓尺腕"半月板"的作用。当前臂和腕处于中立位时，约40%通过关节的负荷经过关节盘和尺骨下端，因此腕关节盘是一个容易发生损伤和退行性病变的结构。

8. 腕骨间关节　腕骨间关节属平面关节，在手舟骨、月骨、三角骨之间关节面的近侧缘，有腕骨间韧带将关节腔与桡腕关节分开。在远侧缘，4块腕骨也被3条坚韧肥厚的骨间韧带连接起来，故可将其看成是一块骨。

腕骨间关节的韧带，均分布于掌侧、背侧。手关节的韧带不仅加固了关节，还维持着腕"穹窿"。腕横韧带位于掌侧腕骨沟上，横架于腕尺侧隆起（钩骨和豌豆骨）和腕桡侧隆起（大多角骨和钩骨）之间，与骨面围成腕管。此韧带不仅保护腕管内通过的屈指肌腱、血管和神经，还起到"弓弦"的作用，可加强腕部弹性，起到缓冲作用。

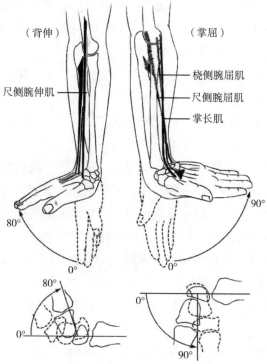

（背伸）　　　　（掌屈）

尺侧腕伸肌

桡侧腕屈肌
尺侧腕屈肌
掌长肌

图1-38　腕关节屈伸活动

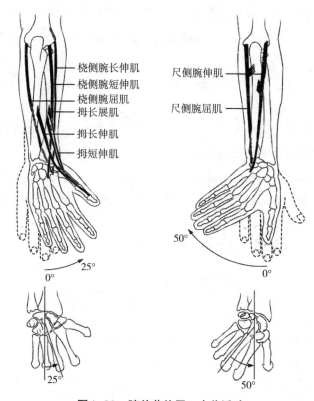

桡侧腕长伸肌
桡侧腕短伸肌
桡侧腕屈肌
拇长展肌
拇长伸肌
拇短伸肌

尺侧腕伸肌
尺侧腕屈肌

图1-39　腕关节外展、内收活动

9. 腕掌关节 由远侧腕骨与各掌骨基底部构成。由外侧向内侧依次为大多角骨与第1掌骨构成的鞍状关节（可做屈伸35°~40°、收展45°~60°的运动及环状运动），小多角骨、头状骨、钩状骨与第2~5掌骨构成的平面关节（第2~4腕掌关节活动度稍小，第5腕掌关节活动度稍大）。两者共同包裹于一个关节囊内，第1掌骨运动范围广泛，形式多样，其中最重要的运动形式为对掌。

10. 掌指关节 是掌骨远端与指骨近节构成的关节，可屈伸90°~100°，展收45°~50°，可做环转运动。

拇掌关节由第1掌骨小头及近节指骨底构成，其掌侧有两个籽骨，与近、远侧掌韧带相连。关节囊掌侧厚，背侧薄，两侧有桡、尺侧副韧带加强，自掌骨小头由背侧斜向掌侧，止于近节指骨底。在侧副韧带掌侧，另有一较薄的副侧副韧带，呈扇形，连接籽骨及掌侧纤维软骨板（即掌板）。由于拇长屈肌腱在两籽骨间穿过，其腱鞘与掌板紧密相连，也和两侧的侧副韧带及籽骨相连。掌板和关节囊及籽骨连成一个整体，紧密地附着在第1节指骨底的掌面，掌指关节屈伸时随指骨活动。指伸时，掌板向远端滑动，指屈时向近端滑动。掌指关节伸直时，侧副韧带松弛，掌韧带紧张；屈曲时，侧副韧带紧张，掌韧带松弛。

拇指的掌指关节为双轴向关节，主要完成屈伸运动。掌指关节的侧副韧带伸直时较松弛，屈曲时较紧，当拇短展肌或拇收肌、拇长伸肌通过其在伸肌腱扩张部两侧的附着点牵拉时，可分别产生外展及内收运动，外展时还可有旋前运动。第2~5指的掌指关节为髁状关节，掌骨小头与指骨底的凹陷相关节，此关节可以屈伸，并可做侧方运动及一些被动旋转运动。

11. 指间关节 由相邻指骨的头、底构成，近侧可屈伸110°~120°，远侧可屈伸80°~90°。

指间关节属于铰链类屈戌关节，各有单独的关节囊，其增厚部分各形成掌侧、尺侧及桡侧副韧带。背侧韧带由伸肌腱扩张部所代替。指骨远端为滑车，无圆形头部，只能做屈伸运动，不能做外展、内收运动。

拇指与其他四指指间关节的动作皆与掌指关节协同。其中一指间关节屈曲时，其他指间关节与掌指关节也一同屈曲，伸时亦然，如此可以灵活工作。

12. 手、腕关节运动肌群（表1-4、图1-40）

表1-4 手、腕关节运动肌群

肌名	起点	止点	作用
桡侧腕屈肌	肱骨内上髁	第2掌骨底前面	屈、展腕
尺侧腕屈肌	肱骨内上髁	豌豆骨	屈腕、手内收
桡侧腕长伸肌	肱骨外上髁	第2掌骨底背面	伸、展腕

续表

肌名	起点	止点	作用
桡侧腕短伸肌	肱骨外上髁	第3掌骨底背面	伸、展腕
掌长肌	肱骨内上髁	掌腱膜	屈腕
指浅屈肌	肱骨内上髁，桡骨前缘	第2~5指中节指骨底	屈掌指近侧指间关节、屈腕
指深屈肌	尺骨上段前面及附近的骨间膜	第2~5指远节指骨底	屈腕掌、掌指及近侧指间关节
拇长屈肌	桡骨中部前面及附近的骨间膜	远节拇指骨底	屈拇指末节、掌指关节
拇短屈肌	小多角骨，屈肌支持带	近节拇指骨底前面	屈拇指
拇长伸肌	桡、尺骨背面中部，前臂骨间膜	拇指远节指骨底	伸展拇指，轻微伸腕及腕部桡侧偏
拇短伸肌	桡、尺骨背面	拇指近节指骨底	伸拇指
尺侧腕伸肌	肱骨外上髁，尺骨后缘	第5掌骨底面	伸、收腕
示指伸肌	尺骨背面	示指近节指骨底	伸腕
蚓状肌	指深屈肌腱桡侧缘	指背腱膜桡侧	屈掌指关节、伸近指间关节及远指间关节
指伸肌	肱骨外上髁	第2~5指中、远节指骨底背面	伸腕、指
小指伸肌	肱骨外上髁	小指指背腱膜	伸腕、小指
拇收肌	屈肌支持带、头状骨及第2、3掌骨	拇指近节指骨底	收拇指
拇对掌肌	大多角骨、屈肌支持带	第1掌骨前面外缘	拇对掌运动
拇长展肌	桡、尺骨背面	第1掌骨底前面	展和微伸第1掌指关节
拇短展肌	屈肌支持带远端的桡侧半	拇指掌指关节的关节囊桡侧	屈曲、外展、旋前拇指腕掌关节
小指展肌	豌豆骨、屈肌支持带	小指近节指骨底	展小指
小指短屈肌	钩骨、屈肌支持带	小指近节指骨底	屈小指
小指对掌肌	钩骨、屈肌支持带	第5掌骨内侧缘	小指对掌
骨间背侧肌	第1~5掌骨间隙相对缘	第2、3、4指近节指骨及指背腱膜	以中指为中线，外展第2~4指，屈掌指关节同时伸指间关节
骨间掌侧肌	第2掌骨尺侧，第4、5掌骨桡侧	第2、4、5指近节指骨底及指背腱膜	使第2、4、5指向中指靠拢（内收）

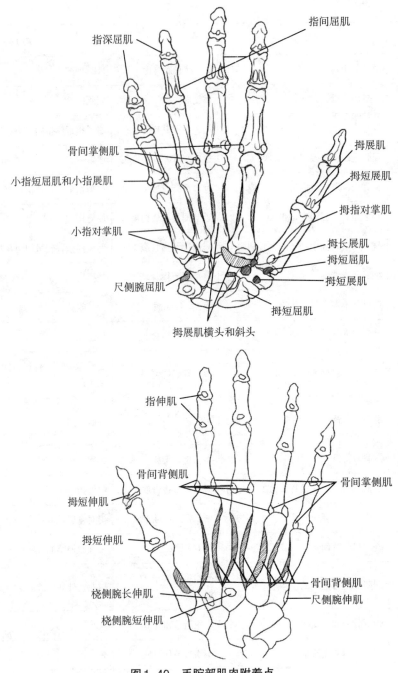

指深屈肌
指间屈肌
骨间掌侧肌
小指短屈肌和小指展肌
小指对掌肌
尺侧腕屈肌
拇展肌横头和斜头
拇展肌
拇短展肌
拇指对掌肌
拇长展肌
拇短屈肌
拇短展肌
拇短屈肌

指伸肌
骨间背侧肌
拇短伸肌
拇短伸肌
桡侧腕长伸肌
桡侧腕短伸肌
骨间掌侧肌
骨间背侧肌
尺侧腕伸肌

图1-40　手腕部肌肉附着点

二、上肢的运动特点

1.上肢关节活动，不是某一关节的孤立运动，因为上肢有的肌群是跨越两个或两个以上关节，如肱二头肌起于肩胛骨盂上结节及喙突，跨过肘关节面止于桡骨粗隆，收缩时使肩关节、肘关节同时屈曲。肱三头肌起于肩胛盂下结节及肱骨后面，跨越肘关节止于尺骨鹰嘴，收缩时使肩、肘关节同时伸直。指深屈肌起于尺骨上段前面、前臂骨间膜，跨越腕关节、腕掌关节、掌指关节、指间关节等，止于第2~5指远节指骨底，可使上述关节同时屈曲。指伸肌起于肱骨外上髁，止于第2~5指中节远端指骨底，跨越腕掌关节、掌指关节、指间关节，使这几个关节同时伸展。由此可见，上肢关节活动通常不是一个关节的孤立运动。在舞蹈动作中，灵活的上肢肌肉群，既要密切配合，又要肌肉力量充沛，否则容易发生损伤。

2.上肢肩带与关节通常是联合运动，因而能支持与扩大上肢的活动幅度，这也是上肢运动的特点，对舞蹈的训练与表演具有重要意义。因肩带运动是以肩胛骨的运用体现出来，所以研究肩关节的运动，也须结合肩胛骨的运动来分析。肩胛骨借肩胛盂与肱骨头构成肩关节，肩关节又较灵活松弛，故肩胛骨的正常解剖位置与运动功能对上肢运动非常重要。

肩带肌对肩胛骨的运动及正确位置有足够的控制能力，并支持肩部的上耸下沉、内收外展及上下回旋等运动。

三、上肢的薄弱环节（易受伤部位）

1.肩带运动可以增大上肢活动范围，在舞蹈训练中，如未充分热身，关节处于紧张状态，或训练初期上肢过度后伸及扳、压、吊肩，容易拉伤胸锁关节、胸锁前韧带。拉伤后，常会影响肩部活动、上肢活动，甚至会影响深呼吸。在锁骨胸骨端骨骺未愈合前，若肩带训练强度过大，可引起胸锁关节骨骺炎。

2.由于肩胛骨参与肩部活动，若外力过大，则容易拉伤附着其上的肌肉，例如上臂上举不慎，易拉伤肩胛内收肌群；若内收肌群肌力不够，不能使肩胛骨向胸壁后上方脊柱方向靠拢，不能保持肩胛骨应有的位置，而使肩胛骨外展（向前倾），形成"圆肩"。出现圆肩，肩内收肌肌力减弱，同侧胸大肌可相应地收缩，如时间较长，胸大肌的弹性（伸展性）随之减弱，既影响胸部线条，不能保持肩胛骨的良好位置，又影响背部形态。舞蹈训练初期，扳压肩部、各种大跳中手的配合以及中国古典舞蹈中的涮腰（图1-41）、"拧旋子"（图1-42）等动作，均会进行较大强度的肩外展外旋，故易拉伤胸部肌肉与磨损肩关节。若胸大肌伤痛日久，则会长期处于保护性痉挛，肩胛内收肌乏力，圆肩就难以纠正。

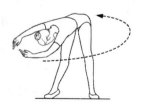 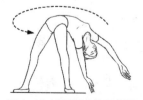 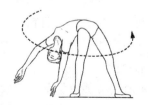

图1-41 涮腰动作示意图

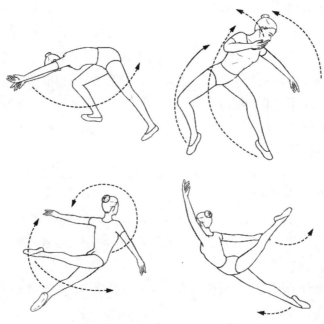

图1-42 "拧旋子"动作示意图

相反，如肩胛骨的内收肌群张力过大，长期颈、肩、背部肌群紧张，可发生过度疲劳，造成肩胛提肌、斜方肌或菱形肌等肌内纤维结节，产生疼痛，肩部僵硬，姿势不正，从而影响形体表演，并可进一步发生损伤，导致恶性循环。

3.呈半球形的肱骨头较大，肩关节的关节盂较浅（约为肱骨头关节面的1/3），关节囊和韧带松弛，关节囊前下方缺少韧带和肌肉覆盖。其运动幅度又较大，关节不稳，在上臂外展、手或肘部撑地、摔倒、肩关节突然后伸或过度外旋时，均可发生肩关节前下方脱位（以喙突下脱位多见），肩关节也容易发生拉伤。

4.利于肩部活动的滑膜囊、腱鞘等组织，如过度疲劳，摩擦损伤，可导致滑膜囊炎、腱鞘炎，产生肿胀、酸痛等症状。

5.肱二头肌长头肌腱虽有加固肩关节的作用，但因此肌腱穿过肩关节并通过结节嵴间沟而止于桡骨粗隆，在肩关节活动过多时，容易磨损发炎。

6.肩袖（肌腱袖）是加固肩关节的辅助装置，由冈上肌、冈下肌及4块肩带肌组成，如上肢猛力外展，容易造成肩袖中部分肌纤维断裂（冈上肌腱断裂），造成组织水肿或出现组织坏死、疤痕粘连、钙化等，引起剧痛或放射痛，影响肩关节的活动功能。

7.肱骨颈部（肱骨头与肱骨干之间的细小部分）、肱骨下端、肱骨下端的内、外侧髁之间以及桡骨远端骨松质与骨密质的交接处等部位，在动作失误、跌扑或猛力扭屈上肢时，可发生肱骨颈骨折、肱骨髁间骨折、肱骨髁上骨折或肱骨内上髁撕脱性骨折及桡骨远端骨折。

8.肘关节关节囊前后壁较薄弱，若尺骨鹰嘴较短，肘关节过伸，上肢在支持时产生较大分力而又缺乏支持力，则容易拉伤肘关节的韧带及筋膜。

9.尺骨鹰嘴与冠突形成的半月切迹，嵌住上臂的肱骨滑车，在完成支撑或托举动作时，该处负荷较大，如过度屈伸、旋转与劳累，则肘关节的骨骺、肌肉、韧带均易损伤。

10.桡腕关节关节囊薄弱，在手腕旋转时，关节易受暴力损伤，如当桡骨远端绕尺骨小头旋前时，腕关节盘背侧纤维紧张；旋后时，掌侧纤维紧张。如旋转暴力过大，纤维板可断裂，桡尺远侧关节可发生脱位。

11.由于诸腕骨向后凸，形成一个腕"穹窿"，当手腕用力支撑时负荷过重，或反复用力支撑，容易损伤穹窿结构，拉伤屈腕肌腱，或在超过背伸70°范围时活动，易造成腕骨背侧挤压伤，使手支撑力减弱。

如"托举"动作失误或技术错误，不是双手端托舞伴升起，而是以提腕上翻，则舞伴体重在托举者腕部形成剪力，可造成众多支撑和加固腕关节的韧带等软组织损伤，尤其是腕尺、桡侧韧带损伤，使关节稳定性下降，腕部肌力减退，影响正常训练。重者可致关节脱位，甚至发生骨折。手腕在背伸70°以上受伤时，若肘关节松弛，也可向背侧过伸导致鹰嘴骨折并拉伤肘窝软组织。

第三节　躯干部分

躯干包括脊柱、胸廓及腹腔三部分。其中脊柱起到支撑体态并完成躯体动作的作用，胸廓则与舞者的呼吸运动密切相关，而腹腔的肌群则辅助脊柱完成躯干各个方向的活动，为完成高难度动作提供核心肌力。

脊柱由7块颈椎、12块胸椎、5块腰椎及骶骨、尾骨组成。骨性胸廓是由胸骨、12对肋骨与12块胸椎组成。肋骨的升降协助呼吸运动。脊椎和胸廓形成一个骨性"笼子"，保护心、肺等重要脏器。胸廓后部的脊柱，上承头颅，下连骨盆，是人体的杆状支柱，犹如房屋的大梁。腹腔壁由腹肌围成，上附于肋弓、剑突等处，下附于骨盆、腹股沟，后附于腰椎横突及腰背筋膜。腹腔顶部是膈肌，腹腔底与盆腔相通，保护胃、大小肠及泌尿生殖系统器官等。腹腔肌肉通过收缩与放松，协助呼吸与脊柱的前、侧屈及支撑活动。

躯干是人体维持生命与完成运动的重要组成部分，胸廓内容纳的是人体的要害脏器，故骨性结构牢固，活动范围小；人体所有的前俯、后仰、侧屈、旋转动作以及承重全靠脊柱支撑。脊柱颈段第1、2椎骨为了使头部灵活运动，形成寰枢关节，颈椎因无肋骨连接加固，故运动灵活。胸椎与肋骨、胸骨连接成"笼"，活动度相对较小。腰椎可以说是整个骨笼后下部的把柄，上承骨盆以上躯干（头颈、上肢、胸肋、肌肉、脏器等）的重量，下连骨盆于骶骨关节面上，支撑体重与承担人体一切前方、侧方运动，因无胸骨及肋骨加固，虽然运动灵活，但承受巨大压力，所以必须借助腹部肌肉支持与配合腰部的运动。

一、脊柱

（一）骨骼

脊柱由26块椎骨组成，其长度约为人体身高的40%。第1颈椎名寰椎（图1-43），呈环状，与头部的枕骨髁构成寰枕关节，可做屈伸、侧屈活动。第2颈椎名枢椎（图1-44），其上有一指状齿突，齿突插入第1颈椎（寰椎前弓后面的齿状凹，与枢椎构成寰枢关节，便于头颈旋转活动，寰枕、寰枢关节联合起来可做三轴运动）。骶骨是由5块骶椎融合而成，上宽下窄，似倒三角形（图1-45）。上承腰椎，两侧与髂骨相关节（骶髂关节），是骨盆后壁的重要组成部分。尾骨由4块尾椎骨融合而成。除以上寰椎、枢椎及骶骨、尾骨外，其余各椎骨构造基本相同，每块椎骨均有典型的椎体、椎弓、横突、棘突、关节突，是结构复杂而不规则的骨块（图1-46~49）。

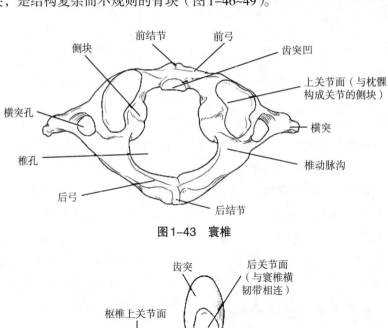

图1-43　寰椎

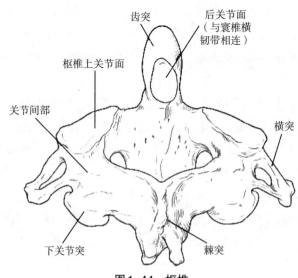

图1-44　枢椎

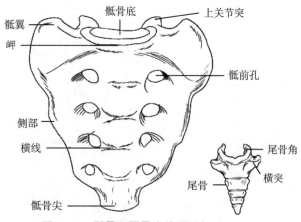

图1-45　骶骨和尾骨（前面观）

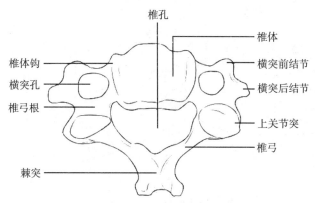

图1-46　第3~7颈椎椎体（上面观）

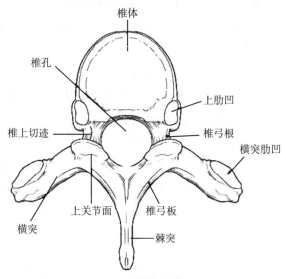

图1-47　胸椎（上面观）

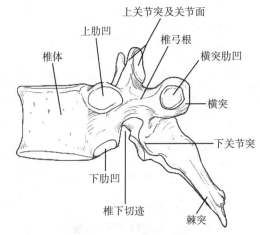

图1-48 胸椎（侧面）

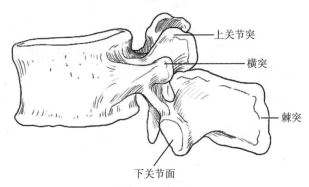

图1-49 腰椎（侧面）

椎体位于身体前侧方向，结实坚固，靠椎间盘相连，椎弓位于后侧方向，两者围成椎管，内容纳脊髓，椎体上下由关节突相连。除颈椎关节突呈水平位以外，其余多是垂直位。胸椎上下关节突呈冠状位，腰椎关节突呈矢状位。颈椎横突较短，并有横突孔，其中有椎动脉走行。胸椎横突与肋骨相连，腰椎横突较长，有腰方肌、腰大肌等强大肌肉附着。第2~6颈椎节段棘突较短，末端分叉，但第7颈椎棘突较长，可在体表扪到，临床上常作为脊椎计数的标志。胸椎棘突较长，斜向后下方呈叠瓦状。腰椎棘突成四边形薄板，呈矢状位，伸向后方。胸椎、腰椎、骶椎的棘突尖有棘上韧带附着，各棘突之间有棘间韧带连接。由于颈椎关节突近水平位，可发生单纯性颈椎脱位，而其他椎骨关节突处于垂直位，发生脱位时，在椎体彼此错开之前常先有关节突骨折，即骨折合并脱位。

（二）椎骨的连接

1.椎间盘 椎间盘占脊柱长度的1/4~1/3，脊柱的形状取决于椎间盘。如果除去椎间盘，将椎骨直接连结，脊柱几乎呈直柱状，颈、腰椎间盘前厚后薄，所以前凸。老年人因椎间盘萎缩，可致颈、腰椎弧度变直甚至消失，引起驼背。椎间盘的厚度，也因脊柱部位不同，弯曲弧度不同而有所区别，如胸椎间盘是前薄后厚，腰椎间盘是前厚后薄，由于腰椎运动灵活，负荷又重，腰椎椎间盘的厚度是胸椎椎间盘的5倍（厚约10mm）。这充分说明椎间盘的厚薄是与脊柱弯曲、运动、负荷相适应的（图1-50）。

椎间盘由透明软骨板、纤维环和髓核构成。纤维环由坚硬致密的胶质纤维形成，围绕髓核。椎间盘不但是椎体间主要的坚强连接与支持结构，同时也是脊柱运动和吸收震荡的主要结构，起着"弹性垫"的作用，能承受身体的重力，将施加于脊柱的力吸收并重新分布，椎间盘能控制和保护脊柱的各种活动，有平衡缓冲外力的作用。

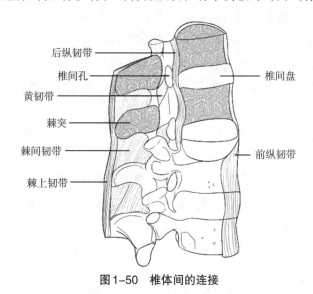

图1-50　椎体间的连接

（1）透明软骨板：透明软骨板即椎体的上、下软骨面，形成髓核的上、下界，与相邻椎体分开。在椎骨发育过程中，椎体的上下面各有次级骨化中心，其周围虽成骨，形成骺环，但中心仍一直保留为软骨。5岁以前椎体上下的骨骺和骨体相融合。软骨板的大小和形状与上下相连的椎体相当。椎体上下的软骨板如同膝、髋关节的关节软骨，可以承受压力、保护椎体，防止椎骨遭受损伤，只要软骨板保持完整，椎体便不会因压力而发生吸收现象。软骨板还可视作半渗透膜，在渗透压下水分可以扩散至无血管的椎间盘。

（2）纤维环：在上、下透明软骨板的周围有一圈坚韧的纤维组织，由胶原纤维及纤维软骨组成，称为纤维环，是椎间盘最主要支持负重的组织，与上、下软骨板和脊柱前、后纵韧带紧密相连。纤维环作同心层型排列，各纤维的方向彼此交错，与肋间内、外肌纤维排列结构相似。相邻两层之间借粘合剂样物质相连，纤维环的前部及外侧部较后部宽约一倍，后部各层较窄，层次少，相邻层的纤维接近平行，连接物质亦较少，最内层纤维与髓核的细胞间基质相融合，无明显界限。

成年人的纤维环由一系列板层构成，形成不完全的环，每个板层的纤维在两个椎体间斜行，并以一定角度（30°~60°）越过邻近板层的纤维，有的甚至垂直。对每个椎间盘来说，不同纤维的交叉角度大小是基本恒定的。纤维环相邻纤维层的交叉排列结构，可能与髓核对其所施的内部压力有关。短纤维较长纤维更易遭受巨大应力，不利于两椎骨间的运动，可引起放射状撕裂。纤维环连接相邻的椎体，使脊柱在运动时作为一个整体。纤维环甚为坚固，紧密附着于软骨板上，以保持脊柱的稳定性，只有经巨大力量导致广泛撕裂，才能引起椎体间脱位。纤维环的特殊排列方向，使相邻椎体可以轻度活动，但运动到一定限度时，纤维环紧张，又起到节制作用。纤维环主要为胶原纤维，也含有一定弹性纤维，故其纤维可能伸长。过去认为椎间盘的弹性性质系由髓核的压缩及相邻纤维环胶原纤维方向的改变所致。实际上，形成弹性纤维的弹性蛋白是低应变主要的应力负荷部分，能在变形后恢复组织大小及形状，纤维环及髓核弹性纤维的不同排列及形状能反应其不同功能。纤维环的胶原弹性纤维可以抵抗与纤维长轴平行的单纯弹力负荷，而髓核较大的不规则弹性纤维可以抵抗变化的负荷。

（3）髓核：髓核是一种富有弹性、韧性的半液体胶状物质，水平切面面积约占椎间盘切面的50%~60%。髓核由软骨样细胞组成，分散于细胞间基质，其中有不太致密的胶原纤维网，覆以蛋白质-多糖复合物。该多糖为硫酸软骨素，由于其分子结构当中的羟基能使髓核与水分结合，故细胞间基质形成三维乳胶体系统。髓核含有85%的水分及退化的脊索残余，髓核一般位于纤维环的中部较偏后，并不绝对在中心位置。髓核随外界的压力可改变其位置及形状，其位置在不同脊椎柱节段有所不同，如在颈椎即靠前。髓核的形状由周围的纤维环及上下软骨板所固定，原纤维结构无一定排列顺序。在儿童时期，髓核的结构与纤维环明显区分，但在老年，由于髓核的纤维变粗，两者区别不明显。髓核的密度随年龄而增大。

在日常舞蹈训练中如强行担腰，过力扳压腰部，或在未充分热身时骤然发力做托举动作，或做带翻身、变身的跳跃动作时，受力最重椎体之间的椎间盘前缘或后缘可发生挤压、牵拉伤，椎间纤维环亦可同时受累。躯干在猛力屈转位，如芭蕾舞的Renversé动作或遭受重力挤压后，在第4~5腰椎或第5腰椎~第1骶椎之间（全身应力的中点，是负荷及脊柱更大活动度的关键部位）容易发生椎间盘突出。髓核常易从后侧或后外侧突出，压迫后纵韧带。若髓核突入椎管，就会产生压迫一侧脊神经根或马尾神经的症状，称为腰椎间盘突出症。

2.韧带 除椎体间借椎间盘连接之外，脊椎尚有众多韧带连接，腰部的主要韧带有前纵韧带、后纵韧带、黄韧带、棘间韧带、棘上韧带、横突间韧带及脊椎各关节囊韧带。腰部韧带的主要作用是限制椎骨间的过度活动。正常情况下腰部肌肉保护韧带免于遭受外力的过度牵拉。在韧带处于紧张状态，而肌肉力量不足时，韧带则易被拉伤，甚至断裂。

椎体前面有上起自枕骨底部，下至骶骨的前纵韧带，是人体中最长、最坚韧的韧带，可限制脊柱过度后伸；椎体后面有上起自第2颈椎，下至骶骨的后纵韧带，可限制脊柱前屈。

棘上韧带为自上而下纵行的架于各椎骨棘突之上的索状纤维结缔组织，韧性坚强，但多数终止于第4腰椎。由于在腰骶部此韧带的缺如，形成薄弱区，而腰部活动范围较大，活动频繁而又复杂，故容易发生损伤。

棘间韧带则连于相邻的两棘突之间，纤维较短，较棘上韧带薄弱。由于腰部的屈伸动作，棘间韧带经常遭受牵拉和挤压，所受应力较大，所以第4~5腰椎以及第5腰椎与骶椎节段的韧带损伤较常见。

髂腰韧带韧性最为坚强，有限制第5腰椎前屈和保护椎间盘的作用，但腰部运动时，腰骶关节受力最大，尤其是当腰部完全屈曲时，竖脊肌完全放松，整个脊柱的稳定性由韧带来承担，由于姿势不正确或过度弯腰，超过了韧带的弹性范围，均可导致韧带损伤。

椎弓间有大量弹性纤维构成的黄韧带，主要连接邻位的椎弓板，有限制脊柱过分前屈的作用。横突间有横突间韧带连接邻位棘突，前接黄韧带，后接棘上韧带。

3.关节　除第1颈椎与枕骨髁构成寰枕关节，第1、2颈椎构成寰枢关节外，两个相邻椎骨的椎体之间借椎间盘连接，上下关节突的连接为关节突关节，其关节面不同，功能各异。关节突关节是承载脊柱负荷的关键结构。

颈椎的椎间关节面较平，向上约呈45°倾斜；胸椎的关节突呈冠状位，近乎垂直；上腰椎关节面的方向近似矢状位，在腰骶部近似冠状位。上关节突从侧面观呈凹面，而从上下面观呈平面；下关节突从侧面观呈凸面，上下面观亦呈平面。关节突对前方神经及附近的血管有保护作用，其背侧血管分支在关节外形成的外血管网又可为腰椎各关节供血，但当关节突关节发生不对称性改变后，脊椎、关节突关节的功能均会随之改变，甚至会因剧烈的腰部旋转、伸展运动而出现肌肉疲劳、拉伤。

（三）肌肉

脊柱是人体各部运动的枢纽，腰部支撑负荷很大，维持与控制正确体态与舞姿，除附于脊椎的前、后纵韧带等外，全部依靠腹背肌来完成。腰背部肌群维持躯体的直立，控制身体的屈伸角度。腹壁肌群的收缩，与人体的匀称呼吸以及调节、控制气息的能力密切相关。当然也有骨盆及下肢肌肉的调节配合。以下介绍参与完成脊柱后伸、前屈、侧屈、旋转运动的主要肌肉。

1.脊柱后伸　躯干后仰，呈背弓形，脊柱胸椎后凸弧度减少，腰椎前凸弧度增大，骨盆呈后倒的形态。后伸时主要是依靠背部脊柱两侧强大的竖脊肌收缩，再加上背部斜方肌在远端固定下收缩，加大颈椎前凸，减少胸椎后凸（表1-5、图1-51），同时借助髋部臀大肌、腿部大收肌、股二头肌等在远端固定下收缩牵拉骨盆后倒来协同完成。

表1-5 使脊柱后伸的主要肌群

肌肉名称	位置	起点	止点	功能
斜方肌	在颈部、背部皮下	上项线、枕外隆突、项韧带到第7颈椎及全部胸椎棘突	肩胛冈、肩峰及锁骨外1/3	两侧收缩使头和脊柱伸直
竖脊肌	背部脊柱两侧	骶骨背面、髂嵴后部、腰椎棘突	颈椎、胸椎横突及颞骨乳突	两侧收缩使脊柱和头后伸，一侧收缩使脊柱向同侧屈曲

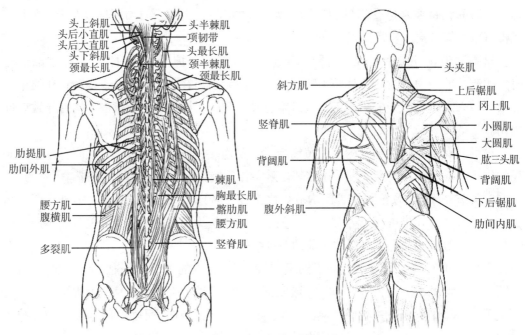

图1-51 背部深层（左图）及浅层肌肉（右图）

2.脊柱前屈运动 脊柱前屈时骨盆前倾，腰椎前凸，弧度消失。屈体运动主要由髂腰肌在远端固定条件下收缩，使腰椎前凸减小，并与阔筋膜张肌协作，在远端固定条件下牵拉骨盆前倾，同时两侧腹直肌、腹外斜肌和腹内斜肌（表1-6、图1-52）于腹侧收缩牵拉胸廓使其接近骨盆，使脊柱屈曲，共同完成屈体运动。

表1-6 使脊柱前屈的主要肌群

肌肉名称	位置	起点	止点	功能
腹直肌	位于腹白线两侧	第5~7肋软骨前面和剑突	耻骨上缘	上固定时，两侧收缩，使骨盆保持近水平位；下固定时，两侧收缩，使脊柱向同侧屈曲
腹外斜肌	腹前壁最浅层	第5~12肋的外面	腹白线、髂嵴	上固定时，两侧收缩，使骨盆处于较水平位；下固定时，一侧收缩，使脊柱向同侧屈曲，向对侧回旋
腹内斜肌	腹外斜肌深层	腰背筋膜、髂棘、腹股沟韧带外侧1/3	第10~12肋，腹白线	上固定时，两侧收缩，使骨盆保持近水平位；下固定时，两侧收缩，使脊柱屈曲，一侧收缩，使脊柱向同侧屈曲与回旋
胸锁乳突肌	颈部两侧	胸骨、锁骨	颞骨乳突	使脊柱颈段屈曲、侧屈、回旋

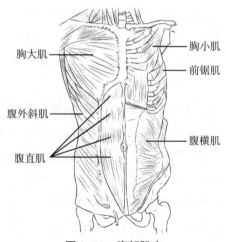

图1-52 腹部肌肉

3.脊柱侧屈运动 身体侧屈运动时脊柱可向左、右侧倾斜，骨盆也随之沿矢状轴做相应的倾斜，主要由同侧的腹内斜肌、腹外斜肌、竖脊肌、腰方肌及臀中肌在远端固定条件下同时收缩来完成。

此种肌群是指同侧的屈肌群（腹肌等）及同侧的伸肌群（背肌等）。例如向左侧屈时，有左侧的胸锁乳突肌、腹直肌，腹内、外斜肌及左侧的斜方肌、竖脊肌、腰方肌、髂腰肌（表1-7、图1-53）等收缩。

表1-7 使脊柱侧屈的主要肌群

肌肉名称	位置	起点	止点	功能
胸锁乳突肌	颈前侧方	胸骨柄及锁骨的胸骨端	颞骨乳突	固定头部；上提胸部吸气；固定锁骨与胸骨（下固定）；一侧收缩，头向同侧斜并向对侧回旋；两侧同时收缩头前伸
腰方肌	腰两侧	髂嵴、髂腰韧带，L_{2-5}横突	第12肋，L_{1-4}横突	侧屈12肋、腰椎
髂腰肌	腰两侧	髂窝，L_{1-4}椎体、横突	股骨小转子	屈腰、屈髋、侧屈腰

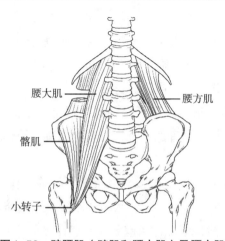

图1-53 髂腰肌（髂肌和腰大肌）及腰方肌

4.脊柱旋转运动 人体做转体运动时，脊柱和骨盆做相应的旋转运动，主要由同侧腹内斜肌和对侧腹外斜肌在远端固定条件下同时收缩来完成。可以把收缩的这两块肌肉看作是一个整体，把胸廓从一侧肋弓拉向对侧髂嵴时，形成躯干沿垂直轴的转动，即脊柱旋转。

使脊柱旋转的主要肌群：包括同侧夹肌、腹内斜肌以及对侧腹外斜肌等。

夹肌：位于颈部深层，起于胸上部胸椎棘突和颈椎棘突上的韧带，止于颈椎横突和颞骨乳突。其功能为两侧收缩时使头颈后仰，一侧收缩时，使头向同侧侧屈和回旋。

腹内斜肌：位于腹外斜肌深面，起于腰背筋膜、髂嵴及腹股沟的外1/3，止于下3对肋骨的下缘。其余部分在前面移行为筋膜。其功能为两侧收缩时可使脊柱前屈，一侧收缩可使脊柱向同侧屈曲及转动。此作用与腹外斜肌相反，所以身体侧转的运动实际是同侧腹内斜肌与对侧腹外斜肌协同的结果。

腹外斜肌：为扁阔肌，位于腹外侧面及前面的浅层，以肌齿起于第5~12肋骨外侧面，后部肌纤维止于髂骨，余部在腹前移行为腱膜。其功能为远端固定时，两侧收缩可下拉胸廓，使脊柱前屈。一侧收缩可使脊柱向同侧屈曲，向对侧回旋。近端固定时，两侧收缩使骨盆后倾。

（四）脊柱的运动范围、运动方式及训练注意事项

1.脊柱运动范围与方式 脊柱的两个椎体之间连接较稳固，运动范围亦较小，但各椎骨之间的微小运动累积起来可使脊柱的运动范围扩大。

颈椎由于有寰枕、寰枢关节及其余各椎骨的联合作用，可使颈椎做屈、伸、侧屈、旋转、环转等运动。颈椎因关节突倾斜近于水平位，椎间盘较厚，因此运动幅度较大，颈部可前屈约60°，后伸75°，颈侧屈约35°~45°，旋转约45°~50°。

胸椎因胸廓有固定作用，胸椎上、下关节突呈冠状位，棘突呈叠瓦状，故屈伸运动范围较小，胸腰段可前屈约105°，后伸约60°，侧屈约20°，相对旋转幅度较大，可旋转约35°。

腰部因椎间盘较厚，上、下关节突呈矢状位，所以屈伸运动的幅度也较大，可前屈约60°，后伸约35°，侧屈约20°，旋转约5°。但由于上、下关节突是矢状位的关节面，所以前屈功能好，后伸稍差，回旋功能则受限。

2.脊柱运动训练注意事项 明确了脊柱各节段上、下关节突关节面的结构和功能后，就能对脊柱运动进行科学合理的训练，以减少或避免损伤。实际训练中需要注意以下三点。

（1）在训练腰部的柔韧性时，担腰、扳腰、下腰等动作均应循序渐进，以免椎体前缘纤维环拉伤、前纵韧带反复牵拉，导致劳损或腰椎后部挤压伤。如被动扳、压力过大，又可导致腰椎棘突碰撞、摩擦，引起棘突、棘间韧带挤压伤，甚至造成椎板骨折、

棘突骨折或棘突骨骺炎。在某一较集中的时间内，过度练习向后弯腰，局部负担过重，对棘间韧带、棘突骨膜刺激过多，易造成棘间韧带胶原纤维反复破裂、钙化，出现骨膜炎症、增生，棘突肥大，导致棘上、棘间韧带劳损。

（2）在每次下腰（图1-54）后，最好接着做担腰、第四Port de bras（图1-55）、第六Port de bras（图1-56）及回腰等动作，使被牵拉的腰屈肌群、韧带弹性回缩，受挤压的棘突间组织得到伸展，防止局部疲劳。如果扳腰时，支点固定在腰部某位置上，例如将腰部置于把杆上，借外力向后扳腰，这种练法是很危险的。正确的扳腰应使脊椎一节一节后伸，使脊柱呈一弧形向后弯曲，不能集中弯在某一点上，禁止折成锐角，尤其是在被动练习时更要小心，否则极易造成损伤。

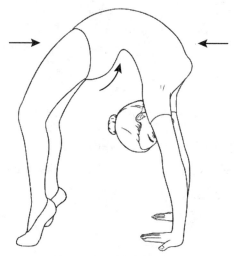

图1-54 下腰动作示意图

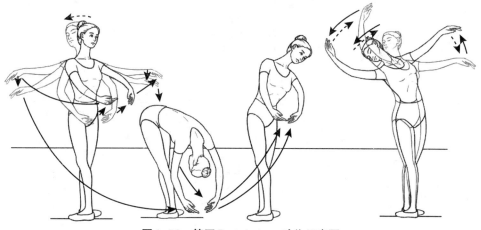

图1-55 第四Port de bras动作示意图

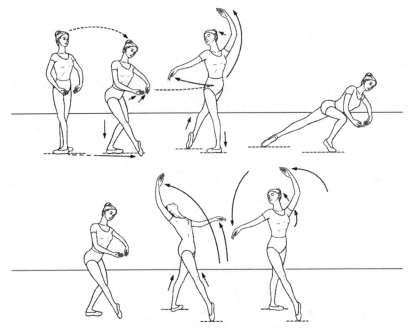

图1-56　第六Port de bras动作示意图

（3）在练习翻身、变身（图1-57）等动作时，如Grand fouetté soute en tournant（图1-58）、Renversé en tournant（图1-59），均是以上肢与胸部牵拉带动腰部完成翻身、变身动作。若腰部先猛烈扭转变换，则易发生腰椎扭伤或腰椎小关节紊乱，或拉伤一侧腰背肌、筋膜、韧带，出现明显疼痛。

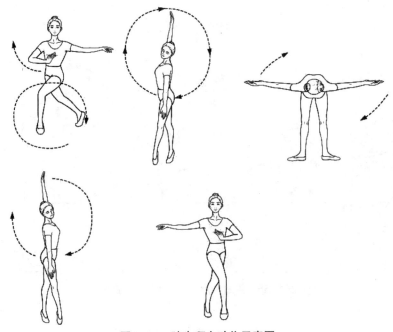

图1-57　踏步翻身动作示意图

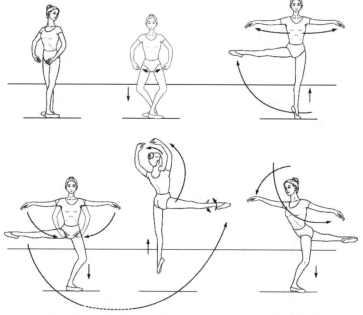

图1-58 Grand fouetté soute en tournant动作示意图

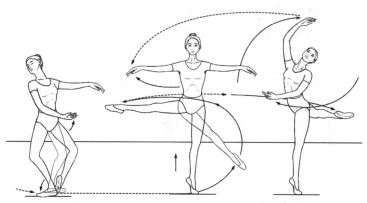

图1-59 Renversé en tournant动作示意图

3.注意保护腰椎 腰椎负荷很大，《金匮翼》载："盖腰者一身之要，屈伸俯仰，无不由之。"腰部是身体各部运动的枢纽。研究显示，腰骶关节承受了人体重量的62.72%，在100名从事舞蹈专业10年以上的演员中，有腰痛史的人员约占70%。在练习舞蹈动作时，老师及学生应特别注意到该"重要枢纽"——腰骶关节的位置、角度与负荷，着重加以保护。

（1）不做难以胜任的动作。如过早开始训练托举动作，单臂托举时因肩臂肌力不够，就自然会以脊柱侧弯来代偿（图1-60A）。由于脊柱侧弯，一侧腰肌牵张，导致对侧椎间盘受压。长久以后易造成腰骶关节劳损及脊柱侧弯的畸形。如情形过重还可导致腰椎间盘突出症。

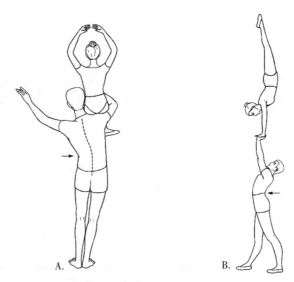

图1-60　托举时脊柱侧弯及过度塌腰

（2）在练习双手托举时，若站立姿势不正确，过度塌腰（图1-60B），可造成椎板骨折，或下关节突撞击下位椎板，从而导致下关节突的疲劳性骨折。若骨盆过度前倾，为了维持身体直立、舞姿与重心稳定，一般常以减小腰椎前凸来代偿，过度收腹、收臀，这又会影响腰骶关节的正常角度，缓冲功能减弱，易导致腰骶关节受伤。局部可以影响整体，胸腰关节、颈胸关节（也就是各段脊柱弯曲的接合部）势必受到连锁反应而影响其承重与运动，日久可发生积累性损伤。腰为身体各部运动的枢纽，又是日常生活、劳动与运动中活动最多的部位之一，故在明确脊柱解剖后，一处动作有误，就要注意及时纠正，千万不可将错就错，避免因改变相邻部位的正常姿势（或结构）来代偿而造成损伤。

（3）腰背深筋膜附着于腰椎横突，而第3腰椎横突略大于其他横突。若椎体过于肥大，在腰部运动频繁的情况下，常可摩擦损伤腰背深筋膜，一般称第3腰椎横突综合征。腰部负担过重（如训练量过大）或急性损伤未治愈而进行训练，还可导致腰背筋膜在髂嵴附着点的劳损或浅筋膜的破裂、粘连，从而引起腰痛（如腰背筋膜炎）。了解此解剖结构后，训练中应注意放松与调节，防患于未然。

（4）在20岁以前，脊柱负担过重，腰部活动过多，还可造成椎体前缘上下骨块断离，即椎体缘离断症或椎体骨骺炎。此病以16岁以下，椎体骺板未愈合者发病率最高，因此少年儿童训练时应加以防范。

（五）脊柱的四个生理弯曲

从侧面观察，脊柱可呈现4个生理弯曲，即颈曲、腰曲、胸曲、骶曲。颈曲、腰曲向前凸，胸曲、骶曲向后凸，这些生理弯曲有利于承重与传递重力，可使脊柱更具有弹性，减轻震荡，又会增强抗折力。弯曲数目越多，抗折力越强。脊柱的每个椎体可承受

600kg以内的纵向压力，超过此重量椎体前缘可出现压缩性骨折，超出800kg则会出现全椎体压缩性骨折，由于脊柱有4个生理弯曲，更可承受较大的压力。所以舞蹈演员可以托举起舞伴在空中做出各种优美舞姿造型，举重运动员可以举起几倍于自身体重的重量而不致损伤脊柱，在一定程度上，脊柱弯曲数目越多，对震荡的缓冲性与运动性能就越好。

脊柱的4个弯曲交接处是脊柱支撑与传递重力的转折点，是被动过度屈伸、旋转运动时最易发生损伤的薄弱环节。如伤后治疗不彻底，为了减轻疼痛及支撑承重，腰背肌筋又经常处于紧张状态，损伤部位的脊柱生理弯曲会逐渐消失，临床经常可见颈曲或腰曲的生理弧弓减小或变直，导致局部疼痛缠绵不已，更会由于弧弓变直，缓冲性变差，而造成新的损伤或劳损。

（六）脊髓神经节段

人体运动受神经支配，脊柱的椎管中容纳脊髓，发出31对脊神经，包括8对颈神经，12对胸神经，5对腰神经，5对骶神经，1对尾神经。脊髓是人体运动与感觉的低级中枢。在人体的生长发育过程中，脊柱的生长速度超过脊髓的生长速度，所以成人的脊髓末端仅达于第1腰椎下缘（在第2腰椎以下称为马尾神经），故脊髓的节段与椎体的节段不相吻合。一般说来，颈段脊髓分节平面等于颈椎数目加1，上胸段脊髓相当于胸椎数目加2，下胸段脊髓相当胸椎数目加3，腰段脊髓位于第10~11胸椎之间，骶尾脊髓位于第12胸椎与第1腰椎之间。在椎管中的脊髓有两个膨大部分（图1-61），一个在第3~7颈椎之间，称为颈膨大；另一个在第10胸椎与第1腰椎之间，称腰膨大。肢体的运动与感觉中枢均集中于此。由于这两个膨大部分屈伸旋转灵活，颈部肌筋韧带松弛，腰部支撑负荷大，在致伤外力较大时，这两个膨大部分骨折、错位的发生率相当高。挫伤颈部脊髓后，可引起高位瘫痪；挫伤腰部脊髓后，可导致腰以下瘫痪，大小便失禁等严重症状。在舞蹈中，托举或抛转女舞伴时千万要在双方能力均能胜任而且配合默契的情况下才能训练或表演，一旦失误，头部朝下着地，有可能发生颈、腰脊髓神经损伤，从而造成瘫痪。《伤科汇纂》引《检骨图注》："背后颈骨，共五节，第一节系致命处。第五节之下系背脊骨，共六节，亦第一节系致命处。"故做难度较大的舞蹈动作时不可不慎。

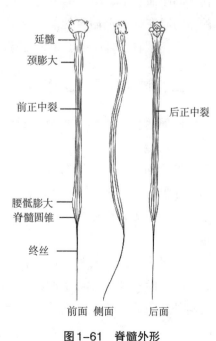

图1-61　脊髓外形

（七）腰腹部肌群与损伤的关系

1.如竖脊肌肌力不足或有伤痛未治愈，脊柱猛力后伸时可拉伤该肌起止点或中部的肌纤维。若过度后伸，还可拉伤前纵韧带、腹直肌以及腹内、外斜肌等。再如热身不够，做侧屈、回旋运动前肌肉僵硬，或猛然扭屈、回旋、转身、变身，均可导致左或右侧腹部肌肉拉伤，甚至拉伤肋间肌。

如中国舞的"蹯燕变探海""探海变蹯燕"动作，芭蕾舞的Brise dessus dessous、Grand jeté entrelacé fouetté、Grand pirouette、大舞姿的旋转等动作用力不当均易造成肌肉拉伤。如在做Sissonne soubresaut动作时，前屈过猛，用力不当可拉伤竖脊肌及腰背筋膜而导致肿胀、疼痛。

2.若腹部肌肉力量不足，做中国舞"快蹯燕"及芭蕾舞的Déveolppeé ballotta、Pas ballotta等动作时，可拉伤一侧或两侧腹肌。

做托举动作时，如果姿势不正确或准备活动不够，未下蹲而躯干前屈，出现弯腰、屈髋、伸膝姿态，此时竖脊肌力量不足，容易拉伤骶髂部肌肉、筋膜、韧带，甚至可造成骶髂关节扭伤或半脱位。

3.练习旁腿舞姿时，若准备活动不足或训练量过大，腰大肌反复收缩，容易引起其下方的腰肌下滑囊发炎、劳损，甚至出现滑囊壁肥厚、纤维粘连，产生疼痛而影响训练。

冬季温度较低，肌肉僵硬，突然猛烈做旁腿动作可导致腰方肌、髂腰肌附着点拉伤、髂腰肌痉挛，动作不协调时更容易发生。前屈动作过多，还可导致下后锯肌、腰部的髂肋肌在第12肋附着处的劳损，引起胸痛。

上述腰腹肌力量不足或有伤痛，常可因肌力失控，导致腰椎关节扭伤。

二、胸廓与呼吸运动

任何运动均离不开呼吸的配合，气息运用得当，常可事半功倍。胸廓的运动主要表现在呼吸运动上。古代的戏曲家、武术家等均重视呼吸的作用，古代已有专门的呼吸训练，如"呼吸吐纳"，即"外练筋骨皮，内练一口气"。呼吸协调，则动作优美自如，呼吸均匀，肺活量增大，氧供充足，则可以充分保证能量供应，提高动作质量。呼吸除与心肺功能有关外，还与膈肌、肋间肌的收缩舒张以及胸廓的容积大小等因素密切相关。

呼吸主要分为两种：以肋骨升降为特征者称胸式呼吸；以膈肌活动为特征者称腹式呼吸，但一般多为混合呼吸。膈肌位于腹腔顶部，其顶部的中央腱与心包膜相连，四周向外向下附于胸壁，后缘附于腰椎与肋骨，前缘附于胸骨剑突，深吸气时膈肌活动明显。

舞蹈动作与呼吸密切相关，胸廓虽内容脏器与保护脏器，而且具有一定的弹性，利于人体的一呼一吸，但如上肢拉伤，则可累及胸肋部肌肉，因伤痛影响胸式深呼吸。又如呼吸动作不协调，在做托举等骤然用力的动作时容易憋气，易造成损伤而致气机不畅。在起跳腾空时或做肢体打开的动作时需配合吸气，胸廓的上升可成为跳跃的辅助力量。相反，下蹲、落地时则要配合呼气，以适应降落的趋势，使蹲的动作顺乎自然。下腰时，配以呼气，可使脊柱屈肌群放松，胸肌、腹肌的舒张有利于腰背肌的收缩。

做某些空中大舞姿如 Grand jeté（图1-62）、Grand jeté entrelacé（图1-63）、Entrechat six de volée（图1-64）时，起跳时要深吸一口气，蹬离地面的一瞬间憋气以产生一股猛烈的爆发力，使身体抛向空间高处，展现各种舞姿。如果没有很好的呼吸配合，起跳后就呼气，就得不到足够的起跳力量，空中停留时间短促，不能充分完成动作，影响动作质量。

舞蹈者尤其要注意呼吸的节律，呼吸表浅、过快，易造成疲劳、膈肌牵扯痛，且动作不能持久。相反较深的呼吸、较慢的节律，甚至"含气""偷气"，则能使动作平稳、持久。舞蹈的呼吸深浅、快慢要根据不同动作的需求而定，不能生搬硬套，要"气顺力达"，否则得不到应有的辅助力量，反而会造成动作僵硬、姿态不自然流畅。

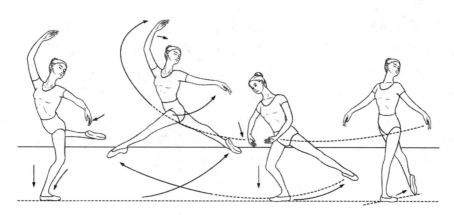

图1-62 Grand jeté 动作示意图

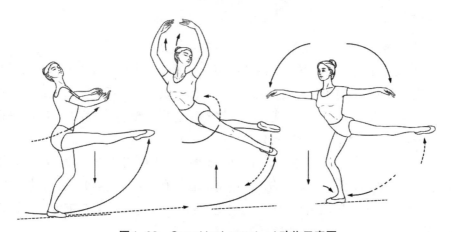

图1-63 Grand jeté entrelacé 动作示意图

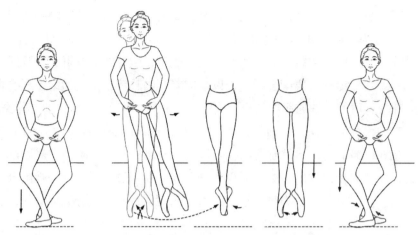

图1-64　Entrechat six de volée动作示意图

<h1 style="text-align:center">第四节　下肢部分</h1>

下肢具有支撑人体直立，承担体重及外在负荷，使人体产生位移运动及在舞蹈中实现跨步、跳跃等功能。其结构特征是骨骼粗大、坚固、关节面宽，辅助结构多且坚韧，肌肉也较为发达。关节的稳定性大于灵活性，经过规范科学的舞蹈训练，能使下肢灵活性明显增加，肌肉有力而修长。下肢在舞蹈中是完成各种舞步、跳跃及所有技巧动作的根基，在舞蹈的稳定性（平衡、重心、协调）中具有极为重要的作用。

下肢包括下肢带及游离下肢，主要有髋关节、膝关节、踝关节及足部各关节等组成。

一、下肢带——骨盆

（一）骨盆的组成

1.骨盆的结构

（1）构成骨盆的骨结构：骨盆由两侧的髋骨、骶骨及尾骨通过关节和一系列韧带连接围成。在17岁以前，每一侧的髋骨由3块独立的骨块组成，即髂骨、坐骨、耻骨。这3块骨之间隔着界限清晰的软骨。成年后，这3块骨逐渐融合成一块不规则的扁骨（图1-65）。两侧耻骨靠纤维软骨连在一起。

髂骨位于上部，分为髂骨体、髂骨翼两部分。髂骨体组成髋臼的上部，髂骨翼位于髂骨上部，呈宽广片状，内面凹陷，称髂窝。后部有耳状面与骶骨相连，构成骶髂关节。上缘称髂嵴，前端止于髂前上棘，后端止于髂后上棘。前缘自髂前上棘向下止于髂前下棘，后缘自髂后上棘向下止于髂后下棘。

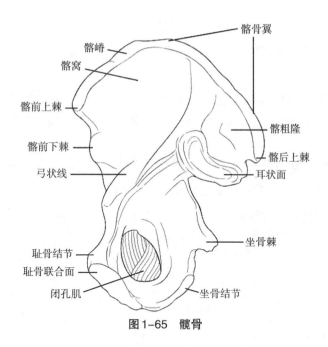

图1-65　髋骨

　　髋臼的上部厚而坚强，形成一个强有力的支撑点，此部如发育不良，可致髋关节先天性脱位。负重线从坐骨大切迹之前向上延伸至骶髂关节，在直立位时可将躯干的重量传达至股骨头。髋臼的后下部至坐骨结节形成另一有力的支撑点，在坐位时传达身体的重量。

　　坐骨位于髂骨后下方，分为体部与上、下两支。坐骨体上部组成髋臼后下部。后缘有一突起称坐骨棘。自坐骨体向后为坐骨上支，止于坐骨结节，其间有坐骨小切迹，上支下端弯向前上内方的部分为坐骨下支，与耻骨相连。坐骨的外侧面有闭孔外肌附着，内侧面光滑，构成小骨盆侧壁的一部分，有闭孔内肌附着。后面为髋关节囊的附着部，其下部有一宽的闭孔切迹。坐骨结节在坐位时是支持身体重量的重要结构。

　　耻骨也分为体部与上、下两支。耻骨体构成髋臼的前下部，与髂骨体相连。耻骨体的前内下方为耻骨上支，止于耻骨联合，经此转折向后形成耻骨下支，与坐骨下支相连。耻骨体及耻骨支的附近是5个股内收肌的起点，向下放射，止于股骨嵴等处。耻骨上缘同时是腹直肌的支点及锥状肌的起点。坐位时，虽然身体的重量由坐骨结节支撑，但耻骨体及耻骨弓有固定坐骨结节的作用，防止向内靠拢或向外分开。站立时，虽然身体的重量经髂骨传达到股骨，但耻骨上支及耻骨体可以作为一个支撑点，防止两块髂骨向内靠拢，在某些方面其功用与锁骨有些相似。

　　（2）连接骨盆的主要韧带（图1-66）

　　髂腰韧带：将第4、5腰椎与髂骨翼连接。韧带纤维斜向外下方，有时下束又分为两股，髂腰韧带将下方两腰椎与髂骨相连。此韧带为两部分，向后止于髂嵴的上束止点前内方，向后止于髂嵴，纤维斜向外下方，为腱弓样组织，为薄的筋膜层。分别止于骶髂关节前面及骶骨翼的外侧部分。上束起源于第4腰椎横突尖，下束起于第5腰椎横突尖，即上束和下束。

骶髂韧带：连接骶骨与髂骨。包括骶髂前韧带（或称骶髂腹侧韧带）、骶髂骨间韧带（最强厚）、骶髂后长韧带（或称骶髂背侧长韧带）、骶髂后短韧带（或称骶髂背侧短韧带）。

髂后上棘与坐骨结节之间还有一长韧带。这些韧带加固了腰骶、骶髂关节。在耻骨联合上方有耻骨上韧带，加固耻骨之间的连接。在骶骨与坐骨结节之间有骶结节韧带，骶骨与坐骨棘之间有竖脊韧带，这两条韧带不直接连接任何关节，而是围成坐骨大孔和坐骨小孔，有神经、血管经此孔通过，同时辅助加固骶髂关节。

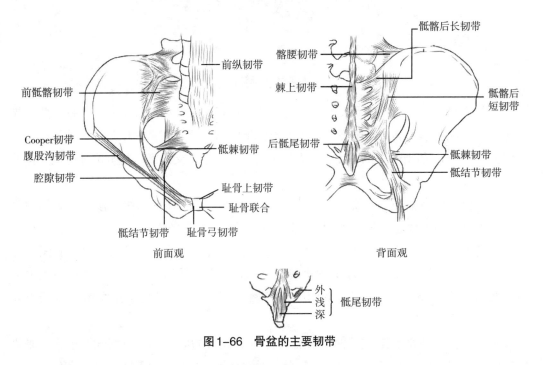

图1-66　骨盆的主要韧带

2.骨盆方位　骨盆的正常位置并不是绝对端正。人类在长期进化过程中，躯干由前屈位逐渐变为直立位，但骨盆的位置并不随着躯干直立而完全端正，仍有前倾角度。

当人体处于直立站姿时，骨盆上口平面与水平面形成的角度称骨盆倾斜度，男性约50°~55°，女性约55°~60°，新生儿倾斜度大于成年人。大于上述角度称骨盆前倾，小于这个角度称骨盆后倾（图1-67）。骨盆倾斜度的大小影响脊柱在矢状面内的重力传递线，同时也影响了重心的稳定。骨盆倾斜度的异常易造成脊柱生理弧度的改变，如腰骶关节角度改变（图1-68）而导致体态异常，还可致使腰肌负荷加重，带来一系列不良体态及病症，如挺腹、塌腰、翘臀及腰痛等。

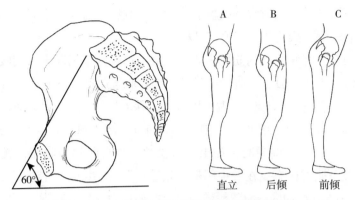

图1-67 人体直立时骨盆的正常位置及前后倾

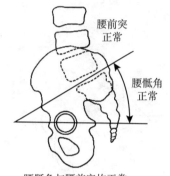

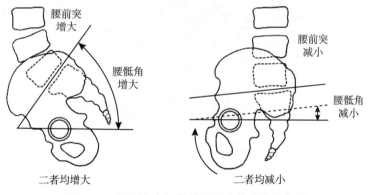

图1-68 腰骶角与腰椎前凸弧度的关系示意图

（二）骨盆的活动方式

骨盆通过腰骶关节与脊柱相连，通过髋关节与游离下肢相连，因此骨盆的运动，总是与脊柱或游离下肢密切相关。当下肢相对固定时，骨盆带动脊柱绕髋关节进行活动；当脊柱相对固定时（如处于倒立或被舞伴托住时），骨盆的运动可使下肢运动幅度加大。骨盆有以下主要活动方式。

1.前倾或后倾 即在矢状面内骨盆绕髋关节冠状轴向前下方或后下方转动。

骨盆向前下方转动，同时脊柱腰段后伸，称前倾；骨盆向后下方转动，腰正常生理曲度减小，称后倾。腰骶关节与髋关节呈相反运动。

当双侧髂腰肌、缝匠肌、阔筋膜张肌等肌群在远端固定情况下共同收缩时，可使骨盆前倾；当双侧臀大肌、股二头肌、半腱肌、半膜肌等肌群（图1-69）在远端固定情况下共同收缩时，可使骨盆后倾。如做中国舞的"探海"（图1-70）类动作，以及芭蕾舞Grand battement jeté balancé（图1-71），Développé ballotté"（图1-72）的后腿舞姿等动作，单腿直立支撑重心，身体前屈时，如果腹肌松弛，竖脊肌强力收缩，就会使骨盆过度前倾，造成挺腹、撅臀体态。在做中国舞"软踹燕"（图1-73），芭蕾舞Grand battement jeté balancé、Developpé ballotté前腿舞姿动作时，如用力收臀，竖脊肌同时收缩，就会造成骨盆过度后倾。

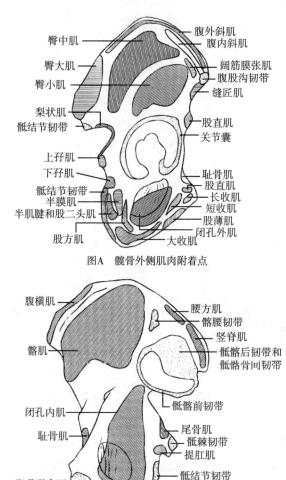

图A　髋骨外侧肌肉附着点

图B　髋骨内侧肌肉附着点

图1-69　髋骨肌肉附着点

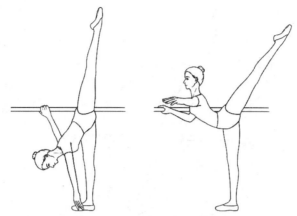

图1-70　"探海"动作示意图

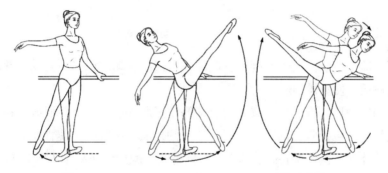

图1-71　Grand battement jeté balancé动作示意图

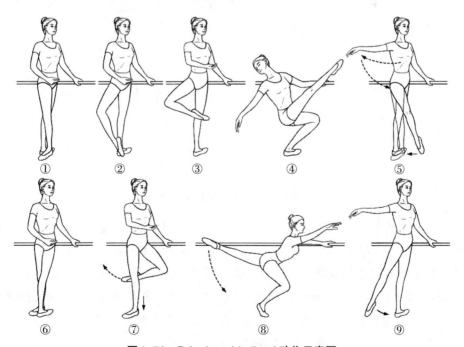

图1-72　Développé ballotté动作示意图

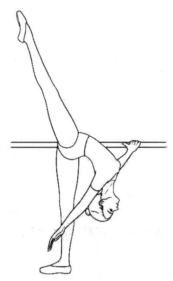

图1-73 "软端燕"动作示意图

2. 侧倾 即在冠状面内骨盆绕一侧髋关节的矢状轴向左或向右转动，此时一侧髂嵴高另一侧髂嵴低，使身体倾斜。

当一侧的臀中肌、臀小肌、梨状肌、阔筋膜张肌等髋关节外展肌群，在远端固定情况下共同收缩时，可使骨盆向同侧倾斜。如右侧外展肌群收缩，使骨盆向右侧倾斜，同时左侧髋关节外展。芭蕾舞Écarté动作及中国舞基训的控旁腿动作（图1-74）即是。

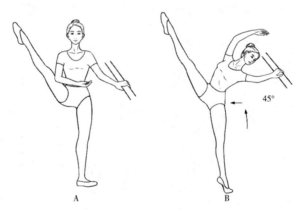

图1-74 控旁腿动作示意图

3. 回旋 即骨盆绕一侧髋关节的垂直轴做侧向转动，使左右髂嵴一前一后。如大跨步动作（右腿在后）（图1-75），或"劈竖叉"及Grand battement jeté balancé（图1-71），参与收缩的肌肉有腹部的腹外斜肌、对侧腹内斜肌，伸、旋外、外展髋关节的肌群（臀大肌、臀中肌、臀小肌、梨状肌、股四头肌、半腱肌、半膜肌等）以及对侧屈曲、旋外、外展髋关节的肌群（髂腰肌、缝匠肌、臀中肌、臀小肌、梨状肌、股方肌、闭孔内肌、闭孔外肌，上、下孖肌等）（图1-76）。

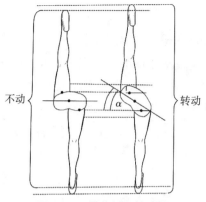

图1-75 骨盆侧向转动图

不动 转动 α

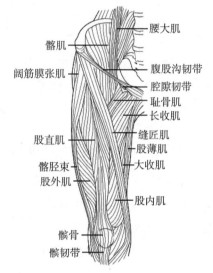

腰大肌
髂肌
腹股沟韧带
阔筋膜张肌
腔隙韧带
耻骨肌
长收肌
股直肌
缝匠肌
股薄肌
髂胫束
大收肌
股外肌
股内肌
髌骨
髌韧带

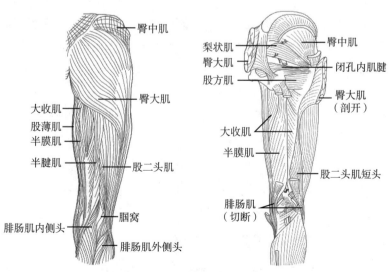

臀中肌
梨状肌
臀中肌
臀大肌
闭孔内肌腱
股方肌
臀大肌
大收肌
臀大肌（剖开）
股薄肌
半膜肌
大收肌
半腱肌
半膜肌
股二头肌
股二头肌短头
腘窝
腓肠肌（切断）
腓肠肌内侧头
腓肠肌外侧头

图1-76 髋部及大腿肌肉

（三）骨盆的生理特点

1.骨盆是稳定人体重心的关键 骨盆是上接躯干，下连游离下肢的完整的骨环。人体正常直立位时，骨盆后壁的第3骶椎前部是人体的总重心所在。人体在做各种舞姿和技巧时，总要随时改变姿态，人体总重心的位置也会随着改变，在做诸如Renversé en tournant、Grand jeté en tournant（图1-77）或翻身动作时，如腰骶部乏力，总重心会上下起伏，做动作时躯干也就会随之上下起伏，故要做好各种舞姿和技巧，必须使腰骶部能控制总重心的变化。

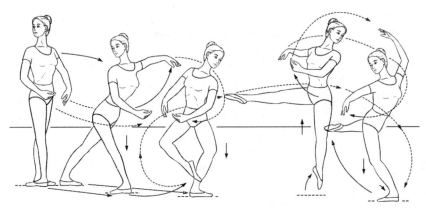

图1-77　Grand jeté en tournant动作示意图

骨盆既是人体承受重力时向下肢传递的枢纽，又是缓冲由下而上的反作用力震荡与冲击的部位，因而有人说骨盆是相对稳定的"刚体"。所以骨盆在稳定人体重心（控制平衡）、决定正确的身体位置方面起决定性的作用。

2.骨盆与脊柱的关系 人体只有骨盆能将躯干和下肢连接起来进行活动，脊柱运动基本上同时合并有骨盆运动，极少有单纯的脊柱运动。在人类进化到直立行走后，骨盆尚有一定的前倾角度，当脊柱前屈后伸时，骨盆亦随之前后摆动。当脊柱转动时骨盆会随之从一侧向另一侧拧转。而脊柱侧屈时，骨盆也会随之从一侧向另一侧倾斜，故躯干合并骨盆运动能对运动幅度进行调节与增大。骨盆与躯干唯一连接的部位——腰骶关节，其承受的负荷相当大，是容易发生劳损的关节。

3.骨盆与体型 骨盆宽窄与臀围大小密切相关。女性骨盆较男性骨盆短而宽，倾斜角度也较男性大，约为60°，一般男性50°~55°。耻骨弓角度也较男性大，为80°~100°，一般男性为70°~75°。在训练中，若不会合理收紧臀部肌肉，臀肌由于训练不当，皮下脂肪积聚（尤其是女学生在青春期臀肌增长迅速），很容易形成臀部肥大的不良体形，所以，髋宽应作为选才的一个重要考察项目。

（四）骨盆及周围软组织容易发生损伤部位

1.容易受伤的骶髂关节 骨盆后部的骶骨与两侧髂骨的耳状面借纤维软骨相关节，

其前后有坚韧的骶髂韧带加固，在一定程度上限制了关节的活动。因此该关节属微动关节。当人体承受外力时，外力先从脊柱传到腰骶关节、骶髂关节，再传至髋关节。或外力从踝关节、膝关节、髋关节传至骶髂关节，最后传到脊柱。在跳跃或自高处着地时，如大跳落地动作，如果没有踝关节、膝关节、髋关节先屈曲，缓冲吸收一部分震荡，强大外力集中冲击到骶髂关节，尤其是动作猛烈或在脊柱的某一个正常弯曲受压时，均容易导致骶髂关节损伤、疼痛或韧带扭伤，甚至关节半脱位。

2. 骨盆及周围软组织易损伤　骨骺未愈合前，如准备活动不充分，肌肉弹性差，原动肌与拮抗肌活动不协调，尤其在寒冷季节，做髋关节屈、伸、外展等方向的动作时，动作幅度大，力量过猛，均易损伤坐骨棘骺、坐骨结节骺、髂前下棘骺、耻骨联合面骺等骨骺，以及骶髂韧带、耻骨上韧带和肌腱等。

例如，突然做缝匠肌、阔筋膜张肌等肌的剧烈收缩活动（屈髋动作），如 Grand jeté（图 1–33）、Grand pas de chat（意为"大的猫跳"），屈曲、外旋髋关节可拉伤缝匠肌及阔筋膜张肌的附着点——髂前上棘。

压后腿时，股直肌、髂股韧带附着点——髂前下棘，受力较大时容易拉伤肌腱或髂前下棘骺。压前腿动作过猛，可拉伤股二头肌、半腱肌、半膜肌的附着点——坐骨结节，尤其是被动的较剧烈活动易损伤坐骨结节骺，甚至可引起撕脱性骨折。

做复杂动作时，动作失误、跌倒，易损伤骶、尾骨，造成尾椎骨折。劈横叉、"朝天蹬"等动作，内收肌群在耻骨的附着点受力较大，可致肌腱附着点损伤。多次重复损伤，重者可迁延成内收肌群慢性劳损，引起附近静脉痉挛、阻滞，导致耻骨联合处血液循环不良，发生耻骨联合骨骺炎。练习中国舞"横双飞燕"动作时，落地不正确也易导致此病。

二、髋关节

髋关节是人体游离下肢最近端的关节，上承脊柱、骨盆，下连整个下肢，是承受髋关节以上人体重量并将其传输于下肢的负重关节。其关节囊厚而坚韧，周围附着有强韧的韧带与丰厚的肌肉，构成关节的骨骼也较粗大，因而稳定性好，运动能力较强，但灵活性较差。

大多数的舞蹈动作，离不开髋关节的运动与支撑。芭蕾舞的基础训练，自始至终均要求髋关节有良好的外开度。髋关节的稳定性及灵活性的程度，直接影响着舞姿、造型和各种技巧动作的质量。如训练不当或动作失误，容易发生损伤。

（一）髋关节的组成

髋关节由髋臼、股骨头、关节囊及周围的韧带、肌肉等组成。

1.骨骼

（1）髋骨：见本节"骨盆的结构"部分。

（2）股骨：为全身最粗、最长的骨，其长度约占身高的1/4（图1-78）。其上端为球状，称股骨头。关于股骨头的负荷（承受体重的压力）及股骨头与股骨颈的干颈角、前倾角等已如前述。

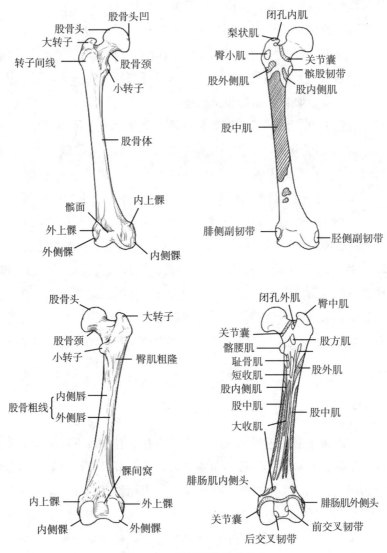

图1-78 股骨及肌肉附着点

股骨头与股骨颈的形状因人而异，这种形态结构是功能适应的结果。通常认为股骨头与股骨颈形状有两种类型：I型股骨头关节面大于球形的2/3，颈干角、前倾角均为正常人的最大值，股骨干细长，这种形状有利于关节大范围运动，以适应快速活动。II型股骨头关节面仅大于球形的1/2，颈干角、前倾角均为正常人的最小值，股骨干粗厚。

这种形状关节运动范围小，不适宜快速活动，但关节可承受较大的力量。

股骨头、颈、干的结构类似机械工程学上的悬吊机械，当体重作用于骨盆，传到股骨头后，要通过股骨颈才能传至股骨干。股骨颈就好像起重机的臂架，可以对抗骨盆传向两侧髋臼的分力及向下压的重力。为适应重力传递，在股骨颈骨折复位时，一定要注意保存原有的颈干角及前倾角，否则造成下肢力线不正确，可引起跛行或功能障碍。

在股骨颈与股骨干连接处外侧有大转子，内下方有小转子，股骨下端膨大形成内侧髁、外侧髁。

2.关节囊　髋关节的关节囊较厚且坚韧，上端附着于髋臼周围的骨面，下端附着于股骨颈，在前面至转子间线，在后面仅包裹股骨颈内侧的2/3，因此，股骨颈在发生骨折时，有囊内、囊外骨折之分。

关节囊的纤维由浅层纵行纤维及深层横行纤维构成，后者构成一个围绕股骨颈的坚韧轮匝带；部分纤维呈螺旋形、斜形或扭转状态，系因人类长期直立的结果。关节囊的厚度并非一致，在髂股韧带的后面尤其坚厚，而在髂腰肌腱下则较薄，甚至部分缺如，但在此处有髂腰肌腱加强。关节囊后部纤维方向朝外，横过股骨颈的后面，但并不直接附于其上，实际上有一部分滑膜突出于关节囊的外下，因为闭孔外肌腱正好由股骨颈的下部越过，这个突出的滑膜部分犹如闭孔外肌腱下的滑膜囊。关节囊的前、后均有韧带加强，其中以前侧的髂股韧带最为坚强，但其两侧韧带之间较为薄弱，故由髂腰肌腱覆盖其上。

3.加固髋关节的主要韧带（图1-79）　髋关节周围韧带的分布呈现内下侧与后下侧比较薄弱的特点，关节囊在屈曲，内收及轻度内旋时最为松弛。

股骨头韧带（股圆韧带）：连接股骨头与髋臼，内含血管，主要供给股骨头营养，限制活动作用小，半屈髋时限制过度内收。

髂股韧带：呈倒置"V"形，长而坚韧，位于髋关节前方，非常强韧，顶点附着在髂前下棘下方，基底部附着在转子间线全长。中间薄，两边厚，两边有上、下方韧带加强。髂股韧带特别是尖部甚为坚强，有时髂前下棘发生骨折而韧带不被撕裂，髂股韧带能限制髋关节过度后伸，练功时压后腿拉韧带，主要指的是拉长此韧带。此韧带与臀大肌能将身体牵拉至直立位，站立时能使身体的重量落于股骨头上。髂股韧带的内支能限制大腿的外展，外支能限制大腿的外展和外旋。在髋关节所有动作中，除屈曲外，髂股韧带均维持一定的紧张。整复髋关节脱位时，即利用此韧带作为支点。

耻股韧带：位于髋关节前内侧，略呈螺旋形，内端附着在髂耻隆起前面、耻骨上支及闭孔嵴，并与耻骨肌纤维融合，外侧端附着在转子窝前面。主要作用是防止髋关节过度外展及旋外。它与髂股韧带在髋关节前方构成"Z"字型。

坐股韧带：位于髋关节的后外侧，内侧端附着在髋臼缘和髋臼盂唇的后面，外侧端向外附着在大转子内侧面、转子窝前面。其主要作用是限制髋关节的过度旋内、内收，此外还有髋臼横韧带及轮匝韧带加固关节囊。

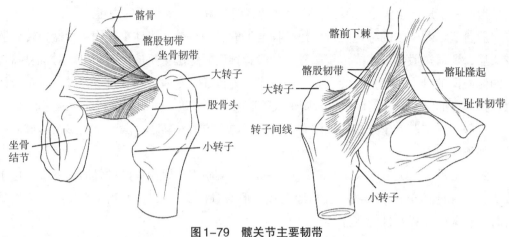

髂骨

髂股韧带

坐骨韧带

大转子

股骨头

坐骨
结节

小转子

髂前下棘

髂股韧带

大转子

转子间线

髂耻隆起

耻骨韧带

小转子

图1-79　髋关节主要韧带

（二）髋关节的活动方式

1.髋关节的活动方向

（1）绕冠状轴的运动：绕冠状轴可做屈髋、伸髋等运动。

屈髋：髋关节屈曲幅度的大小与膝关节的伸屈程度密切相关。屈膝时髋关节屈曲可达114°~150°，大腿可触及腹前壁。伸膝状态下屈髋只能达80°。此时不是骨骼和韧带限制了屈髋活动的幅度，而是因为伸髋肌群（腘绳肌群）紧张，造成了很大的阻力。因为这些大腿肌属多关节肌，它们与单关节肌不同，单关节肌只跨越一个关节，收缩发力时始终作用在一个关节上，为关节的单独运动提供了必备的动力结构基础。而多关节肌要跨越两个关节，收缩时如果只对一个关节起作用则发力较大，关节运动幅度也大，正如前面提到的屈膝时屈髋幅度大，股直肌作为原动肌力量集中在屈髋上。伸膝时屈髋则产生肌肉收缩的"主动不足"现象，此时股直肌收缩力量一部分用于伸膝，余下的力量用于屈髋，造成力量不足，所以屈髋幅度较小。同时，拮抗肌群（腘绳肌群）在伸膝时被动伸长，但在髋关节部位也需要伸长，当膝关节完全伸直后，髋关节后群肌腱不能被足够伸长，产生髋部伸肌群伸展的"被动不足"现象，限制了屈髋活动。以上原因造成伸膝时屈髋只能达到80°，但通过加强屈髋肌力量训练及伸髋肌群（腘绳肌群）伸展性训练，可以使伸膝时的屈髋幅度有所增加，增大的幅度因人而异。主要的辅助练习是通过悬垂举腿（图1-80）、仰卧剪腿、仰卧起坐等练习增加屈髋肌肌力，但又必须防止前群肌过于粗大。芭蕾舞要求肌肉练成细长型，避免形成块状肌，这就需要配合屈髋肌群的伸展性练习，如踢后腿、压后腿等练习，可以增加大腿前群肌伸展性，拉长髂股韧带。大腿后群肌可通过压正腿练习增加伸展性。冬季训练时要注意，准备活动不充分时，猛力做踢后腿、压后腿等动作易拉伤髂股韧带及附着点。通过一定时间的训练，屈髋幅度可有所改善。

伸髋：伸髋幅度由于受髂股韧带的限制，只能达到32°~35°。通过加强伸髋肌力

（大腿后群肌）的训练，如后踢腿练习，同时拉伸髂股韧带，增加柔韧性，伸髋幅度可增加。

　　主动伸髋的幅度小于被动伸髋的幅度。伸膝时伸髋幅度大于屈膝时伸髋，因为腘绳肌在屈膝时失掉了部分伸髋作用；当躯干前屈（骨盆前倾）时，后踢腿的幅度可明显增加，如大踢腿，表面看起来似乎是伸髋幅度超过了90°，而实际上是下肢后伸的不足由骨盆前倾代偿，此时并不是单纯髋关节的活动，有脊柱活动参与，如"倒踢紫金冠"（图1-81）。舞蹈演员比一般人髋关节后伸幅度要大一些，主要是髂股韧带的柔韧性增加所致，具体增大的幅度因人而异。

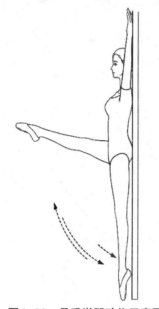

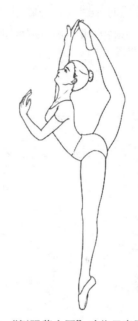

图1-80　悬垂举腿动作示意图　　　　图1-81　"倒踢紫金冠"动作示意图

　　（2）绕矢状轴运动：绕矢状轴可做内收、外展运动。

　　外展：髋关节外展时，由于受耻股韧带的限制，仅能外展45°。如果外展之前先旋外，这样耻股韧带转到关节囊的上方已松弛，限制外展的力量被消除，大转子也转开，不会产生阻力，外展幅度可增加，髋关节本身的外展可达90°，加上骨盆倾斜，大腿外展总的幅度可达160°左右。

　　一般人大腿外展约90°，这是因为髋关节旋外不够（即"外开"不好）。受过舞蹈训练者，双腿外开比一般人好，所以外展角度大，主动外展约120°~130°，被动外展加上脊柱侧屈，可达180°。在这里所指的外展角度，是两腿之间的夹角。当一侧关节外展时，对侧关节也跟着有同等角度的外展，尤其在外展30°以上时容易看到。当外展90°时，单侧髋关节可外展45°，骨盆同时也倾斜45°。当外展达180°时，骨盆倾斜近90°，脊柱向动力腿方向极度侧屈，同时还伴有骨盆前倾及腰椎生理弧度加大。

　　内收：内收运动是双侧肢体相互靠近的运动。因受对侧肢体的阻挡，单纯的内收运动是不存在的。一般内收运动是复合运动，多伴有屈髋或伸髋运动，或从任一外展位相对内收，也可以是一侧内收的同时对侧做外展运动。复合运动内收时，受髂股韧带限制，内收幅度很小，最大范围约为30°。

由于以上原因，舞蹈演员多感到不易练到内收肌群。为此我们可以采用以下方法加强内收肌力的辅助练习。支撑腿站立，在动力腿足踝上套一弹性绳，另一端固定一重物或固定在墙壁上，动力腿内收（图1-82）。同时配合内收肌群的伸展性练习，如屈膝训练（Plié），旁踢腿以及大踢腿训练（Grand battement jeté）（图1-83），往旁动作等。腿在空中划圈训练（Rond de jambe en l'air）（图1-84）中也有发展内收肌力的作用，此动作是经内收后向外划圈。内收肌训练不够时，易造成大腿内侧脂肪堆积，影响动作的美观，同时也影响大腿外侧肌群的伸展性。

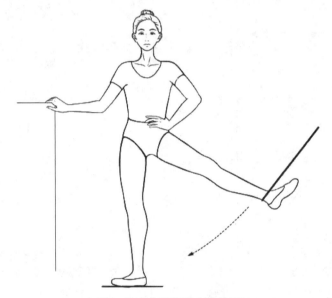

图1-82 大腿抗阻内收练习

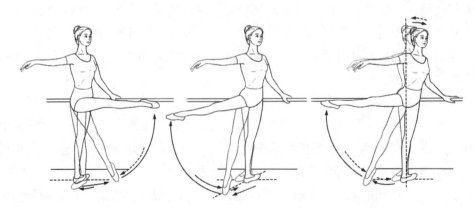

图1-83 大踢腿训练（Grand battement jeté）动作示意图

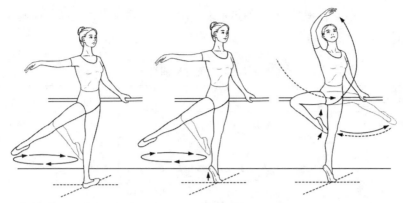

图1-84　腿在空中划圈训练（Rond de jambe en l'air）动作示意图

（3）绕垂直轴的运动：绕垂直轴可做旋内、旋外运动。

旋内：旋内运动指站立状态下，脚尖向内转动时带动髋关节所做的运动。旋内时，受髂股韧带和坐股韧带限制，正常人旋内范围约为30°~40°。在芭蕾基训中，很少有旋内运动。在辅助训练中，当用髋关节闭合（旋内）再旋外而锻炼外开功能时，才会出现旋内运动。

旋外：旋外指站立状态下，脚尖向外转动时髋关节所做的运动。旋外略受耻股韧带限制，故旋外范围比旋内大，尤其芭蕾要求旋外达最大范围。一般人旋外范围约60°。通常而言，受过系统舞蹈训练的少年儿童，男生旋外范围平均为67°~72.5°，女生约为73°~76°，比一般人增加了10°左右。可见，通过对旋外肌群肌力的训练及韧带的拉长，可以增加外开角度。

在测量旋外（即外开）范围时，踝关节要相对固定，否则可出现"假外开"，即髋关节未打开，而踝关节过开，导致"倒足"，即足舟骨内凸。

（4）环动：环动是绕矢状轴、冠状轴及垂直轴的复合运动，以上三轴的运动范围大则环动的范围也大。如Grand rond de jambe en l'air 90°动作，就属髋关节的环转运动。

2.参与髋关节运动的肌群

（1）屈髋肌群（表1-8）

表1-8　主要屈髋肌群

肌名		起点	止点
髂腰肌	髂肌	髂窝	股骨小转子
	腰大肌	L_{1-4}腰椎椎体及横突	股骨小转子
缝匠肌		髂前上棘	胫骨上端内面
股直肌		髂前下棘	胫骨粗隆
阔筋膜张肌		髂前上棘	移行于髂胫束止于胫骨外侧髁

髂腰肌、缝匠肌、股直肌、阔筋膜张肌是主要的屈髋肌。耻骨肌、长收肌、股薄肌

是屈髋运动的协同肌。在擦地向前及控前腿、前踢腿等动作中，主要是屈髋肌群用力。

（2）伸髋肌群（表1-9）

表1-9 主要伸髋肌群

肌名	起点	止点
臀大肌	骶骨背面、髂骨翼外面	股骨大转子
股二头肌	长头：坐骨结节 短头：股骨粗线中部	腓骨头
半腱肌	坐骨结节	胫骨近端内侧面
半膜肌		

伸髋肌群以臀大肌、股二头肌、半腱肌、半膜肌为主，臀中肌、大收肌有辅助伸髋的作用。向后的 Battement tendu 及控后腿、后踢腿等动作主要是伸髋肌群用力。

（3）内收肌群（表1-10、图1-85）

表1-10 主要内收肌群

肌名	起点	止点
大收肌	闭孔下缘、坐骨结节	股骨粗线
短收肌	耻骨下支	
长收肌	耻骨上支、耻骨结节	
耻骨肌	耻骨梳、耻骨上支	股骨小转子后下方
股薄肌	耻骨下支	胫骨粗隆内下方

其中以大收肌为主要内收肌。辅助内收的还有半膜肌、半腱肌、股二头肌、臀大肌、股方肌、闭孔内肌、闭孔上肌、闭孔下肌、闭孔外肌等肌群。旁踢腿或向旁擦地腿收回到五位时，主要是内收肌群用力。

（4）外展肌群（表1-11）

表1-11 主要外展肌群

肌名	起点	止点
臀中肌	髂骨翼外面	股骨大转子
臀小肌		
阔筋膜张肌	髂前上棘	移行于髂胫束止于胫骨外侧髁
臀大肌	骶骨背面、髂骨翼外面	股骨大转子
梨状肌	骶骨前面	股骨大转子尖

外展用力是以臀中肌、臀小肌为主。旁踢腿、向旁擦地主要是外展肌群用力。

（5）旋外肌群（表1-12）

表1-12 主要旋外肌群

肌名	起点	止点
梨状肌	骶骨前面	股骨大转子顶部
闭孔内肌	闭孔膜内面及周围骨面	转子窝
上孖肌	坐骨小切迹邻近骨面	转子窝
下孖肌	坐骨小切迹邻近骨面	转子窝
闭孔外肌	闭孔膜外面及周围骨面	转子窝
股方肌	坐骨结节	转子间嵴
耻骨肌	耻骨梳	小转子后下方

其中以梨状肌、闭孔内肌、上孖肌、下孖肌、闭孔外肌为主，辅助旋外运动的有大收肌最靠后部的肌纤维、臀大肌高部的深层纤维、臀小肌后部及臀中肌后部的纤维。屈髋时旋外，髂腰肌力量较大。旋外肌群主要在外开动作时用力，有外开动作，就必然有旋外肌的收缩。

（6）旋内肌群：主要旋内肌为阔筋膜张肌、臀小肌、臀中肌前部。当旋内超过30°~40°，闭孔外肌、耻骨肌转到关节中心下方，参与旋内运动，就不再是旋外肌群了。

（三）髋关节的功能与外开性

1.髋关节的功能 由于髋关节是骨盆的髋臼窝与股骨头构成的杵臼关节，因而髋关节可沿三轴（冠状轴、矢状轴、垂直轴）运动，包括屈伸、内收、外展、内旋、外旋与环动，但球状的股骨头深嵌于髋臼内约2/3，关节囊粗厚紧张，坚强的髂股韧带限制了髋关节的后伸功能，耻股韧带、坐股韧带等又限制了髋关节的外展、外旋与内收、内旋的功能，再加上丰厚肌肉的附着，也会使其活动受到影响，故髋关节的功能受到一定的限制。

众多的舞蹈动作与表演远远超出上述活动范围，如芭蕾的外开，在髋关节外展之前先行外旋，则其外展角（外旋向旁）可从45°增至90°；又如Grand battement jeté balancé动作，髋关节向前、向后的屈伸功能可增至90°及90°以上，这些都说明经过舞蹈

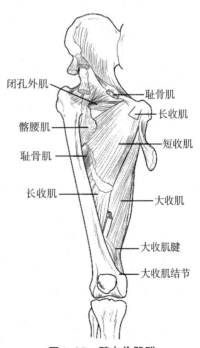

图1-85 髋内收肌群

训练后髋关节的功能是可以改善的。

2.外开性　外开性是芭蕾舞演员身体素质的三大要素之一，与人体腿部的生理姿势相违背，髋关节的外开程度（即大腿旋外程度）受到髋关节的骨骼结构及周围的韧带、肌腱的限制，所以良好外开性的关键在于髋关节。芭蕾舞训练从开始到结束，以及所有的造型表演，均需要良好的、有控制的外开。为了加大髋关节的外开能力，只有及早在16岁以前，构成髋骨的髂骨、坐骨、耻骨三个骨块的骨骺尚未闭合之前（图1-86），多练习踢腿、压腿、劈叉等动作，既可扩大髋骨的髋臼窝，拉长髋关节周围的韧带，又可增大外旋主要肌肉的弹性，如臀大肌、臀中肌、髂肌，上、下孖肌等肌群的弹性以增加髋关节的外开性。循序渐进地练习Demi plié（图1-87）、Grand pilé、Rond de jambe preparation（图1-88）及髋关节的旋内、旋外等动作，可以增强髋关节与腿部的外展、外旋功能。

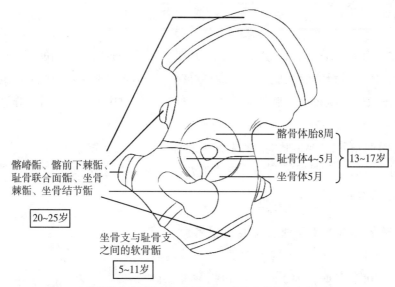

方格外数字为骨化中心出现年龄，方格内数字为愈合年龄

图1-86　髋骨骨龄

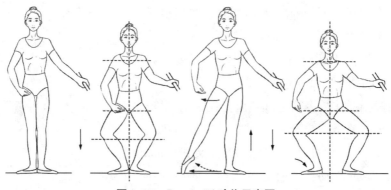

图1-87　Demi plié动作示意图

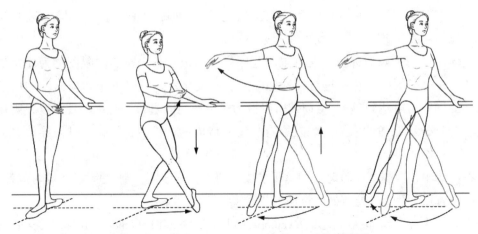

图1-88　Rond de jambe preparation动作示意图

　　髋关节的旋外程度，不仅影响舞姿的优美程度，还关系到旁踢腿的幅度大小及跳跃动作中重心的稳定性。为了解股骨颈前倾角对"外开性"的影响程度，我们曾借助X线检查在四川省舞蹈学校（今四川艺术职业学院）进行了"髋关节外旋幅度测定在舞蹈演员选才中的应用研究"，该研究测量不同学生的股骨颈前倾角，了解专业演员与普通人前倾角的差异，从而分析是骨结构还是外旋肌力作用对"外开"程度的影响更大，为选才和训练提供科学依据。本研究结果显示，舞蹈专业人员前倾角均数为11.28°，一般人为13.14°，即股骨颈前倾角偏小有利于股骨头外旋，符合"外开"的要求，而前倾角度越大，外旋角度越小，髋关节外开度就越小。

（四）髋关节的负荷

　　双足站立时，每个髋关节承受人体体重的1/3，若单腿站立，髋关节成为杠杆的支点，承受的外力就更大。单足站立，髋关节的承重约为体重的2.4倍，行走中，最大承重力可达体重的7倍。由此可见，舞蹈对髋关节可承受的重量及动、静力的负荷（即髋臼与股骨头之间的压力）有一定的要求。因此，一定要注意保护髋关节，减少髋关节的负荷。我们在临床中，不但接触到一定数量的髋部损伤病例，还接诊过在入学前由于盲目锻炼而损伤髋关节的青少年学生。更由于伤侧髋关节的运动能力减弱，在入学后的初期训练中，受伤学生为了能参加训练而隐瞒病情，使股骨头反复挫伤而导致无菌性股骨头坏死，虽已治愈，但由于治疗期间不能负重，且疗程较长，使他们只好放弃了心爱的舞蹈事业。

（五）容易造成髋关节周围组织损伤的动作

　　由于髋关节加固的韧带、肌腱较多，肌肉丰厚，股骨头又嵌入髋臼2/3，承重量大而灵活性较差，加之舞蹈训练从开始到结束均要运用髋关节及其周围组织，且运动量较大，动作幅度、速度也有一定要求，舞姿中单腿支撑的动作较多，髋关节承受巨大负荷，因而在训练、演出前如准备活动不充分，动作不协调或快速猛力地扭转、牵拉髋关节，则髋部韧带及肌肉牵拉损伤就在所难免。

人体中的韧带好似弹簧，在有限的范围内可以被拉长，拉长的限度约为原始长度的10%。在此范围内，它能进行弹性回缩。有研究显示，每平方毫米横断面的韧带被拉长后的回缩力可达到9kg。当韧带所受拉力过大，时间过长，超出生理限度，则韧带将失去弹性，不能弹性回缩与恢复原有长度，造成韧带松弛、拉伤，进而导致关节不稳定。

在训练中，扳腿、压胯时，如急于求成或超越生理限度，则"胯根"（即耻股韧带、内收肌附着点）及坐骨结节处的拉伤、劳损较常见。

在做较大幅度腿部练习，如Développé ballotté、Grand battement jeté以及Grand jeté、Relevé lent（直腿控制）等动作的向前踢腿、抬腿时，尤其在准备活动不充分或疲劳情况下，易引起股二头肌、半腱肌、半膜肌、大收肌、股方肌等肌腱附着点拉伤或劳损；向后踢、抬腿时，易引起髂股韧带拉伤；向旁踢、抬腿时，外开不好，易拉伤耻股韧带（旋外时此韧带影响最小）及内收肌群的肌腱在耻骨的附着点。

在做Grand pirouetté en dedans（en dehors）、Tour a-la-seconde en dedans（en dehors）（图1-89、1-90）、Grand fouetté soute en tournant等动作时，存在躯干的转动与下肢的转动是否协调的问题。向内转时，若躯干转动在先，则造成"关胯"。为避免"关胯"，舞蹈者常用支撑腿先转动的办法来完成向内转的动作，若旋外及外展力量较大而动作不协调时，易损伤支撑腿一侧旋外肌群的髂腰肌在小转子上的附着点及内收肌群的肌腱附着点（胯根）。同样，向外旁转腿时，动力腿外展用力过猛，或支撑腿不能主动跟上躯干的转动，也易伤及胯根，拉伤耻股韧带。

在大运动量的屈髋、屈腰动作中，髂腰肌活动较多，易引起髂腰肌滑囊炎。大运动量的伸髋及外展髋关节的活动，易引起臀部滑囊炎。

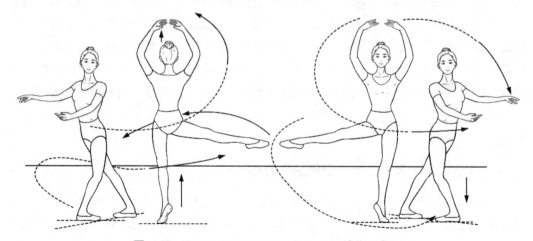

图1-89　Tour a-la-seconde en dedans动作示意图

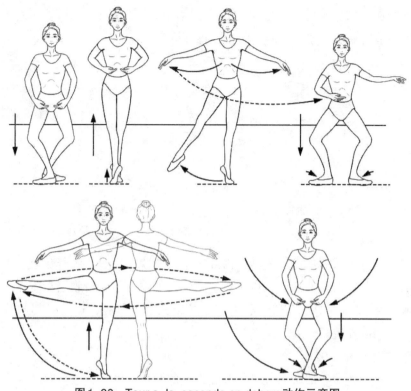

图1-90　Tour a-la-seconde en dehors 动作示意图

三、膝关节

（一）膝关节的组成

膝关节的骨性结构包括股骨远端与胫骨近端内、外侧髁的关节、股骨与髌骨之间的关节。两个关节共用一个较大的关节腔。

关节辅助结构有半月板、关节内韧带、关节外韧带及较多的滑膜囊。

1.股骨　见"髋关节"部分。

2.胫骨　位于小腿内侧，较粗大，为小腿的主要承重骨。上端膨大处为内侧髁和外侧髁，两髁上面分别有与股骨髁相对应的关节面，两关节面之间有髁间隆起，该处为关节内交叉韧带附着点，它限制了膝关节向内、外、前、后方向的平移运动。外侧髁的后下面有与腓骨头相对应的腓骨关节面，两髁前方稍下处有髌韧带附着点——胫骨粗隆。

下端向内侧突起为内踝，外侧有腓切迹与腓骨下端相关节。下面有与足骨相关节的关节面。

3.髌骨　髌骨为全身最大的籽骨，包埋于股四头肌腱内，后面光滑，有与股骨髌面相关节的关节面（图1-91）。髌骨虽小但它具有保护股骨关节面，屈膝时限制膝关节运动及增大股四头肌拉力角（力臂）的作用。髌骨有车链作用，能增加膝的旋转角度，保护膝关节在半屈位的稳定性，防止膝关节的过度内收、外展及屈伸活动。人体在半蹲位运动时，膝关节的稳定主要靠股四头肌与髌骨维持。

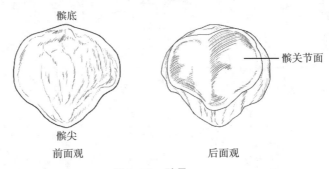

髌底

髌关节面

髌尖

前面观　　　　　　　　　后面观

图1-91　髌骨

4.关节囊　膝关节囊广阔、松弛，由纤维层及滑膜层构成，附着在上、下关节面的周缘，前壁含髌骨、股四头肌腱，内外侧壁有韧带加强。前壁滑膜层在髌骨下方中线两侧向关节腔内突起成一对翼状襞，襞内有脂肪填充于关节腔，运动时起调节关节腔形状、容积、压力的作用。

5.辅助结构（图1-92）

（1）半月板：是位于股骨与胫骨关节面之间的两个纤维软骨板。内侧半月板呈"C"形，外侧半月板呈"O"形，两个半月板周缘厚，内缘薄，前端借膝横韧带相连，上面凹，下面平，起到加深关节窝，补偿股骨下端与胫骨上端关节面的吻合性，减少股骨与胫骨关节面的摩擦，增强关节稳固性等一系列作用，同时也可以与股骨髁一起对胫骨髁做旋转运动，因而也增加了膝关节的灵活性。

（2）交叉韧带：连接于股骨、胫骨之间，是较强韧、限制膝关节向前后方向平移的关节内韧带。前交叉韧带下端附着于胫骨髁间隆起的前方，斜向后外上附于股骨外侧髁的内面。后交叉韧带下端附着于胫骨髁间隆起的后方，斜向前内上附着于股骨内侧髁的外面。前交叉韧带在伸膝时最紧张，以防止胫骨前移。后交叉韧带于屈膝时最紧张，以防止胫骨后移。所以交叉韧带有较强的加固关节的作用。

（3）侧副韧带：侧副韧带为加强关节内外侧的韧带。腓侧副韧带上端附着于股骨外上髁，下端附着于腓骨头。胫侧副韧带上端附着于股骨内上髁，下端附着于胫骨内侧髁及内侧半月板的外缘中间。在伸膝状态下，胫侧、腓侧副韧带均绷紧，屈膝时均松弛，半屈膝时最松弛，关节可做少许的旋内、旋外运动，此时也最易受伤。

（4）腘斜韧带：此韧带是半膜肌腱纤维的延续，加固了关节囊的后壁，内下端附于胫骨内侧髁后缘，斜向外上融入关节囊后壁，止于股骨外侧髁。腘斜韧带可阻止小腿过度前伸。在腘肌表面，从腓骨头到腘斜韧带的纤维为弓状韧带。

（5）髌韧带：此韧带是股四头肌腱的延续，包裹髌骨后向下移行，止于胫骨粗隆。

（6）髌内、外侧支持带：在髌韧带两侧，有自股内侧肌、股外侧肌肌腱向下延续形成的髌内、外侧支持带，止于胫骨内、外侧髁。

（7）滑膜囊：滑膜自髌骨上缘向上延伸5cm后折返，形成位于股四头肌肌腱与股骨之间的髌上囊；自髌骨下缘向后下延伸覆盖髌下脂肪垫及前交叉韧带的前面；自髌骨的两侧向后延伸与髌内、外侧支持带融合；在髌骨下方的中线两侧，部分滑膜层突向关节腔内，形成一对翼状襞（襞内含有脂肪组织）填充关节腔内的空隙；后外侧皱襞与纤维关节囊之间被腘肌肌腱相隔，沿腘肌肌腱常可见腘肌滑囊，后者在后外侧与关节腔相通。这些滑膜囊分泌的滑液，可以增加润滑，减少肌腱与骨的摩擦，促进关节的运动效能。

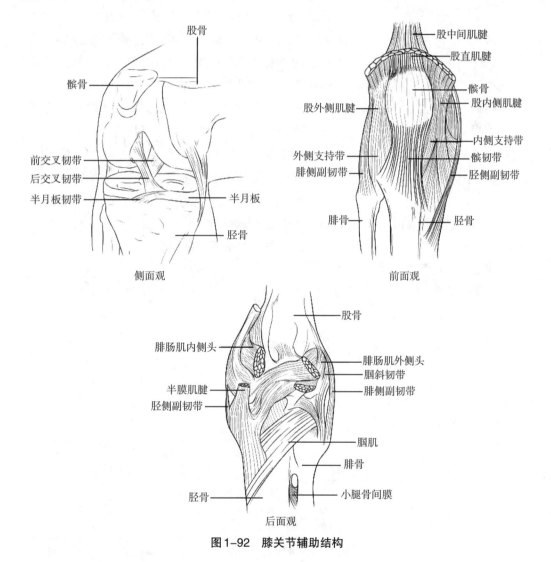

图1-92　膝关节辅助结构

（二）膝关节的活动方式

1.膝关节结构形态的特点限制了膝关节的活动范围　在直立状态下，膝关节只能绕冠状轴做屈、伸运动；在半屈膝时，关节韧带松弛，膝关节可绕垂直轴做小范围的旋转运动。

（1）屈膝：指小腿向大腿靠近，其夹角减小的运动。此运动发生在股骨髁与半月板之间。主动屈膝最大幅度一般可达130°，被动屈膝可达160°（如全蹲），此时小腿后侧可与大腿后侧相接触，同时后交叉韧带紧张，阻止继续屈曲，屈膝肌群发挥了最大效应。

（2）伸膝：指小腿远离大腿，其夹角增大的运动。伸膝一般不超过10°~12°。限制过伸的因素有侧副韧带、腘斜韧带及"锁膝"现象。

"锁膝"（或"扣锁"）机制是因为股骨内侧髁比外侧髁长约1.7cm（图1-93），因内、外侧髁存在一定的倾斜角度，内侧髁倾斜120°，而外侧髁倾斜100°，且伸膝时伴有股骨旋内或胫骨旋外。此时外侧半月板边缘前部嵌在股骨与胫骨之间及髌骨之后的间隙内，前交叉韧带、胫侧副韧带、腓侧副韧带均紧张，关节处于紧密嵌合状态，限制了胫骨的旋转及过伸。

（3）旋内、旋外：在膝关节处于半屈膝位时，股骨髁连同半月板可绕垂直轴对胫骨髁做旋转运动。此时，胫侧、腓侧副韧带均松弛，允许胫骨旋内10°，旋外40°，旋内旋外总幅可达50°。

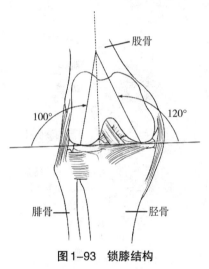

图1-93　锁膝结构

2.参与膝关节运动的肌群

（1）屈膝肌群（表1-13、图1-94）

表1-13　屈膝肌群

肌名	起点	止点
股二头肌	长头：坐骨结节 短头：股骨粗线中部	腓骨头
半腱肌	坐骨结节	胫骨近端内侧面
半膜肌		
缝匠肌	髂前上棘	胫骨粗隆内侧面
股薄肌	耻骨下支	胫骨粗隆内下方
小腿三头肌	腓肠肌内侧头：股骨内上髁 腓肠肌外侧头：股骨外上髁 比目鱼肌：胫、腓骨后上部	跟骨结节
跖肌	腘肌外下部及膝关节囊后面	跟骨内缘或附着于跟腱
腘肌	胫骨外侧髁外侧面上缘	胫骨比目鱼肌线以上骨面

其中，股二头肌、半腱肌、半膜肌为屈膝的原动肌，其余为协同肌。

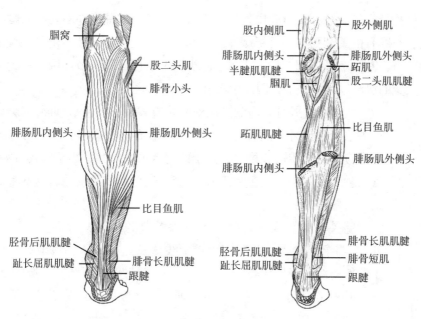

图1-94 小腿后侧肌群

（2）伸膝肌群（表1-14）

表1-14 伸膝肌群

肌名		起点	止点
股四头肌	股直肌	髂前下棘	胫骨粗隆
	股内侧肌	股骨粗线外侧唇	
	股外侧肌	股骨粗线外侧唇	
	骨中间肌	股骨前面	

　　股四头肌伸膝与维持关节稳定性的机制，是根据直立时膝关节的角度决定的，若膝关节稍屈，则人体重心垂直线在膝关节后方，股四头肌需用较大力量在远端固定情况下收缩，以维持站立姿势；如果膝关节完全伸直或过伸，由于"锁膝"机制，无须股四头肌收缩即可维持直立。

　　（3）旋内肌群：参与旋内动作的有腘肌、缝匠肌、股薄肌、半腱肌、半膜肌等肌群。其中腘肌在旋内动作初始阶段起主要作用，半腱肌、半膜肌是主要旋内肌。

　　（4）旋外肌群：参与旋外作用的主要是股二头肌。

（三）膝关节生理特点

　　膝关节是人体中结构最大、最复杂的关节，它包括股骨与胫骨、股骨与髌骨构成的两个关节，共用一个关节腔。该关节负荷较大，而运动范围又受到一定制约。如膝关节伸直时，只能在一个平面上做屈伸运动，无侧向运动，只能做很小的内旋、外旋运动，而且关节结构特点较多，如关节腔内外均有韧带加固，关节前后左右均有肌腱、韧带加固，在股骨与胫骨的关节面有半月板缓冲震荡与增加关节的稳定性。由于膝关节是人体中最大的关节，其关节囊广阔、松弛，为了减少关节磨损，膝关节周围又有大量的滑膜囊，分泌大量的滑液以润滑关节，因而中医有"膝为筋之府"之说。

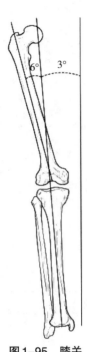

由于正常股骨有内侧髁比外侧髁长1.7cm的特点，伸膝时会伴有股骨旋内或胫骨旋外，股骨与胫骨在膝部形成约6°~10°的外翻角（图1-95），以适应重力的传递和稳定，大于此角者为膝外翻，小于此角者为膝内翻。若股骨与胫骨向后成角大于10°~12°，尚可形成膝反屈，这些都是膝关节结构的异常改变。

膝关节负重大，舞蹈离不开膝关节的运动，特别是芭蕾舞的"外开"，要求足尖、膝关节、股骨中线这三点在一条垂线上。其目的是为了使舞姿线条舒展优美，并可避免因足踝过度外开牵拉，造成小腿外旋，导致膝关节侧副韧带损伤。芭蕾训练与一般体育训练要求不同，通常而言，蹲起、跳跃活动均要"撅屁股"（即臀部翘起）才能完成，而芭蕾的跳跃活动则不能。为了收腹、收臀，在髋、膝、踝关节"折叠"下蹲时，只能靠髋关节外旋、外展，同时做出膝关节、踝关节最适宜的屈伸活动，才可能在跳跃时避免臀部翘起。因此，如果膝关节屈伸时伴有内收、外展活动或大幅度旋转，可致下肢起落力线不正，造成膝内外侧受力不均，引起侧副韧带或半月板损伤，故髋关节开度不好，特别是跳跃落地动作完成度不好是扭伤膝关节的主要原因。膝关节被誉为舞蹈者的"弹簧"，其弹性是舞蹈的基础，膝关节在起跳时产生巨大的作用，其发力点来自股四头肌。

图1-95　膝关节正常外翻角

膝关节在屈曲状态时韧带松弛，才可以做屈伸、收展与旋内、旋外及划圈环动，但此时又正是关节失稳之时，如受到扭屈、牵张暴力或地面反作用力等，容易发生损伤。

青少年关节稳定性较差，肌力不强大，骺软骨尚未骨化，在膝关节负荷过重，尤其是单腿支撑半蹲位时，损伤机会多，导致膝关节韧带损伤、半月板损伤、髌骨软化症、胫骨骨骺炎以及滑膜水肿等。在我们的统计资料中，膝关节损伤占整个舞蹈损伤的第3位。

（四）膝关节畸形的危害及易发生的损伤

较明显的膝关节过伸、外翻、内翻三种畸形都可影响肢体的活动，影响舞姿的完成度，影响运动的速度与质量，甚至发生损伤。

若膝关节过伸、关节囊松弛，体重无法均匀地落在两足上，人体重心挪到足跟的下方，影响人体的平衡与稳定，为了维持人体的平衡与稳定，作为支撑的股四头肌难以收紧，日久会导致股四头肌乏力，势必影响跳的技巧；由于膝过伸，膝关节后部韧带和肌肉常处于牵拉状态，势必会将髋骨向后牵拉，容易形成骨盆前倾，而致坐臀兜胯，腰椎前凸增大，增加腰骶关节负荷，日久积劳成伤；又由于膝关节反屈，小腿向后滑动，双腿不能在踝部与足形成直角，又会影响弹跳的技巧与屈膝类动作的质量。

膝外翻，即直立时两膝关节可并拢，而两踝关节间有宽1.5cm以上的间隙者，称"X"型腿；膝内翻，即直立时两踝关节并拢后，两膝关节间存留有宽1.5cm以上间隙者，称为"O"型腿。

膝外翻者，在承重与跳跃落地时，外侧半月板可受到挤压，内侧副韧带紧张，扭伤、拉伤容易发生；又由于胫骨的向外倾斜，可导致踝关节向内倾斜或外翻，在踝关节承重或做各种旋转动作时，容易扭伤。如外翻侧较另一侧明显，可出现一条腿长、一条腿短，即"K"型腿，进而形成骨盆一侧高一侧低，造成骨盆不平衡，脊柱代偿而侧弯。这样既影响舞姿造型，又容易在承重时，骨盆与脊柱连接部位因应力不平衡，导致腰骶关节部位的损伤。

膝内翻者，在承重及跳跃落地时，可出现与膝外翻相反的损伤，而且内翻的膝关节，其后部腘绳肌群乏力，造成膝关节固定和大腿内收肌运用困难，臀肌也往往松弛，既影响舞姿又易发生损伤。

（五）膝关节及周围软组织损伤

1.膝部韧带损伤　膝关节负重大，关节下部的胫骨关节面（胫骨平台）又较平坦，股骨与胫骨的连接全靠关节前后左右（内外侧）的肌腱、韧带加固。膝关节只有在屈曲位，加固的韧带松弛时，运动范围才能增加。因而在膝关节处于半屈位（或半蹲位）又要负重（比如体重、托举）时，若受到外力撞击或猛力扭转，关节周围韧带受伤机会较多，尤其是膝关节有一定的外翻角，膝内侧的韧带受伤机会更多。芭蕾舞的特点是"开、绷、直"，如髋关节开度不好，由膝关节或踝关节外开代偿，膝盖不能对准足尖，尤其是在起跳前下蹲时，髋、膝、踝关节的位置排列不在一条直线上，双膝向前跪倒，更易扭伤膝关节的侧副韧带。在膝关节伸直或膝关节外展时，内侧副韧带最紧张，如此时再受外力撞击，则内侧副韧带是处于紧张状态下再承受过度牵张，常发生韧带撕裂，又因内侧副韧带附于内侧半月板边缘，还可合并内侧半月板损伤，甚至造成骨折、脱位。当然致伤外力与体位不同，可以导致不同韧带的损伤。

如半蹲位的大舞姿，支撑腿呈现微屈膝并旋外的站立姿势，此时膝关节处于不稳定状态，如果髋关节外开不好，练此动作时，以膝关节、踝关节旋外代偿，造成小腿旋外，重心稍不稳定，身体晃动时，易拉伤内侧副韧带及前交叉韧带（因小腿有外翻角，所以通常是内侧副韧带更易遭受损伤）。在Grand fouetté en tournant、45° Fouetté en tournant（en dehors）等动作中，若直立旋转动作不协调、身体旋转过快，小腿转速不够，就会造成旋转后屈膝过程中支撑腿的小腿先旋内再旋外，则容易拉伤外侧副韧带、前交叉韧带。

压正腿时，用力过急（尤其是训练时在受压腿上增加压力），易拉伤关节囊后壁及前交叉韧带。

在Rond de jambe en l'air（图1-84）动作中，小腿划圈时髋关节配合不好，动作不协调，小腿硬性快速外展内收，则容易拉伤内、外侧副韧带。

一般膝内侧副韧带损伤较多见，因正常人有一定的膝外翻角，在起跳落地时，地面给予了小腿外展力量，所以易造成内侧韧带损伤。在膝过伸位受力时（如压前腿），力量过大，易导致关节囊后部撕裂，甚至交叉韧带断裂；被动压腿时，若压力在大腿，易损伤前交叉韧带；若压力在小腿上，易损伤后交叉韧带。

2.半月板损伤 在关节下部胫骨近端的内、外侧髁上附有两块纤维软骨，即内、外侧半月板，起到加固膝关节稳定性及缓冲外力对膝关节的冲击、震荡，减轻负重关节磨损的作用。在膝关节跳起落地时，由于足着地不平，或踝关节力量不够，落地不稳，又加上膝关节在屈曲位时，附近的肌肉韧带松弛，控制能力差，在落地时，膝关节上端股骨髁突然向内旋转，下端胫骨向外翻，造成膝关节屈曲、外展，身躯也随之内旋（如Grand jeté、Grand pas de chat等动作单腿落地不稳，或落地时髋、膝、踝三个关节未在一条直线上），外侧半月板可被股骨外侧髁与胫骨外上髁挤压损伤；内侧半月板由于与内侧副韧带相连，活动度小，常会被撕裂损伤，甚至破裂。内侧半月板破裂的概率是外侧半月板的7~10倍，且内侧副韧带多同时受累，膝关节滑膜囊也可被波及。

3.滑膜囊损伤 关节周围有众多的滑液囊，其中髌上滑液囊囊腔较大且又与膝关节关节囊相通，有的韧带又与关节囊相连。每当膝关节运动量较大、受外力扭转及突然旋转时，常易磨压损伤夹在关节中间的滑液囊，积聚大量的滑液，导致关节肿胀疼痛。如急性期未彻底治疗，或运动中又重复受伤，可导致滑膜囊壁增厚、积液增多，损伤常易反复发生。

4.髌骨劳损（或髌骨软化症） 髌骨位于股骨下端两髁之间，与股骨构成膝关节中的髌股关节。髌骨前面位于皮下，跪碰活动多，可造成滑囊炎、髌骨挫伤甚至骨折。但髌骨后面大部分为软骨，随着膝关节的屈伸，髌骨与股骨之间反复摩擦，甚至互相撞击，且髌骨随伸膝的大腿前侧股四头肌的收缩与放松，不断地在膝关节上下活动，在伸膝时也可左右活动与环动，也就是说髌骨被强大肌肉收缩或放松所带动的运动范围只有髌股关节面。当膝关节屈至90°时，髌骨上部与股骨髁间窝接触；当膝关节全屈时，整个髌骨和关节面紧贴股骨髁间窝。在长期的伸屈，负重及快速剧烈的活动中，髌骨软骨面势必会磨损致伤。尤其青少年骨骼未坚，长期磨损可导致髌骨劳损或髌骨软化症，也可并发关节滑膜炎。在Demi plié、Grand plié及跳跃起落运动中，单腿支撑负荷时，此病的发生并不见罕见。如Pas jeté（图1-96）、Sissonne fermée、Jeté passé（图1-97）等跳跃动作，膝关节在半蹲状态下发力起跳并落在半蹲姿态上。若半蹲不正确（如膝关节有内、外翻或旋转），起跃、落地时均易引起髌骨劳损、髌骨软骨软化症或内、外侧半月板损伤。

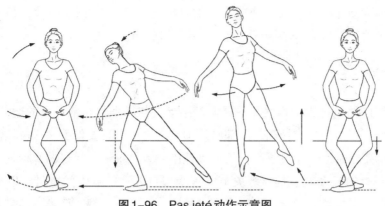

图1-96　Pas jeté动作示意图

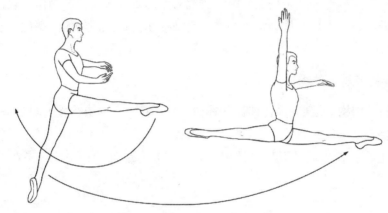

图1-97　Jeté passé动作示意图

5.胫骨粗隆骨骺炎　胫骨粗隆是胫骨上缘骨骺在其前部向下延续约2cm的舌状骨骺，称为胫骨粗隆骨骺，又称胫骨结节，是强大的股四头肌向下延续的髌韧带附着之处。青少年筋骨未坚，骨骺尚未愈合，此时的骺板强度不如髌腱。在剧烈的跳跃、奔跑等运动中，胫骨粗隆骨骺经受不住股四头肌通过髌韧带的强力收缩牵拉，尤其舞蹈动作的单腿跳跃起落，支撑腿的膝关节负荷更大，拉伤机会也更多，导致胫骨粗隆骨骺红肿疼痛。如不小心再经碰撞，易致慢性损伤。由于血运障碍，有少数病例可继发无菌性缺血坏死。

6.胫骨骨膜炎　胫骨是小腿的主要承重骨，青少年舞蹈演员、学生跳跃动作过多，尤其是单腿支撑落地，若缓冲要领掌握不好，使小腿的屈、伸踇（趾）肌群和胫骨前后肌不断收缩，反复牵拉和刺激其骨骼的附着部分，导致胫骨骨膜发炎、红肿热痛。或由于训练场地较硬，或由于跳落姿势不正确，落地没缓冲，地面（支撑面）的反作用力，反复挫伤胫骨，导致胫骨骨组织内部产生的应力受到改变或破坏，引起胫骨骨膜炎。比如练习大跳（Grand jeté）动作过多，若学生年轻，肌力尚达不到负荷的能力，易引起胫骨骨膜炎。

7.髌骨骨折　跳起落地不稳，或跪倒在地，可致髌骨骨折。

在排练或表演中，当膝关节屈曲至120°~140°位置时，股四头肌拉力最大，此时起跳，股四头肌猛烈收缩，动作稍不协调就可致髌骨骨折。

四、踝关节与足

足与舞蹈的关系极为密切，几乎任何舞蹈动作与舞姿都要依靠足的运动才能完成。尤其是芭蕾舞，对足的要求极高，足部必须柔韧有力，而且要像手一样灵敏。在舞蹈动作中，对足的要求是远远超过了其自然生理范围。人是唯一有足弓的脊椎动物，足是载体，足踝是弹跳的发动机，足与踝关节可承受来自体重的巨大的重量，以推进身体弹跳，缓冲震荡，保持舞姿稳定。足部有众多的骨、关节、肌腱、筋膜、韧带及约束肌腱的支持带等，其结构十分复杂精细。由于舞蹈对足的要求极高，若动作失误、运动超过生理范围以及疲劳、失控等均会发生损伤，足部损伤占舞蹈损伤的第一位。现分三部分叙述。

（一）踝关节与足的组成

1.足部骨骼结构　足部骨骼包括7块跗骨、5块跖骨及14块趾骨（图1-98）。跗骨包括距骨、跟骨、足舟骨、楔骨、骰骨和3块楔骨。

距骨：上接胫骨远端，下与跟骨相关节，前方与足舟骨相关节，夹在内外踝之间（图1-99）。

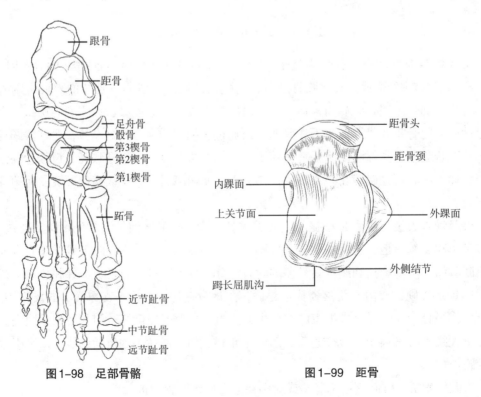

图1-98　足部骨骼　　　　　　　　　　图1-99　距骨

跟骨：即足底后部着地部位可触及到的骨，上载距骨，前面与骰骨相关节。

足舟骨：位于足内侧，前与楔骨相关节，后面与距骨相关节，外侧与骰骨相关节。

楔骨：有3块，位于足舟骨之前，由内向外为第1、第2、第3楔骨（或内侧、中间、外侧楔骨）分别与第1、第2、第3跖骨相关节，第3楔骨外侧与骰骨相关节。

骰骨：位于足的外侧，前方与第4、第5跖骨相关节；内侧与第3楔骨、足舟骨相关节。

跖骨：位于跗骨之前，由内向外分别为第1、第2、第3、第4、第5跖骨，近端称跖骨底（或跖骨基底部），远端称跖骨头，邻接趾骨。

趾骨：有14块，由内向外为第1、第2、第3、第4、第5趾，除第1趾（又叫踇趾）仅有远、近两节趾骨外，其余趾均由远节、中节、近节3节趾骨组成。

站立时，足前端是第1~5跖骨小头着地，后端是跟骨结节着地，足中部悬空，可见足骨由韧带连接构成了支撑体重的"拱桥"结构——足弓。

2.踝关节　即指距上关节，又名距小腿关节、上踝关节，骨结构已见前述。其关节囊前后壁较薄，所以屈、伸活动度较大；两侧有侧副韧带加强，以限制过度的内、外翻活动，在距骨及内、外踝上均无肌肉附着，但其周围有很多来自小腿的肌腱通过，踝关节被这些肌腱包绕起来。

3.距下关节　距下关节又名下踝关节，位于踝关节之下，主要由距骨与跟骨、足舟骨组成。距下关节包括距跟关节和距跟舟关节。

4.跖趾关节　跖趾关节由第1~5跖骨头与近节趾骨底构成，属椭圆关节，可沿冠状轴、矢状轴运动。绷脚与立半脚尖时此关节活动较大。跖趾关节近似掌指关节，关节内、外侧均有副韧带加强，足底侧有屈趾肌腱加强，足背侧有伸趾肌腱加强。

5.固定足踝关节与维持足弓的主要韧带

（1）踝关节韧带

内侧只有三角韧带。三角韧带起于内踝，分成三束，呈扇形止于足舟骨（胫舟韧带）、跟骨（跟胫韧带）、距骨（距胫前、后韧带）。此韧带较强韧，可防止足外翻。外侧有3束韧带，距腓前韧带起于外踝，止于距骨头外侧；跟腓韧带起于外踝，止于跟骨外侧；距腓后韧带起于外踝，止于距骨后突。外侧韧带较内侧韧带薄弱，常因足内翻而损伤。

胫腓骨下端：其前、后有胫腓前韧带，胫腓后韧带连接，防止内、外踝分离。

距下关节：内侧有距跟内侧韧带，限制足外翻；距跟关节前外侧由前到后有距跟骨间韧带前束、中束和后束。后外侧在跟腓韧带前方有距跟韧带，它们限制足内翻。背侧有距舟背侧韧带等加强，跖侧有足底长韧带加强。

（2）足背其余韧带（图1-100）

跟骰背侧韧带：位于足背外侧，连接跟骨、骰骨，加固跟骰关节。

分歧韧带：后端附着于跟骨，向前分为跟舟韧带、跟骰韧带，分别附着于足舟骨外侧、骰骨上面内侧。

楔舟背侧韧带：连接3块楔骨与足舟骨。

楔骰骨间韧带：连接骰骨与第3楔骨外侧。楔舟背侧韧带、楔骰骨间韧带共同加固楔骰舟关节。

跗跖背侧韧带：连接第1楔骨与跖骨底，第2、3楔骨，骰骨与第2~5跖骨底形成的跗跖关节。

骰舟背侧韧带：连接于足舟骨外侧与骰骨内侧之间。当足跖屈、绷脚时，以上背侧韧带均紧张。

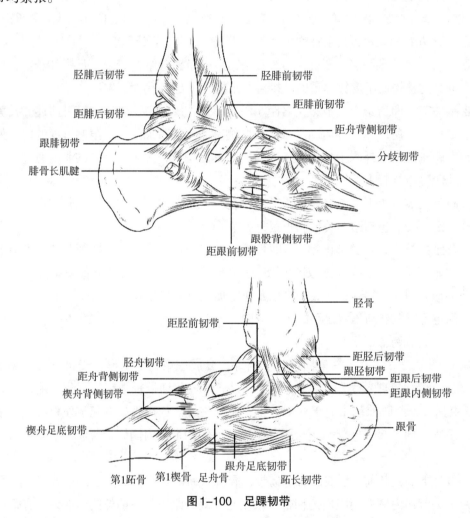

图1-100　足踝韧带

（3）足底韧带（图1-101）

跟骰足底韧带：又叫足底短韧带，连于跟骨与骰骨之间。

跟舟足底韧带：又叫"跳跃韧带"（因跳跃时易伤），连接于跟骨与足舟骨之间。

足底长韧带：连接跟结节，骰骨与第2~5跖骨底。

楔舟足底韧带：连接于3块楔骨与足舟骨之间。

骰舟足底韧带：连于骰骨与足舟骨之间。

跗跖足底韧带：连于5块跖骨、3块楔骨与骰骨之间。

足底韧带的主要作用在于维持足弓。维持纵弓的主要韧带是跟骰足底韧带、足底长韧带和跟舟跖侧韧带。其中跟舟跖侧韧带是维持内侧纵弓的强有力的韧带。横弓主要由腓骨长肌腱、胫骨前肌腱及踇收肌横头等结构维持。静止站立时足弓靠骨与韧带维持，运动时有肌腱参与，腓骨长肌腱、腓骨短肌腱协助维持内侧纵弓，胫骨后肌腱也维持纵弓。当屈趾长肌、足部短肌群收缩时，可使足弓增加，足内翻肌群收缩时可增大纵弓；足外翻肌群收缩时可降低纵弓；踇内收肌群收缩时可增大足弓。胫骨后肌、腓骨长肌、踇长屈肌、趾长屈肌等长肌腱起到“弹性吊带”的作用，在足底通过牵拉弓的前后支点起到靠拢的作用。另外，胫骨前肌、腓骨短肌有从上方吊起足弓的作用。由此可见，足弓是靠骨、韧带、肌肉共同维持的。

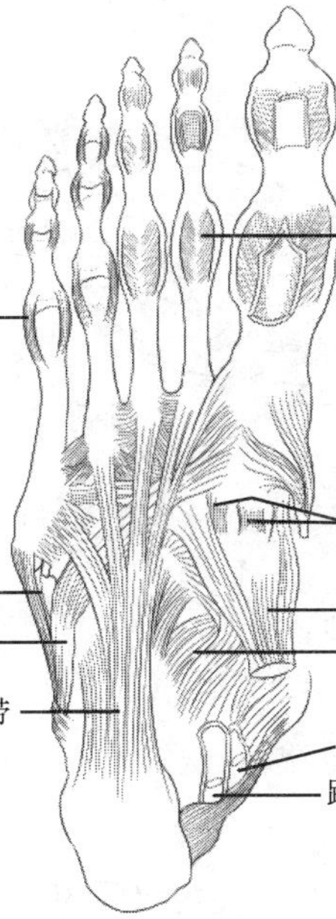

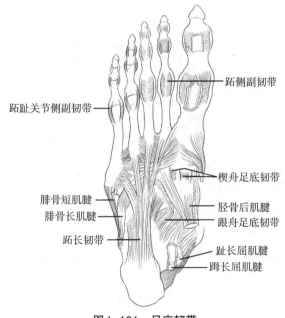

图1–101　足底韧带

（4）足踝的主要支持带

深筋膜在踝关节处增厚形成约束小腿肌腱的支持带。

伸肌上支持带：内侧附着于胫骨前嵴远端，外侧附着于腓骨下端，形成了胫骨前肌腱、踇长伸肌腱、趾长伸肌腱等构成的骨纤维管。

伸肌下支持带：外侧附着于跟前部上面，内侧上支附着于内踝，下支附着于内侧楔骨。

屈肌支持带：分浅、深两层，浅层附着于内踝与跟结节之间，深层形成3个管道，与三角韧带跟骨内侧的载距突沟共同形成胫骨后肌腱、踇长屈肌腱、趾长屈肌腱的骨纤维鞘。三角韧带撕裂伤可使此韧带充血、水肿。此韧带的断裂可致纤维鞘内肌腱脱位。

腓骨肌上支持带：附着在跟骨结节与外踝之间，有保护腓骨长、短肌腱和防止脱臼的作用。

腓骨肌下支持带：位于跟骨前外侧，内端与伸肌下支持带相接，形成两个管道，分别有腓骨长（上）、短（下）肌腱通过。

（二）踝关节的活动方式

1.距关节 距上关节属铰链关节，只有一个活动轴（冠状轴），因此只能做屈伸活动，即跖屈、背伸（或背屈）活动。屈伸运动总幅度约70°（以站立状态为0°），屈伸受骨结构限制（图1-102）。

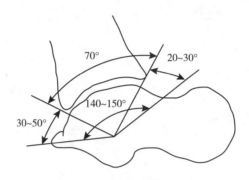

图1-102　胫距关节面弧度

跖屈：即站立于地面提起脚后跟的动作（"绷脚"动作或立足尖），最大幅度约45°。由于踝关节窝（踝穴）、关节头均前宽后窄，跖屈时，较窄的距骨滑车后部进入了较宽的关节窝前部，使距骨可以向侧方做轻微的运动，因此有绕垂直轴的旋转运动，旋内旋外总幅度约60°。

背屈：即"勾脚"动作，最大幅度为20°~30°。背屈时距骨前面较宽部分嵌入关节窝，关节稳固。

2.距下关节 距下关节包括距跟关节和距跟舟关节，两者在功能上是联合关节，可使足做绕矢状轴的运动，即内翻（内收）、外翻（外展）运动。

内翻：即足底向内转动，足内侧缘抬高，足外侧缘降低的运动，内翻最大幅度为30°~35°，相当于其他关节的内收运动。

外翻：即足底向外转动，足内侧缘向下压，足外侧缘抬起的运动，相当于其他关节的外展运动，最大幅度为10°~20°，外翻运动受三角韧带的限制。

3.参与足踝运动的肌群（图1-103） 足的运动肌基本上是小腿肌群，足部固有肌群不能直接作用于踝关节，但它能促进、延续小腿肌群对踝关节的作用，它们的作用是相互补充的，这些肌肉跨过的关节多，它们可直接作用于最远的趾关节。了解足的运动肌群后，对于避免因肌肉运用不当造成的足位或姿势不准确是有益的。

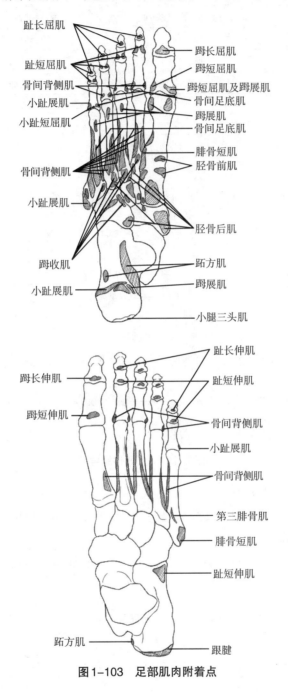

图1-103　足部肌肉附着点

（1）足背伸肌群（表1-15、图1-104）

足背伸肌群有胫骨前肌、趾长伸肌、踇长伸肌、第三腓骨肌。其中胫骨前肌和趾长伸肌为主动肌，其余为协同肌。

表1-15　足背伸肌群

肌名	起点	止点
胫骨前肌	胫骨体外侧面	第1楔骨与第1跖骨底
趾长伸肌	腓骨前面	第2~5趾中节趾骨背，远节趾骨底
踇长伸肌	腓骨内侧面及骨间膜	踇趾远节趾骨底
第三肌腓骨	腓骨体前面	第5跖骨底

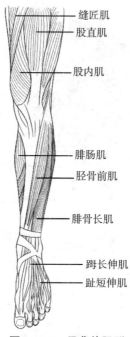

缝匠肌
股直肌
股内肌
腓肠肌
胫骨前肌
腓骨长肌
踇长伸肌
趾短伸肌

图1-104　足背伸肌群

（2）足跖屈肌群（表1-16）

其中小腿三头肌是主动肌，其余为协同肌。跖肌既可屈膝也可使足跖屈，是双关节肌，与小腿三头肌相似。

足跖屈肌群有跖肌、小腿三头肌、胫骨后肌、趾长屈肌、踇长屈肌、腓骨长肌、腓骨短肌。

表1-16　足跖屈肌群

肌名	起点	止点
跖肌	股骨外侧髁后上方的骨面、膝关节囊，腘斜韧带	跟骨
小腿三头肌	腓肠肌内侧头：股骨内上髁 腓肠肌外侧头：股骨外上髁 比目鱼肌：胫、腓骨后上部	跟骨结节
胫骨后肌	小腿骨间膜后外侧上2/3及邻近的胫、腓骨后面	足舟骨粗隆及楔骨的基底面

续表

肌名	起点	止点
趾长屈肌	胫骨后面，比目鱼肌线以下的上1/3骨面	第2~5趾的远节趾骨底
蹈长屈肌	腓骨后面下2/3及邻近的小腿骨间膜	蹈趾远节趾骨底
腓骨长肌	腓骨头、腓骨外侧面上2/3	第1楔骨外侧面，第1跖骨底
腓骨短肌	腓骨外侧面的下1/3	第5跖骨粗隆

小腿三头肌收缩，可使膝关节屈曲，踝关节跖屈。当直立时，股四头肌使膝关节伸直，膝的伸直则拉伸绷紧小腿三头肌，而小腿三头肌的绷紧有助于足跟的上提，所以小腿三头肌与股四头肌肌力平衡，控制着膝关节与踝关节的稳定性。

（3）足内翻肌群（表1-17）

表1-17　足内翻肌群

肌名	起点	止点
胫骨后肌	胫骨外侧面	第1楔骨侧面和第1跖骨底
胫骨前肌	胫骨、腓骨和骨间膜后面	足舟骨粗隆和第1~3楔骨底
蹈长屈肌	腓骨后面	蹈趾和第2节趾骨底
趾长屈肌	胫骨后面中部	第3跖骨底
蹈长伸肌	腓骨前面和小腿骨间膜	蹈趾第2节趾骨底

（4）足外翻肌群（表1-18）

当跖屈外翻时，主要是腓骨长肌、腓骨短肌、第3腓骨肌起作用，背屈外翻时，主要靠趾长伸肌收缩。

表1-18　足外翻肌群

肌名	起点	止点
腓骨长肌	腓骨头、腓骨外侧面上2/3和小腿深筋膜	第1楔骨及第1跖骨底
腓骨短肌	腓骨外侧面下端	第5跖骨粗隆
第三腓骨肌	腓骨下1/3的前侧及骨间膜	第5跖骨底
趾长伸肌	胫骨外侧髁、腓骨前面上3/4和相邻骨间膜	第2~5趾远节趾骨和第5跖骨底

（5）旋转肌群：足跖屈时，踝关节稍有旋转运动，旋内（旋前）时伴有外翻（外展）运动，主要是腓骨长肌、腓骨短肌的作用；旋外（旋后）时伴有内翻（内收）运动，收缩肌群有胫骨后肌、蹈长屈肌、小腿三头肌。

（6）立脚尖肌群：立半足尖时参与作用的肌群有：小腿三头肌、胫骨后肌、蹈肌、腓骨长肌、腓骨短肌、趾长伸肌、蹈长伸肌、蹈短伸肌、趾短伸肌等收缩。立全足尖时参与作用的肌群有小腿三头肌、胫骨后肌、跖肌、腓骨长肌、腓骨短肌、趾长屈肌、姆长屈肌等，屈趾肌群与伸趾肌群的收缩达到相互平衡。

（三）踝关节与足的特点及在舞蹈中的重要性

1.严谨复杂的结构组合

（1）踝关节：广义的踝关节包括距上关节（距小腿关节）及距下关节（距跗关节），狭义的踝关节仅指距上关节。本部分主要介绍的是狭义的踝关节。

踝关节为承重关节，是人体与地面接触的枢纽，人的行走、跑跳等各项运动，以及日常生活中足部的活动大多都有踝关节参加，而且负荷巨大，所以有"起重机"之称。

距上关节由距骨与胫骨远端、腓骨远端等结构组成。其关节头为距骨滑车，关节窝由胫骨远端关节面、内踝关节面、腓骨外踝关节面构成，是一个滑车关节。内外两踝向下突出，自两侧把距骨卡住，因而踝关节只有一个运动轴，绕冠状轴做屈伸活动。

由于距骨滑车关节面前宽后窄，当足跖屈时（绷足时），滑车关节面较窄的部分就不能填满关节窝（窝大，距骨头小，关节内存有空隙），因而踝关节可以绕垂直轴做微小的旋转运动。因此，在跖屈时踝关节稳定性较差，其关节囊松弛，距骨又无肌肉附着，全靠踝关节周围的韧带与支持带发挥加固稳定关节的作用，这也是踝关节在运动中容易受损的原因。

踝关节常与距下关节及跖趾关节等协同运动，上述关节不能脱节运动，一般均为协同运动。在立足尖时，踝关节（距上、距下关节）与跖趾关节跖屈，脚背与小腿前侧面形成一条直线，才能站得好、站得稳，也才能转得好，才能控制各种优美舞姿及造型。足的内翻、外翻运动是由距下关节完成，它们常与距上关节协同运动，所以常伴有足的跖屈、背伸。内翻时伴有跖屈，外翻时常伴有背伸。

由于踝关节负荷大，加固关节的韧带、肌肉、支持带及筋膜众多，从踝关节上部到足前线、足底及趾间关节均有众多加固组织。

（2）足弓：是足部为缓冲震荡、增加弹跳力与分散体重等而特有的"拱形"结构。足弓由33个关节、26块骨、近40条肌腱、众多韧带、筋膜及血管神经组成，构成利于弹跳、承重、减震的3个弓，即足的内纵弓、外纵弓与横弓，故足弓又被称为"减震器"。内纵弓由跟骨、距骨、足舟骨、3块楔骨及第1、2、3跖骨组成，前端承重点在第1、2、3跖骨头，后端在跟骨（图1–105）。外纵弓由跟骨、骰骨及第4、5跖骨组成，前端承重点在第5跖骨末端，后端在跟骨。横弓悬空于中部，由第1~5跖骨，3块楔骨及骰骨组成。内纵弓曲度大，弹性强，既适合于吸收震荡，又有利于弹跳技巧，故名弹簧足弓。外纵弓较矮，是足弓的支撑部分，以负重为主，又名支撑足弓。

通常而言，整个足弓的前部是第1、5跖骨小头着地，后面是跟骨底部着地，足的其他骨，大多未与地面接触，人体体重均匀落在足底这3个点上，恰好似稳定的"三角架"，增强了人体的稳定性，使人能站立于高低不平的地面上。

拱形结构使足弓具有坚固轻便、弹跳性好、稳定性强的特点。由于足弓有许多关节，都有轻微的活动性，足弓各关节面的软骨和维持足弓的韧带都有一定的弹性，又由于足底的"三角架"极具稳定性，所以能使腿和足底的肌肉有力地活动与维持足弓，保持人体的稳定与平衡。

足部除足骨的连接外，尚有众多的肌腱、韧带及筋膜参与维持足弓，并能增大足弓、升降足弓，进一步增强了足的稳定与弹跳的功能。关于上述肌腱、韧带等情况详见后述。

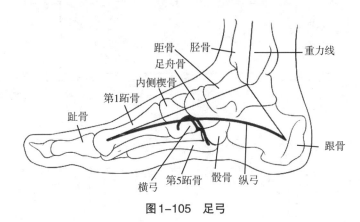

图1-105　足弓

2.足踝关节的重要功能

（1）负荷与支撑：足是载体，足和足关节要承受身体的重量，人行一步，足关节要承受2~4倍的人体重量。一天的舞蹈基训中弹跳、下蹲可达800次以上，有时为了动作优美，需要反复地弹跳、下蹲。如学生体重为30~40kg，则足关节累计负荷达24000~32000kg。单腿支撑时，负荷则成倍增加，因而足关节与足具备的传递重力、缓冲震荡、支撑负重、保持舞姿平衡与稳定的功能是巨大的。在立半足尖时，足的支撑面积大大减小，身体重量落在5个跖趾关节上，成为一条水平线上的负荷，即使在外开位，扩大了支撑面积（也只有11~14cm^2），这样小的面积，负荷庞大的体重，必然不能持久，尤其是单腿支撑与弹跳落地时，足掌前部的负荷量极大，一般是用5个足趾用力扒地，将支撑面积由一条线变为四边形，来增大支撑面积，以增大支撑能力与稳定性。

（2）弹跳与控制：足关节有众多的韧带与肌腱包绕加固，又有良好的足弓（尤其是纵弓弹性好）与踝关节的推进能力，因而能推动身体弹跳与控制平衡。弹跳越高，落地时地面的反作用力越大，尤其是单起单落、双起单落时，则更需要足踝有坚强的控制能力，以减弱震荡与稳定平衡。

在立半足尖时，足踝的距上关节面较窄的后位移到前方代替较宽的前位，此时足关节松动，活动功能有改进，但稳定性减弱，而立起足尖时又要控制与踝关节形成一条平滑的直线，使人体重心直线落在足部的支撑面积之内，才能将足尖立好、稳固，这需要足部众多关节相当强的控制能力。芭蕾舞一大特征性动作是"立足尖"，如Relevé（图

1-106）、Relevé sur le cou-de-pied（图1-107）。足尖立得好坏，直接影响到旋转的数量与质量，只有在确保立好足尖的基础上，才可能转得好、快、多、稳，才能保持舞姿的优美，做好如Couetté en tournant 45°、Grand pirouetté等动作。

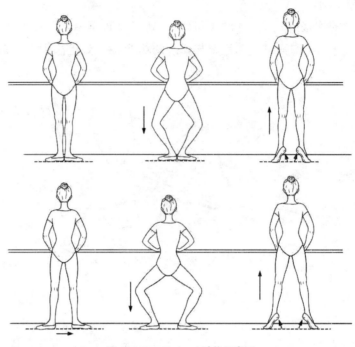

图1-106　Relevé动作示意图

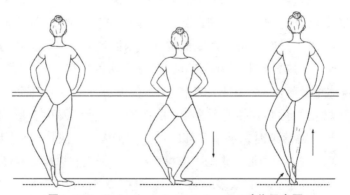

图1-107　Relevé sur le cou-de-pied动作示意图

（3）立半足尖：立半足尖是靠踝关节跖屈及跖趾关节背伸共同完成的。当跖趾关节背伸到50°~60°时，足背已垂直于地面，此时足的力线最好，半足尖的支撑点在跖骨头。由于足底韧带、肌腱繁多，伸跖趾关节时它们均绷紧控制了足趾的过伸。大多数关节（包括跖趾关节）均是屈的幅度大于伸的幅度，但舞蹈演员经过训练，跖趾关节伸的幅度大大增加，可以使跖骨、趾骨与地平面的夹角接近90°，跖骨几乎垂直于地面（一般人跖趾关节屈约40°~80°，伸约35°~40°）。足弓较好者有利于立好足尖，控制稳定。

（4）立全足尖：立全足尖主要是踝关节跖屈，跖趾关节几乎不参与活动（处于中立位）。跗骨间关节多为平面关节，活动度小，所有的跗骨间关节和踝关节的活动累积起来，可使足跖屈90°（此时足背绷紧，伸肌腱及足背韧带控制过屈）。立全足尖要借助芭蕾舞鞋，舞鞋鞋衬支撑着从足跟到跖趾关节的正中肌肉带，鞋面自跖骨前半部起就得到加强，并裹紧跖趾关节和各个趾骨，使体重得到分散，并可帮助重心的稳定，减小足趾尖的摩擦和挤压。

（5）跟腱：足踝后部的跟腱与提踵弹跳关系密切，是人体中最坚强的肌腱之一。小腿三头肌会合于跟腱，踝关节跖屈、蹲起弹跳和立足尖等动作中均有小腿三头肌的反复收缩或快速急剧地收缩。跟腱在芭蕾舞中活动量大，踝关节背屈时也要反复拉伸跟腱，所以跟腱必须有良好的弹性。

3.足部经穴 足部有足三阴经、足三阳经起止与循行，有众多的气血输注。足部有六十多处经穴，对其推拿按摩，可以祛伤病，强体质。

（四）容易造成足踝部损伤的情况

足部由于负荷量大，承重面积小，又需具备弹跳与强大的控制能力，以适应极高的舞蹈要求，所以在舞蹈训练中，如遇动作失误或疲劳失控，均易导致损伤。

1.足部易发生损伤及正常解剖位置的改变，伤痛难愈 不正确的"外开"，大腿外旋不够，以足外旋代偿，也就是足外开超过了髋关节和膝关节的连线。足在背伸的状态下无旋转的可能，为使足尖向外旋，小腿外侧的腓骨长肌、腓骨短肌必需过度收缩，使其肌腱经外踝向足底收缩，腓骨短肌牵动第5跖骨，腓骨长肌牵动第1跖骨、第1楔骨，进而使纵弓降低，足舟骨随之下降，向内凸出，足的重心移向足内侧缘，造成外展代偿旋外，产生了外翻动作。在这种情况下的跳跃或长时间训练，会牵拉到胫舟韧带，容易造成三角韧带拉伤或松弛。这样既损伤踝关节内侧副韧带，又导致足舟骨下降，向内凸出（又叫"倒足"）及足弓下塌，形成扁平足，既会导致踝关节松弛，足部软弱无力，立足尖乏力，又会进一步影响弹跳的起、落与跳、转动作的质量。在髋关节外开幅度未增加前，错误地以双足外开来维持训练，必然伤痛难愈。

2.踝内侧副韧带损伤 在做Tour en dedans、Pirouetté sur le con-de-pied en dedans等动作时，支撑腿在旋转时，立足不直，旋转暴力较大，造成小腿先旋外，足旋外落后于躯体旋转（没有顶脚跟），导致足的相对旋内并伴有足外翻，易拉伤三角韧带。

又如在跳跃落地时，足踝乏力、失控，足落不稳，容易造成外翻暴力，损伤内侧副韧带，如Grand jeté en trelacé fouetté、Pas de sissonne en tournant等动作。

3.踝外侧副韧带损伤 外侧副韧带较内侧副韧带薄弱，其损伤在足韧带损伤中占第1位。

舞蹈跳跃类动作，例如大跳（Grand jeté, Grand pas de chat），在单腿落地不稳，踝关节控制能力不够或疲劳失控，小腿内外侧肌力不协调，内侧肌群紧张等状态下，跳跃落地时容易造成外侧跟腓韧带及距腓前、后韧带拉伤。内翻冲击力过大，可伤及距跟骨间韧带，或造成外侧副韧带部分撕裂，甚至可将外踝尖撕脱，发生腓骨远端撕脱性骨折。再如Grand jeté en tournant（相当于中国舞的"拉腿蹦子"）动作落地不稳，也易造成内翻暴力，损伤外侧韧带。又由于踝部韧带的部分纤维参与了关节囊的组成，故韧带损伤常可波及关节囊或关节滑膜，引起炎症或伤痛。

踝关节外侧损伤较多的原因是：踝关节内踝较外踝短，外踝可覆盖距骨外侧面，内踝则只能覆盖住距骨内侧面的1/4，外侧韧带不如内侧韧带坚韧，踝关节容易内翻，故外侧韧带损伤较多，尤其在跖屈时，如关节失稳，更容易损伤外侧韧带。

4.外旋转动作不协调，容易损伤踝外侧韧带　在做45°Fouetté en tournant或En dehors的大转（Grand pirouetté）接小转（Pirouetté sur le cou-de-pied）、小转接大转动作中，支撑足的踝关节松弛，立足不稳，重心后移，动作不协调，容易造成足部内翻，损伤外侧副韧带。

5.足踝部其他损伤　在舞蹈训练中跳、转类动作甚多，容易损伤包绕踝关节的韧带、筋膜，如损伤跟舟足底韧带等。

6.跟腱损伤与断裂　在舞蹈中，过多的背伸（蹲）、跖屈（绷足）训练，屈肌、伸肌腱与腱鞘反复摩擦可导致腱鞘发炎，如跟腱周围炎、腓骨肌腱鞘炎等。

如在患有跟腱周围炎或准备活动不够的情况下，尤其是温度低时肌腱僵硬，做突然的深蹲起跳动作，小腿三头肌的急速收缩容易拉伤跟腱，或拉伤部分肌腱纤维，在跟腱反复受伤或曾有旧伤积累，部分跟腱已有形质变化的情况下，再遇突然弹跳，爆发力大，肌腱急速收缩成"串"。高难度动作落地不规范，使跟腱不断地受到地面反作用力的冲击震颤，或小腿三头肌骤然收缩，均可导致跟腱断裂。

7.胫骨后肌伤痛　胫骨后肌承担着足尖立起、跳跃及平衡的负荷，在舞蹈中负荷过重，常易引起胫骨后肌僵硬、肿胀、疼痛。

8."内、外镰足"引起的损伤　在立半足尖时，如踝关节松弛，足背筋膜肌腱、韧带乏力，控制能力差或疲劳，可能发生晃动，形成"内镰足"或"外镰足"，即形成镰刀状足内侧弯或外侧弯，就会影响动作质量。还可导致起跳力量差，落地时控制不好身体，不能准确地落在足底三角上，容易扭伤踝关节内外侧韧带，甚至出现足舟骨肿痛。

9.足背过高、过低造成的损伤　强有力的足背，对跳、转、立足尖及维持稳定性均有重要作用。如足背松，立足尖时过分向前弯曲，成高足背，踝关节与跖趾关节不能在一条直线上支撑体重与传导各动作的应力，导致身体不稳，易向前扑，有时会扭伤踝关节或向前跌伤。

有时虽有有力的高足背，但演员在立足尖时为避免身体前倾，未把身体重心控制在前足掌上，而使身体重心挪到后跟上，为了控制身体直立，常可导致控制身体重心的小腿肌群（胫骨后肌等）酸胀疼痛。有时由于重心往后拉，把应力拉到膝关节下部，可引起疼痛。

低足背为足踝跖屈角度小，只能从90°屈至130°左右。绷足差，足背拱形不好，足尖立不直，踝关节不灵活，弹跳落地缓冲不好，容易损伤踝关节与内、外侧副韧带而出现肿胀疼痛。

10.跖趾关节背伸功能差，背伸达不到70°~90° 在立半足尖时，体重不能正确地传达至地面，为了维持身体站、转动作，跖趾筋膜紧张，在立足尖时筋膜尽量收紧，长时间超负荷支撑体重，造成足底筋膜僵痛，甚至形成条索状僵硬筋膜，做立足尖动作时疼痛，影响旋转的速度与耐力。此跖趾关节损伤率占舞蹈损伤的5.2%。

11.踇趾滑囊炎 踇趾向上弯曲的幅度，直接决定着立半足尖的幅度。踇趾关节，踇趾力量是立足尖的关键环节，反复立足尖，踇趾滑囊被反复摩擦挤压，容易损伤，出现红肿热痛。

12.劳损 跳落、立足尖等动作过多，可导致足踝筋膜、韧带、肌腱劳损。如腓骨外肌附着在第5跖骨基底部的上面，由于立足尖、半立足尖及控制平衡，该肌肉使用过多，容易发生劳损，引起疼痛。又如在立半足尖时，跗跖骨关节的韧带经常被极度牵拉，日久则僵硬疼痛。再如踝关节反复损伤，也可导致创伤性骨关节炎。

第二章　舞蹈生理与心理

第一节　舞蹈动作的神经调节

一、动作的中枢调控功能概述

（一）运动的分类

运动可以分为反射运动、随意运动和节律性运动3类。它们的区别在于运动的复杂程度和受意识控制程度的不同。

1.反射运动　反射运动的结构基础称为反射弧，包括感受器、传入神经、中枢、传出神经与效应器。一定的刺激被感受器所感受，感受器产生兴奋；兴奋以神经冲动的方式经过传入神经传导至中枢；通过中枢的分析与综合活动，继而产生兴奋。中枢的兴奋又经相应的传出神经到达效应器，使效应器产生相应的活动。如果中枢发生抑制，则中枢原有的传出冲动减弱或停止。在实验条件下，人工刺激直接作用于传入神经，也可引起反射活动。但在自然条件下，反射活动一般都需借助完整的反射弧来实现，如果反射弧中任何一个环节中断，则反射不能发生。

感受器一般是指神经组织末梢的特殊结构，它能把内外界刺激的信息转变为神经的兴奋活动，所以感受器相当于一种信号转换装置。某一特定反射往往就是刺激特定感受器后发生的，这种特定感受器所在的部位称为该反射的感受野。中枢神经系统由大量神经元组成，这些神经元组合成许多不同的神经中枢。神经中枢就是指调节某一特定生理功能的神经元群。一般而言，作为某一简单反射的中枢，其范围较窄，例如膝跳反射的中枢在脊髓腰段，角膜反射的中枢在脑桥。但作为调节某一复杂生命活动的中枢，其范围却很广，例如调节呼吸运动的中枢分散在延髓、脑桥、下丘脑以及大脑皮层等部位。延髓是维持呼吸活动的基本神经结构，而延髓以上部分的与呼吸功能有关的神经元群，调节呼吸活动使其能更富有适应性。

2.随意运动　随意运动又称自主运动，是指意识支配下受大脑皮层运动区直接控制的躯体运动。它是个体通过后天学习得来的复杂功能系统，具有条件反射的性质。如穿衣、吃饭、走路等，是简单的随意运动；学习、劳动、社交等是复杂的随意运动。随意运动是意志行动的基础。基于随意运动，才能使人们根据目的，把一系列最基本的动作组合成复杂的行为，去实现预定的目的。如果没有随意运动，意志行动就无法实现。

通常把站立、行走等称为大肌肉运动或粗运动，把手指捏物等称为小肌肉运动或精细运动。儿童的随意运动发展一般是由大肌肉群到小肌肉群，由粗运动到精细运动。随意运动有以下特点。

（1）大脑皮层对躯体运动的调节通常具有交叉性，头面部运动和咽喉部运动则是呈双侧性。

（2）大脑皮层对躯体运动的支配有精细的功能定位。

（3）躯体不同部位的骨骼肌在大脑皮层运动区有不同的代表区，运动越精细、越复杂的部位，所占的皮层代表区越大。

3.节律性运动　节律性运动是一种有节奏、有规律的运动，即动作按照一定的节奏，有力度的重复、协调、持续地进行。

节律性运动的主要特点包括：周期性、协调性、对称性、可调控性、方向性、时效性。

（1）周期性：即动作周而复始，呈现一定的周期性。

（2）协调性：即人体的动作运动中身体各动作部位、神经系统、运动系统及其他各器官系统之间能够在特定的时间、空间下精准地控制配合，完成正确、和谐、优雅及省力的动作。

（3）对称性：即运动轨迹沿着某一轴对称。

（4）可调控性：即运动的速率可以在一个较大的范围内调控。

（5）方向性：即在节律运动中，不同运动方向的节律运动会产生不同的运动效果，可依据所要达到的运动效果在正确的方向上进行有节律的运动。

（6）时效性：即在节律运动中，在不同的运动节点进行相同的节律运动会取得不一样的运动效果，应根据身体的生理规律和运动本身的规律在正确的运动节点进行节律运动。

（二）运动调控的基本结构和功能

中枢运动调控的三级水平

（1）最高水平：大脑皮层联络区、基底神经节和皮层小脑负责运动策划；

（2）中间水平：运动皮层和脊髓小脑负责运动的组织、协调和实施；

（3）最低水平：脑干和脊髓负责运动的执行。

二、脊髓对动作的调控作用

（一）运动反射的最后通路

1.脊髓运动神经元　运动神经元也称传出神经元，是传导运动神经冲动的神经元，也是一种神经细胞。脊髓运动神经元主要位于脊髓的前角。它可以支配四肢的肌肉活动，是骨骼肌反射的初级中枢。

（1）α运动神经元：支配梭外肌。α运动神经元兴奋时梭外肌收缩，梭内肌松弛，当牵拉梭外肌时，梭内肌同样受到牵张。相关的传入纤维（Ⅰa型纤维）运动电位的频率升高时，经后根传到脊髓，直接与支配该肌或协同肌的 α 运动神经元发生兴奋性突触联系，产生收缩效应，从而使肌梭回到先前状态。α 运动神经元整合各种神经冲动，可引发随意运动调节身体姿势，协调肌群活动，使运动平稳和精确。

（2）β 运动神经元：支配梭内肌和梭外肌。

（3）γ 运动神经元：支配梭内肌。由于肌梭的感受器位于其中央部，当梭外肌收缩时，感受器受到的牵拉刺激相对较小。梭内肌纤维收缩时，感受器对牵拉刺激的敏感度增高。γ 运动神经元兴奋时，使梭内肌收缩，肌梭中央部分敏感性增加，肌梭传入冲动增加，肌肉呈持续性收缩。如果没有 γ 传出纤维的作用，当梭外肌收缩时，梭内肌纤维放松，Ⅰa型纤维传入冲动减少，α 运动神经元兴奋减弱，传出冲动减少，肌肉放松。

2.运动单位 由一个脊髓 α 运动神经元及其所支配的全部肌纤维组成功能单位。一个支配四肢肌的 α 运动神经元所支配的肌纤维数目可达2000根，有利于产生巨大张力。一个支配眼外肌的 α 运动神经元只支配6~12根肌纤维，有利于支配肌肉的精细运动（产生的张力均匀）。

（二）脊髓对动作姿势反射的调节

1.姿势反射 姿势反射是指中枢神经系统通过调节骨骼肌的紧张度或产生相应的运动以保持或改正身体在空间姿势的反射。由脊髓完成的姿势反射包括屈肌反射、对侧伸肌反射，牵张反射和节间反射。

2.牵张反射

概念：有完整神经支配的骨骼肌在受到外力牵拉而伸长时，引起受牵拉的同一肌肉收缩的反射活动。

类型：腱反射、肌紧张。

（1）腱反射

1）概念：是指快速牵拉肌腱时所发生的牵张反射，它表现为被牵拉肌肉迅速而明显地缩短。

2）特点：是单突触反射，反射时间短。

3）意义：帮助了解神经系统的功能状态。

（2）肌紧张

1）概念：缓慢而持续地牵拉肌腱时发生的牵张反射。它表现为骨骼肌轻度而持续地收缩，维持肌肉的紧张性收缩状态。

2）特点：多突触反射，运动单位交替性活动，以伸肌为主。

3）意义：肌紧张是维持躯体姿势最基本的反射活动，是姿势反射的基础。在保持舞蹈动作及完成某一身体造型时起着至关重要的作用。

（3）牵张反射反射弧（图2-1）

1）感受器：肌梭。

2）传入与传出：Ⅰa、Ⅱ类纤维；α、β、γ神经元纤维。

3）中枢与效应器：α运动神经元；梭外肌。

4）反射过程：牵拉肌肉→肌梭兴奋→Ⅰa、Ⅱ类纤维传入（神经）冲动→脊髓前角α运动神经元兴奋→α神经元纤维传出冲动→梭外肌收缩。

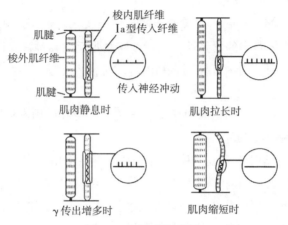

图2-1　牵张反射传导

5）不同情况下Ⅰa类纤维传入的冲动对α运动神经元的作用：①肌肉静息时以一定频率传入冲动，对α运动神经元的兴奋起一定作用；②肌肉收缩缩短时梭内肌松弛，冲动传入减少，对α运动神经元的兴奋作用小；③肌肉受牵拉伸长时梭内肌紧张，冲动传入增多，对α运动神经元的兴奋作用大；④γ传出增多时梭内肌紧张，冲动传入增多，对α运动神经元的兴奋作用大。

（4）腱器官

1）感受刺激：肌肉张力变化。

2）传入纤维：Ⅰb类纤维。

3）作用：抑制α运动神经元兴奋。

4）抑制牵张反射：抑制由腱器官引起的牵张反射。

5）意义：防止牵张反射过强而拉伤肌肉。

三、脑干对肌紧张和姿势的调控

（一）脑干对肌紧张的调控

1.脑干网状结构易化区和抑制区

（1）易化区：延髓网状结构背外侧部、脑桥被盖、中脑中央灰质、中脑被盖、下丘脑和丘脑中线核群、前庭神经核、小脑前叶两侧部等。

（2）抑制区：延髓网状结构腹内侧部、大脑皮层运动区、纹状体、小脑前叶蚓部等。

2.去大脑僵直

（1）去大脑僵直现象：在中脑上、下丘之间切断脑干，实验动物表现为四肢伸直、坚硬如柱、头尾昂起、脊柱挺硬，呈角弓反张状态。

（2）发生机制：去大脑僵直为抗重力肌（伸肌）肌紧张亢进的表现，可由切断相应脊髓背根而消除，是一种过强的牵张反射。

（二）脑干对姿势的调控

1.状态反射　头部在空间的位置发生改变以及头部与躯干的相对位置发生改变时，都可反射性地改变躯体肌肉的紧张性。包括迷路紧张反射和颈紧张反射两种形式。

（1）迷路紧张反射：由内耳椭圆囊和内耳球囊传入冲动，引起躯体伸肌紧张的反射调节。

（2）颈紧张反射：颈部扭曲时由颈部脊椎关节韧带和肌肉本体感受器传入冲动，引起四肢肌紧张的反射性调节。

（3）意义：状态反射在完成身体运动中发挥重要作用。它可以使身体得以保持平衡，维持身体正常姿势，同时有利于使身体向着头部位置改变的方向移动。状态反射对舞蹈动作的完成也起重要的作用。许多舞蹈动作的完成都是建立在状态反射的基础上。例如，舞蹈的许多动作都需有意识地改变头部位置才能有效完成。利用状态反射能提高运动效果。如滚翻、空翻动作，应保持低头，并使腹部肌肉紧张性增强，这样有利于团身翻滚。

2.翻正反射　亦称复位反射。一般指动物体处于异常体位时所产生的恢复正常体位的反射。首先是头部恢复正常位置，这是由迷路感受刺激而引起的，反射中枢在中脑。躯干如果依然处于异常体位，就会发生颈部肌群扭曲，肌梭受到刺激就引起使躯干部恢复正位的第二反射（中枢分布在中脑或胸部脊髓）。此外，也会由体肌肌梭感受刺激而引起反射（中枢在中脑），或引发视觉性反射，也受皮肤的接触刺激影响。

意义：了解翻正反射的活动规律，有利于更好地完成舞蹈动作。因为很多动作是在翻正反射的基础上形成的。例如，完成转体动作时，都是先转头，然后转上半身，再转下半身，是以头带动身体的活动过程。舞蹈中的翻正反射活动，是在先天翻正反射的基础上，和后天的专业训练相结合，建立起来的更为复杂的运动条件反射，是在中枢神经系统参与下，特别是在大脑皮层高度控制下共同协调活动的结果。

四、大脑皮层对运动的调控

大脑皮层是中枢神经系统控制和调节躯体运动的最高级中枢，通过锥体系统和锥体外系统来实现相关功能。

（一）大脑皮层运动区

1.主要运动区　中央前回（4区）和运动前区（6区）（图2-2）。

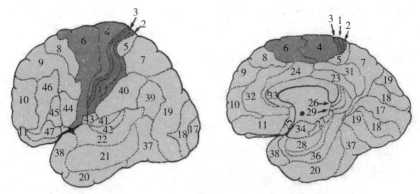

图2-2　中央前回（4区）、运动前区（6区）

功能特性：①对躯体运动的调节支配具有交叉性，但头面部为双侧支配；②具有精细的功能定位，功能代表区的大小与运动的精细复杂程度有关；③躯体运动在皮层运动区的投影与支配部位呈倒置关系，但头面部是正立的（图2-3）。

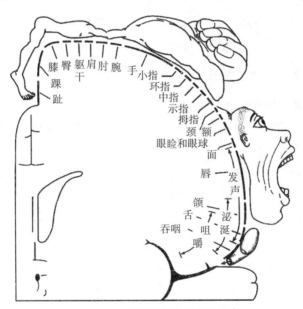

图2-3　大脑皮层运动区支配分布

2.其他运动区　有运动辅助区，第一、第二感觉区，5、7、8、18、19区等。

（二）运动传出通路

1.皮质脊髓束和皮质脑干束

（1）皮质脊髓束：皮质脊髓束主要起自中央前回上2/3区域的第五层大锥体细胞和略小的锥体细胞，以及1、2、3、6区的锥体细胞，纤维下行经内囊后脚达中脑，位于脚底中间3/5区域，过脑桥基底部至延髓形成锥体。

①侧束：经延髓椎体交叉，控制四肢远端肌肉，主要参与精细、技巧性运动。

②前束：只下行至脊髓胸段，控制四肢近端肌肉及躯干肌肉，主要参与姿势维持和粗大运动。

（2）皮质脑干束：主要由中央前回下部锥体细胞的轴突组成，经内囊膝部下降，继续经中脑大脑脚底中3/5的内侧部向下，陆续发出"离群纤维"至两侧的动眼神经核、滑车神经核、三叉神经运动核、展神经核、疑核和副神经核，与这些核的运动神经元相突触。

皮质脑干束除控制支配骨骼肌的脑神经运动核外，部分纤维还终止于脑干的感觉中继核，如薄束核、楔束核、三叉神经脑桥核、脊束核以及孤束核，其作用主要是在第二级神经元水平，影响感觉冲动的上行传导。

五、基底神经节对运动的调控

基底神经节亦称基底核，是大脑皮层下一大块灰质的总称。位于大脑白质深部，其主要由尾状核、豆状核、屏状核、杏仁核组成，另外红核、黑质及丘脑底核也参与基底核的组成。尾状核和豆状核称为纹状体，豆状核又分为壳核和苍白球两部分。

基底神经节有重要的运动调节功能，对随意运动的稳定、肌紧张的控制、本体感觉传入冲动的处理都有关系，参与精细运动的调控。

（一）基底神经节的纤维联系

1.基底神经节与大脑皮层之间的神经回路

（1）直接通路：皮质→新纹状体→苍白球内侧/黑质网状部→丘脑→皮质（运动皮层活动增加）。

（2）间接通路：皮质→新纹状体→苍白球外侧/黑质网状部→丘脑底核→苍白球内侧→丘脑→皮质（部分抵消了直接通路对丘脑的兴奋作用）。

2.黑质-纹状体通路

（1）主神经元：①中型多棘神经元：负责信息整合和传出；②中间神经元：γ-氨基丁酸（GABA）能（以GABA为递质的神经细胞）和乙酰胆碱（ACh）能（以ACh为递质的神经细胞）神经元，均起抑制作用；③中型多棘神经元的纤维联系：黑质释放多巴胺（DA）通过激活多巴胺1型（D_1）受体增强直接通路，通过2型（D_2）受体抑制间接通路。

（二）基底神经节的功能

基底神经节参与运动调节、随意运动的产生和稳定、肌紧张的调节、本体感觉传入信息的处理。基底神经节的功能主要在于动作的准备阶段，基底节主要与大脑皮层构成回路，因而主要参与调控身体对动作的设计。

六、小脑对运动的调控

小脑是躯体运动调节的重要中枢（图2-4）。它与脑的其他部位通过3条途径发挥对躯体运动的调节作用。一是通过与前庭系统的联系，维持身体平衡；二是通过与中脑红核等部位的联系，调节全身的肌紧张；三是通过与丘脑和大脑皮层的联系，控制躯体的随意运动。

（一）前庭小脑

1.**结构**　绒球小结叶，与前庭核有联系。
2.**反射途径**　前庭器官→前庭核→绒球小结叶→前庭核→脊髓运动神经元→肌肉。
3.**功能**　控制身体平衡和眼球运动。
4.**损伤表现**　躯体平衡失调、站立不稳、位置性眼球震颤。

（二）脊髓小脑

1.**结构**　小脑前叶（包括单小叶）、后叶中间带（旁中央小叶）。
2.**功能**　协调随意运动，调节肌紧张。
　　　　　前叶蚓部：抑制肌紧张。
　　　　　前叶两侧部：易化肌紧张（占优势）。
　　　　　后叶中间带：易化肌紧张，协调随意运动。
3.**损伤表现**　意向性震颤、小脑性共济失调、肌张力下降。

（三）皮层小脑

1.**结构**　小脑后叶外侧部。
2.**反射途径**　大脑皮层→脑桥核→皮层小脑→齿状核→丘脑腹外侧核→大脑皮层。
3.**功能**　参与设计随意运动，在精细运动学习过程中尤其重要。
4.**损伤表现**　不产生明显症状。

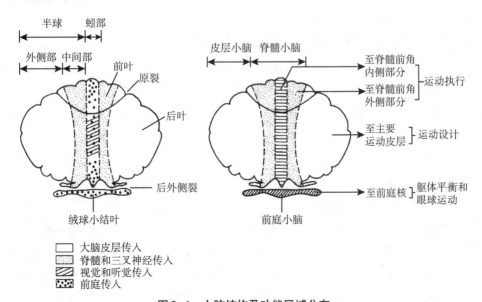

图2-4　小脑结构及功能区域分布

第二节 舞蹈的核心力量

核心力量的概念最早源于核心稳定性，核心稳定性的提出源于脊柱稳定性。1985年Panjabi首次提出脊柱稳定性的概念，他认为脊柱稳定性包括被动脊椎骨、主动脊柱肌肉和神经控制单元三个系统；1992年，在脊柱稳定性的启发下，核心稳定性随之被其提出。Kibler首次将核心稳定性这一概念引入竞技运动训练，认为核心稳定性有产生力量、传递力量和控制力量三方面的功能。核心稳定性是核心力量的结果，核心力量是核心稳定性的具体表现形式。

一、核心肌群的范围

1. 以人体的重心为角度，阐述核心肌群的范围 Ian Hasegawa将腹部、臀部、腰骶部、胸部和背部上的肌肉称为核心肌肉；Travis Brown则以位于腹部和脊柱附近的大型肌肉为核心肌肉，其中腹直肌、腹外斜肌、腹内斜肌、腹横肌和竖脊肌等是最主要的核心肌肉；Paul J.Goodman以联合体上的腹直肌、腹外斜肌、腹内斜肌、腹横肌、胸腰筋膜、腰方肌、髂腰肌、臀大肌、臀中肌和竖脊肌等29块肌肉称为核心肌肉。

纵观以上学者，核心肌群的范围是从胸的中部到大腿中部，包括正面、两侧、背面的能够调控人体重心，达到维持躯干平衡稳定的肌肉的统称。

2. 以脊柱为角度，阐述核心肌群的范围 Marjorie，John Willson，Jeffrey M.Willardson，等学者将核心肌群确定在"腰椎-骨盆-髋关节"部位，认为核心部位的顶部为膈肌，底部为骨盆底肌和髋关节肌。Kathleen Lust等学者认为核心肌群包括胸廓和整个脊柱，将整个躯干视为人体的核心区域。

3. 以人体的腰椎、骨盆和髋关节联合的重心与周围位置关系为角度，阐述核心肌群的范围 王卫星等学者将核心肌群界定在人体膈肌以下至盆底肌之间的区域，将该区域之间的肌群称为核心肌群，位于大腿的股直肌、股二头肌也被列为核心肌群。这些肌群分别从人体的矢状面、额状面、水平面三个层面包裹腰椎、髋关节和骨盆。李文霞等学者认为核心部位是由腰部和腹部肌肉组成的，包括腹横肌、腹内斜肌、腹外斜肌、腹直肌和竖脊肌等。

4. 以整体肌群与局部肌群的关系为角度，阐述核心肌群的范围 Joseph Pilates认为，核心是指人体肋骨下端至骨盆的部位，它所包含的肌群有腹肌群、背肌群、横隔肌、骨盆底肌、骨盆及下肢的肌肉群，认为核心是腰、骨盆、髋关节形成的一个整体，是人体的中间环节。竖脊肌是腰-骨盆-髋关节之中的一块肌肉，对脊柱和骨盆的稳定性具有重要意义。竖脊肌与腹肌互相配合，完成人体在技术动作开始前的预备姿势及运动过程中的躯干动作维持，在此骨盆肌群也参与工作。骨盆带对于稳定骨盆的正常位置非常重要，特别是对于下肢加速、减速和髋关节的内收外展运动。

5.关于舞蹈动作的核心肌群　舞蹈动作有别于体育项目动作在于其艺术性、灵动性和超越生理极限。舞蹈动作不仅有力量，同时也充满韵味；不仅超越生理极限，同样也有极佳的舒展性。通过动作来传达思维，通过肢体来展现艺术。因此，舞蹈动作无论是在静态还是在动态都需要极强的稳定性，该稳定性的强弱则由躯干中段来呈现。舞蹈中旋转、翻滚以及保持直立等动作均需要躯干中段力量的参与，该力量起到了承接人体上下两部分以及动作中轴的作用。例如芭蕾舞演员立足尖时保持身体直立不倒，又如做中国舞"探海"动作时需要腹部与腰部肌肉协作以维持躯干平衡。

根据人体核心肌群的解剖学结构特点，完成舞蹈动作的核心肌群是能够稳定身体脊柱、骨盆，保持正确的身体姿态，提高身体的控制力和平衡能力，是运动时由核心向四肢及其他肌群的输出能量的整体肌群，是包含腰背部、腹部、骨盆以及髋部的，能够调控人体重心达到维持躯干平衡稳定的肌群的统称。

二、核心力量的解剖学作用机制分析

骨盆带是由骨组成的一个环状的结构，其上附着的肌肉对于稳定骨盆的正常位置非常重要，特别是对于下肢加速、减速和髋关节内收外展运动的动作。这些骨在身体前侧相接融合，形成耻骨联合。由于骨盆和骶髂关节的柔韧性较差，且运动时肌肉收缩和拉长对其施加的压力增加，加上内收肌力的薄弱，对耻骨极易造成损伤。因此，只有稳定住骨盆才能保证髋关节肌群的有效工作。腰-骨盆-髋关节包括的肌肉位于人体的核心部位，这些肌肉在人体运动中起到稳定、传导力量、发力减力等作用。竖脊肌是腰-骨盆-髋关节之中的一块肌肉，对脊柱和骨盆的稳定都具有重要意义。同时，竖脊肌与腹肌互相配合，为人体在静止和运动中各种技术动作的完成提供支持和保证。例如，在"拧旋子"动作的用力过程中，舞者强有力的支撑腿和摆动腿积极蹬、转、摆，促进骨盆、髋关节、腰部相关肌群参与工作，形成肌肉动量由下而上地转移。强有力的核心肌肉对舞蹈动作起着稳定和支持作用。椎体、椎间盘及前后纵韧带组成脊柱的前柱，起传递重心的作用；后柱包括椎弓根、椎板、横突、小关节突、棘间韧带和棘上韧带，在脊柱运动中起"张力带"的作用。

三、核心力量的生理学作用机制分析

根据脊柱的功能分类，可以将核心肌群分为稳定肌和运动肌两类，稳定肌群通常位于脊柱深部，起于脊椎，多呈腱膜状，具有单关节或单一节段分布的特点，以慢肌为主，耐力性在活动时被激活。稳定肌群主要有竖脊肌、横突棘肌、横突间肌、棘突间肌、多裂肌等，这些肌群通过离心收缩控制椎体活动，具有静态保持能力，控制脊柱的弯曲度和维持脊柱的机械稳定性。运动肌位于脊柱周围的表层，呈梭状，具有双关节或多节段分布的特点，以快肌为主，在爆发性活动时被激活，这些肌肉收缩通常可以产生较大的力量，通过向心收缩控制椎体的运动，如背阔肌、腹外斜肌、竖脊肌及腰大肌，这些肌肉控制脊柱运动并且应付作用于脊柱的外力负荷，它们都在某种程度上参与脊柱运动和稳定性调节。

根据人体的解剖位置关系，可以将核心肌肉分为整体肌肉和局部肌肉。整体肌肉包括竖脊肌、臀大肌，它们大多处于身体浅表位置，多为长肌，连接着胸廓和骨盆，这些肌肉收缩通常可以产生较大的力矩并引起大幅度的运动，它们负责脊柱的运动和方向控制。局部肌肉包括多裂肌、椎旁肌，这些肌肉通常起于脊柱或分布于脊柱深层，它们控制脊柱的曲度以及维持腰椎的稳定性，收缩时一般不会造成肌肉长度的变化和运动范围的改变。

四、核心力量及核心肌群的定义和作用分析

腹横肌是核心肌群的重要组成部分，腹横肌是腹部阔肌中最薄的肌肉，其纤维环绕腹部，经胸腰筋膜与各个椎体的横突、棘突相连。腹横肌产生外侧的张力横向箍紧腰椎，通过增加腹内压对抗外力的作用以及增加腰椎的稳定性，在核心稳定性中起着重要作用。多裂肌是腰部椎旁肌群中最大和最内侧的肌肉，位于棘突两侧、腰背筋膜的内侧缘。多裂肌的强直性收缩可以增加脊柱节段间的稳定性，对腰椎稳定性起着重要作用。运动过程中产生的收缩力，如躯干深层的椎旁单关节肌肉、横突间肌和棘突间肌有利于维持核心稳定性。

胸腰筋膜的后层主要为背阔肌筋膜，附着于棘突，维持矢状面的稳定性，胸腰筋膜中层附着于横突，可维持冠状面和矢状面的稳定性。腰方肌是维持腰椎稳定的重要肌肉，腰方肌的等长收缩可以帮助呼吸，增加腹内压，也可以维持脊柱在额状面和矢状面的稳定性。

五、核心力量的神经学作用机制分析

1. **"三亚系模型"作用机制学说** 在脊柱稳定的生理机制研究中，1992年Panjabi提出了"三亚系模型"理论，即被动亚系、主动亚系和神经控制亚系。被动亚系特指关节和韧带，主要由椎体、椎骨关节突、关节囊和脊柱韧带等组成。主动亚系特指相关肌肉和肌腱，受神经系统的控制，它通过深层和浅层肌群间（即稳定肌和运动肌）协调活动来维持脊柱的稳定性。神经亚系特指神经肌肉运动控制系统，它接受主动亚系和被动亚系的反馈信息，判断用以维持脊柱稳定性的特异性需要，然后控制主动亚系的有关肌肉维持稳定性，脊柱通过三个亚系之间相互协调作用实现稳定性。

椎骨、椎间盘、脊柱韧带构成了被动亚系，也称为内源性稳定系统；脊柱周围的肌肉、肌腱等相关组织构成了主动亚系，亦称外源性稳定系统；神经控制亚系控制被动亚

系和主动亚系，使它们协调起来实现脊柱稳定，这三个子系相互依存，互为代偿。

被动亚系是由椎体、椎间关节、关节囊、脊柱韧带、椎间盘等结构组成。它们在脊柱活动中起着支撑作用。在脊柱的中心区域，被动亚系作为本体感受器感觉椎体位置的变化，并为神经控制亚系提供反馈信息。对于同一部位的不同运动形式，被动亚系的作用机理也不尽相同。如在躯干前屈过程中，后韧带、椎骨关节突及其关节囊和椎间盘是主要的稳定性维系结构；在躯干后伸过程中，前纵韧带、纤维环、前部纤维和椎骨关节突是主要的稳定性维系结构；在躯干水平旋转运动中，椎间盘和椎骨关节突是主要的稳定性维系结构。

无论脊柱是静止还是运动，主动亚系和被动亚系都是在神经控制亚系的协调中共同维持着脊柱的稳定。神经控制亚系主要接收主动亚系和被动亚系的反馈信息，判断用以维持脊柱稳定性的特异性需要，然后启动相关肌肉活动，实现控制稳定性的作用。如在上肢运动发生之前，多裂肌和腹横肌活动能够先行启动，而下腰痛患者的肌肉启动时间相对较慢，表现出明显的神经功能障碍。在整个人体核心力量系统中，被动亚系、主动亚系和神经控制亚系是相互依靠的，共同维持核心力量的稳定性并应对核心力量的变化以及静态与动态负荷。

2.神经控制作用机制学说　人体核心区域主动稳定的实现取决于多块肌肉的协同工作，该工作是在神经支配下的一个复杂和精细的过程。对于复杂的竞技运动来说，核心部位的稳定并不是运动的目的，稳定是给不同肢体的运动创造支点，为不同部位肌肉力量的传递建立通道。有研究运用肌电图对人体做全身运动时的上肢肌、下肢肌和核心肌肉进行了测试。结果表明，核心肌肉（腹横肌、腹内斜肌、腹外斜肌、腹直肌和多裂肌）肌电的发生早于上下肢肌肉，尤其是腹横肌的肌电明显早于三角肌和下肢主要肌肉。因此，核心肌群的提前动员使身体的核心部位首先做好准备，为四肢的发力建立支点。核心部位的力量不单纯涉及到单块肌肉收缩力的大小，更重要的是神经对多块肌肉的支配和控制能力。

骨盆作为脊柱稳定的根基，同样遵循神经肌肉反射机制，其稳定性的保持除盆带肌外，还依靠核心部位腰肌、腹肌的配合，这些肌群间的协调作用使脊柱和骨盆合为一个整体，所以在核心稳定性训练中不能割裂骨盆和脊柱之间的关联，不然将会失去核心稳定性训练的真正意义。神经系统主要通过两种方式对核心力量进行干预，一种是通过运动前期的预兴奋反射性提高参与肌肉的力量，为姿态的调整和承受外部负荷做好准备；神经对肌肉的支配能力是影响核心力量的重要因素，人体核心部位的稳定、稳定程度的变换，以及稳定与运动之间的动态交替，都需要多块肌肉的参与和配合，神经系统对肌肉的调控是完成多块肌肉共同运动的关键。另一种是在运动的过程中，通过肌梭和腱梭反馈式调整肌肉的力量，协调不同肌肉之间的用力，解决核心部位的稳定、稳定程度和稳定与不稳定交替转换的问题。神经系统基于肌梭、高尔基腱器和脊柱韧带的本体感受，根据运动需求在时间和空间两个方面连续不断地监控并调节核心肌肉的力量，以及不同肌肉之间力量的配比，尤其是支配与控制核心大肌群与核心小肌群在核心稳定与运动上的不同功能，小肌群主要起固定作用，而大肌群除固定作用之外还具有运动功能，核心部位稳定程度的变化、稳定与不稳定之间的交替转换主要取决于大肌群的收缩。

六、核心力量的生物力学作用机制分析

生物力学的相关研究表明，人体在两臂下垂的对称站立姿势中，身体重心位于第1~第5骶椎的某一水平面上，大约在髋关节冠状轴上方4~5cm处，接近人体正中央的矢状面，稍向后偏的骶骨与耻骨之间；取卧姿时，身体总重心向头部偏移。身体重心会随人体的姿势的变化而改变，运动时变化范围更大，有时会移出体外。重心在一定范围内随着运动姿势变化而改变的特性，是确定核心肌肉的主要依据。

人体分为头、躯干、上臂、前臂、手、大腿、小腿和足等多个环节，各个环节可动态地连接起来构成生物运动链，力作用在生物运动链上，各环节发生相对位置改变，于是产生了人体姿势和运动状态的变化。躯干是人体生物运动链上的枢纽环节，在运动中对技术动作的发挥和能量的传递起着至关重要的作用。由于躯干由多块骨骼组成，关节较多且结构复杂，要充分发挥躯干在生物运动链中的作用，躯干的平衡稳定性尤为关键。在运动中，躯干的平衡与稳定影响着各种动作的技术发挥和运动环节间的能量传递。人体在完成舞蹈动作期间，重心起伏不定，姿势不断变化，躯干始终处于一种"平衡稳定-非平衡不稳定-平衡稳定"的动态变化中，在这个变化过程中人体依靠核心力量来调整姿势和维持躯干的平衡稳定。

七、核心力量的训练

核心稳定性的训练应该是兼顾深层稳定肌和表层运动肌在内的力量训练。

首先是动态下的核心稳定肌的本体感受性训练，通过激活核心稳定肌的方式来提高稳定核心部位的控制能力。训练时力的作用点基于一个不稳定的支撑面上，身体就是在这个动态的支撑面下完成动作。第二，核心稳定性训练是本体感觉性的力量训练。在肌群本体感受性训练的同时进行负重力量训练，渐进性地从开始负重部分或全部身体重量到增加体外负荷，实现了在提高核心大肌肉群力量的同时提高脊柱深层稳定肌的力量。

核心力量训练中的非平衡不稳定支撑练习就是为提高躯干的平衡稳定性而进行的身体练习方法。这种在不稳定的支撑面上进行的核心力量训练，能够创造独特的动态训练环境，练习者进行训练时必须依靠核心力量保持身体的平衡与稳定，这增加了神经肌肉的训练负荷。实践证明，在这种动态非平衡不稳定环境中进行的核心力量训练不仅对核心肌群的力量增加有明显作用，而且能够增强人体的平衡能力及躯干的稳定性，从而达到提高运动能力的目的。

第三节 思维意识与舞蹈动作

一、动作思维

动作思维亦称直观动作思维。其基本特点是思维与动作的不可分性，离开了动作就不能思维。动作思维一般是在人类或个体发展的早期所具有的一种思维形式。动作思维的任务或课题是与当前直接感知到的对象相联系，解决问题的思维方式不是依据表象与概念，而是依据当前的感知觉与实际操作。动作思维的信息载体和思维的显示描述不主要靠语言文字，而是在很大程度上依赖于主体自身的象征性动作。例如，儿童在掌握抽象数学概念之前，用手摆弄物体进行计算活动，就属于动作思维。几乎和人类一样古老的狩猎舞蹈，以及由此派生衍化出来的各种以象征性动作为主的仪式行为，都是动作思维的具体表现。在体育运动中，如果根据思维的抽象性对思维进行分类，可以把思维分为动作思维（亦称直观动作思维）、形象思维和抽象思维。不论是从种系发展还是个体发展的角度看，人类最初发展的思维形式都是动作思维。动作思维在个体发展中向两个方向转化：一是它在思维中的作用逐渐减少，让位于具体形象思维；二是向高水平的操作思维发展。思维操作中有形象思维和抽象思维的部分参与，有过去的知识经验作为中介，有明确自我意识（思维的批判性）的作用。这时的操作思维就不是低级的动作思维了。

操作思维是反映肌肉动作和操作对象相互关系及其规律的一种思维活动，运动员掌握运动和表现运动的技能，都需要发达的操作思维作为认识基础，这在开放性运动技能中表现得尤为突出，因为在对抗性比赛中，运动员必须正确预见自己及对手或同伴最可能采取的行动，必须发现双方可能采取的行动之间的关系以及可能造成的结果。在舞蹈中也存在类似的情况，如在芭蕾舞的双人舞中，托举动作的完成就需要男演员提前预判女演员的起跳腿何时发力，找准时间点后男演员才可借力完成动作。在戏曲演员的武打对练中也需要高水平的操作思维，做防守动作的武生要预判对方动作的速率与幅度，做出击动作的武生同理，只有两者预判相同、节奏一致，才可顺利完成动作。若在这类配合中搭档出现预判错误，则极易导致急性损伤或诱发劳损。

文艺心理学十分重视对动作思维的研究，因为高级的动作思维在人类的实践活动中，特别是在对各种技能和技巧的掌握和运用上，具有重要的意义。例如音乐、绘画、雕塑、舞蹈等基本技能与技巧的掌握和运用，就是艺术技能的动作记忆活动与操作思维活动相互作用的过程。舞蹈动作记忆活动依赖于训练，依赖于对操作程序的熟练掌握；操作思维活动则依赖于储存于记忆中的动作信息，并按照主体目的对它进行加工，进行新的操作程序编码。大脑向执行操作的运动器官下达指令后，各种运动器官便按照操作程序进行各种技能与技巧活动。演员在艺术实践中可以不断提高自己的操作思维水平；操作思维水平的提高反过来能促进演员们掌握更高级更复杂的艺术表现技能与技巧，进行更高水平的艺术创造活动。

二、动觉控制

舞蹈是一种以本体感觉或动觉为基础的艺术，是一种需要全身运动的艺术，人的整个身体都是舞蹈的媒体和载体。因此，舞蹈动作的本质就是动觉的自动化。舞蹈动觉是指舞蹈运动中的自我感觉。动觉是心理学感觉学中的一部分，心理学称为"筋肉感觉"。是通过运动中力量的大小、阻力的大小、运动的范围等，来认知自身筋肉关节的地位、彼此关系和空间位置关系，无论是反射运动或随意运动都受其指导。

舞蹈的训练过程就是对人体的认知过程。体态的定位、肌肉状态、骨骼的位置都需经过漫长的磨合和训练，从心理动觉的训练入手，通过"内视"神经系统来感觉体态的状态，达到自觉和熟练的运用人体，并借助这种运用、把握的程度来判断演员的表现力。骨骼的利用和定位是人体可塑的外部条件，最重要的是筋肉感觉的控制和使用。在舞蹈中，我们可以被《孔雀舞》手臂的表现力所折服；可以被"闪、转、腾、挪"的技术、技巧所震撼，它所呈现出的事实正是对舞蹈动觉的高级驾驭力。舞蹈中动觉的细腻运用程度（脚趾、手指、眼神、气息的位置等）、驾驭认知的深度（从骨骼到体态、从立点到力点）是舞蹈独具的。

舞蹈人体动态有两个方面。其一，静态上的舞姿造型依赖于舞蹈动觉的调控。协调性、韵律感、延伸感是舞蹈动觉中动态关系需要强化训练的重点。在舞蹈中"动律""动势""动效"是认知和把握舞蹈动态的理论概括。"动律"是指舞蹈身体部位运行的线路所形成的内在韵律和节奏；"动势"是指舞蹈动态中所产生的动作指向性及身体的趋势；"动效"是指舞蹈动作所形成的运动效应。所以说对人体动态的认知是舞蹈动觉中首要涉及和强调的重点。其二，舞蹈动觉是对人体形态的模拟。模拟生活是舞蹈动觉的来源，又是其依据。舞蹈中出现的礼仪形态、人物形态、自然形态、随意形态是舞蹈动觉中对人体形态模拟的几个方面。人物形态勾画出社会中人物角色的千姿百态，例如中国戏剧"生、旦、净、末、丑"简单地概括了人物动态的层面结构。同时大量的民族、民间舞课堂内容，也是要从原始的形态模拟开始。自然形态是指动植物所具有的各种形态，大量的舞蹈对自然的模拟给予舞蹈更多的动态模式和丰富的舞蹈动觉类别，人体可以是山、是海、是雀、是鹿、是树、是雨，无所不至。随意形态是在即兴状态中任意调动肢体产生的人体形态，虽属性不唯一，但的确具有极强的内在模仿力。舞蹈中人体形态的模仿是类别的归属和继承，舞蹈动觉恰恰是从各类人体形态的模拟开始的，丰富的人体形态给予舞蹈动觉内涵上的标准和形态上的依据。

舞蹈技能的学习是一个动觉控制的"自动化"过程，也就是说，当一种舞蹈技能达到熟练以后，动作的完成基本上不需要视觉和意识的控制，即动作基本上不用视觉判断或有意思考，但却需要最高水平的动觉控制，即人体内部的运动感觉神经的控制作用。这种动觉控制即动作技能的"自动化"。现象对舞蹈技能的学习也是非常重要的。正是由于这种"自动化"的出现和形成，舞蹈演员才能使自己的意识得到最大程度的解放，可以把注意力转移到其他事物上来，从而产生和形成良好的舞蹈感觉及艺术想象。也正是这一"自动化"的体现，演员在训练和表演中极易因为身体状态、情绪等因素出现动作失误而导致损伤。

第三章　损伤的病因及分类

在我们长期的调研中发现，深入了解损伤的病因，明确损伤的性质和程度，对损伤的治疗有着重要的意义。舞蹈损伤这种职业病，是因"练"受伤。更确切地说是因训练不当或动作不正确受伤，故重点应从"练"上分析受伤病因，才能治标除根。但同时也需关注演员、学生生理结构差异在训练中受到的影响，以及教学水平、场地条件等演员、学生自身以外的因素。

舞蹈表演的工具是形体，舞蹈动作不是按自然形体功能运动，有些动作本身就破坏了人体生理角度（应力反应），如圆、曲、扭、拧等舞姿，因而损伤的发生与人体结构和功能的关系较密切。何天祥通过对专业舞蹈院校学生的长期观察和统计，全身各部位损伤中踝关节以30%的占比排名第1，膝关节以16.6%排第2位，腰部以占比8.7%排第3位。

第一节　损伤的病因

一、生理结构因素

舞蹈是人体动作的组合，故人体自身的生理结构对动作的完成有着一定的制约。在超出生理结构限制的情况下易导致损伤。人体的骨骼、软组织以及关节活动度这几个方面均可成为损伤的病因。

（一）骨骼因素

1.肩关节损伤　肱骨颈部（肱骨头与肱骨干之间的细小部分）是松质骨与密质骨的交接部位，该部位由于骨质密度的差异变化导致抗压及抗扭能力下降，在动作失误，跌扑或猛力扭曲上肢时，可发生肱骨外科颈骨折。

2.肘关节损伤

（1）肘关节关节囊前后壁薄弱，若尺骨鹰嘴骨较短则产生肘关节反屈，上肢在支撑时产生较大的分力而又缺乏支持力，容易拉伤肘关节韧带筋膜。

（2）尺骨鹰嘴与冠突形成的半月切迹，嵌住上臂肱骨滑车，在做支撑或托举动作时，负荷较大，如过于屈伸、旋转与劳累，则肘关节骺软骨、肌筋均易损伤。

（3）肱骨髁上部处于松质骨和密质骨交界处，该部位由于骨质密度的差异导致抗压及抗扭能力下降，在受到间接外部暴力时可致肱骨髁上骨折。

（4）肱骨髁部前有冠状窝，后有鹰嘴窝，两窝之间仅有一层极薄的骨片，该处是肱骨下端的薄弱环节，因此可因间接暴力导致肱骨髁间骨折。

3.腕关节损伤

（1）桡骨远端膨大，由松质骨构成，位于松质骨和密质骨交界处。在跌扑时手掌撑地易导致桡骨远端骨折。

（2）由于诸腕骨向后凸，形成一个腕"穹窿"，当手腕用力支撑过猛，或反复用力支撑，容易损伤"穹窿"结构，拉伤屈腕肌腱，或在超越背伸70°活动范围时，导致腕骨背侧挤压伤，使手支撑力减弱。

4.骨盆损伤

（1）骨盆后部的骶骨与两侧髂骨的耳状面借纤维软骨相关节，其前、后有坚韧的骶髂韧带加固，在一定程度上限制了关节的活动。因此，该关节属微动关节。当人体承受外力时，外力先从脊柱传到腰骶关节、骶髂关节，再传至髋关节，或外力从踝关节、膝关节、髋关节传至骶髂关节，最后传到脊柱。在跳跃或自高处着地时，如大跳落地等动作，如果没有踝关节、膝关节、髋关节先屈曲，缓冲吸收一部分震荡，强大外力集中冲击到骶髂关节，尤其是动作猛烈或脊柱的某一个正常生理弯曲受压时，均容易导致骶髂关节损伤、半脱位或韧带扭伤。

（2）少年儿童骨骺未愈合前，如准备活动不够，肌肉弹性差，原动肌与拮抗肌活动不协调，尤其在寒冷季节，做髋关节屈、伸、外展等方向的动作，动作幅度大，力量过猛，均易损伤坐骨棘骺、坐骨结节骺、髂前下棘骺、耻骨联合面骺等，以及骶髂韧带、耻骨上韧带和肌腱。

5.小腿损伤
青少年筋骨未坚，骨骺尚未愈合，在剧烈的跳跃、奔跑等运动中，胫骨粗隆骨骺经受不住股四头肌通过髌韧带的强力收缩牵拉，尤其舞蹈动作的单腿跳跃起落，支撑腿的膝关节负荷较大，拉伤机会也多，导致胫骨粗隆骨骺损伤疼痛。如不小心再经碰撞，易致慢性损伤。有少数病例，由于血运障碍，可引起无菌性缺血坏死。

6.踝关节损伤
踝关节内踝较外踝短，外踝可覆盖距骨外侧面，内踝则只能覆盖住距骨内侧面的1/4，外侧韧带不如内侧韧带坚韧，踝关节容易内翻，故外侧韧带损伤较多，尤其在跖屈时，如关节失稳，更容易损伤外侧韧带。

7.足部损伤
强有力的足弓，对完成跳、转、立足尖及维持动作稳定性均有重要作用。如足背松，立足尖时过分前弓（弯曲），形成高足弓，踝关节与趾关节不能在一条直线上支撑体重与传导各动作的应力，导致身体控制不稳，易向前扑，易扭伤踝关节或向前跌伤。

有时虽有有力的高足背，但演员、学生在立足尖时怕身体前倾，未把体重控制在前足掌上，而使体重挪到后跟上，为了控制身体直立，常可导致控制重心的小腿肌肉（胫骨后肌）劳损。有时由于重心往后拉，把应力拉到膝关节下部，可引起腓肠肌、跖肌劳损。

8.腰部损伤 脊柱侧弯突出一侧，腰部肌肉韧带容易被牵拉损伤，凹侧椎间关节或椎体边缘可能发生挤压伤。凹弯严重者，内部脏器亦可受到损伤。腰脊侧弯还可导致脊柱内外平衡失调，椎间关节不稳，容易出现腰肌劳损或增生性改变。

（二）软组织因素

1.肩关节损伤

（1）肩关节的肱骨头较大，呈半球形，关节盂较浅，约为肱骨头关节面的1/3，关节囊和韧带松弛，关节囊前下方缺少韧带和肌肉覆盖。因关节运动幅度大，关节不稳，在上臂外展，手或肘部撑地、摔倒，肩关节突然后伸或过度外旋时，均可发生肩关节前下脱位，以喙突下脱位多见，肩关节的软组织也容易发生拉伤。

（2）肱二头肌长头腱虽有加固肩关节的作用，但因此长头腱是穿过肩关节并通过结节嵴间沟止于桡骨粗隆的肌腱，在肩关节活动过多时，容易磨损发炎。

2.腕关节损伤

桡腕关节关节囊薄弱，在手腕旋转时，关节易受暴力损伤，如当桡骨远端绕尺骨小头旋前时，三角纤维软骨盘背侧纤维紧张；旋后时，掌侧纤维紧张。如旋转暴力过大，纤维板软骨盘可断裂，桡尺远侧关节可发生脱位。

3.髋关节损伤

（1）由于髋关节的生理结构特点，即加固的韧带、肌腱较多，肌肉丰厚，股骨头又嵌入髋臼2/3，承重量大而灵活性较差，加之舞蹈训练从开始到结束均要运用髋关节及其周围软组织，且运动量较大，幅度、速度也较大，舞姿中单腿支撑的动作较多，髋关节承受负荷巨大，因而在训练及演出前如准备活动不充分，以及动作不协调或快速猛力地扭转、牵拉髋关节，极易造成髋部韧带及肌肉牵拉损伤。

（2）人体中的韧带好似弹簧，在有限的范围内可以被拉长，拉长的限度约为原始长度的10%。在此范围内能弹性回缩，当韧带受到的拉力过大、时间过长，超出生理限度，则韧带失去弹性，不能弹性回缩与恢复原有长度，造成韧带松弛、拉伤，进而导致关节不稳。

4.膝关节损伤

（1）膝关节内侧半月板由于与膝关节内侧副韧带相连，活动度小，常会在内侧副韧带损伤的同时被撕裂损伤，甚至破裂，内侧半月板破裂的概率是外侧半月板的7~10倍，膝关节滑膜囊也可被波及。

（2）腘绳肌较短，在做大踢腿类动作时容易被拉伤，并可导致腰后凸与腰脊弯曲，故容易发生腰部损伤。

5.跟腱损伤　跟腱短者，深蹲困难，弹跳能力也差。若准备活动不够，在做弹跳等骤然拉紧跟腱动作时易拉伤跟腱。

（三）关节活动因素

1.髋关节损伤　髋关节是典型的杵臼关节，股骨头纳入髋臼的2/3，由于髋关节承受体重，故有较坚强的韧带加固关节，因而也限制了髋关节的运动灵活性。如训练急于求成，盲目增加髋关节的"软开度"，容易造成损伤。

2.膝关节损伤

（1）在膝过伸位受力时（如压前腿），膝关节承受的力量过大，易出现关节囊后部撕裂，甚至交叉韧带损伤；被动压腿时，若重力在大腿，易伤及前交叉韧带；若压力在小腿上，易伤及后交叉韧带。

（2）膝关节是人体最大的关节，跳落时承受较大的冲击力，而关节滑囊多，加固关节的韧带也多，关节只能冠状轴上的屈伸活动，只有在半屈姿势时，才有50°度的旋转范围，而此时膝关节韧带松弛，失去对膝关节的稳定作用，故在膝半屈位活动时，容易受伤。

3.踝关节损伤　由于低足弓，足踝跖屈角度小，只能从90°屈至130°左右。绷足能力弱，足背拱形不好，足尖立不直，踝关节不灵活，故弹跳落地缓冲不好，容易损伤踝关节与内、外侧副韧带。

4.足部损伤　若足跖屈达不到70°~90°，在立高足尖时体重不能正确地传达至地面，为了维持身体站、转动作，跖趾筋膜紧张，故立足尖时筋膜持续收紧，长时间超负荷支撑体重，可造成足跖筋膜损伤或发炎。

5.腰部损伤　如膝关节反屈，人体重心移到后跟，由于身体代偿功能或连锁机制，在直立姿势训练中，容易引起"坐臀兜胯、腰向前凸"的体态，这样会改变腰骶关节的生理角度。如腰骶关节在较长时间内不能在正常解剖位上活动，再加上承受体重负荷，更容易导致腰骶关节积累性损伤。

二、技术因素

技术动作错误是损伤的主要原因，须找出错误动作的症结所在，才能真正防治损伤。

（一）动作不协调

1.髋部损伤　在做Grand pirouette en dehors（en dedans）、Tour a-la-seconde en dedans（en dehors）（图3-1、3-2）、Grand fouetté en tournant等动作时，存在躯干的转动与下肢的转动是否协调的问题。向内转时，若躯干转动在先，则造成"关胯"。为避免"关

胯"，舞蹈者常用支撑腿先转动的办法来完成向内转的动作，这样旋外及外展力量较大，若动作不协调，易伤及支撑腿一侧的髂腰肌在股骨小转子上的附着点及内收肌群的肌腱附着点（胯根）。同样，向外旁转腿时，动力腿外展用力过猛，或支撑腿不能主动跟上躯干的转动，也易伤及胯根，拉伤耻股韧带。

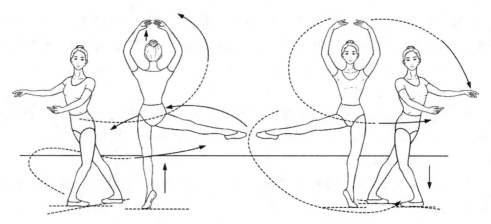

图3-1 Tour a-la-seconde en dedans 动作示意图

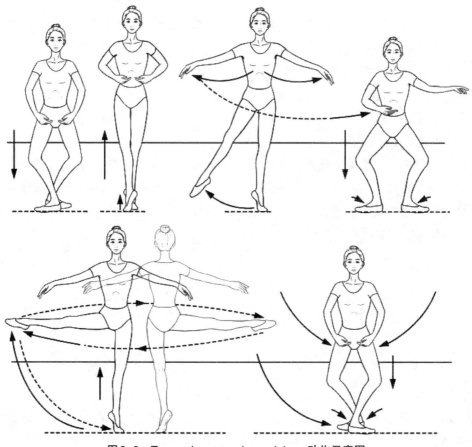

图3-2 Tour a-la-seconde en dehors 动作示意图

2.膝关节损伤

（1）Grand fouetté en tournant、45°Fouetté en tournant（en dehors）等动作若直立旋转动作不协调、身体旋转过快，而小腿转速不够，就会造成旋转后支撑腿在屈膝过程中小腿先旋内，再旋外，易拉伤膝关节外侧副韧带、前交叉韧带。

（2）在Rond de jambe en l'air（图3-3）动作中，小腿划圈时髋关节配合不好，动作不协调，小腿硬性快速外展内收，易拉伤膝关节内侧或外侧副韧带。

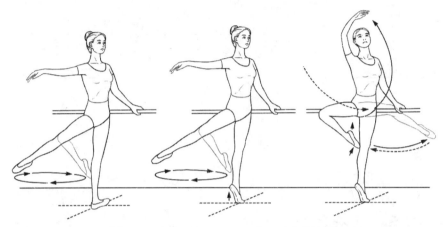

图3-3　Rond de jambe en l'air动作示意图

（3）在排练或表演中，当膝关节屈曲至120°~140°位置时，股四头肌拉力最大，此时起跳股四头肌收缩猛烈，若动作稍不协调，易致髌骨骨折。

3.踝关节损伤

（1）在做Tour en dedans、Pirouetté surle con-de-pied en dedans动作中，支撑腿在旋转时，立足不直，旋转暴力较大，造成小腿先旋外，足旋外落后于躯体旋转速度（没有顶脚跟），导致足的相对旋内并伴有足外翻，易拉伤三角韧带，甚至导致内踝撕脱性骨折。

（2）在做45°Fouetté en tournant或En dehors的大转（Grand pirouetté）接小转（Pirouetté sur le cou-de-pied）、小转接大转等动作中，支撑足的踝关节松弛，导致立足不稳，重心后移，若外旋动作不协调，容易造成足部内翻，损伤踝关节外侧副韧带，甚至导致外踝撕脱性骨折。

4.腰部损伤

（1）腰椎关节呈矢状位，其旋转范围局限。旋转活动时，如不在胸椎活动的协调配合下，常易发生扭伤，甚至导致腰椎小关节紊乱，疼痛剧烈。

（2）如翻身、变身类动作，如Grand fouetté souté en tournant（图3-4）、Renversé en tournant（图3-5）、"踏步翻身"（图3-6）等动作应上肢及胸部先行，带动腰部用力，才能使翻身动作灵巧协调。由于腰椎关节呈矢状位，旋转活动范围有限，如果先拧腰部，则不符合脊柱的生物力学要求，容易造成腰椎扭伤或拉伤一侧腰背肌、筋膜、韧带。

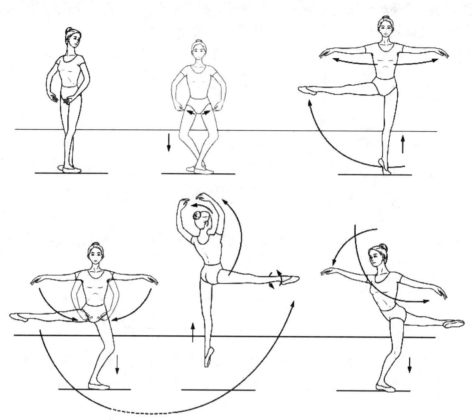

图3-4　Grand fouetté souté en tournant 动作示意图

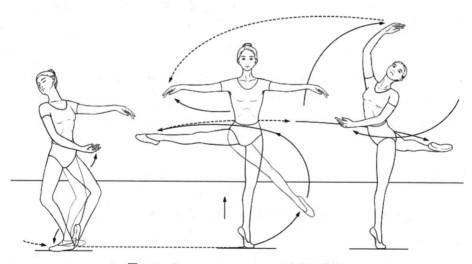

图3-5　Renversé en tournant 动作示意图

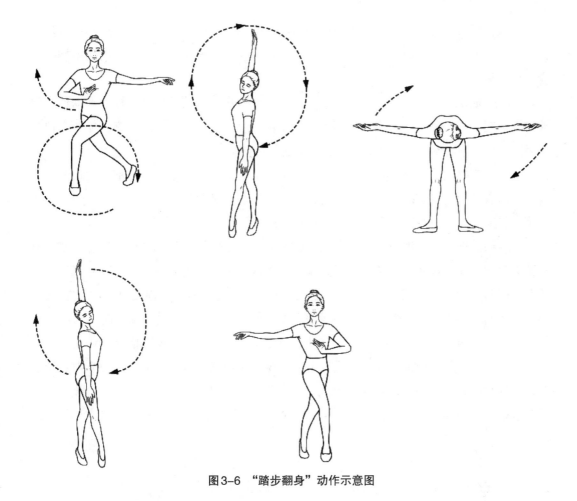

图3-6 "踏步翻身"动作示意图

（二）动作姿势不当

1.腕关节损伤　托举动作失误或技术错误，不是双手端托舞伴升起，而是提腕上翻，则舞伴体重在托举者腕部形成剪力，可造成众多加固和支撑腕关节的肌肉、韧带等软组织损伤，尤其是腕尺、桡侧韧带损伤，使关节稳定性下降，腕部肌力减退，进而影响正常训练。重者可致关节脱位，甚至发生骨折。托举者手腕背伸70°以上受伤时，如肘关节松弛也可向背侧反屈，导致鹰嘴骨折并拉伤肘窝软组织。

2.髋关节损伤　下肢以承重及稳定为主，故髋关节的灵活性不如上肢关节，如长时间在不正确的受力位置上训练，容易引起创伤性或增生性髋关节炎。

3.膝关节损伤

（1）半蹲位的大舞姿，支撑腿是微屈膝并旋外的站立姿势，此时膝关节处于不稳定状态，如果髋关节外开不好，练此动作时，以膝关节、踝关节旋外代偿，造成小腿旋外，重心稍不稳定，身体晃动，易拉伤膝内侧副韧带及前交叉韧带，因小腿有外翻角，所以通常是内侧副韧带更易损伤。

（2）在跳跃落地时，膝、踝关节由于与髋关节不在一条直线上运动，就必然容易扭伤膝关节，或者在落地时向里划圈，如跳落节奏较快，次数又多，膝关节内侧副韧带亦会受伤，甚至累及内侧半月板。

4. 小腿损伤　青少年舞蹈演员、学生跳跃动作过多，尤其是单腿支撑落地动作，缓冲要领掌握不好，使小腿的屈、伸蹈（趾）肌群和胫骨前、后肌不断收缩，反复牵拉和刺激其骨骼的附着部分，导致胫骨骨膜发炎、红肿热痛。

5. 踝关节损伤　跳类动作落地时，按规定应落地无声，以足尖、足掌、足跟顺序落地，要由点到面，要有缓冲。但错误的全足落地，甚至足跟先着地，踝关节受到地面反作用力的冲击而容易发生损伤。若重心稍有偏移，踝关节可严重扭伤。

6. 足部损伤　不正确的外开，大腿外旋不够，以足旋外代偿，足外开超过了髋关节和膝关节的连线。足在背伸的状态下无旋转的可能。为使足尖向外旋，小腿外侧的腓骨长肌、腓骨短肌必需过度收缩，使其肌腱经外踝向足底收缩，腓骨短肌牵动第5跖骨，腓骨长肌牵动第1跖骨、第1楔骨，进而使纵弓降低，足舟骨随之下降，向内凸出，足的重心移向足内侧缘，造成外展代偿旋外，产生了外翻动作。在这种情况下跳跃或长时间训练，牵拉到胫舟韧带，容易造成三角韧带拉伤或松弛。这样既损伤踝关节内侧副韧带，又导致足舟骨下降向内凸出（又叫"倒足"）及足弓下塌，形成扁平足，既会导致踝关节松弛，足部软弱无力，立足尖乏力，又会进一步导致弹跳的起、落与跳和转的动作质量。

7. 腰部损伤

（1）在练习双手托举时，若站立姿势不正确，过度塌腰，可造成椎板骨折或下关节突撞击下位椎板，导致下关节突的疲劳性骨折。若骨盆过度前倾，为了维持身体直立舞姿与重心稳定，通常以减小腰椎前凸来代偿，导致过度收腹、收臀，这又会影响腰骶关节的正常角度，缓冲能力减弱，腰骶关节易受伤。局部可以影响整体，胸腰关节、颈胸关节（也就是各段脊柱弯曲的接合部）势必受到连锁反应而影响其承重与运动能力，日久可发生积累性损伤。

（2）做托举动作时，如果姿势不正确，如与舞伴距离较远，又如未下蹲而躯干前屈，形成弯腰、屈髋、伸膝的姿态，此时竖脊肌力量不足或准备活动不够，容易拉伤骶髂部的肌肉、筋膜、韧带，甚至可造成骶髂关节扭伤或半脱位。

（3）青年舞蹈演员在长期训练中，由于跳跃落地姿势不正确，缓冲不够而挫伤颈、腰部。

8. 骨盆损伤　在练习中国舞"横双飞燕"（图3-7）动作时，落地不正确，导致内收肌反复牵拉耻骨联合处，导致充血而致血运障碍，易发生耻骨联合骨软骨炎。

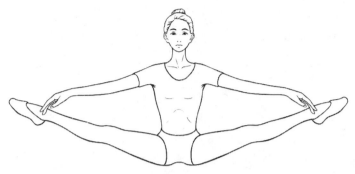

图3-7 "横双飞燕"动作示意图

（三）用力不当

1.肩关节损伤　肩袖由冈上肌、冈下肌、肩胛下肌及小圆肌等组成，如上肢猛力外展，容易造成肩袖中部分肌纤维撕裂（冈上肌腱撕裂），形成组织水肿或出现组织坏死、疤痕粘连、钙化等，引起剧痛或放射痛，影响肩关节活动功能。

2.下肢损伤

（1）突然做缝匠肌、阔筋膜张肌等肌肉的剧烈收缩活动（屈髋动作），如Grand jeté（图3-8）、Grand pas de chat等动作，屈曲、外旋髋关节，可拉伤缝匠肌及阔筋膜张肌的附着点——髂前上棘处。

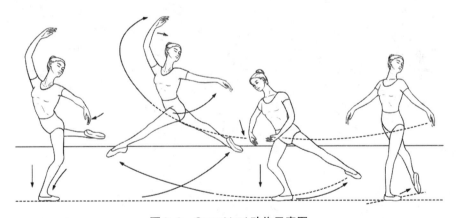

图3-8 Grand jeté动作示意图

（2）压后腿时，股直肌、髂股韧带附着点——髂前下棘，受力较大，容易拉伤肌腱或髂前下棘骺板。

（3）压前腿动作过猛，可拉伤股二头肌、半腱肌、半膜肌的附着点——坐骨结节，青少年易伤骨骺，尤其是被动的较剧烈活动易损伤坐骨结节骨骺，甚至可引起撕脱性骨折。

3.腰部损伤　中国舞的"踹燕变探海""探海变踹燕"（图3-9）动作及芭蕾舞的Brisé dessus dessous（图3-10）、Grand jeté entrelace fouetté（图3-11）、后腿舞姿的Grand pirouetté等大舞姿的旋转等动作，用力不当均易造成腰背肌肉拉伤。如在做Sissonné soubresaut（图3-12）类动作时，前屈过猛，用力不当可拉伤竖脊肌及腰背筋膜而肿胀疼痛。

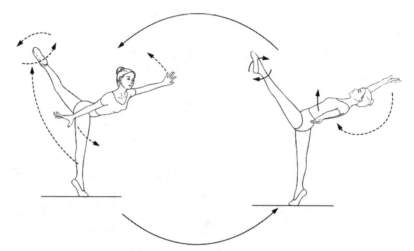

图3-9 "蹁燕变探海""探海变蹁燕"动作示意图

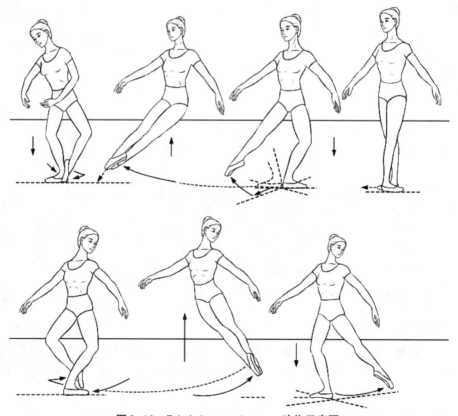

图3-10 Brisé dessus dessous动作示意图

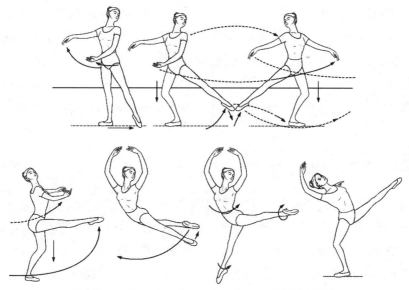

图3-11 Grand jeté entrelace fouetté 动作示意图

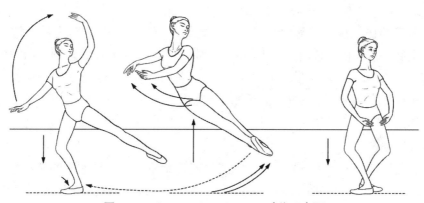

图3-12 Sissonné soubresaut 动作示意图

（四）力线不正

1.腰部损伤 托举时，男舞伴（底座）若双臂未尽量向上伸开伸直，未与身体近于垂直状态，腋下有一定角度，只有挺胸挺腹，腰部前凸，骨盆前倾，臀部翘起，以重心后移来代偿，容易发生以下损伤。

（1）椎体后缘承受的压力增加，腰骶关节不仅承受托举者的重量，还要承受被托者的重量，椎体小关节容易损伤，疼痛位置较深，直腰困难。

（2）腰部过分前凸，背伸肌和韧带负荷增加，如动作次数多、时间长，易致腰肌劳损，甚至第5腰椎向前滑移。

（3）如托举者未靠近被举者站立，距离较远，在举起时必然要挺胸和前凸腰部，来代偿间距，使腰椎关节负荷过度，这就更易损伤腰骶关节。若重复受伤可引起椎间盘损伤或椎间关节创伤性关节炎。

2.膝关节损伤 髋关节开度不好，由膝关节、踝关节或膝、踝关节外开代偿，膝盖不能对准足尖，尤其是在起跳前的下蹲时，髋、膝、踝关节的位置排列不在一条直线上，双膝向前跪倒，更易扭伤膝关节的侧副韧带。

3.足部损伤 在立足尖时，足背过度前弓（弯曲），踝关节、跖趾关节不能在一条直线上支撑体重与传导各种动力的应力，身体控制不稳而向前扑，易扭伤踝关节或向前跌伤。

三、肌力不足，控制力差

所有舞蹈动作的完成均需要肌肉参与，特别是高难度的动作更需要肌力做保证。因此在某些动作中可因肌力不足而导致动作变形，并对肢体控制力下降，此时便容易发生损伤。

1.肩关节损伤 内收肌肌力不够，肩胛骨外展（向前倾），形成"圆肩"；相反，如内收肩胛骨的肌群张力过大，长期颈、肩、背紧张，可导致过度疲劳，造成肩胛提肌、斜方肌或菱形肌肌纤维反复拉伤、变性，产生疼痛，肩部僵硬，姿势不正，影响形体表演，并可进一步导致损伤，形成恶性循环。

2.膝关节损伤 在跳起落地时，由于落地足未落平，或踝关节力量不够，落地不稳，又加上膝关节在屈曲位时，附近的肌肉韧带松弛，关节不稳，控制能力差，导致在落地时膝关节上端股骨髁突然向内旋转，下端胫骨向外翻，造成膝关节屈曲、外展，身躯也内旋（如Grand jeté、Grand pas de chat等动作），外侧半月板可被股骨外侧髁与胫骨外上髁挤压造成损伤。

3.踝关节损伤

（1）在跳跃落地时，若足踝乏力、失控，足落地不稳，容易形成外翻暴力损伤踝关节内侧副韧带，如Grand jeté en trelace fouetté、Pas de sissonne en tournant等动作落地不稳。

（2）Grand jeté en tournant（相当于中国舞的"拉腿蹦子"）等动作落地不稳，也易造成内翻暴力，损伤踝关节外侧副韧带。

（3）大跳动作如Grand jeté、Grand pas de chat，若单腿落地不稳，在踝关节控制能力不够或疲劳失控，小腿内外侧肌力不协调，内侧肌群紧张等状态下，跳跃落地时容易造成外侧跟腓韧带及距腓前、后韧带损伤；内翻冲击力过大，可伤及距跟骨间韧带，或造成外侧副韧带部分撕裂，甚至可将外踝尖撕脱，发生腓骨远端撕脱性骨折。

（4）踝关节控制力差，关节松弛，在立足尖时，形成"内镰足"或"外镰足"，即形成镰刀状足内弯或外弯，控制不住身体的重量，容易扭伤踝关节内外侧副韧带，甚至造成足舟骨肿痛。

4.腰腹部损伤

（1）托举时，若肌肉力量不够，托举者常以脊椎侧弯来增加托举一侧手臂的支撑力，侧凸方向的腰部肌肉韧带容易拉伤，对侧椎间关节或椎体边缘也易挤压伤。再如托举过重，技巧要领又不正确，还可导致腰椎间盘突出。由于脊柱侧弯，一侧腰肌牵张，另侧脊椎椎间盘受压（腰骶关节一侧被牵张，另一侧受压），长期累积就易造成脊柱侧弯及腰骶关节劳损。再如托举过重，强力支撑亦可导致腰椎间盘突出。

（2）竖脊肌肌力不足或有伤痛未治愈前，脊柱猛力后伸可拉伤该肌起点、止点部或中间肌纤维。若过度后伸，还可拉伤前纵韧带及腹直肌以及腹内、外斜肌等。再如做侧屈、回旋运动事先未活动开，猛然扭屈、回旋、转身、变身，则左侧或右侧腹部肌肉可被拉伤，甚至拉伤肋间肌。

（3）腹部肌肉力量不足，在用力做中国舞的"快踹燕"及芭蕾舞的Déveolppée ballotté（图3-13）、Pas ballotté（图3-14）等一类动作时，可拉伤腹肌一侧或两侧肌肉。

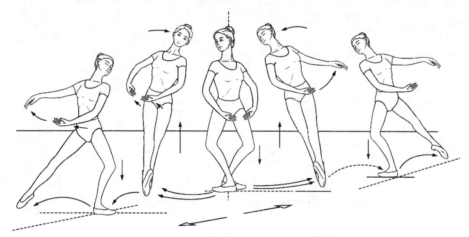

图3-13　Déveolppée ballotté 动作示意图

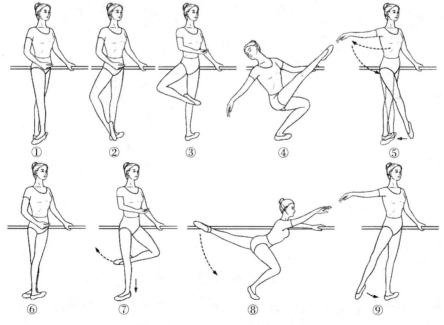

图3-14　Pas ballotté 动作示意图

四、慢性劳损

舞蹈演员、学生在常年的训练中不断重复相同的动作，加之动作不正确或有陈旧性损伤，极易导致某一部位形成慢性劳损。

1.肩部损伤 利于肩部活动、肌腱滑动的滑膜囊、腱鞘，如反复摩擦损伤，可导致滑膜囊炎、腱鞘炎等。

2.骨盆损伤 反复做"劈横叉"（图3-15）、"朝天蹬"（图3-16）动作时，内收肌群在耻骨的附着点受力较大可致肌腱附着点损伤。多次重复损伤，重者可累积成内收肌群慢性劳损，引起局部气滞血瘀、经脉受阻，导致耻骨联合处血液循环不良，发生耻骨联合骨软骨炎。

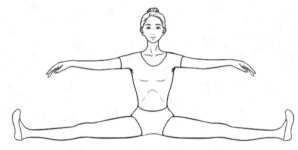

图3-15 "劈横叉"动作示意图

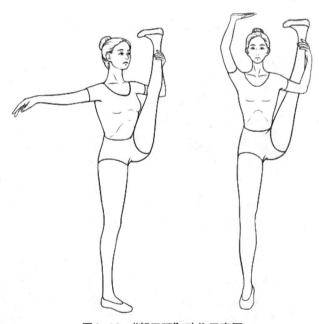

图3-16 "朝天蹬"动作示意图

3.髋关节损伤 在大运动量的屈髋、屈腰活动中，髂腰肌活动较多，易引起髂腰肌滑囊炎。大运动量的伸髋及外展髋关节的活动，易引起髋关节及坐骨结节滑囊炎。

4.膝关节损伤

（1）膝关节周围有众多的滑液囊，其中髌上滑液囊囊腔较大又与膝关节广阔的关节囊相通，有的韧带又与关节囊相连。每当膝关节运动量大或受外力扭转及突然旋转时，常因磨压致伤，夹在关节中间的滑液囊，积聚大量的滑液，导致关节肿胀疼痛。如急性期未治彻底，或运动中又重复受伤，可导致滑膜囊壁肥厚、积液增多，常有反复损伤。

（2）髌骨后面大部分为软骨，随着膝关节的屈伸，髌骨与股骨之间反复摩擦，甚至互相撞击，而且髌骨随着股四头肌的收缩与放松，在髌腱的挤压下不断的在膝关节上下活动，在伸膝时也可左右活动与环动。当膝关节屈至90°时，髌骨上部与股骨髁间窝接触；当膝关节全屈时，整个髌骨和关节面紧贴股骨髁间窝。在长期的伸屈活动中，由于负重及快速的剧烈活动，髌骨软骨面势必磨损致伤。尤其在青少年时期骨骼未坚，长期磨损可导致髌骨劳损或髌骨软化症，也可并发关节滑膜炎。在Demi plié（图3-17）、Grand plié及跳跃起落中，尤其是单腿支撑负荷，此病的发生并不见罕见。如Pas jeté（图3-18）Sissonne fermée、Jeté passé（图3-19）等跳跃动作，膝关节在半蹲状态下发力起跳并落在半蹲姿态上，若半蹲不正确，如膝关节有内、外翻或旋转，起跳、落地时均易引起髌骨劳损、髌骨软化症或内、外侧半月板损伤。

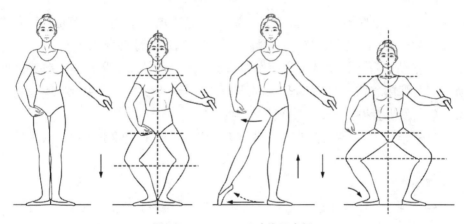

图3-17　Demi plié动作示意图

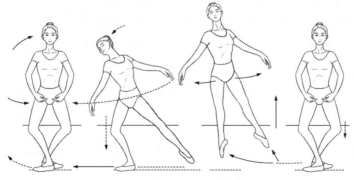

图3-18　Pas Jeté动作示意图

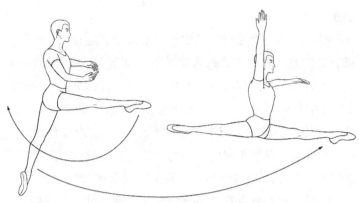

图3-19　Jeté passé动作示意图

5.小腿损伤

（1）过多的背伸（蹲）、跖屈（绷足）训练，屈肌、伸肌腱与腱鞘反复摩擦可导致腱鞘发炎，如跟腱周围炎、腓骨肌腱鞘炎等。

（2）胫骨后肌承担着立起足尖、跳跃及维持身体平衡的负荷，在舞蹈中负荷过多，常易引起胫骨后肌劳损。

6.足踝损伤

（1）蹈趾向上弯曲的幅度，直接决定着立半足尖的幅度，蹈趾关节是立足尖的关键部位，立足尖过多，蹈趾滑囊被反复摩擦挤压，容易发生劳损和蹈囊炎。

（2）跳落动作过多，立足尖等动作训练量过大，可导致足踝筋膜、韧带、肌腱劳损。如腓骨外肌附着在第5跖骨基底部的上面，由于立足尖、半足尖及掌握平衡方面使用过多，容易发生劳损。

（3）在立半足尖时，跗骨、跖骨、关节、韧带长期保持高度张力，日久易导致跖筋膜炎。

7.腰部损伤

（1）腰背深筋膜附着于腰椎横突，而第3腰椎横突略长于其他横突，若过于肥大，在腰部运动频繁的情况下，常可摩擦损伤腰背部深筋膜，一般称第3腰椎横突综合征或筋膜炎。若腰部负担过重（训练量过大）或急性损伤未治愈而进行训练，还可导致腰背筋膜在髂嵴附着点的劳损或因浅筋膜破裂、粘连引起的腰背肌筋膜炎。

（2）练习旁腿舞姿时，准备活动不足或训练量过大，腰大肌反复收缩，容易引起其下面的腰大肌下滑囊劳损、发炎，甚至导致滑囊壁肥厚、粘连，导致疼痛而影响训练。

（3）前屈动作过多，还可导致下后锯肌、腰部的髂肋肌在第12肋附着处的劳损，引起胸痛。

五、教学因素

1.老师教学水平的高低与学生损伤的发生关系密切。若对学生身体素质、反应快慢、技术基础、心理因素等个体差异了解不够，就难于根据学生特点因材施教，有时容易发生损伤。

2.如急于求成，教师或学生互相粗暴扳压肢体，超越了人体生理负荷与极限，或运动量欠妥，也易发生损伤。

（1）如胸锁关节损伤常会影响肩部活动、上肢活动，甚至会影响深呼吸。在锁胸关节骨骺未愈合前，训练时对肩部过度扳压，可引起胸锁关节骨骺炎。

（2）扳腿、压腿时，如急于求成或超越生理限度，"胯根"（即耻股韧带、内收肌附着点）及坐骨结节处的拉伤、劳损较常见。

（3）压正腿时，急于求成，尤其是训练时令另一同学坐在受压腿上，易拉伤关节囊后壁及前交叉韧带。

（4）在20岁以前，脊柱负担过重，腰部活动过多，可造成椎体前缘上下骨块断离，即椎体缘离断症，此病以16岁以下、椎体骺板未愈合者发病较多，因此青少年训练时应加以注意。

（5）如强行"担腰"，过力扳压，或在未活动开时骤然发力做托举动作，或做带翻身、变身的跳跃动作时，受力最重椎体之间的椎间盘前缘或后缘可发生挤压、牵拉伤，椎间纤维环亦可同时受累。

3.训练前准备活动不够，全身肌肉关节未活动开，或准备活动时间过长，未正式上课前身体已处于疲劳状态，均易发生损伤。训练结束前的放松与整理活动不够，不利于消除疲劳与巩固训练效果，会导致负荷的肌肉关节劳损。

（1）如关节未活动开，或处于紧张状态，训练初期上肢过度后伸及扳、压、吊肩过多，容易拉伤上肢及与躯干唯一连接的胸锁关节、胸锁前韧带。

（2）在做较大幅度腿部练习，如Développé ballotté、Grand battement jeté（图3-20）以及Grand jeté、Relevé lent等动作而向前踢腿、抬腿时，尤其在准备活动不充分或疲劳的情况下，易引起股二头肌、半腱肌、半膜肌、大收肌、股方肌等肌腱附着点的拉伤或劳损；向后踢、抬腿时，易引起髂股韧带拉伤；向旁踢、抬腿时，外开不好，易拉伤耻股韧带（旋外时此韧带影响最小）及内收肌群的肌腱在耻骨的附着点。

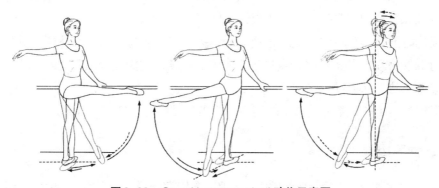

图3-20　Grand battement jeté 动作示意图

（3）如已患有跟腱周围炎，或准备活动不够，尤其是天冷肌腱僵硬，做突然的深蹲起跳动作，小腿三头肌急速收缩容易拉伤跟腱，或拉伤部分肌腱纤维，在跟腱反复受伤或曾有旧伤积累的情况下，再突然弹跳，爆发力大，导致肌肉急速收缩成"串"。高难动作落地不规范，使跟腱不断地受到地面反作用力的撞击，小腿三头肌骤然收缩，易导致跟腱断裂。

4.在学期考试期间内，学生集中复习训练内容，体能消耗较大。又如学生休息时间不够，上课时精力不集中，身体疲劳，以及大病痊愈不久，体力尚未完全恢复，教师如未及时发现而合理安排复习内容与适当的运动量，学生往往会因疲劳失控而发生损伤。

5.晨练时间较早，学生睡眠时间不足，导致上课或训练时注意力不集中而出现"晃法儿"（指舞蹈动作不规范或无意中失误），容易造成损伤。

六、心理因素

1.初入学时，学生惧怕扳腰、压腿，护痛"斗劲"，容易扳伤腰髋关节和棘突尖部，扳压腿可拉伤内收肌、腘绳肌及坐骨结节，影响训练。

2.所有解剖学方面的畸形，由于身体代偿关系都会造成某些不良习惯及姿势，故身体有畸形的演员、学生往往心理上有顾虑，怕受伤反而易伤。

3.训练难度和强度，超过学生生理、心理承受能力，学生心理畏难，尤其在动作定型的初期，对新动作尚未掌握好要领，临做动作时心理紧张，动作失误，容易发生损伤。

4.教学环境有干扰，影响学生的正常训练，或训练时思想不集中，容易发生损伤。

5.教师态度生硬，一味地严苛要求，学生心理压抑，达不到愉快兴奋的临场状态，常常不能很好地训练，容易发生损伤。

6.学生先天身体条件较差，动作不规范，容易发生损伤。

七、气候因素

1.下肢受凉，如夜间睡眠时一足或双足裸露被外，或天气寒凉，或涉水受寒，小腿肌肉僵痛或跟腱僵硬、胀痛，应预防跟腱损伤。

2.天冷时准备活动不够，关节未活动开，关节肌肉容易扭伤，突然猛烈地做旁腿动作还可导致腰方肌、髂腰肌附着点拉伤，髂腰肌痉挛，尤其在表演、比赛紧张时，更容易发生动作不协调从而导致受伤。

3.天气过热（如课堂的室温不能调节）或出汗过多，因身体疲劳而致伤。

八、营养因素

演员、学生饮食营养不良或搭配不合理，或因演出熬夜，能量消耗大，体能下降，身体控制能力不好，容易发生损伤。

九、其他因素

1.临训练前拖洗地板，场地潮湿，容易滑倒跌伤，地板不平甚至有异物，演员、学生易扭伤踝关节，挫伤足趾。

2.舞鞋质量差，如鞋底过硬，容易顶伤足跖趾关节。

3.由于训练场地较硬，落地没缓冲，地面（支撑面）的反作用力反复挫伤胫骨，抑或导致胫骨骨组织内部的应力受到改变或破坏，形成胫骨骨膜炎。

4.课堂纪律松懈，学生未专心学习，不能自觉遵守训练原则，容易发生损伤。

第二节　损伤的分类

由于舞蹈损伤有其自身的规律、特点，一般以软组织损伤多见，故本书基本上是以软组织损伤进行分类。

一、按损伤的病因

（一）扭伤

指关节由于旋转、牵拉或肌肉、韧带猛烈而不协调地收缩，在间接暴力下做突然超出生理范围的活动时，引起的关节周围筋膜、肌肉、韧带、肌腱的损伤。

（二）挫伤

指由于跌仆、撞击、重物挤压等因素，钝性外力直接作用于机体某一部位而引起的闭合性损伤。

（三）闪伤

指由于在训练中负重过度，由用力憋气或呼吸不当，突然闪挫岔气，内伤气机而出现的各种不同的病理反应。

二、按损伤的组织

（一）软组织损伤

指肌肉、肌腱、韧带、筋膜、软骨的损伤。

（二）关节损伤

指各关节的脱位或扭挫伤，即"骨错链"。

（三）骨骼损伤

指骨膜、骨骺、骨质的损伤。

三、按损伤的时间

（一）急性损伤

中医称为新伤，是指突然暴力造成的损伤，一般是指受伤后时间不超过2周的损伤。

（二）慢性损伤

中医称为陈伤、劳损等，是指因急性损伤失治或治疗不当而转为慢性，受伤时间在2周以上；也可因损伤未彻底治愈，反复训练导致重复受伤，或因重复错误动作，外力经常作用于受累部位，积累致伤。

四、按损伤的程度

（一）轻度

局部疼痛，轻微肿胀，活动时疼痛，肌肉用力收缩时有牵扯痛，休息后可缓解，一般不影响基本训练。

（二）中度

局部疼痛，皮下见淤斑、肿胀，功能受限。

（三）重度

局部淤斑、肿痛明显，肌腱、韧带、关节、软骨等有撕裂或断裂伤，关节功能受限，下肢损伤可出现跛行。瘀血化热发炎者，有局部红肿热痛。

第四章 损伤的诊断

正确的诊断是建立在明确损伤病因、性质、程度，辨别损伤与气血经络脏腑关系的基础上。由于舞蹈损伤有其发生、发展的规律与特点，在训练场上往往因训练不科学、动作失误（不正确）而发生损伤。如果学生动作不正确，则在形体姿态，动作运动的轨迹、力度、速度、角度、幅度上，均会有相应的"征兆"，即致伤的潜在因素与症结，所以作为艺术医学专业的医生必须要能从训练场上根据"征兆"预先判断出病因，在可能发生损伤前，提出预防措施；在损伤发生后，在明确病因的基础上，结合临床症状，较全面地辨证论治。可以说，对所有艺术形体损伤，如拘泥于被动地辨证论治，在治病求因上就会失之偏颇，就难以提出纠正错误体态、动作的预防措施，患者即使治愈后，再去训练又可能重蹈覆辙。既往单纯的临床诊治，就难免存在治疗上的盲目性。这种在训练场上的临场征兆性诊断是预防损伤必不可少的重要手段。这种预防性诊断，改变了以往必须从临床症状诊断艺术形体损伤，是防治艺术形体损伤更具前瞻性、完整性的方法。

舞蹈，是一门通过肢体语言的提炼和美化来反映人们内心思想情感的艺术，是艺术情感与人们心灵的沟通。舞蹈也是一种人体动作艺术，由动作代替语汇来表达内心感情。其动作有严谨的科学性，如对身体的重心、平衡、稳定，一举手一投足，跳、转、翻、旋均有其严格的规范与要求。艺术医学专业的医生必须了解舞蹈教学的内容，长期深入临场观察，掌握正确动作规范的"尺子"，临场根据学生动态的体态舞姿与失误动作的征兆等，预先诊断出可能发生的损伤，并向教师及学生提出改进动作的意见。现将正确动作规范的"尺子"及在训练场上对照衡量的要点，叙述于后。

第一节　临场征兆性诊断

一、望学生形体姿态

不仅要看出学生体态的明显差异，而且更要善于辨别细微的改变。如肩关节拉伤，可出现双肩一高一低；腘绳肌拉伤，则踢正腿时的高度会下降，若勉强踢高，则会出现坐臀兜胯，站立时重心偏移，平衡失稳；站立时骨盆位置前倾，就会凸腰、撅臀，增加腰骶关节负荷，易致损伤；又如踝关节乏力，形成"内、外镰足"，则踝关节易扭伤。

若演员、学生身体某部位有伤未愈，特别在动作负荷较大时，会出现形体姿态的改变。

二、望舞蹈动作与姿态

细致观察舞蹈动作，注意瞬时变化，发现舞蹈动作失误的症结、致伤的征兆，以及身体其他部位对损伤部位的代偿性改变，才能正确地诊治。

1.髋关节开度不好，错误地以双足旋外来维持训练，是容易发生损伤的征兆。

（1）髋关节开度不好，大腿外旋不够，如错误地以足外旋代偿，足外开超越了髋关节、膝关节的连线。为使足尖向外旋，小腿外侧腓骨长肌、腓骨短肌必然过度收缩，使其肌腱经外踝向足底收缩，腓骨长肌牵动第1跖骨、第1楔骨，使足纵弓降低，足舟骨随之下降，向内凸出，足的重心移向足内侧缘，以足外翻代偿外旋。在这种情况下，如长时间训练与跳跃，反复牵拉足胫舟韧带，容易造成三角韧带松弛与拉伤，并会导致足舟骨下降，向内凸出，形成"倒足"并出现肿痛，还可导致踝关节松弛、乏力或发生损伤。

（2）髋关节开度不够，髋关节、膝关节、踝关节未在一条直线上，在舞蹈连续跳跃落地时，常会出现双膝向前内划圈的征兆，若连续跳落、连续内划，久之容易损伤膝关节内侧韧带。由于此韧带与内侧半月板相连，时间一长又可累及内侧半月板。

2.踝关节松弛或伤痛未愈前，若坚持训练，容易发生损伤的征兆。

（1）如学生在做连续小跳动作时，例如Jeté en trelace fouetté、Pas de sissonne en tournant等动作，由于踝关节损伤，双踝关节松弛，双足抖动，常在跳跃落地时足踝乏力、失控，落地不稳，容易反复扭伤踝内侧副韧带。

（2）踝关节松弛，立足尖不直，重心后移，在做Pirouetté en dehors、Fouetté en tournant 45°等向外旋转的动作时，动作不协调，容易造成足部内翻，损伤踝关节外侧副韧带。

3.跖趾关节、跖骨间关节背伸功能差，达不到足背垂直于地面时，勉强立足尖，容易发生足底筋膜韧带损伤。

足尖立得好与否对舞姿的控制、稳定和旋转的数量与质量至关重要。为了立好足尖，足底众多筋膜、韧带、肌腱必然绷得很紧，如足背不能垂直于地面，在立足尖与旋转类动作中（如Relevé、Relevé sur le con-de-pied及各种舞姿的Grand pirouetté等），足底筋膜承受的负荷增加，时间一长易致反复拉伤，引起僵、胀、疼痛，而且影响立足尖的稳定与质量。

4.跳、转、翻等动作不规范导致损伤的征兆。

（1）做Grand jeté类动作单腿落地时，未按足趾、足掌、足跟的顺序有缓冲地落地，地面反作用力可挫伤腰骶关节；又如髋、膝、踝关节未在一条直线上落地时，外侧半月板可被股骨外侧髁与胫骨外侧髁挤压致伤；内侧半月板与内侧副韧带相连，活动度小，常可被撕裂。

（2）若在做Grand fouetté en tournant等旋转类动作不协调，身体转速过快，小腿转速不够，造成屈膝过程中小腿先旋内再旋外，容易损伤膝外侧副韧带及前交叉韧带。再如旋转变身类动作，未以胸椎带动腰椎转变，由于腰椎结构具有旋转范围小的特点，故容易发生腰部损伤。

（3）做"托举"类动作时，托举者未按双手掌捧托舞伴向上举起的方法操作，而是用双手提或抓起舞伴，再急速翻腕向上举，托举者双臂难以承受舞伴的体重及瞬时翻腕向上的重力，托举不好又会造成腕桡侧韧带拉伤或尺侧腕关节挤压伤；又如托举者未下蹲而躯干前屈，形成弯腰、屈髋、伸膝的不正确的托举姿态，此时若竖脊肌肌力不足，骶髂关节部肌肉韧带易被拉伤；如用力过猛，舞伴又重，还可导致腰椎间盘损伤。

（4）留头、甩头动作失误，是发生颈部损伤的征兆。舞蹈旋转类动作中，常需要头颈部的留头、甩头动作配合，以增加旋转的助力，旋转者应双目以最长时值看准目标，当身体旋转到极限，双目无法保持在固定目标上时，以最敏捷的动作甩头一周（360°），使双目重新对准目标。如留头时间不够，甩头过早，与身体旋转动作不协调，容易发生颈部软组织扭伤，甚至造成颈椎小关节错缝。

（5）如臀部过分地收紧，超越了臀部的生理倾斜度，造成躯干前倾，使脊柱自然弯曲受到限制，使得脊柱僵化而失去承受震荡的功能，下腰部容易受到损伤。又如，臀部过分地向前吸，破坏了骨盆的自然角度，使身体的重量不能正常地通过髋关节传至双腿，使上体的重量压在骶骨上，这种压力又可导致腰骶关节劳损。

所以艺术形体专业医生、研究人员深入现场观察，进行临场征兆性诊断，预见可能发生的损伤并对此作出较全面正确的诊断，对于损伤的防与治均有极为重要的意义，是防治艺术形体损伤不可缺少的重要手段。

三、望神情

观察学生是否聚精会神听课；或动作松散，休息不好；或训练量大，机体疲劳；或大病初愈，身体体能尚未复原，甚至出现唇青，面白，虚汗气喘等症状。另外，观察学生受伤后是自己站立还是需人扶起，伤肢功能有无障碍及活动受限；观察伤部有无成角畸形及皮下出血。以上观察有利于鉴别是软组织损伤，还是骨折脱位。

第二节 临床诊断

一、四诊合参

四诊合参，即四诊并用或四诊并重，是中医诊断学的基本观点之一。四诊合参实际上是中医整体观念在诊断学上的具体体现。四诊合参对于全面了解病情，识别真伪，探求本源，具有非常重要的意义。《难经·六十一难》曰："经言望而知之谓之神，闻而知之谓之圣，问而知之谓之工，切脉而知之谓之巧，何谓也？然：望而知之者，望见其五色以知其病。闻而知之者，闻其五音以别其病。问而知之者，问其所欲五味，以知其病所起所在也。切脉而知之者，诊其寸口，视其虚实，以知其病，病在何脏腑也。经言以外知之曰圣，以内知之曰神，此之谓也"。对骨伤科患者进行诊治时，应该首先通过望诊来进行全面观察。骨伤科的望诊，除了对神色、形态、舌象及脉象等做全面的观察外，对损伤局部及其邻近部位必须认真察看。如《伤科补要》明确指出："凡视重伤，先解开衣服，遍观伤之轻重。"要求暴露足够的范围，一般采用与健侧对比，进行功能活动的动态观察。通过望全身、望损伤局部、望舌质舌苔等方面，以初步确定损伤的部位、性质和轻重。

（一）望诊

望诊着重于损伤后的全身、局部及舌质、舌苔，观察损伤的部位、性质和轻重程度。

1.**望神色**　首先通过察看患者面部神态色泽的变化来判断损伤轻重、病情缓急。如精神爽朗、面色清润者，正气未伤；若面容憔悴、神气萎顿、色泽晦暗者，正气已伤，病情较重。对重伤患者要观察其神志是否清醒，若神志昏迷、神昏谵语、目暗睛迷、瞳孔缩小或散大、面色苍白、呼吸微弱或喘急异常，多属危候。

2.**望病变**　体表筋骨受伤与人体气血和脏腑之间关系密切。气血是温养全身组织，营养五脏六腑、四肢百骸，推动脏腑功能，维持人体生命活动的物质基础，气血与筋骨之间亦存在联系，筋骨外伤会影响内部气血，如跌扑闪挫导致筋骨受伤时，经气循行骤失常度，导致气滞血瘀，产生肿痛，而人体脏器组织均赖于气血的濡养，当伤后气滞血瘀，经络气血阻滞，无以滋养脏腑，脏腑功能失常；而脏腑为气血化生之源，筋骨之所主，当脏腑功能失常，又会影响气血运行与筋骨的濡养，这些都会主导疾病的发生与发展。气伤则痛，血伤则肿，筋骨受伤在形态上表现明显，而脏器受伤应仔细观察，如肝受伤疼痛在右侧，常可波及右肩，有时牵涉痛明显，日久还可产生腹胀；肾受伤疼痛常可波及小腹和前阴；脾受伤常于左上腹部或胸肋部疼痛，还可波及左肩；胃受伤腹部疼痛剧烈、广泛，还可波及至颈肩部，总之受伤后持续腹痛且逐渐加重，常是脏器损伤的表现。

3.**望局部及邻近组织瘀肿情况**　"损伤一证，专从血论"，损伤多伤及气血，以致气滞血瘀，气血滞于肌表，产生肿痛，形成淤斑。新伤淤肿明显，陈伤肿胀和皮色变化不明显。新伤瘀血化热，如伴有感染，可导致局部灼热疼痛，伤部邻近淋巴结可肿大，甚至体温升高。

4.**望形态**　望形态可了解损伤部位和病情轻重。肢体形态发生改变多见于骨折、关节脱位以及严重筋伤。损伤后肢体多会出现保护性姿势及功能活动受限，并出现一些特有的被动体态。因此，通常情况下伤后的形态、姿势和动作异常处就是所伤之处，抓住了这些特点就能为诊断提供依据。

（1）患者颈部活动受限，旋转屈伸达不到正确活动幅度，是颈部有伤或颈椎病。

（2）"方肩"是肩关节脱位，一般系盂下脱位。

（3）肘关节携带角过大，前臂挥臂动作等过多时，易伤及肱桡关节。

（4）腕关节背侧肿胀或有硬结是腕关节腱鞘囊肿。

（5）腰骶关节是人体上身和下身的连接部分，既是承受体重的枢纽，又是腰部旋转、屈伸的轴心。站立姿势不正确，人体重心后移，腰骶关节处于不正确的位置与角度，持久承重则易发生损伤。

（6）脊柱侧弯，侧弯突出一侧腰部肌肉韧带易被拉伤，凹侧腰椎关节或椎体边缘可发生挤压伤，腰脊侧弯还可导致脊柱内外平衡失调，椎间关节不稳，容易出现腰肌劳损或腰椎间盘突出等。

（7）膝关节反屈，人体重心后移，容易形成坐臀、兜胯、腰前凸的体态，腰骶关节在不正确的受力角度上负重更易受伤。

（8）股骨下端外侧缘与胫骨上端外侧缘靠紧，容易产生摩擦挤压伤，如膝内翻，则股骨髁内侧与胫骨平台内侧易因摩擦挤压受伤。

（9）胫骨上端前侧股四头肌附着点高肿，是由于股四头肌牵拉过度产生无菌性炎症所致，牵拉过多、过久，可致骨膜撕裂，胫骨上端发炎处可形成"舌状"突起。

（10）踝关节松弛，可形成"内镰足"或"外镰足"，关节控制力差，易扭伤踝关节内外侧副韧带等。

（11）脊柱结核多有椎旁冷脓肿，相邻椎体遭到破坏，融合后呈脊柱后凸畸形。

5.望舌质与舌苔　舌为心之苗，又为脾胃之外候，望舌虽不能直接判断损伤的部位与性质，但望舌质、舌苔可以反映人体气血的盛衰、病情的进展、病邪的浅深以及受伤后机体的变化。如《正体类要》说："肢体伤于外，气血伤于内，营卫有所不贯，脏腑由之不和。"因此，望舌质、舌苔对判断伤情轻重及变化均有重要意义。

（1）望舌质：舌色淡红为正常；淡白为气血虚弱；舌色红绛为热证；舌色青紫为伤后气血运行不畅，瘀血凝聚；舌色青紫而滑润，是阳虚血凝，阳气不能温运血液所致；绛紫而干，热邪深重，津伤血滞。

（2）望舌苔：薄白而滑润为正常舌苔；一般外伤复感风寒，病邪在表，正气未伤者可见舌苔薄白；舌苔厚腻为湿热内盛；外伤感染或瘀血化热时可见黄苔。

（3）望舌苔的消长和转化：苔色的浅深、厚薄、滑腻与干燥程度，可以显示病情的好转或加重，若由薄增厚为病进，由厚转薄属"苔化"，为病退。如白苔转黄为脾胃有热；薄黄而干，为热邪伤津；黄而滑腻为湿热；淡黄薄润为热轻湿重；黄白相兼为寒化热，由表入里；如黄苔转为灰黑色苔，表示病邪较盛，多见于严重创伤，感染伴有高热或失水者。一般是舌苔干燥为热邪伤津，舌苔厚腻为湿热内蕴，舌苔过少或无苔者，多为脾胃虚弱。如伤者体质虚弱或老年骨折，多可见无苔。

另外，黑苔的出现往往表示病情较重。舌面乳头增大、红肿，如红色草莓状即称作"草莓舌"，此刻如伴见高热及皮肤生出猩红色密集细小疹点等症，为猩红热。舌面中央出现一块菱形舌苔剥落区，则需检查是否患有糖尿病。花剥苔又称"地图舌"，表现为舌面部分舌苔剥脱，露出红色舌质，小儿出现往往是体质不佳的表现，成年人则提示阴虚血亏。舌前端见花剥为心阴不足，舌根部见花剥为肝肾阴虚。上卷舌尖可见两根静脉行于舌底，正常人仅隐隐显于舌下，如果其直径超过2.7mm，其长度超过舌尖与舌系带终点连线的3/5即为病态，有时还可同时见到舌边青紫斑或众多小血管丛，它反映全身血液或某器官血液循环有瘀阻现象。

（二）闻诊

1.听声息　气粗、语言声低、出言迟懒者，多是胸部有重伤；气微、语微声低、心烦意乱，多是亡血或重伤气脱之征兆。若喉口如有曳锯之声，多是肺内严重瘀血或肺络重伤。

2.骨擦音　骨擦音是骨折的主要体征之一，正如《伤科补要》所说："骨若全断，动则辘辘有声。如骨损未断，动则无声，或有零星败骨在内，动则淅淅之声。"所以，骨擦音不仅可以帮助确诊骨折，而且从骨擦音的不同音响类型，可以提示骨折可能属于何种类型。若骨擦音清脆短小，则多见于斜形骨折；若骨擦音短小而连续出现者，则多见粉碎性骨折；若骨擦音响声较大，间或夹杂短小响声者，则多见横断性骨折。骨擦音出现处即为骨折处。裂纹骨折、劈裂骨折，嵌顿、插入性骨折及分离性骨折多无明显骨擦音。骨擦音多数是来自患者的感知或医者触诊检查时的手感和声音。但应注意检查时不能为追求骨擦音而增加患者的痛苦。骨擦音对完全骨折是十分确切的诊断依据，如肋骨无移位骨折的早期，X线检查尚未发现时，触诊检查中若出现骨擦音或骨擦感即可确诊。

3.骨传导音　主要用于长干骨听诊，如诊断股骨干或股骨颈骨折，用听诊器置于耻骨联合，然后叩击两侧髌骨，对照两侧传导音是否一致。传导音低沉者可怀疑骨折。又如听肱骨干，将听诊器置于肩峰，叩击鹰嘴或肱骨外侧髁等，其他长干骨同样可应用。

4.筋的声响　若关节处血不荣筋，或是感受风邪而筋急者，可有关节弹响。如膝关节半月板损伤，可在关节屈伸、旋转时闻及弹响声；又如下肢肌力不足导致髌骨骨位不正时，可在下蹲时闻及关节弹响声。若筋肉连接处受伤，筋肉肿胀，可出现捻发音。胸部受伤，形成皮下气肿，亦可出现捻发音。

5.捻发音　创伤后发现皮下组织有大片不相称的弥漫性肿起时，应检查有无皮下气肿。检查时手指分开，轻轻揉按患部，当皮下组织中有气体存在时，可感知到一种特殊的捻发音或捻发感。肋骨骨折后，若断端刺破肺脏，患处可能形成皮下气肿；开放性骨折合并气性坏疽时也可能出现皮下气肿。

6.闻气味　除闻大、小便气味外，还要注意闻局部分泌物的气味。如局部伤处分泌物有湿秽臭浊，多为湿热或热毒；带有清稀腥味，多属虚寒。个别疾病有特殊异味，如糖尿病患者有烂苹果味。

（三）问诊

问诊是辨证的重要环节。正如《四诊抉微》所曰："问为审察病机之关键。"通过问诊可以更多更全面地把握患者的发病情况，更准确地辨证论治，从而提高疗效，缩短疗程，减少损伤后遗症。

1.一般情况　了解患者的一般情况，如详细询问病史陈述者（患者本人、家属或亲朋等）患者姓名、性别、年龄、职业、婚姻、民族、籍贯、住址等信息，并建立完整的病案记录，以利于查阅、联系和随访。特别是对涉及交通事故、刑事纠纷等方面的患者，这些记录更为重要。

2.发病情况

（1）主诉：即患者主要症状、发病部位及发生时间。主诉是促使患者前来就医的主要原因，可以提示病变的性质。患者的主诉可以是疼痛、肿胀、功能障碍、畸形及挛缩等。记录主诉应简明扼要。

（2）发病过程：应详细询问患者的发病情况和病情变化的急缓。例如受伤的过程，有无昏厥，昏厥持续的时间，醒后有无再昏迷，经过何种方法治疗，效果如何，目前症状情况怎样，是否减轻或加重等。慢性劳损一般症状较轻，高空跌落等损伤则症状较严重，常为复合性创伤。应尽可能问清受伤的原因，如跌扑、闪挫、扭拧、坠堕等。询问打击物的大小、重量和硬度，暴力的性质、方向和强度，以及损伤时患者所处的体位、情绪等。如伤者因高空坠落，足跟先着地，则损伤可能发生在足跟、脊柱或颅底；平地摔倒者，则应问清着地的姿势，如肢体处于屈曲位还是伸直位，何处先着地。

（3）伤情：问损伤部位和各种症状，包括创口情况。

1）疼痛：详细询问疼痛的起始日期、部位、性质、程度。应问清患者是剧痛、酸痛还是麻木；疼痛是持续性还是间歇性；麻木的范围是在扩大还是缩小；痛点是固定不移还是游走，有无放射痛，放射到何处；服止痛药后能否减轻；各种不同的动作（负重、咳嗽、打喷嚏等）对疼痛有无影响；与气候变化有无关系；劳累、休息及昼夜变化对疼痛程度有无影响等。

2）肿胀：应询问肿胀出现的时间、部位、范围、程度。如系增生性肿物，应了解先有肿物还是先有疼痛，以及肿物出现的时间和增长速度等。

3）功能障碍：如有功能障碍，应问明是受伤后立即发生的，还是受伤后一段时间才发生的。一般情况下骨折或脱位后，功能大都立即发生障碍或丧失，骨病则往往是得病后经过一段时间才影响到肢体的功能，如果病情许可，应在问诊的同时，由患者以动作显示其肢体的功能。

4）畸形：应询问畸形发生的时间及变化过程。外伤引起的肢体畸形，可在伤后立即出现，亦可经过若干年后才出现。与生俱来或无外伤史者应考虑为先天性畸形或发育畸形。

5）创口：应询问创口形成的时间、污染情况、处理经过、出血情况，以及是否使用过破伤风疫苗等。

3.全身情况

（1）问寒热：恶寒与发热是骨伤科临床上的常见症状。除体温的高低变化外，还伴有患者的主观感觉。主要询问寒热的程度和时间的关系，恶寒与发热是单独出现还是并见。感染性疾病，恶寒与发热常并见；损伤初期发热多为吸收热，一般不超过38℃；亦可血瘀化热，中后期发热可能为邪毒感染，或虚损发热；骨关节结核有午后潮热；恶性骨肿瘤晚期可有持续性发热；颅脑损伤可引起高热抽搐等。

（2）问汗液：问汗液的排泄情况，可了解脏腑气血津液的状况。严重损伤或严重感染，可出现四肢厥冷、汗出如油的险象；邪毒感染可出现大热大汗；自汗常见于损伤初期或手术后；盗汗常见于慢性骨关节疾病、阴疽等。

（3）问饮食：应询问饮食时间、食欲、食量、味觉、饮水情况等。对腹部损伤者应询问其发生于饱食后还是空腹时，判断胃肠破裂后腹腔污染程度。食欲不振或食后饱胀，是胃纳呆滞的表现，多因伤后血瘀化热导致脾虚胃热，或长期卧床体质虚弱所致。口苦者为肝胆湿热，口淡者多为脾虚不运，口腻者属湿阻中焦，口中有酸腐味者为食滞不化。

（4）问大小便：伤后便秘或大便燥结，为瘀血内热。老年患者伤后可因阴液不足，失于濡润而致便秘。大便溏薄为阳气不足，或伤后肠腑功能失调。对脊柱、骨盆、腹部损伤者尤应注意询问二便的次数、量和颜色。

（5）问睡眠：伤后久不能睡，或彻夜不寐，多由于严重创伤，心烦内热。昏沉而嗜睡，呼之即醒，闭眼又睡，多属气衰神疲；昏睡不醒或醒后再度昏睡，不省人事，为颅内损伤。

4.其他情况

（1）既往史：应对患者自出生起详细追询，按发病的年月顺序记录。对过去发生的可能与目前损伤有关的疾病，应记录主要的病情经过，当时的诊断、治疗情况，以及有无合并症或后遗症。如对先天性斜颈、新生儿臂丛神经损伤，要了解有无难产或产伤史；对骨关节结核要了解有无肺结核史。

（2）个人史：应询问患者从事的职业或工种的年限，劳动的性质、条件和常处体位及个人嗜好等。对妇女要询问月经、妊娠、哺乳史等。

（3）家族：询问家族内成员的健康状况。对已死亡的家族成员，则应追询其死亡原因、年龄及有无可能影响后代的疾病。这对骨肿瘤、先天性畸形的诊断有重要参考价值。

（四）切诊

1.脉诊

切诊包括切脉，切脉可以掌握人体内部气血、寒热、虚实等变化及损伤后气滞血瘀等情况。

（1）浮脉：轻按应指，重按反而减弱但不中空，举之泛泛而有余。在新伤瘀肿、疼痛剧烈或兼有表证时有之。

（2）沉脉：轻按不应指，重按始得。沉脉一般主病在里。伤科内伤气血，腰脊损伤疼痛时多现沉脉。

（3）迟脉：脉搏至数缓慢，每息脉来不及四至。迟脉一般主寒，主阳虚。伤筋挛缩，瘀血凝滞者，多见迟脉。

（4）数脉：每息脉来超过五至以上。数而有力，多为实热；虚数无力者为阴虚。一般损伤发热时多见数脉。

（5）滑脉：往来流利，如珠走盘，应指圆滑。在胸部挫伤，血实气壅时多见滑脉。

（6）涩脉：脉形不流利，细而迟，往来艰涩，如轻刀刮竹。涩脉一般主气滞血瘀，精血不足。血亏津少，不能濡润经络，气滞血瘀型陈旧性损伤多见此脉象。

伤科脉法纲要可归纳成以下几点。

（1）瘀血停积者多为实证，脉洪大者为顺，沉细者为恶。

（2）亡血过多者属虚证，脉沉小者为顺，洪大者为恶。

（3）六脉模糊者，证情虽轻，而预后不好。

（4）外证虽重，而脉来缓和有神者，预后良好。

（5）在重伤痛极时，脉多弦紧，偶然可出现结代脉，但并非中医内伤杂病中的恶候。

2.摸诊

摸诊是诊断损伤轻重、深浅的重要方法，手摸心会，巧生于内。《医宗金鉴·正骨心法要旨》指出："一旦临证，机触于外，巧生于内，""摸者，用手细细摸其所伤之处，或骨断、骨碎、骨歪、骨整、骨软、骨硬、筋强、筋柔、筋歪、筋正、筋断、筋走……以手扪之，自悉其情。"《难经》指出："切而知之谓之巧。"临证通过对损伤局部细细触摸，可直接了解损伤性质、轻重、浅深；可弄清是仅局部疼痛，还是有牵扯放射到其他部位的疼痛；可帮助了解有无骨折、脱臼以及成角位移等情况。

（1）摸压痛：根据压痛的部位、范围及程度来辨别损伤的性质、种类，是伤筋还是伤骨。直接压痛可能是局部有骨折或筋伤，而间接压痛（如纵轴叩击痛）常提示存在骨折。长骨干骨折时，在骨折部出现环状压痛。斜形骨折时，压痛范围较横断骨折大。压痛面积较大，程度相仿，表示可能是筋伤。压痛点局限或环形压痛，多提示骨折的位置。

（2）摸畸形：当发现有畸形时，结合触摸体表骨突变化，可以了解骨折或脱位的性质、移位的方向以及呈现的重叠、成角或旋转畸形等情况。

（3）摸皮温：根据局部皮肤冷热的程度，可以辨别是热证或是寒证，并可了解患肢血供情况。热肿一般表示新伤或局部积瘀化热、感染；冷肿表示寒性、陈旧性疾病；伤肢远端冰凉、麻木，动脉搏动减弱或消失，则表示血供障碍。摸皮温时一般用手背测试并与对侧比较。

（4）摸异常活动：肢体在没有关节处出现了类似关节的活动，或关节原来不能活动的方向出现了活动即为异常活动，多见于骨折和韧带断裂。检查骨折患者时，不要主动寻找异常活动，以免增加患者的痛苦，加重局部组织的损伤。

（5）摸弹性固定：脱位的关节常保持在特殊的畸形位置，在摸诊时手中有弹性回缩感，这是关节脱位的特征之一。

（6）摸肿块：首先应区别肿块的解剖层次，是在骨骼还是在肌腱、肌肉等组织中，是骨性的或囊性的，还须触摸其大小、形状、硬度，边界是否清楚，推之是否可以移动，表面光滑程度。伤重者肿胀较重，反之则较轻。一般新伤或伤部表浅时血肿较轻；深部损伤或损伤较重者血肿较硬且胀，若肿胀部位按之虚软，有捻发音者为气聚。

（7）摸骨折愈合程度：在维持骨折固定的手法上，对骨折断端行上下提按、左右摇摆或旋转，感觉骨折断端处有无异常活动和疼痛，施用此种方法时注意宜轻柔，避免造成再损伤或移位。所以活动幅度应由小逐渐增大，且手法一定要配合一致。利用本法可初步判断骨折临床愈合的程度。若骨折断端无异常活动和无明显疼痛，则达到临床愈合标准。

3.量诊

比量上、下肢长度及周径，比量关节活动范围，有助于诊断肌肉、关节损伤，判断瘀肿或肌肉萎缩情况，以及关节功能有无受限。

对通过上述望、闻、问、切、摸、量后尚有疑问者，还可请演员或老师对发生受伤前的动作重新示范，再仔细分析，以协助诊断。

二、各部位临床检查法

1.颈部

（1）颈椎间孔挤压试验：患者坐位，检查者双手手指相扣，以手掌面压于患者头顶部，同时向左右或前后屈伸颈椎，若出现颈部或上肢放射痛加重，即为阳性反应。多见于神经根型颈椎病或颈椎间盘突出症。该试验是使椎间孔变窄，从而加重对颈神经根的刺激，出现疼痛或放射痛。

颈椎分离试验：检查者一手托住患者颏下部，另一手托住枕部，然后逐渐向上牵引头部，如患者感到颈部和上肢的疼痛减轻，即为阳性反应。该试验可以牵拉开狭窄的椎间孔，缓解肌肉痉挛，减少对神经根的挤压和刺激，从而减轻疼痛。

（2）臂丛神经牵拉试验：患者坐位，头微屈，检查者立于患者被检查侧，一手推头部向对侧，同时另一手握该侧腕部做相对牵引，此时臂丛神经受到牵拉，若患肢出现放射痛、麻木，则为阳性反应。多见于神经根型颈椎病患者。

（3）深呼吸试验：患者端坐凳上，两手置于膝部，先比较两侧桡动脉搏动力量，然后让患者尽力抬头做深吸气，并将头转向患侧，同时下压患侧肩部，再比较两侧脉搏或血压，若患侧桡动脉搏动减弱或血压降低，即为阳性反应。说明锁骨下动脉受到挤压，同时往往疼痛加重。相反，抬高肩部，头面转向前方，则脉搏恢复，疼痛缓解。主要用于检查有无颈肋和前斜角肌综合征。

（4）超外展试验：患者取站立位或坐位，将患肢被动地从侧方外展高举至过肩，过头，若桡动脉搏动减弱或消失，即为阳性反应。用于检查锁骨下动脉是否被喙突及胸小肌压迫，即超外展综合征。

2.胸腰背部

（1）直腿抬高试验：患者仰卧位，两下肢伸直靠拢，检查者用一手握患者踝部，一手扶膝保持下肢伸直，逐渐抬高患者下肢，正常者可以抬高70°~90°而无任何不适感；若小于以上角度即感下肢有传导性疼痛或麻木者为阳性。多见于坐骨神经痛和腰椎间盘突出症患者。若将患者下肢直腿抬高到开始产生疼痛的高度，检查者用一手固定此下肢保持膝伸直，另一手背伸患者踝关节，放射痛加重者为直腿抬高踝背伸试验（亦称"加强试验"）阳性。该试验用以鉴别是神经受压还是下肢肌肉引起的抬腿疼痛。

（2）压胸试验：患者取坐位或站立位，检查者站于侧方，一手抵住其脊柱，另一手压迫胸骨，轻轻地相对挤压。若在胸侧壁上某处出现疼痛，即为阳性。是诊断外伤性肋骨骨折的重要体征。

（3）拾物试验：患者站立，嘱其拾起地上物品。正常患者可以两膝微屈，弯腰拾物；若腰部有病变，可见腰部挺直、双髋和膝关节尽量屈曲的姿势去拾取地上的物品，此为该试验阳性。常用于检查脊柱前屈功能有无障碍，如胸腰椎结核等疾病。

（4）仰卧挺腹试验：通过增加椎管内压力，刺激神经根产生疼痛，以诊断腰椎间盘突出症，具体操作分4个步骤。第1步：患者仰卧，双手放在腹部或身体两侧，以头枕部和双足跟为着力点，将腹部及骨盆用力向上挺起，若患者感觉腰痛及患侧传导性腿痛即为阳性反应。若传导性腿痛不明显，则进行下步检查。第2步：患者保持挺腹姿势，先深吸气后停止呼吸，用力鼓气，直至脸面潮红，持续约30秒钟左右，若有传导性腿痛即为阳性。第3步：在仰卧挺腹姿势下，用力咳嗽，若有传导性腿痛即为阳性。第4步：在仰卧挺腹姿势下，检查者用手轻压双侧颈内静脉，若出现患侧传导性腿痛即为阳性反应。

（5）背伸试验：患者站立位，让患者腰部尽量背伸，如有后背疼痛为阳性反应，说明患者腰肌、关节突关节、椎板、黄韧带、棘突、棘上或棘间韧带有病变，或有腰椎管狭窄症。

3.骨盆

（1）骨盆挤压试验：患者仰卧位，检查者用双手分别于髂骨翼两侧同时向中线挤压骨盆；或患者侧卧，检查者挤压其上方的髂嵴。如果患处出现疼痛，即为骨盆挤压试验阳性，提示有骨盆骨折或骶髂关节病变。

（2）骨盆分离试验：患者仰卧位，检查者两手分别置于两侧髂前上棘前面，两手同时向外下方推压，若出现疼痛，即为骨盆分离试验阳性，表示有骨盆骨折或骶髂关节病变。

（3）骨盆纵向挤压试验：患者仰卧位，患侧的髋关节、膝关节呈半屈曲位，检查者用左、右手分别置于髂前上棘和大腿根部，双手用力挤压，若出现疼痛，即为骨盆纵向挤压试验阳性，提示单侧骨盆骨折。

（4）屈膝屈髋试验：患者仰卧位，双腿靠拢，嘱其尽量屈曲髋、膝关节，检查者也可两手推膝使髋、膝关节尽量屈曲，使臀部离开床面，腰部被动前屈，若腰骶部发生疼痛，即为阳性反应。若行单侧屈膝屈髋试验，患者一侧下肢伸直，检查者用同样方法，使对侧髋、膝关节尽量屈曲，则腰骶关节和骶髂关节可随之运动，若有疼痛即为阳性反应，提示有腰部肌肉损伤，或者有腰椎椎间关节、腰骶关节或骶髂关节病变，但腰椎间盘突出症患者该试验为阴性。

（5）梨状肌紧张试验：患者仰卧位，伸直患肢，做内收内旋动作，若有坐骨神经放射痛，再迅速外展、外旋患肢，若疼痛立刻缓解即为阳性反应，说明存在梨状肌综合征。

（6）床边试验：患者靠床边仰卧位，臀部稍突出床沿，大腿下垂。健侧下肢屈膝屈髋，贴近腹壁，患者双手抱膝以固定腰椎。检查者一只手扶住髂棘以固定骨盆，另一只手用力下压于床边的大腿，使髋关节尽量后伸。若骶髂关节发生疼痛则为阳性反应，说明存在骶髂关节病变。

（7）髋外展外旋试验（"4"字试验）：患者仰卧位，被检查一侧下肢膝关节屈曲，髋关节屈曲、外展、外旋，将足架在另一侧膝关节上，使双下肢呈"4"字形。检查者一手放在屈曲的膝关节内侧，另一手放在对侧髂前上棘前面，然后两手向下按压，如被检查侧骶髂关节处出现疼痛即为阳性反应，说明有骶髂关节病变。

（8）斜扳试验：患者侧卧位，下侧腿伸直，上侧腿屈髋、屈膝各90°，检查者一手将肩部推向背侧，另一手扶臀部将骨盆推向腹侧，并内收内旋该侧髋关节，若出现骶髂关节疼痛即为阳性反应，表示该侧骶髂关节或下腰部有病变。

4.肩部

（1）肱二头肌抗阻力试验：嘱患者屈肘90°，检查者一只手扶住患者肘部，另一只手扶住腕部，嘱患者用力屈肘并外展、外旋，检查者拉患者前臂抗屈肘及外展、外旋，结节间沟处疼痛为阳性，表示该肱二头肌腱滑脱或肱二头肌长头肌腱炎。

（2）肩坠落试验：被动抬高患臂，上举至90°~120°范围，撤除支持，患臂不能自主支撑而出现臂坠落和疼痛，即为阳性反应，提示冈上肌损伤及巨大肩袖撕裂。

（3）Neer撞击征（Neer's Impingement Sign）：检查者一手稳定住肩胛骨，另一手将患肢在肩胛骨平面上举，患者出现肩前部疼痛为阳性反应。提示内旋肱骨大结节以及肩袖肌腱与肩峰前下缘发生撞击。

（4）Hawkins-Kennedy撞击征（Hawkins-Kennedy Impingement Sign）：检查者一手稳定住肩胛骨，另一手将患肢屈肘90°，上抬前臂后在肩胛骨平面内旋。患者出现肩前部疼痛为阳性反应。提示肱骨大结节和冈上肌肌腱从后外方向前内方撞击喙肩弓。

（5）搭肩试验（肩关节内收试验）：嘱患者端坐位或站立位，肘关节取屈曲位，将手搭于对侧肩部，如果手能够搭于对侧肩部，且肘部能贴近胸壁即为正常。如果手能够搭于对侧肩部，但肘部不能贴近胸壁，或者肘部能贴近胸壁，但手不能够搭于对侧肩部，均为阳性反应，提示可能有肩关节脱位。

（6）疼痛弧试验：嘱患者肩外展或被动外展其上肢，当肩外展到60°~120°范围时，肩部出现疼痛为阳性反应。这一特定区域的外展痛称为"疼痛弧"，由于冈上肌腱在肩峰下面摩擦、撞击所致，说明肩峰下的肩袖有病变。

（7）直尺试验：以直尺贴上臂外侧，正常时不能触及肩峰，若直尺能触及肩峰则为阳性反应，说明有肩关节脱位，或其他因素引起的方肩畸形，如三角肌萎缩等。

（8）冈上肌腱断裂试验：嘱患者肩外展，当外展30°~60°时，可以看到患侧三角肌明显收缩，但不能外展上举上肢，用力抬举则出现耸肩。若被动外展患肢超过60°，则患者又能主动上举上肢，这一特定区的外展障碍即为阳性反应，提示有冈上肌腱断裂或撕裂。

5.肘部

（1）腕伸肌紧张试验：嘱患者屈腕屈指，检查者将手压于各指的背侧做对抗，再嘱患者抗阻力伸指及背伸腕关节，如出现肱骨外上髁疼痛即为阳性反应，多见于网球肘。

（2）密尔征（Mill's Test）：患者坐位，检查者一只手置于肱骨外上髁，然后另一只手使患者肘关节伸直，前臂旋前，腕关节屈曲，若患者肱骨外上髁区疼痛，则为阳性反应，提示肱骨外上髁炎，即网球肘。

（3）屈肌紧张试验：让患者握住检查者的手指，强力伸腕握拳，检查者手指与患者握力做对抗，如出现肱骨内上髁疼痛则为阳性反应，多见于肱骨内上髁炎。

（4）叩诊试验：用手指或叩诊锤自远端向病变区轻叩神经干，可在该神经分布区的肢体远端产生如蚁行或刺痛等异常感觉，这是神经再生或功能恢复的表现，用于再生的神经感觉纤维的检查。另外，本试验也用来检查神经内有无神经瘤。若尺神经有神经瘤时，轻叩神经结节处，会产生向远端的放射痛，甚至由前臂传至手的尺神经分布区。

（5）肘三角与肘直线试验：正常人肘关节屈曲90°时，肱骨内上髁、外上髁与尺骨鹰嘴突三点形成等腰三角形，称为"肘三角"。当肘关节伸直时，三点在一条直线上，称为"肘直线"。肘关节脱位或有关节内骨折时，屈肘90°时肘三角形状改变，肘伸直时3点不在一条直线上。

6. 腕和手部

（1）握拳试验：又称为尺偏试验。嘱患者拇指内收，然后屈曲其余各指，在紧握拳后向尺侧倾斜屈曲，若桡骨茎突部出现疼痛即为阳性反应。有些患者在拇指内收时即可产生疼痛，尺偏时疼痛加重，表示患有桡骨茎突部狭窄性腱鞘炎。

（2）腕三角软骨挤压试验：嘱患者端坐，检查者一只手握住患者前臂下端，另一只手握住手部，用力将手腕极度掌屈、旋后并向尺侧偏斜，并施加压力旋转，若在尺侧远端外侧方出现疼痛，即为阳性反应，说明有三角软骨损伤。

（3）舟状骨叩击试验：使患者手偏向桡侧，叩击第3掌骨头部，若舟状骨骨折时，可产生剧烈的叩击痛，有时叩击第2掌骨头也可出现剧烈疼痛，即为阳性反应。在叩击第4~5掌骨头时则无疼痛出现。

（4）腕管叩击试验：轻叩或压迫腕部掌侧的腕横韧带近侧缘中点，若出现和加剧患侧手指刺痛及麻木等异常感觉时为阳性反应，提示有腕管综合征。

（5）指浅屈肌试验：将患者的手指固定于伸直位，然后嘱患者屈曲需检查的手指的近端指间关节，这样可以使指浅屈肌单独运动。如果关节屈曲正常，则表明指浅屈肌结构及功能正常；若不能屈曲，则该肌有断裂或缺如。

（6）指深屈肌试验：将患者掌指关节和近端指间关节固定在伸直位，然后让患者屈曲远端指间关节。若能正常屈曲，则表明该肌腱功能正常；若不能屈曲，则该肌可能有断裂或该肌肉的神经支配发生障碍。

7. 髋部

（1）关节屈曲挛缩试验：患者取仰卧位，屈曲髋关节和膝关节，使腰部代偿性前凸消失，嘱患者分别将两腿伸直，注意腿伸直过程中，腰部是否离开床面，向上挺起。如某一侧腿伸直时，腰部挺起，则为阳性反应。本试验常用于检查髋关节结核、类风湿关节炎等疾病引起的髋关节屈曲挛缩畸形。

（2）托马斯征（Thomas Test）：患者仰卧，尽量屈曲健侧大腿至贴近腹壁，使腰部紧贴于床面，克服腰前凸增加的代偿作用。再让患者伸直患肢，如患肢不能伸直平放于床面，即为阳性。患肢大腿与床面所形成的角度即髋屈曲畸形的角度。

（3）髋关节过伸试验：患者俯卧位，屈膝90°，检查者一只手握患者踝部，将下肢提起，使髋关节过伸，若骨盆亦随之抬起，即为阳性反应，说明有腰大肌脓肿、髋关节早期结核或髋关节强直。

（4）"望远镜"试验：常用于婴幼儿髋关节功能的检查。患儿仰卧位，髋、膝关节伸直，一助手固定骨盆，检查者一手置于大转子部，另一手持小腿或膝部将大腿抬高约30°，并上推下拉股骨干，若股骨头有上下活动或打气筒的抽筒样感，即为阳性反应。用于检查婴幼儿先天性髋关节脱位，往往进行双侧对照检查。

（5）蛙式试验：常用于婴幼儿髋关节功能的检查。患儿仰卧位，使双膝双髋屈曲90°，并使患儿双髋做外展、外旋至蛙式位，双下肢外侧接触到检查床面为正常。若一侧或两侧下肢的外侧不能接触到床面，即为阳性反应，提示有先天性髋关节脱位。

（6）下肢短缩试验：患者取仰卧位，两腿屈髋屈膝并拢，两足并齐，放于床面，观察两膝的高度，如两膝等高为正常。若一侧膝部比另一侧低，即为阳性反应。表明有髋关节后脱位，股骨、胫骨短缩，先天性髋关节脱位等。

8.膝部

（1）回旋挤压试验：仰卧位，使患侧髋关节和膝关节充分屈曲，尽量使足跟碰触臀部。检查内侧半月板时，检查者一手握膝部以稳定大腿及注意膝关节内的感觉，另一手握足部，使小腿在充分内收、外旋位伸直膝关节，在伸直过程中，股骨髁经过半月板损伤部位时，因产生摩擦可感触到或听到弹响声，同时患者感觉膝关节内侧有弹响和疼痛。检查外侧半月板时，在使小腿充分外展、内旋位伸直膝关节时，出现膝关节外侧弹响和疼痛。用于检查膝关节半月板有无裂伤。

（2）挤压研磨试验：又称膝关节旋转提拉或旋转挤压试验。患者俯卧位，膝关节屈曲90°，检查者用小腿压在患者大腿下端后侧作固定，在双手握住足跟沿小腿纵轴方向施加压力的同时，做小腿的外展外旋或内收内旋活动，若有疼痛或弹响，即为阳性反应，表明外侧或内侧半月板损伤；提起小腿做外展外旋或内收内旋活动而引起疼痛，表示外侧副韧带或内侧副韧带损伤。

（3）抽屉试验：患者取坐位或仰卧位，膝部屈曲90°，检查者双肘压住患者足踝部，双手握住小腿上段推拉，如能明显拉向前方约1cm，即前抽屉试验阳性，提示有前交叉韧带损伤；若能推向后约1cm，即后抽屉试验阳性，则为后交叉韧带损伤；若前后均能推拉1cm，即为前后抽屉试验阳性，说明有前后交叉韧带损伤。

（4）侧方挤压试验：又称为膝关节分离试验、侧位运动试验。患者伸膝，并固定大腿，检查者用一只手握踝部，另一只手扶膝部，做侧位运动检查内侧或外侧副韧带，若有损伤，牵拉韧带时可以引起疼痛或异常活动。

（5）浮髌试验：嘱患者取仰卧位，下肢伸直，股四头肌处于松弛状态，检查者一只手虎口压在髌上囊部，向下挤压使积液局限于关节腔。然后另一只手拇、中指固定髌骨内、外侧缘，示指按压髌骨，即感到髌骨有漂浮感，重压时下沉，松指时浮起，为浮髌试验阳性，说明膝关节腔内有积液。

9.踝部

（1）踝关节背伸试验：患者屈曲膝关节，由于腓肠肌起点在膝关节线上，此时腓肠肌松弛，踝关节能背伸；当膝关节伸直时，踝关节不能背伸，说明腓肠肌挛缩。若伸膝或屈膝时，踝关节均不能背伸，说明比目鱼肌挛缩。比目鱼肌起点在膝关节线以下，所以伸膝或屈膝时做此试验结果相同，该试验是鉴别两者的方法。

（2）伸踝试验：检查时让患者伸直小腿，然后用力背伸踝关节，如小腿肌肉发生疼痛，则为阳性反应。在小腿肌肉深部触诊时出现疼痛，更证实小腿有深静脉血栓性静脉炎。

（3）足内、外翻试验：将踝关节内翻而引起外侧疼痛，表示外侧副韧带损伤；踝关节外翻引起内侧疼痛，表示内侧副韧带损伤。

（4）提踵试验：患足不能提踵30°站立，仅能提踵60°站立，为试验阳性，说明跟腱断裂。因30°提踵是跟腱的作用，而60°提踵站立是胫骨后肌、腓骨肌的协同作用。

（5）跖骨头挤压试验：检查者一只手握患足跟部，另一只手横行挤压5个跖骨头，若出现前足放射样疼痛为阳性反应，可能为跖痛病、扁平足、趾间神经瘤等。

（6）跟轴线测量：正常站立时，跟腱长轴应与下肢长轴相平行。足外翻时，跟腱长轴向外偏斜，偏斜程度和外翻程度成正比。

三、神经系统检查

1.肌力检查

（1）肌容量：外形（萎缩、畸形、肢围、周径）。

（2）肌张力：静止状态时肌肉保持一定程度的紧张度。测被动运动时的阻力（增高、减弱、消失）；肌肉主动运动的力量、幅度、速度。

（3）肌力测定标准（分6级）如下。

0级：肌肉无收缩（完全瘫）。

1级：肌肉有微弱收缩，但不能移动关节（接近瘫）。

2级：肌肉收缩可带动关节水平方向移动，但不能对抗自身重量（重度瘫）。

3级：能对抗自身重量移动关节，但不能抵抗阻力（轻度瘫）。

4级：能对抗自身重量运动肢体，且能抵抗一定强度阻力（接近正常）。

5级：能抵抗阻力运动肢体（正常）。

（4）肌肉检查意义：当运动神经元或周围神经损害时，导致肌力减弱或消失，肢体部分或完全瘫痪。当上运动神经元损害时，肌张力增强，肌肉无明显萎缩；下运动神经元损害时，肌张力减弱，肌肉萎缩。

2.感觉功能检查

浅感觉：痛觉、触觉、温度觉；深感觉：运动觉、位置觉、振动觉、两点分辨觉。

（1）检查方法：患者平卧、闭目。检查痛觉用针轻刺皮肤，无痛觉区域用虚线标记；检查触觉用棉花或软毛笔轻触皮肤，无触觉区域用实线标记，检查温度觉用盛有热水（45℃左右）和冷水（10℃左右）的试管各一支，轮流接触皮肤，温度觉区域用断续波线（"---"）标记。检查关节肌肉感觉时，检查者从患者末指（趾）节开始，依次向上给若干关节以被动运动，请患者回答出肢体或指（趾）所处的位置；检查振动感觉时，检查者将振动的音叉脚放在软组织较薄的骨上（如指背、手背、足背、胫背）或关节上，请患者回答感觉到的振动程度；压迫感觉可用简单的指压法或压觉计检查，患者应区别触觉和压觉，同时辨别不同压力之间的差别；重量感觉可用重量（砝码）来测定，放在患者伸出的手上，正常人能够辨别相差10~20g的不同重量。

（2）感觉障碍的种类：有感觉缺失、减退、过敏、分离、过度及异常等。

感觉缺失：指某种感觉丧失或深、浅感觉全部丧失。如外伤性瘫痪，下肢感觉可能全部丧失。

感觉减退：感觉不完全丧失，或感觉的程度减弱。如腰椎间盘退变，小腿外侧或足背感觉减退。

感觉过敏：轻度刺激即有强烈的感觉。表示感觉系统有刺激性病变，如多发性神经炎早期可出现。

感觉分离：在同一区域内单独有几种感觉障碍，而其他感觉正常。如脊髓空洞症常致肢体及躯干上部疼痛、温觉障碍，而触、压及深感觉均正常。

感觉过度：兴奋阈增高，对微弱刺激的精细辨别能力丧失，对疼痛刺激必须达到较强程度才能感觉到。一旦产生感觉即为强烈的爆发性疼痛与剧烈的不适，而不能明确定位。多见于丘脑病变。

异常感觉：未受外界刺激而产生的不正常感觉，如麻木感、蚁行感、冷或热感、刺痛或灼热感等。如颈椎退变或椎管狭窄时，常出现上述异常感觉。

（3）感觉定位：根据皮肤障碍的位置水平确定脊柱损伤的位置。

（4）感觉检查的意义：确定感觉障碍的类型、部位和范围。

1）周围神经损害：该神经感觉分布区深、浅感觉均受累。

2）神经根损害：深、浅感觉均受累，其范围与脊髓神经节段分布一致，并伴有该部位的疼痛。

3）脊髓横断性损害：损害平面以下深浅感觉均受累，损害平面以上皮肤感觉可有一段感觉过敏区域。

4）半侧脊髓损害：出现损害平面以下的同侧躯体关节肌肉感觉和运动障碍，对侧躯体的痛、温觉障碍，称为布朗-塞卡（Brown-Sequard）综合征。

3.神经反射检查　外界刺激被感受器接受后传入中枢神经，再由中枢神经传至运动器官产生动作，这个过程称为反射。

（1）浅反射：角膜反射、腹壁反射、提睾反射。

角膜反射：用细棉捻轻轻触及患者眼球角膜边缘部分。正常时被检眼和对侧眼同时闭合，称角膜反射存在。深昏迷或三叉神经麻痹时角膜反射消失；面神经麻痹时，被检侧角膜反射消失，而对侧眼睑却能闭合。

腹壁反射：患者仰卧，放松腹部肌肉，用棉签棒迅速由外向内轻划腹壁两侧上、中、下部，可引起该部腹壁肌肉收缩。上腹壁反射弧通过胸髓第7~9神经节，中腹壁反射弧通过胸髓第9~11神经节；下腹壁反射弧通过胸髓第11至腰髓第1神经节。

提睾反射：患者仰卧，大腿外旋，用棉签棒或叩诊锤尖柄端由下而上轻划患者大腿内侧皮肤，可引起提睾肌收缩，睾丸上提。其反射弧通过腰髓第1、2神经节。

（2）深反射（腱反射）：肱二头肌腱反射、肱三头肌腱反射、桡骨骨膜反射、膝腱反射、踝反射（跟腱反射）。

肱二头肌腱反射：叩打肱二头肌腱，产生屈肘反射。传入神经为肌皮神经内的感觉纤维，反射中枢为第5~6颈椎脊髓灰质，传出神经为肌皮神经的躯体运动纤维，效应器为肱二头肌。可引起肱桡肌收缩，发生屈肘和前臂旋前动作。反射中枢在颈髓第5~6节段。（图4-1）

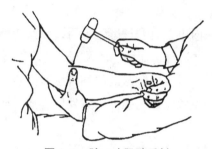

图4-1 肱二头肌腱反射

肱三头肌腱反射：患者外展前臂，肘部半屈，检查者托住其前臂，用叩诊锤叩击鹰嘴上方的肱三头肌腱，反应为肱三头肌收缩，肘关节伸直。（图4-2）

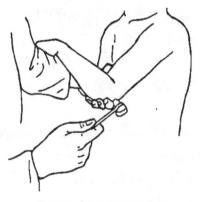

图4-2 肱三头肌腱反射

膝跳反射：膝跳反射是指在膝半屈和小腿自由下垂时，轻快地叩击膝腱（膝盖下韧带），引起股四头肌收缩，使小腿作急速前踢的反应。此反射属于腱反射。

跟腱反射（踝反射）：患者取仰卧位，髋及膝关节稍屈曲，下肢取外旋外展位，检查者用左手轻托患者足底，使足呈过伸位，右手持叩诊锤叩击跟腱。正常反应为腓肠肌收缩，足向跖面屈曲。如卧位不能测出时，可嘱患者跪于椅面上，双足空悬椅边，然后轻叩跟腱，反应同前。反射中枢在骶髓第1~2节段。（图4-3）

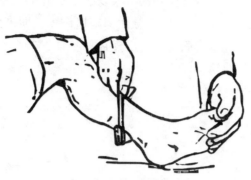

图4-3　跟腱反射

（3）病理反射：

霍夫曼（Hoffmann）征：检查者一手握患者手部，使手腕轻度背伸，另一手食、中指夹住患者中指，并用拇指轻弹患者中指指甲，引起患者其他手指掌屈反射，即为阳性反应，见于椎体束损害。

巴宾斯基（Babinski）征为：患者仰卧，髋、膝关节伸直，检查者左手握踝上部固定小腿，右手持钝尖的金属棒自足底外侧从后向前快速轻划至小趾根部，再转向踇趾侧。正常出现足趾向跖面屈曲，称巴宾斯基征阴性；如出现踇趾背屈，其余四趾呈扇形分开，称巴宾斯基征阳性。

欧本海姆（Oppenheim）征：检查者用拇指和食指沿患者胫骨边缘由上向下推擦，可引出与巴宾斯基征相同的体征，为阳性反应。

高登（Gordon）征：检查者用力捏挤患者腓肠肌，可引出与巴宾斯基征相同的体征，为阳性反应。

（4）阵挛：髌阵挛、踝阵挛。

髌阵挛：患者仰卧，下肢伸直，医者拇、食指夹住患者髌骨，急速向下推动数次，引出髌骨有节律的跳动，即为阳性。

踝阵挛：医者一手托患者腘窝，一手握足，用力使踝关节突然背屈，可引出踝关节有节律的伸展动作，即为阳性。

（5）反射检查的意义：上运动神经元瘫痪时，可因中枢抑制的释放，而出现深反射（腱反射）增强；浅反射因皮层反射通路受损，表现为反射减弱或消失；可出现髌阵挛或踝阵挛，病理反射征阳性。

4.自主神经系统检查　皮肤及附属器营养状态。

Horner综合征：表现为眼睑下垂、瞳孔缩小、眼球轻度下陷、面部无汗。括约肌及性功能障碍。

皮肤划痕试验：用钝针划过皮肤，可引起血管反射、皮肤出现白色或红色划痕，持续数分钟。

临床意义：周围神经损伤及脊髓损伤节段以下皮肤粗糙、脱屑、无光泽、无汗，可出现营养性溃疡或褥疮。骶神经损伤或急性脊髓损伤休克期可出现尿潴留，休克期过后，可形成反射性排尿。颈部脊髓受压可出现Horner综合征。周围神经损伤及脊髓损伤节段以下皮肤划痕试验阳性反应减弱或消失。

第五章 舞蹈损伤的治疗原则和方法

第一节 治疗原则

舞蹈损伤的治疗必须结合舞蹈损伤的特点、规律与舞蹈专业的需要，立法立方。在治疗中，应充分发挥中医的整体观念、辨证论治、筋骨并重等优势，才能更好地达到"好、快、美"的治疗目的。

"好"，是治愈后要经得起跳、转、翻、旋等舞蹈技巧的大运动量考验。因患者治好后是要继续从事舞蹈事业。伤后能重新完成高难度的技术动作，需要损伤组织有高质量的恢复，故治疗舞蹈损伤时，不能拘泥于"只破不立"的传统治则，不能单纯散瘀破气，而应从长远角度设想，扶正祛邪，祛痛强筋，宗《仙授理伤续断秘方》"坚筋固骨，滋血生力"之旨，寓固肾强筋的补益气血之法贯穿于整个治疗过程中，以期伤愈而体健，既利于降低损伤发生率，又利于预防受伤，从而利于多培养人才及延长其艺术职业生涯。

"快"，是治愈速度快，以免演员、学生因伤长时间休息而致"回功"或形体发生改变，而且治疗要注意与学生生长发育同步，要与技术训练、课程推进同步，因学生生长发育、技术、技巧训练不会因个别伤员而停滞不前。

"美"，舞蹈演员需要有一个美的形体，形体中重要的一部分即是各肌肉群的外形曲线。演员受伤后常因无法练功而出现肌肉萎缩、脂肪增加等影响形体的现象。故在治疗中加入舞蹈动作进行康复锻炼，在治伤的同时"寓舞于医"，尽量保持原有的体形，避免脂肪堆积，保持肌肉曲线，达到伤愈后仍能拥有一个外形优美的形体。

要达到上述"好、快、美"的治疗目的，就必须掌握以下治疗原则。

一、注重整体论治

舞蹈要求掌握好身体的重心、稳定的能力、控制的能力，要有很好的肌肉力量及各关节韧带的负荷能力，故舞蹈损伤与气血筋骨密切相关。明代薛己《正体类要》指出："肢体伤于外，气血伤于内，营卫有所不贯，脏腑由之不和。"局部受伤可能影响整体，故对因训练、演出受伤，因体型缺陷或能力不够致伤，或因气温寒冷等原因致伤均应辨明病因、外力大小、伤筋还是伤骨、伤气还是伤血、孰轻孰重，治疗才能有的放矢。

1.八纲辨证 八纲辨证是通过四诊资料，根据人体正气的盈亏、病邪的性质及其盛衰，伤病所在部位深浅等情况，进行综合分析，归纳为表里、寒热、虚实、阴阳八类证候，以概括损伤及筋骨关节疾患的不同特点。

辨表里是辨别病变的部位和病势的深浅。一般说来，伤病初起，病位在肌表，病症较轻者，或伤病后兼夹外感者，为表证。如《医宗金鉴·正骨心法要旨》云："伤损之证外挟表邪者，其脉必浮紧，证则发热体痛。"内伤气血、脏腑，或损伤后热毒深入于里，病症重者则为里证，如损伤所致之瘀血内蓄，则属里证，《伤科汇纂》云："凡堕伤内有瘀血者，腹胀满而痛，或胸胁满也。"

辨寒热是辨别伤病属寒证或热证，寒证与热证是阴阳偏盛偏衰的两种证候，阴盛则寒，阳盛则热，阳虚生寒，阴虚生热。寒证是机体的功能活动衰减或感受寒邪所表现的证候，多见于陈伤劳损及附骨疽等。局部表现为皮色不泽，不红不热，酸痛麻木，肿硬或萎弱，且伴有面色苍白，肢冷喜温，口淡不渴，小便清长，大便溏薄，舌淡、苔白而润滑，脉迟等阴偏盛的症状。如体虚损伤，误用攻下逐瘀法，则可致《正体类要·正体主治大法》所说的："若下后手足俱冷，昏愦出汗，阳气虚寒也。"

热证是机体的功能活动亢盛或感受热邪所表现的证候，多见于损伤的初期及附骨痈等。局部表现为肿胀疼痛，或潮红灼热，甚或肉败成脓，且伴有发热面赤，烦渴饮冷，小便短赤，大便秘结，舌红无津、苔黄厚，脉弦数等全身症状，如《正体类要·扑伤之症治验》云"患处胀痛，发热欲呕，两胁热胀，肝脉洪大"为肝火之热证。

辨虚实是辨别人体正气强弱与病邪盛衰，属虚属实是由邪正相争所决定。虚证是指正气虚弱的证候，多见于骨折、脱位的后期及亡血过多等疾患。表现为面色萎黄，神疲体倦，或五心烦热，形体消瘦，心悸气短，自汗盗汗，食少便溏，小便频数，舌质淡、苔少，脉虚细无力，局部不红不热，或瘀青肿胀不消等。如《医宗金鉴·正骨心法要旨》云："伤损之证，血虚作痛者，其症则发热作渴，烦闷头晕，日晡益甚，此阴虚内热之症。"

实证是指邪气亢盛有余的证候，多见于骨折、脱位的初期及胸胁内伤蓄瘀等疾患。表现为发热烦渴，胸腹胀满，大便秘结，小便短赤，舌红、苔黄厚腻，脉洪数有力，局部表现为痛有定处，疼痛拒按，肿胀等。如《医宗金鉴·正骨心法要旨》云："伤损若胸腹胀痛，大便不通，喘咳吐血者，乃瘀血停滞也。"此为瘀积胸腹之实证。

辨阴阳是八纲中的总纲，它可以概括表、里、寒、热、虚、实，即里、虚、寒证，多属于阴；表、实、热证，多属于阳。在病变的情况下，如邪气实的疾病阳偏胜则出现阳证，阴偏胜则出现阴证；正气虚的疾病，真阴不足出现阴虚，真阳不足出现阳虚。大量出血或吐泻可引起亡阴，大汗可引起亡阳。阴证（如慢性劳损）一般起病慢，病程长，病位深，初期局部症状和体征常不明显，随着病情发展而渐趋明显或严重，全身症状多有虚证、寒证的表现。阳证（如急性损伤）一般起病急，病程短，病位浅，初期局部症状和体征比较容易识别，随着病情发展而更加明显，全身情况也多有实证、热证的表现。

在临床上常是诸证并见，有时还可出现互相转化、错杂和假象。表证可以入里，寒证可以化热，实证可以转虚，阳证可以转为阴证等。如严重创伤、大量失血可引起四肢厥冷，脉微欲绝等，并由亡阴导致亡阳。因此，骨伤科八纲辨证从四对矛盾的八个方面去概括伤病的不同特点，从而对机体伤病后作出总的判断。

2.脏腑辨证　脏腑辨证是以藏象学说为基础，根据伤病后脏腑的生理功能和病理表现，来判断病变的部位、性质、正邪盛衰状况，用以指导治疗损伤及筋骨关节疾患的一种辨证方法。肺主皮毛，心主血脉，脾主肌肉，肝主筋，肾主骨，皮肉筋骨有赖于气血温煦和脏腑濡养。因此，损伤及筋骨关节疾患与脏腑有密切关系。虽然大多数损伤及筋骨关节疾患都发生在皮、肉、筋、骨，但严重的皮、肉、筋的病变可累及脏腑，并出现相应的证候；反之，脏腑的病变也可影响皮、肉、筋、骨而出现相应的证候。

青壮年气血旺盛，脏气充足，筋骨强壮，故其损伤的修复较快；年老体弱者气血虚衰，脏气不充，筋骨萎弱，故其损伤的修复较为迟缓。老年人损伤后，还较易出现脏腑功能失调，如老年人骨折，长期卧床，可出现大便干燥，难于排出，甚则数日一行，伴舌红少津，苔黄燥，脉涩或细，此为大肠液亏，肠失滋润，治宜润肠通便。

开放性骨折失血过多，致津液亏虚，证见眩晕、心悸、面色不华，唇舌色淡，脉细弱，是营血亏虚，血不养心所致，属心血虚证，治宜养心血、安心神。

严重创伤，证见心悸气短，大汗淋漓，四肢厥冷，口唇青紫，呼吸微弱，脉微欲绝，此为心气不足，鼓动无力，心阳暴脱，宗气大泄所致，属心阳虚脱，当用回阳救逆。

胸部损伤早期，证见胸痛，发热咳喘，痰黄黏稠，舌红苔黄，脉滑而数，此为肺有瘀热之实证，宜用活血祛瘀、清热宣肺；若胸胁陈伤旧患，证见胸胁隐痛，若兼咳嗽气短，痰白清稀，疲倦懒言，声音低微，怕冷自汗，面色苍白，舌质淡嫩，舌边尖有瘀点，脉虚弱，此为肺气虚而兼血瘀证，宜补肺气、健脾土，佐以活血化瘀；若兼干咳无痰，或痰少而黏，痰中带血，口干咽燥，声音嘶哑，潮热盗汗，午后颧红，舌红少津，脉细数，此为阴虚肺燥之证，宜滋阴润肺。

损伤后气血耗损较甚或素体虚弱，证见面色萎黄，身倦无力；气短懒言，食纳减少，食后腹胀，肢体浮肿；或大便稀溏，舌质淡嫩，苔白，脉缓弱，此为脾不健运，宜益气健脾。若患处或诸窍出血，证见面色苍白或萎黄，饮食减少，倦怠无力，气短，舌质淡，脉细弱，此为脾气虚弱，统摄无权之脾不统血证，当用温脾补虚、益气摄血之法。

胸胁损伤，若患处胀痛，而兼口苦，发热欲呕，两胁热胀，甚则咳血、吐血，舌红苔黄，脉弦数，此为肝火内盛，宜用疏肝清热。腰椎骨折后期，腰痛隐隐，酸软无力，遇劳更甚，不能久坐久立，面色㿠白，精神不振，舌质淡，苔白，脉细弱，此为骨折伤及气血，累及肝肾，若肾阳虚，治宜养肝血、补肾阳；若肝肾阴虚，宜滋补肝肾。

骨盆骨折早期，证见局部肿痛，腹胀拒按，大便秘结，小便黄赤，舌质红，苔黄厚腻，脉弦数，是瘀血内蓄，积瘀生热所致，属中焦里实热证，治宜攻下逐瘀。

3.气血辨证 气血辨证是以气、血的有关理论对损伤后所发生的各种证候加以归纳、概括的辨证方法。气血运行于全身，周流不息，外而充养皮肉筋骨，内则灌溉五脏六腑，维持人体正常生命活动。"气"和"血"的关系十分密切。何天祥主张损伤一证当首重无形之气，气推动血沿着经脉而循行、灌注全身，以营养五脏六腑，四肢百骸。《素问·阴阳应象大论》阐述了气血之间的关系："阴在内，阳之守也；阳在外，阴之使也。"《血证论·吐血》概括为："气为血之帅，血随之而运行；血为气之守，气得之而静谧。"血的循行，靠气的推动，气行则血行，气滞则血瘀。反之血能载气，大量出血，必然导致"气随血脱"，血溢于外，成为瘀血，气亦必随之而滞。这些阴阳、内外、守使等概念，不仅说明了气血本身的特点，而且也生动地阐明了二者之间相互依存的关系。

损伤与气血的关系：损伤与气血的关系十分密切，当人体受到外力伤害后，常导致气血运行紊乱进而产生一系列的病理改变。人体一切伤病的发生、发展及转归无不与气血有关。

（1）伤气：因用力过度、跌扑闪挫或撞击胸部等原因，导致人体气机运行失常，乃至脏腑发生病变，出现"气"的功能失常及相应的病理改变。一般表现为气滞与气虚，损伤严重者可出现气闭、气脱，内伤肝胃可见气逆等。

气闭：严重损伤致气血逆乱，气为血壅，气闭不宣，因而出现晕厥不醒，神志昏迷，牙关紧闭，四肢抽搐，脉伏或沉细欲绝，多见于坠伤、撞击伤、头颅损伤等。治宜理气、通关、开窍。

气滞：损伤可致人体气机运行失常，而出现气滞证候，气滞的表现多为胸闷疼痛，这是由于气忽聚忽散所致，所以疼痛的范围广泛而无定处。证见咳嗽胸闷，胸胁胀满，呼吸不畅，咳嗽气急，掣引疼痛。若肝肾伤气，则疼在筋骨；营卫气滞，则痛在皮肉。气滞多见于挫闪，胸胁内伤等。治宜理气、行滞、定痛。

气虚：平素体虚或病久耗损均可出现气虚，证见呼吸急促，语声低微，疲倦乏力，自汗，食欲不振，舌淡、苔少，脉虚无力。局部可见瘀肿不消，或伤口肉溃，脓液清稀，新肉不生等症状，多见于骨折、脱位后期和慢性骨关节感染等。如《正体类要》云："腿肿痛而色黯，食少倦怠。此元气虚弱，不能运散瘀血而然耳。"说明气虚不能运散瘀血，使瘀肿难消。治宜补中益气。

气逆：损伤而致内伤肝胃，可造成肝胃气机不降反而上逆，出现嗳气频频、作呕欲吐或呕吐等症。治宜降逆调气。

（2）伤血：由于跌打、挤压、挫撞以及各种机械冲击等伤及血脉，以致出血，或瘀血停滞。损伤后血的功能失常可出现各种病理现象，主要有血瘀、血虚、血脱（亡血）和血热。

血虚：损伤失血过多，或脾胃虚弱，生化不足，或瘀血阻滞，新血不生，或邪去正虚，阴血亏损等均可致血虚。心血虚则心神失养，血不养心，血不上荣，证见面色不华，失眠健忘，心悸易惊，心烦，头晕眼花，唇舌色淡，脉细弱。治宜养心血、安心神。肝血虚则血不养肝，不能濡养筋脉，血虚生风，证见头目、眩晕，视物模糊，面色萎黄，手臂经常发麻或手足突然抽搐，舌淡少苔，脉弦细。治宜养血息风。

血瘀：外力伤及人体经络血脉，使血不得循经流注，阻于经络之中，或溢于经脉之外，离经之血滞留体内，则可引起血瘀的证候。证见局部肿胀疼痛，痛如针刺，拒按，痛处固定不移，舌质暗或有瘀斑，脉涩。若瘀血积于肌表，可见局部青紫瘀斑或血肿，如伤筋等；若瘀血阻于营卫则郁而生热，可出现寒热症状，亦可酿作脓痛；若瘀血积于胸胁，则胀闷疼痛，如胸胁内伤等；若瘀血积于腹中则腹痛拒按，大便不通，如腹部内伤，瘀血内蓄等。瘀血经久不愈，留伏于经络之间可变为宿伤，患处疼痛，时轻时重，经久不愈，以头部及胸胁部损伤多见，瘀血疾患在治疗上，宜活血祛瘀，如《血证论》云："瘀血在中焦，则腹痛胁痛，腰脐间刺痛着滞血府，逐瘀汤治之。"

血热：损伤后积瘀化热或肝火炽盛、血分有热均可引起血热。临床可见发热、口渴、心烦、舌红绛、脉数等证候，严重者可出现高热昏迷。积瘀化热，邪毒感染，尚可致局部血肉腐败，酝酿液化成脓。《正体类要·正体主治大法》曰："若患处或诸窍出血者，肝火炽盛，血热错经而妄行也。"若血热妄行，则可见出血不止等。

血脱（亡血）：外力伤及人体经络血脉、瘀血内积、血热妄行及脾不统血等均可致亡血，皮开肉绽或开放性骨折可致创伤出血，血从创口溢出于体外，内伤脏腑出血而上溢，表现为咳血、吐血、呕血；或下溢而便血、尿血。若撞伤头部兼有颅底骨折者，则见诸窍出血，若亡血过多，则可出现气脱血脱之危症。血热可吐血、衄血、便血、尿血等，证见血色鲜红，并见心烦等，舌红绛，脉细数，治宜清热凉血止血。脾不统血，是脾气虚弱，失其统摄血液之权，而致吐血、便血等。证见血色淡红，持续不止，面色萎黄，短气懒言，舌质淡，脉细弱，治宜补气摄血。瘀血内积，阻碍血液的正常运行，致血不循经而从诸窍外流，出现吐血、咯血、呕血、便血、尿血等。证见血色紫暗成块，常伴有刺痛，舌紫暗或有瘀斑，脉涩，治宜活血止血。如《正体类要》云："若患处或诸窍出者，肝火炽盛，血热错经而妄行也，用加味逍遥散，清热养血。若中气虚弱，血无所附而妄行，用加味四君子汤，补益中气。或元气内脱，不能摄血，用独参汤加炮姜以回阳，如不应，急加附子。或血蕴于内而呕血，用四物汤加柴胡、黄芩。"

4.经络辨证　经络辨证是根据经络学说来辨别伤病证候的方法。经络与伤病的发生及传变有密切的关系。伤病可致经络运行阻滞，同时可使其循行所经过的脏腑功能失调，而出现相应的证候。

由于足厥阴肝经从下肢内侧循行而上，绕阴器，布胁肋，故凡外阴部和两胁的损伤，应视为与肝经有关。足少阴肾经起于小趾之下，斜走足心和内踝下方，入跟中，沿下肢内侧后缘上行，贯脊属肾，因此足跟、腰脊损伤疾患，应视为与肾经有关。故《正体类要》云："腰为肾之府，虽曰内伤，实肾经虚弱所致。"在临床上，治疗足跟痛症，往往从肾经论治。足太阳膀胱经从头出项，一支由项下至腰部，络肾，属膀胱，并从腰下行，经股部后侧进入腘窝。另一支由项部经肩胛下行至臀部，下到腘窝，与前支会合后下入小腿后方，若腰痛沿脊椎旁至大腿后侧放射至小腿足背者，则应视为病变已累及足太阳膀胱经。故《医宗金鉴·正骨心法要旨》云："伤损腰痛脊痛之证，或因坠堕，或因打扑，瘀血留于太阳经中所致。"手太阴肺经起于中焦，下络大肠，还循胃口，上膈属肺；肝经之脉由下而上布胁肋，故胸部损伤应视为与肺经、肝经等经有关，因此治疗上往往以疏肝气、理肺气为主；由于督脉运行于头项背后的正中线，总督一身之阳经，故脊椎骨折脱位合并截瘫则可认为督脉亦遭到损害。对于已累及经络的病变有虚实之分，在治疗时，实证宜活血祛瘀、疏通经络，虚证宜调补气血、温通经络。

二、筋骨并重，气血同治

舞蹈是整个人体肌肉关节协同动作的艺术，必须要有强大的肌肉力量来克服身体的惯性。关节为功能活动的轴心，骨骼为支架，舞蹈的各种动作，都是以骨为杠杆来完成的。宋代《圣济总录·折伤门》云："诸脉从肉，诸筋从骨……连续缠固，手所以能摄，足所以能步。"明确指出了人体四肢的运动，必须依赖筋骨、关节"连续缠固"来完成，故治疗需筋骨并重。《杂病源流犀烛》说："跌扑闪挫，卒然身受，由外及内，气血俱伤病也，""气为血帅，气行则血行，气滞则血瘀，""气伤痛，形伤肿。"筋骨因离不开气血的濡养，所以损伤应气血同治。

1.筋与骨的基本认识 早在《内经》就有关于筋与骨的论述，如"人始生，先成精，精成而脑髓生，骨为干，脉为营，筋为刚，肉为墙"。说明人体各个组成部分各司其职，各自又承担着各自的功能。

中医对骨骼系统形态结构的认识，在《内经》已有专篇叙述，已对主要的骨、关节有了命名，并阐述骨的大体结构。将骨分为长干骨和扁状骨，长干骨有骨腔，骨腔内有骨髓。《灵枢·骨度》篇论述了骨骼的形态长短，《素问·骨空论》篇论述了骨髓腔的起止部位，还指出扁状骨虽无长干骨髓腔，但有"渗理"而"易髓无空"。宋代《洗冤集录》对骨骼系统大体解剖知识的完善有重要作用。并对骨与骨髓的关系也有发现，"骨者，髓之府"，即骨是贮存骨髓的，然而骨髓是滋养骨的，骨的杠杆、支架作用（"骨之属"）由骨髓、脑髓滋养才能发挥正常作用，骨骼生长发育也需骨髓滋养。《灵枢·卫气失常》篇中提到："骨之属者，骨空之所以受益而益脑髓者也。"

《说文解字》曰："筋，肉之力也。从力、从肉、从竹。竹，物之多筋者。凡筋之属皆从筋。"这里表达了三层含义：从肉，是说属性方面，筋当归属于肌肉这一大类组织；从竹，是言结构特点，筋是指肌肉等组织中纤细而又极具韧性的纤维组织；从力，则指功能方面，筋表现出柔韧而又有弹性的力学特征。诚如《素问·五脏生成》篇所言："诸筋者皆属于节。"在功能方面，筋则表现为力的作用，即一方面固定关节和骨架结构，以保持稳定；另一方面，通过弹性纤维的伸缩而带动骨骼、关节进行活动。这是广义的"筋"的生理功能。《素问·痹论》中说："痹……在于筋则屈不伸。"在《素问·长刺节论》中又说："病在筋，筋挛节痛，不可以行，名曰筋痹"。这里的"筋"，疾病状态下表现为疼痛，挛缩，关节屈曲不能伸直，显然是指肌腱、韧带、关节囊及软骨等组织的病变。经筋，是对神经组织系统的统称，其中包括脊神经和周围神经，其病变属弛缓瘫痪、麻木不仁的痿症，《灵枢·经筋》篇说："经筋之病，寒则反折筋急，热则筋弛纵不收，阴痿不用。"《素问·痿论》篇也说："阳明虚，则宗筋纵，带脉不引，故足痿不用也。"可知，经筋是主感觉传导的。所以《诸病源候论》认为经筋主循行营卫，能使肢体有感觉，其后才有屈伸功能。如果经筋受损伤，则营卫不能传输，就麻痹不仁，肢体功能丧失。《回回药方》还指出背脊的经筋损伤断裂，可导致下半身截瘫。《灵枢·经筋》篇论述十二经筋，且多有分支，其循行部位及其病变部位，与现代所称的臂丛神经和坐骨神经的通行部位及病变相类似。《灵枢》是从天人相应的整体观出发论述经筋的，分为手足三阴三阳共十二条经筋。而且，其循行部位多以产生症状、体征的部位进行描述，也从功能出发认识其生理、病理间的内在联系。

2.病理状态下的筋骨关系　急性筋骨损伤是直接或间接暴力等因素作用于机体，如骨折、关节脱位等，发病较急，损伤程度较重，且筋骨同时受损。隋代巢元方《诸病源候论》云："夫金疮始伤之时，半伤其筋，荣卫不通，其疮虽愈合，仍令痹不仁也。"强调若只治疗"金疮"，而忽略"其筋"，则会导致"痹不仁"。《医宗金鉴·正骨心法要旨》强调，治疗骨伤疾病时应同时注意筋和骨两方面，如复位时要"以两手安置所伤之筋骨，使仍复于旧也"；复位后，"跌仆损伤，虽用手法调治，恐未尽得其宜，以致有治如未治之苦，则未可云医理之周详也。因身体上下、正侧之象，制器以正之，用辅手法之所不逮，以冀分者复合，欹者复正，高者就其平，陷者升其位，则危证可转于安，重伤可就于轻"。同时书中认为，"凡跌打损伤、坠堕之证，恶血留内，则不分何经，皆以肝为主"，肝主筋，故对于骨伤治筋亦十分重要。

在人年龄增长过程中，内在的脏腑功能减退或异常与外在的慢性积累性损伤共同作用于机体，可引起慢性筋骨病损，如颈椎病、腰椎间盘突出症、骨关节炎、骨质疏松症等，其临床特点是起病缓慢，迁延反复，局部筋骨损伤与整体脏腑功能失调同时并见，互为因果。但与急性损伤相比，其筋骨受损程度相对较轻，主要表现为"筋出槽""骨错缝"。筋出槽，是指因慢性累积性外力作用下引起筋的形态结构、功能状态和位置关系异常，表现为疼痛、活动不利，触诊发现筋的张力增高，可触及结节或条索，伴见明显压痛等为特征的一类病症。骨错缝是指因间接暴力或慢性积累性外力作用下引起的骨关节细微移位，临床以局部疼痛、活动不利，触诊发现关节运动单元终末感增强和松动度下降，伴有明显压痛、关节屈伸不利等为特征的一类病症。从临床实践来看，慢性筋骨病损往往先从"筋"的损伤和病变开始，进而累及骨与关节。例如，临床常见到在疾病早期，患者已出现疼痛、僵硬及功能障碍等筋的症状，但是影像学检查均无骨性的异常，随着疾病的发展才会出现增生、错位等骨性异常。即先发生筋出槽，筋伤之后其约束功能下降，可诱发和加剧骨关节发生细微移位，而后致骨错缝；骨错缝又进一步加剧筋出槽，二者互相影响，在失代偿的情况下，筋骨关系失和，则出现更多临床症状。但是，骨错缝的病理损伤往往仅发生在一个或少数几个运动单元，以脊柱部位为例，多见于相邻的两个椎体间短小肌肉的肌纤维（筋膜）发生挛缩、交锁，限制了该小关节运动单元的活动范围，并被固定在某一"不正常的位置"上面，形成骨错缝。由此可见，慢性筋骨病损的根本病因和关键病理环节是筋出槽，治疗的重点是筋伤，当以"筋主骨从"为治疗原则。

3. 首重气血，顾护脾胃 气血外可温煦皮肉筋骨，内可灌溉五脏六腑，濡养全身，周流运行不息，维持正常生命活动。《灵枢·本脏》篇说："经脉者，所以行血气而营阴阳，濡筋骨，利关节者也……是故血和则经脉流行，营复阴阳，筋骨劲强，关节清利矣。"筋骨的正常生理功能，依靠气血滋养，气血一旦衰弱，或因局部郁滞，气血运行不达其所，筋骨都会产生病变。《血证论》中指出："气为血之帅，血随之而运行；血为气之守，气得之而静谧。"气与血相辅相成，相互依附。若气滞则血瘀，气虚则血脱，气迫则血走；反之，血凝则气滞，血虚则气虚，血脱则气亡。骨伤病必然累及气血，引起气血病变。故何天祥治伤重气血更应重气分，气为血帅，气行则血行，故遣方用药时走气分的药物可偏重，而不独"专从血论"。骨伤科疾病发生的原因大多是由于皮肉筋骨损伤，引起经络阻塞，气血凝滞或瘀血，邪毒由表入里而致脏腑不和，亦可由脏腑不和，由里达表，引起经络、气血病变，导致皮肉、筋骨病损。损伤疾患虽属局部伤病，但与整体有关，气血脏腑、经络和筋骨之间是互相联系和互相影响的。人体遭受暴力影响后，无论外损形体之皮肉筋骨，或内伤脏腑经络，一定会引起气血的变化，肿者血伤，痛者气伤。气滞常伴血瘀，气血由此阻滞不通，外则使关节活动不利，内则导致血脉闭塞，气无所行，而内伤脏器。如《正体类要》序中所说："肢体损于外，则气血伤于内，营卫有所不贯，脏腑由之不和。"由此可见，外伤筋骨，必内损气血，气血不畅，必然导致脏腑有失所养。

骨折损伤后经脉不通，气机紊乱，使各脏腑的功能及其相互间协调统一的关系不同程度地受到影响，可使气化功能失常。损伤一病，当辨清是伤血为主，还是伤气为主，或是气血同伤。伤气可有气滞，如营卫气滞可导致"肌肉间作痛"，如是伤血为主者，伤血则有血瘀，如瘀血在内，可导致"肚腹作痛"或"大便不通"，瘀血在外，则见"肿黯"，常肿胀较剧，疼痛固定，夜间尤甚；如是伤气为主，常疼痛较剧且痛无定处，或窜痛，或呈游走性疼痛；气血两伤者，则气滞血瘀，肿痛兼作。此乃损伤所致脏腑亏损，气血紊乱，经隧失职而致。如胸肋部损伤，常常出现前胸受伤，背侧疼痛，或者一侧胁肋部受伤，对侧疼痛的症状，这正是气血损伤的典型表现。

气滞较重或经久不愈，损伤脏腑，致使脏腑气滞，升降失常，而出现一系列症状。

若筋骨复原，仍气滞或七情内伤者，均以行气为主，辅以活血。选方柴胡疏肝散、活血止痛汤、和营止痛汤等。气虚者，脏腑功能衰退，乃因伤后气滞不畅，脏腑功能受阻，气血生化之源不足，多见于骨折中、后期，多累及脏腑，而脏腑气虚以肺、脾气虚为多见。肺气虚可见神疲少气、自汗易感等；脾气虚可见食少纳差、倦怠乏力、肌肉萎缩、四肢无力等，治当以补气为主，可用四君子汤、补中益气汤等方，随证加减施用。

血循行于脉中，运行不息，濡养全身。骨折、脱位、筋伤后必伤于血，故有"损伤一证，专从血论"之说。其病理机制为脉络受损，血液外溢，流于脏腑、肌腠，聚而为瘀，证见骨折脉络受损，或气滞血瘀。血瘀气滞，不通则痛，故疼痛在血瘀中常见，无论新、陈伤均可存在疼痛。特征为旧伤位置固定不移，性质为刺痛；新伤可见局部肿胀、瘀斑、疼痛。若瘀阻日久，新血不生，肌肤经脉失去濡养，还可见肌肤甲错、毛发不荣等；或为外力伤及经脉，血行受阻于经隧之中，或由于气滞不利，血液循行受阻，正如《杂病源流犀烛》所谓"气凝在何处，则血亦凝在何处"；或为瘀血不去，新血难生；或由于失血过多，由于脾胃不足，生化无源，及素体血虚精亏，营血不能濡养脏腑、经脉、四肢，多见血虚证，筋弛筋挛，关节不利，骨折迟延愈合甚至不愈合等。血瘀者治当以活血化瘀为主，常用复元活血汤、血府逐瘀汤等，并随证加减。

"气"一方面来源于与生俱来的肾之精气，另一方面来源于从肺吸入的清新之气和由脾胃所化生的"水谷精气"。前者为先天之气，后者乃后天之气，这两种气相互结合而形成的"真气"，成为人体生命活动的原动力，也可以说是维持人体生命活动最基本的力量。"血"由脾胃运化而来的水谷精气变化而成。《灵枢·决气》篇曰："中焦受气取汁，变化而赤，是谓血。"前人称"血主濡之"，血形成之后，循行于脉中，依靠气的推动而周流于全身，对各个脏腑、组织、器官有营养作用。《素问·五脏生成》篇曰："肝受血而能视，足受血而能步，掌受血而能握，指受血而能摄。"说明全身的皮肉、筋骨、脏腑，都需要得到血液的营养，才能行使各自的生理活动。无论是慢性损伤还是急性损伤，气血的运行均将受到不同程度的影响，特别是患者因体质原因，损伤后期逐渐出现血虚、气虚等症状，导致损伤延迟愈合，甚至不愈合。因此损伤中、后期的治疗中调理脾胃的功能显得尤为重要。

三、动静结合，边练边医

《吕氏春秋·季春纪》云："流水不腐，户枢不蠹，动之，形气亦然，形不动则精不流，精不流则气郁。"由此可见，治疗期与恢复期动静结合十分重要，我们的动静结合原则是"上肢损伤练下肢，下肢损伤练上肢，腰部损伤练四肢"，既不误练功，又能保持与增强受伤关节的柔韧性与灵活性，保持肌肉力量，损伤治愈后经得起大运动量的考验，而无功能受限的后遗症，能达到演员、学生受伤后从动作速度上、质量上恢复得又快又好的治疗要求。

在改变人自然形体的舞蹈训练中，人体肌肉、关节、软组织等常因超过负荷，发生应力性损伤，肌肉、肌腱等纤维组织部分撕伤或断裂。除严重损伤及有炎症者外，应积极坚持适度的科学训练，以促进肌肉组织等血液循环与新陈代谢，祛瘀生新和松解肌肉痉挛。尤其是青少年时期处于生长发育阶段，修复能力好，一些急性伤痛，可逐渐痊愈。在适度锻炼中修复后的局部组织，较损伤后就停止训练，靠单纯治疗而修复的组织要强韧得多。伤后就停止训练，虽然减轻或消除疼痛，但常在重新训练时又会复发，所以艺术界前辈有"曲不离口，功不离身"的箴言。

四、悉解剖明病因，治伤抓关键

人体是舞蹈的物质基础，对其结构、功能、负荷与容易发生损伤部位，以及因伤而导致形体上的连锁反应，应了解清楚，区分重要、次要，进行综合治疗。倡导动态地学习舞蹈解剖学、舞蹈生理学、生物力学等知识，结合舞蹈动作、规范要求，合理运用肢体并预防损伤。舞蹈解剖学是人体形态结构、功能活动、发展规律与舞蹈动作相互联系的解剖学。医者和舞者应该基于动态舞姿进行学习、研究。

舞蹈动作都是以人体骨骼为杠杆、关节为转动轴、肌肉收缩为动力完成的，每个舞姿是人体系列关节连续不断运动的结果。舞蹈演员与普通人运动器官功能差别很大，发生损伤的部位在细小的、确切的结构上有所不同。舞蹈者必须熟悉人体结构和功能，才能合理地运用肢体、科学训练，若超越了生理功能极限与负荷量，损伤在所难免，这是医者、舞者必须关注并研究的课题。应注意观察舞姿的瞬时变化、形体结构的连锁反应，必须观察形体的动态变化，善于捕捉动作失误的症结。如在训练翻、变身时，做Grand fouette en tournant动作时应以上肢与胸部牵拉带动腰部完成，若动作不规范，腰部先猛烈扭转变换，则易发生腰椎扭伤、腰椎关节紊乱或一侧腰背肌筋韧带疼痛加剧；又如大跳Grand jete动作落地时，若疲劳失控、肌力不足、重心后移或腰背肌未收紧，落地时腰前凸，臀后翘，则易损伤腰椎关节等。再就是人体结构精密，牵一发可动全身，即使每一个细小的动作，都可导致相应关节上下左右组织的位置及活动的幅度、角度、力度等发生改变，如膝反屈则身体重心向后落至足跟，下部可引起跟腱僵胀疼痛，上部可导致坐臀兜胯，腰向前凸，胸部脊柱向后驼，肩胛骨内扣，甚至头颈前伸。常可首先导致腰骶关节角度改变，引起慢性腰痛。这种腰痛的病因是膝反屈，所以治疗时必须紧紧抓住矫治"膝反屈"这个关键，才能除去其腰痛之病根。

五、注重病因征兆治疗

形体艺术的各种运动轨迹都具有一定的规律性，这是区别于一般损伤的重要特征，若违背了这些规律去训练、表演、比赛等，就容易发生损伤。在长期的观察中发现，许多形体损伤不是突然发生的，而是由许多次不规范、不准确的动作，因受力不均，产生轻微的劳损，经长期的慢性积累而来。这种轻微的劳损缺乏典型的症状，且最初也不影响其活动功能，因而难于发现。这种劳损虽不严重，但毕竟是一种损伤，必基于一定的力学及解剖学原理，因而也必然有一定的征兆。如能及时发现这些征兆，并对演员及学生不规范、不准确的动作及早加以纠正，可以大大减少艺术形体损伤的发生。这种及早发现的过程，就是一个征兆性诊断的过程，是对其动作加以纠正的过程，实质上就是病因治疗的过程。医者如不明确舞蹈动作的规范要求，不能纠正受伤之动作的错误症结、运动轨迹，只单纯治伤，即使治愈，再进行训练时，又去跳、转、翻、旋，又会重蹈因错误动作受伤的覆辙，最终形成"训练-损伤-治疗-再训练-再损伤-再治疗"的恶性循环。所以医要懂舞，治疗要医舞结合，既要管医，也要管练。

舞蹈损伤多数是因"练"致伤，故这种防患于未然的积极防治理论是很有价值的，运用于艺术形体损伤的诊疗实践，疗效卓著。在排演与训练中，演员、学生可因舞蹈动作不正确，比如手足位置不对，腰腿活动幅度、力度、速度、角度、路线不对等致伤，人体犹如一部机器，未能在正确位置正常运转则会导致损伤。如芭蕾训练从开始到结束，双足均处于外开位，若髋关节开度不好，学生以足外旋代偿，勉强站成一位（双足外旋各90°），在做蹲、跳类动作时，则为发生损伤的征兆。还有舞者为了使足尖外旋，使脚骨外侧的腓骨长、短肌过度收缩，其肌腱经外踝向足底牵动第1趾骨、第1楔骨，使足纵弓降低，足舟骨下降，足的重心移向足内侧缘，在做蹲、跳各种动作中，当体重下压，足的外缘必然离开地面，足部呈外翻位支撑，足舟骨被韧带反复牵拉及重力挤压，逐步向外偏移，日积月累，则可发生足舟骨外突畸形、损伤。所以，医生要能在训练场上，从上述形体动态的征兆预见发生损伤的病因，并提出纠正此项错误动作的措施，才能防患于未然。

六、根据学生发育特点及技术训练的不同阶段论治

（一）低年级阶段

该阶段女生10~12岁，男生12~14岁，一般由于肌肉力量不够，关节稳定性差等生理特点，训练后肌肉、关节可出现酸胀疼痛，可以药酒按摩推拿，祛痛强筋，放松肌肉、关节，促进血液循环，消除疲劳，恢复肌力，起到预防性治疗的作用。

（二）中年级阶段

该阶段女生12岁，男生14岁，多数已到青春期，生长发育快，骨骺逐渐骨化，又是技术训练全面"开法儿"的阶段。专业技术要求提高，肌肉、关节负荷能力均有增加，损伤程度亦较重。除以药酒按摩推拿外，痛处可外敷药膏，并加用通利关节，舒展肌筋，增大关节活动幅度，增强肌肉控制能力的中药进行对症治疗。个别伤情较重者，要"开小灶"，定时检查，按时治疗，控制活动，进行强化性治疗。

（三）高年级阶段

该阶段男、女生在14岁以上，学生身体发育已较成熟，动作技巧又较熟练，心理状态较好，课堂内外复习时间较多，能量消耗大，若对新难动作"晃法儿"则会导致较重损伤。除对症治疗外，要在祛痛强筋药中酌加实脾之品，以消除疲劳，如李东垣所说："形体劳役则脾病。"脾主肌肉四肢，故现四肢乏力，疲劳。

七、手法与药物并施

手法按摩是骨科整套治疗方法中的重要部分，但必须配合药物治疗，才能充分发挥疗效。如《素问·血气形志》篇说："形数惊恐，经络不通，病生于不仁，治之以按摩醪药。"这是古人运用按摩手法配合药物治疗损伤的最早记载。又如清代徐灵胎说："若痛有所定，在皮肉筋骨之间，可按而得者，用膏贴之，闭塞其气，使药性从毛孔而入其腠理，通经贯络，或提而出之，或攻而散之，较服药尤为有力。"医生以手蘸药酒（根据伤情配制的各种药酒）在伤处或经穴按摩推拿，引药深入，"入其腠理，通经贯络"，或根据伤情，施手法后在伤处敷贴各种药膏"以闭塞其气……或提而出之，或攻而散之"，常可获得很好的疗效。

手法者，法在心，术在手，医生要明经络腧穴，要勤练推拿功法与推拿手法（巧施手法的物质基础）。要意到、力到、气到，要能肩、肘、腕、指齐力配合，劲达指端，施术时才能得心应手。要根据受伤处肌肉肥厚浅薄情况而重按轻寻，尤其要能辨证审因，因人因伤量体施术。《医宗金鉴·正骨心法要旨》说："诚以手本血肉之体，其宛转运用之妙，可以一己之卷舒，高下疾徐，轻重开合，能达病者之气血凝滞，皮肉肿痛，筋骨挛折与情志之苦欲也。"

量体施术尤为关键。《医宗金鉴·正骨心法要旨》云："其痊可之迟速，及遗留生理残障与否，皆关乎手法之所施得宜，或失其宜，或未尽其法也。"故虽药物配制得法对证，亦必须手法得当，恰如其分，才能达到好的疗效。

八、治伤用药，侧重外治

伤由外受，治宜外取。学生脏腑未坚，不宜内服伤科攻伐药物；女演员月经期间也不宜伤科药物攻伐，刺激肠胃与经行。为免除煎汤熬药的繁琐，行赴外演出携带使用药物之便，何天祥治伤多用药酒、药膏外敷外擦伤处。外用药局部停留时间较长，皮肉可以吸收吸干，充分发挥药效，既可节省药料，物尽其用，祛伤痛又无禁忌，值得提倡。又如《理瀹骈文》说："外治药中多奇方。"局部外治，药力直达病所，不受病情部位的限制，连续敷贴既无伤阴败胃之弊，又能补内治之不足，且多捷于内治。

骨伤、筋伤疾患大多为局部受病，直接用药作用于局部，力专效宏，药物直达患处，可提高疗效。外敷经皮给药，避免了胃肠道消化液的破坏和肝的首过效应，且常能直达病处。外用药起到了最简便、最直接、最有效、毒副作用小的效果。

九、寓舞于医，功能锻炼

舞蹈能治伤祛病，古已有之，如《吕氏春秋·古乐》篇所述："昔陶唐之始，阴多，滞伏而湛积，水道壅塞……民气郁阏而滞著，筋骨瑟缩不达，故作为舞以宣导之。"引体令柔的导引疗法也源于舞蹈，是舞蹈动作的发展，故我们从舞蹈的辅助训练及基本训练的动作中筛选出部分动作，在医师的指导下，根据伤情和专业要求而早期辨证施练，既利于功能早日恢复，又利于增长肌力，保持关节的灵活与稳定性。更主要的是通过符合舞蹈基训要求的锻炼，保持舞蹈者匀称的体形与技术的提高，一举两得。

舞蹈损伤后的功能康复锻炼，一定要首先辨别清楚受伤后身体各部肌筋关节存在的问题，再考虑选择适合的舞蹈动作和正确科学的锻炼方法，一定要医舞结合，发挥舞蹈疗伤的功能，既考虑加速功能的恢复，又考虑适合舞蹈专业的需要，这是防止舞蹈损伤、提高成才率非常重要的方法。

此外，在治疗学生、演员的伤病时，还应熟悉学生、演员既往的健康情况，对其过去是否受伤或历次损伤情况（如病因、部位、性质、程度，治疗经过及愈后）有全面了解，才能在损伤发生时分析清楚是新伤，还是旧伤未愈；是初次受伤，还是重复过去错误动作致伤等；才能在熟悉既往史的基础上，选择有针对性的疗法；才能在治疗中，保持其治疗的连续性，以利于达到"好、快、美"的治疗目的。

第二节　治疗方法

损伤治疗除药物外，尚有手法、夹缚固定、功能锻炼等治法。《杂病源流犀烛》说："跌扑闪挫，卒然身受，由外及内，气血俱伤也……夫至气滞血瘀，则作肿作痛，诸变百出……其治之法，亦必经由脏腑中间求之。"《普济本事方·折伤门》说："凡从高坠下，伤损肿痛，轻者在外，涂敷可已，重者在内，当导瘀血，养肌肉"，"若因伤折，内动经络，血行之道，不得宣通，瘀积则为肿为痛。"说明局部损伤与整体关系密切，必须采取内治和外治以兼顾局部与整体。但伤有伤气伤血、伤筋伤骨、孰轻孰重之分，有内伤与外伤之别，有内、外伤轻重不一之异，故在立法遣药、手法推拿、夹缚固定及功能锻炼等治法上，必须根据病因、症状，年龄、性别、体质等特点辨证论治。治疗要能适应舞蹈训练与高难技巧学习进度的需要，医疗要与训练进展同步。所以，绝不能以一方治百病，一种手法治损伤，一种模式指导锻炼，而必须因人因伤，辨证论治。根据伤之浅深、时间长短而选用轻、重、缓、急等不同的手法。根据关节功能受限程度、肌肉能力强弱而进行不同幅度、速度的功能锻炼。受伤部位以夹板固定，使之静中有动，既能适当活动，而又不影响固定，在艺术形体损伤治疗中得以广泛地应用。

根据何天祥多年来治疗舞蹈演员、学生形体损伤的资料统计，患者绝大多数是软组织损伤，骨折脱位发生较少。软组织损伤会影响动作的完成及技巧的充分发挥与提高，故本章的治疗方法着重于软组织损伤。药物治疗中有部分方剂使用了穿山甲、树蛙、象皮，依照法律法规现已不再使用，本章节保留仅做功效参考，并非建议使用，临床可根据患者病情酌情使用其他功效类似的中药。

一、药物治疗

（一）内治方药

1.内服药基础方

（1）内服1号方：本方适用于演员、学生在演出与比赛中，突然受伤，扭伤筋骨，又需在力所能及的情况下维持演出，可服此方应急。

处方：丹参、延胡索、陈皮、大血藤、当归、黄芪、茯神、三七、乳香、没药。

方义：方中茯神、当归、黄芪固气安神；丹参、延胡索祛瘀镇痛；三七、陈皮、大血藤舒理气机，通导瘀滞；乳香、没药通经镇痛。

用法：上药共研细末，温开水冲服，每日3次或早晚各服用1次，每次10~15g。

（2）内服2号方：本方适用于10~12岁低年级学生，软组织损伤时内服。该阶段学生肌肉力量小，关节稳定性差，又正处于生长发育期，服此方较为适宜。

处方：防风、延胡索、当归、黄芪、陈皮、续断、怀牛膝、乳香、没药。

方义：方中当归、黄芪、防风扶正祛邪，兼顾学生的生理发育特点；陈皮、延胡索散瘀理气；续断、怀牛膝、乳香、没药祛痛强筋。

用法：同内服1号方。

（3）内服3号方：本方适用于中年级（13~15岁）学生，软组织损伤时内服。中年级学生正值青春期，生长发育快，肌肉力量也日益增长，而技术训练又全面"开法儿"，专项技术要求高，肌肉关节负荷量大，损伤多较重，服此方较为适宜。

处方：独活、续断、当归、黄芪、丹参、延胡索、土鳖虫、怀牛膝、乳香、没药。

方义：方中独活、续断、怀牛膝强健筋骨；当归、黄芪补益气血；土鳖虫、延胡索、乳香、没药、丹参破瘀镇痛。

用法：同内服1号方。

（4）内服4号方：本方适用于高年级（16~18岁）学生及演员损伤时内服。高年级学生已发育成熟，技巧也较熟练，心理状态好，课堂内外复习时间多，能量消耗大，损伤多发生在"晃法儿"上，故损伤较重，服此方较为适宜。

处方：苏木、桃仁、当归、黄芪、续断、香附、泽兰、乳香、没药、三七、土鳖虫。

方义：方中苏木、桃仁、泽兰、香附、三七散瘀理气；土鳖虫、续断、乳香、没药续筋祛痛；当归、黄芪补益气血。

用法：同内服1号方。

（5）内服5号方：本方适用于陈旧性软组织损伤时内服。

处方：独活、白芷、骨碎补、续断、当归、黄芪、桑枝、秦艽、乳香、没药。

方义：方中独活、白芷、桑枝、秦艽散寒解表，通络去痛；当归、黄芪、骨碎补、续断益气血，强筋骨；乳香、没药通经镇痛。

用法：同内服1号方。

（6）内服6号方：本方适用于胸肋部肌肉拉伤或胸腹迸伤，气机不舒、胸腹窜胀疼痛。

处方：柴胡、当归、白芍、丹参、蒲黄、五灵脂、枳壳、桔梗、乳香、没药、三七。

方义：方中柴胡、白芍、枳壳、三七、桔梗、乳香、没药疏肝理气，消胸腹气机不舒、窜胀疼痛；蒲黄、五灵脂、丹参、当归散胸腹瘀血。

用法：同内服1号方。

（7）内服7号方：本方适用于伤后感受风寒湿邪，关节酸软疼痛、屈伸不利者。

处方：羌活、防风、桂枝、木香、砂仁、威灵仙、桑寄生、乳香、没药。

方义：方中羌活、防风、桂枝、木香、砂仁散寒祛风，燥湿温经；威灵仙、桑寄生、乳香、没药通经络，祛疼痛。

用法：同内服1号方。

（8）内服8号方：本方适用于伤后瘀血化热或伴有感染，伤处红肿灼热、疼痛者。

处方：防风、白芷、生地黄、牡丹皮、苍术、黄柏、陈皮、厚朴、车前草、板蓝根。

方义：方中防风、白芷解表；生地黄、牡丹皮，凉血活血；陈皮、厚朴宣通气滞；苍术、黄柏、车前草、板蓝根清热除湿，消炎退热，祛痛。

用法：同内服1号方。

（9）内服9号方：本方适用于大病初愈或运动量过大致身体疲劳，支撑乏力者。

处方：当归、黄芪、独活、杜仲、续断、菟丝子、狗脊、怀牛膝。

方义：方中当归、黄芪、菟丝子、狗脊补益气血，强腰肾，固肾气；独活、杜仲、续断、怀牛膝祛风湿，强筋骨。

用法：同内服1号方。

（10）升清降浊散：本方适用于脑震荡苏醒后头晕头痛，胸闷呕吐，心烦失眠者。

处方：丹参、川芎、天麻、钩藤、菊花、木通、郁金、旋覆花、石决明、朱砂、茯神木。

方义：方中丹参、川芎、天麻、钩藤、菊花活血升清；木通、郁金开郁行气；旋覆花、石决明、朱砂、茯神木降逆止呕，镇静安神。

用法：同内服1号方。

2.内服胶囊

（1）羌归蠲痹胶囊：适用于伤后受风寒湿邪，关节酸软疼痛，屈伸不利及患风湿、类风湿性关节炎者。

处方：文冠木、当归、羌活、独活、防风、白芷、细辛、秦艽、木瓜、麻黄、桂枝、牛蒡子、海风藤。

方义：方中文冠木、羌活、独活、防风、牛蒡子、海风藤祛风除湿；当归、秦艽、木瓜活血舒筋；细辛辛香走窜，通十二经；白芷、麻黄、桂枝散寒解表。

用法：口服，一次2粒，一日3次；或遵医嘱。

（2）丹七止痛胶囊：适用于骨关节、软组织损伤初期，证属气滞血瘀，见肿胀疼痛者。

处方：丹参、当归、川芎、羌活、防风、白芷、桃仁、红花、陈皮、青皮、没药、乳香、大血藤、延胡索、三七、桂枝。

方义：方中丹参、当归、川芎、红花、桃仁、大血藤活血化瘀；陈皮、乳香、没药、青皮、延胡索、三七行气祛瘀，止痛；羌活、防风、白芷、桂枝解肌和营。

用法：口服，一次3粒，一日3次；或遵医嘱。

（3）寒湿筋痛胶囊：适用于颈、肩、腰、腿痛及损伤中后期伴有寒湿痹痛者。

处方：天麻、当归、羌活、独活、防风、白芷、细辛、香附、秦艽、苍术、木瓜、延胡索、乳香、续断、熟地黄、郁李仁、石斛、没药、透骨草。

方义：方中当天麻、羌活、独活、防风、白芷、苍术祛风除湿，散寒止痛；当归、延胡索、没药、乳香行气活血；细辛、香附辛香走窜，通十二经脉；续断、透骨草、秦艽、木瓜舒筋活节；熟地黄、郁李仁、石斛滋阴润燥。

用法：口服，一次2粒，一日3次；或遵医嘱。

3.内服丸剂

（1）祛痛强筋丸（水泛丸）：适用于骨、关节及软组织损伤中后期，腰椎间盘突出症，膝关节半月板损伤等。

处方：当归、熟地黄、阿胶、黄芪、杜仲、续断、延胡索、木瓜、骨碎补、狗脊、怀牛膝、胡芦巴。

方义：方中当归、熟地黄、阿胶、黄芪补益气血；延胡索、木瓜舒筋止痛；胡芦巴、杜仲、怀牛膝、续断、骨碎补、狗脊强筋壮骨。

用法：口服，一次6g，一日3次，温开水送服。

（2）强筋壮骨丸（蜜丸）：适用于骨、关节、软组织损伤后期，慢性筋骨劳损，腰膝酸软疼痛者。

处方：黄芪、当归、白术、鹿茸、杜仲、续断、肉苁蓉、菟丝子、狗脊、怀牛膝、桑寄生。

方义：方中杜仲、续断、肉苁蓉、菟丝子、狗脊、怀牛膝、桑寄生强筋壮骨；黄芪、当归、白术健脾益气；鹿茸益精血固冲任。

用法：早晚各服1粒（6g），淡盐开水送服。

（3）益智健脑丸：适用于脑震荡后遗症，头昏头痛，目眩健忘，失眠多梦者。

处方：丹参、川芎、陈皮、茯神木、天麻、菊花、远志、石决明（打碎先煎）、女贞子、何首乌、石菖蒲。

方义：方中丹参、川芎、陈皮活血理气；远志、茯神木、女贞子、何首乌、石菖蒲补肾益智，安神醒脑；天麻、菊花、石决明清肝明目，祛风止眩。

用法：用水泛丸，一日2次，每次6g，温开水送服。

（二）外治方药

1. 外用药基础方

（1）外用1号方：本方适用于急性损伤导致局部肿胀疼痛，尚能坚持演出与比赛者。

处方：当归、川芎、血竭、大血藤、续断、青皮、乳香、没药、雪上一枝蒿。

方义：方中当归、川芎、续断活血强筋；血竭、大血藤、青皮破瘀肿，行气滞；乳香、没药、一支蒿通经镇痛。

用法：上述药材共同研成粉末，用适量的高度白酒和温开水各半，将药粉调成糊状，外敷患处。酌情每日1换或隔日1换。

（2）外用2号方：本方适用于急性软组织损伤，证属气滞血瘀，见肿胀疼痛者。

处方：防风、白芷、红花、桃仁、续断、青皮、紫荆皮、大血藤、木通、乳香、没药。

方义：方中防风、白芷、续断祛风解表强筋；红花、桃仁、大血藤、木通、青皮、紫荆皮散瘀理气消肿；乳香、没药行气镇痛。

用法：同外用1号方。

（3）外用3号方：本方适用于新伤瘀血化热，伤处红肿灼痛者。

处方：生地黄、赤芍、当归尾、续断、浙贝母、三棱、黄柏、厚朴、牛膝、乳香、没药。

方义：方中生地黄、赤芍、浙贝母、黄柏、当归尾、三棱清热凉血，退烧消炎；厚朴开郁行气；续断、牛膝活血强筋；乳香、没药行气镇痛。如伴有感染，生地黄、黄柏等凉血清热药物宜加量使用，并加生大黄、甘草合用。

用法：以上药末可以蜂蜜与水以1∶3比例调和后外敷伤处。如感染症状较重，可适量增加蜂蜜用量，隔日1换。

（4）外用4号方：本方适用于肌腱拉伤或肌腱附着处拉伸疼痛（如胫骨粗隆、跟腱及跟骨结节部）而影响关节屈伸与弹跳功能者。

处方：穿山甲、王不留行、当归、黄芪、树蛙、骨碎补、白芷、续断、乳香、没药。

方义：方中穿山甲、王不留行、白芷、续断、骨碎补、树蛙破瘀祛痛，续筋强筋；当归、黄芪补益气血；乳香、没药理气镇痛。

用法：同外用1号方。

（5）外用5号方：本方适用于肌腱拉伤或因反复拉伤有条索硬结而疼痛者。

处方：独活、白芷、半夏、天南星、红花、桃仁、续断、土鳖虫、乳香、没药。

方义：方中独活、白芷、天南星、半夏活血祛风，化痰湿，软坚结；土鳖虫、红花、桃仁、续断、乳香、没药散瘀祛痛强筋。如肿硬疼痛较重者，可酌加海藻、昆布软坚散结。

用法：同外用1号方。

（6）外用6号方：本方适于肌腱部分断裂而肿痛明显者。

处方：穿山甲、苏木、土鳖虫、当归、黄芪、骨碎补、杜仲、续断、乳香、没药、雪上一枝蒿。

方义：方中苏木、穿山甲、乳香、没药、雪上一枝蒿祛瘀生新镇痛；土鳖虫、续断、骨碎补、杜仲、树蛙续接肌筋；当归、黄芪补益气血，利于断裂损伤修复。如断裂、撕裂较重可再加象皮入药并用。

用法：同外用1号方。

（7）外用7号方：本方适用于关节扭伤、错缝，导致肿胀疼痛、功能受限者。

处方：独活、白芷、三棱、莪术、续断、骨碎补、肉苁蓉、狗脊、乳香、没药。

方义：方中独活、白芷、骨碎补、狗脊通络止痛，补肾强筋；续断、肉苁蓉固肾续筋；三棱、莪术、乳香、没药散瘀活血止痛。

用法：同外用1号方。

（8）外用8号方：本方适用于关节肿胀、疼痛及关节滑膜水肿、疼痛等症。

处方：独活、防风、当归、红花、骨碎补、半夏、商陆、乳香、没药。

方义：方中独活、防风、半夏、商陆祛风湿，利水消肿；当归、红花、乳香、没药活血通经祛痛。肿胀明显者还可加透骨草。

用法：同外用1号方。

（9）外用9号方：本方适用于陈旧性肌腱撕裂、断裂损伤。

处方：独活、白芷、当归、黄芪、骨碎补、白及、蟹壳粉、乳香、没药、树蛙。

方义：方中独活、白芷、乳香、没药祛风通络镇痛；当归、黄芪、骨碎补、蟹壳粉、白及、树蛙补益气血，续接筋骨，修复肌筋，恢复弹性。

用法：同外用1号方。

（10）外用10号方：本方适用于骨骺炎及骨膜炎导致瘀肿疼痛者。

处方：当归尾、生地黄、牡丹皮、苍术、黄柏、陈皮、木通、栀子、乳香、没药。

方义：方中生地黄、牡丹皮、苍术、黄柏清热凉血，退热止痛；当归尾、陈皮、木通、栀子行气活血消肿；乳香、没药通经镇痛。

用法：上药共细末，根据疼痛范围，取适量药末以蜂蜜与水以1∶3比例调和外敷痛处，隔日1换。

（11）外用11号方：本方适用于因舞蹈动作不规范以及不协调，猛力牵拉而致的胸肋腰腹气滞证，见血瘀疼痛者。

处方：柴胡、当归、蒲黄、五灵脂、枳壳、木香、金铃子、香附、乳香、没药。

方义：方中柴胡、枳壳、木香、香附、金铃子舒肝理气止痛；当归、蒲黄、五灵脂活血化瘀；乳香、没药通经镇痛。

用法：同外用1号方。

（12）外用12号方：本方适用于陈旧性软组织损伤，肌肉肌腱僵胀疼痛或关节不利、酸软疼痛者。

处方：独活、白芷、骨碎补、续断、松节、木瓜、萆薢、狗脊、乳香、没药。

方义：方中独活、白芷、萆薢、松节、木瓜祛风除湿，舒筋活节；骨碎补、续断、狗脊续筋强筋；乳香、没药通经镇痛。

用法：同外用1号方。

（13）外用13号方：本方适用于关节肌筋酸胀、麻木、疼痛或游走疼痛者。

处方：天麻、防风、白芷、桂枝、川乌、草乌、海桐皮、海风藤、乳香、没药。

方义：方中天麻、防风、白芷、桂枝温经通阳，祛风寒湿邪；川乌、草乌、海桐皮、海风藤、乳香、没药温经通络，散寒除湿，通络镇痛。

用法：同外用1号方。

（14）醒脑开窍散：本方适用于头部损伤后瘀阻清窍、头痛气闭、不省人事。

处方：苏合香、麝香、石菖蒲。

方义：方中苏合香、麝香、石菖蒲辛香开窍，醒脑定智。

用法：将药粉粉碎成极细粉（颗粒度在200目左右），用吸管或以纸卷成细筒管吹药入鼻内。

（15）慈幼复甦散：本方适用于儿童股骨头骨骺缺血性坏死。

处方：三七、当归、血竭、黄芪、松节、木瓜、续断、肉苁蓉、牛膝、桑寄生、五加皮、杜仲。

方义：方中三七、当归、血竭、黄芪行气活血；松节、木瓜、续断舒筋活节；肉苁蓉、牛膝、桑寄生、五加皮、杜仲补益肝肾、强筋壮骨。

用法：同外用1号方。

2.外用药酒

（1）丹归肿痛药酒：本方适用于骨、关节、软组织损伤初期。

处方：丹参、当归、川芎、羌活、防风、延胡索、白芷、乳香、桃仁、红花、三七、大血藤、陈皮、青皮、没药、桂枝。

方义：方中丹参、当归、川芎、延胡索、乳香、桃仁、红花、三七、大血藤、陈皮、青皮、没药行气活血，消肿止痛；羌活、防风、白芷、桂枝解表和营。

用法：直接涂擦于患处。

（2）舒筋通络药酒：本方适用于骨、关节、软组织损伤中后期。

处方：蓝刺头、当归、白芷、续断、远志、苍术、小茴香、牛蒡子、伸筋草。

方义：方中当归、白芷活血消肿；苍术、小茴香、牛蒡子散寒温筋除湿；蓝刺头、伸筋草、续断、远志舒筋通络。

用法：直接涂擦于患处。

（3）强筋壮骨药酒：本方适用于骨、关节、软组织损伤后期。

处方：杜仲、骨碎补、狗脊、筋骨草、胡芦巴、牛膝、树蛙、续断、当归、延胡索、土鳖虫、郁金、乳香、没药。

方义：方中当归、延胡索、土鳖虫、郁金、乳香、没药行气活血，通络止痛；骨碎补、狗脊、筋骨草、杜仲、续断、胡芦巴、树蛙、牛膝强筋壮骨、舒筋活节。

用法：直接涂擦于患处。

（4）温筋除痹药酒：本方适用于风寒痹证及颈肩腰腿痛，伴有肢体麻木及僵硬者。

处方：当归、川芎、防风、白芷、桂枝、肉桂、草乌、细辛、牛膝、防己、芫花、白芥子、雪上一枝蒿。

方义：方中当归、川芎、防风、白芷活血荣筋；桂枝、官桂、草乌、细辛、牛膝、防己、白芥子、芫花温通经脉，散寒除痹；雪上一枝蒿止痛。

用法：直接涂擦于患处。

3.外用贴膏剂

（1）僧登消肿膏：适用于骨关节及软组织损伤初期。

处方：文冠木、延胡索、当归、羌活、防风、白芷、川芎、三七、乳香、没药。

方义：方中文冠木、延胡索、三七、川芎、当归、乳香、没药行气活血，消肿止痛；羌活、防风、白芷祛风散寒。

用法：贴于患处12~24小时。

（2）宝根续筋膏：适用于骨关节及软组织损伤中后期；以及跟腱、韧带陈旧伤。

处方：当归、续断、接骨木、防风、白芷、红花、红毛五加皮、乳香、没药。

方义：方中当归、红花活血消肿；续断、接骨木、红毛五加皮续筋接骨；防风、白芷、乳香、没药舒筋通络，行气止痛。

用法：贴于患处12~24小时。

（3）六仲养骨膏：适用于骨关节、软组织损伤后期。部分学生肌肉力量小，关节稳定性差，又正处于生长发育期，可外贴本膏补益气血，强筋壮骨。

处方：胡芦巴、杜仲、续断、蓝刺头、当归、黄芪、烫狗脊、怀牛膝、延胡索。

方义：方中胡芦巴、杜仲、怀牛膝、烫狗脊强筋壮骨；蓝刺头、续断疗伤续筋；延胡索、当归、黄芪行气活血。

用法：贴于患处12~24小时。

（4）草附蠲痹膏：适用于风寒湿痹所致肩腰腿痛及关节僵硬。

处方：当归、羌活、独活、栀子、苍术、白芷、生草乌、白附子、延胡索、生川乌。

方义：方中生川乌、生草乌、白附子温阳散寒；当归、羌活、独活、苍术、白芷活血祛风，胜湿止痛；延胡索、栀子行气止痛。

用法：贴于患处12~24小时。

（5）丹归肿痛药贴：适用于骨关节、软组织损伤初期。

处方：丹参、当归、川芎、羌活、防风、延胡索、白芷、乳香、桃仁、红花、三七、大血藤、陈皮、青皮、没药、桂枝。

方义：方中丹参、当归、川芎、延胡索、乳香、桃仁、红花、三七、大血藤、陈皮、青皮、没药行气活血，消肿止痛；羌活、防风、白芷、桂枝解表和营。

用法：贴于患处12~24小时。

（6）舒筋续断药贴：适用于骨、关节及软组织损伤中后期。

处方：当归、白芷、续断、远志、硬毛棘豆、苍术、小茴香、牛蒡子、伸筋草、雪上一枝蒿。

方义：方中硬毛棘豆、当归、白芷活血消肿；苍术、小茴香、牛蒡子散寒温筋除湿；伸筋草、续断、远志舒筋通络；一枝蒿止痛。

用法：贴于患处12~24小时。

（7）归芪健骨药贴：适用于骨、关节、软组织损伤后期。

处方：杜仲、骨碎补、烫狗脊、筋骨草、胡芦巴、牛膝、树蛙、续断、当归、血竭、土鳖虫、郁金、乳香、没药。

方义：方中当归、血竭、土鳖虫、郁金、乳香、没药行气活血，通络止痛；骨碎补、狗脊、筋骨草、杜仲、续断、胡芦巴、树蛙、牛膝强筋壮骨。

用法：贴于患处12~24小时。

（8）羌独双乌除痹药贴：适用于风寒湿痹证，颈肩肌肉和肌腱僵硬胀痛或关节酸软麻木、冷痛者。

处方：当归、川芎、防风、白芷、桂枝、肉桂、草乌、细辛、牛膝、防己、芫花、白芥子、雪上一枝蒿。

方义：方中当归、川芎、防风、白芷活血养筋；桂枝、官桂、草乌、细辛、牛膝、防己、白芥子、芫花温通筋脉，散寒除痹；雪上一枝蒿止痛。

用法：贴于患处12~24小时。

4.外用熏洗散

（1）上肢熏洗方：本方适用于上肢骨、关节及软组织损伤中后期，关节不利，屈伸受限，肌肉萎缩，肢臂麻木疼痛。

处方：蓝刺头、防风、钩藤、姜黄、桂枝、当归、白芷、红花、威灵仙、伸筋草、枳壳。

方义：方中防风、钩藤、姜黄、桂枝祛风散寒，通行肢臂经络；当归、白芷、红花、威灵仙、枳壳活血理气通经；蓝刺头、伸筋草舒筋活络、滑利关节。

用法：上药煎汤，熏洗前再加少许（约10ml）白酒为引，先熏蒸局部，待水温适宜后，洗浴上肢关节，每日1次，每次约30分钟。

（2）下肢熏洗方：本方适用于下肢骨、关节以及软组织损伤中后期，关节不利，屈伸受限，肌肉萎缩，患肢麻木疼痛。

处方：蓝刺头、独活、白芷、秦艽、威灵仙、肉桂、艾叶、防己、海桐皮、三七、莪术、牛膝、伸筋草。

方义：方中独活、白芷、秦艽、威灵仙、海桐皮可除湿、通经、利关节；三七、莪术、牛膝活血行气，引药下行；肉桂、艾叶、防己、伸筋草、舒筋草、蓝刺头温经通络、散寒利湿，舒筋活络，滑利关节。

用法：上药煎汤，熏洗前再加少许（约10ml）白酒为引，熏洗前先熏蒸局部，待水温适宜后，洗浴上肢关节，每日1次，每次约30分钟。

（3）腰背熏洗方：本方适用于腰膝疼痛，腰部肌肉酸胀，活动不利；亦可用于训练强度过大的疲劳恢复。

处方：蓝刺头、独活、白芷、松节、木瓜、苍术、防己、小茴香、刘寄奴、透骨草、杜仲、续断、狗脊。

方义：方中蓝刺头、独活、白芷、松节、木瓜舒筋活络，通督止痛；苍术、防己、小茴香、刘寄奴活血行气，散寒除湿；杜仲、续断、狗脊、透骨草壮腰补肾。

用法：上药煎汤，熏洗前再加少许（约10ml）白酒为引，先熏蒸局部，待水温适宜后，洗浴颈及腰背部，每日1次，每次约30分钟。

5.外用熨烫散

（1）上肢烫熨散：本方适用于上肢骨、关节及软组织损伤中后期，症见关节不利，屈伸受限，肌肉萎缩，肢臂麻木疼痛者。

处方：防风、姜黄、苍术、白芷、大腹皮、小茴香、川芎、枳壳、厚朴。

方义：方中防风、姜黄、苍术、白芷胜湿止痛除痹；大腹皮、厚朴、小茴香、川芎、枳壳温经通络、行气止痛。

用法：药材粉碎成粗粉（颗粒度在50目左右）后，加入少量大青盐，加热后用布袋装好，烫熨患处，每日1次，每次15~20分钟。

（2）下肢烫熨散：本方适用于下肢骨、关节及软组织损伤中后期，关节不利，屈伸受限，肌肉萎缩，患肢麻木疼痛。

处方：独活、秦艽、川牛膝、粗齿川木通、小茴香、枳壳、泽兰。

方义：方中独活、秦艽、川牛膝祛风除湿，通利关节；小茴香、枳壳行气通经；粗齿川木通、泽兰活血通络。

用法：药材粉碎成粗粉后，加入少量大青盐，加热后，用布袋装好，烫熨患处，每日1次，每次15~20分钟。

（3）腰背烫熨散：本方适用于腰膝疼痛，腰部肌肉酸胀，活动不利，亦可用于训练强度过大的疲劳恢复。

处方：杜仲、肉苁蓉、延胡索、柴胡、松节、白芷、秦艽、狗脊、小茴香、陈皮。

方义：方中杜仲、肉苁蓉、狗脊强筋壮骨；延胡索、小茴香、陈皮、松节、柴胡行气止痛；白芷、秦艽祛风除湿。

用法：药材粉碎成粗粉后，加入少量大青盐，加热后，用布袋装好，烫熨患处，每日1次，每次15~20分钟。

（4）生军枳茴散：本方适用于治疗损伤后腹部胀痛，大便秘结。

处方：小茴香、枳壳、陈皮、大黄、大青盐。

方义：方中小茴香、枳壳、陈皮破气消积，宽中导滞；大黄即生军，清热逐瘀，泻下攻积。

用法：药材粉碎成粗粉后，加入少量大青盐，加热后，用布袋装好，烫熨腹部，每日1次，每次15~20分钟。

二、手法治疗

推拿手法是中医长期用以治伤祛病的经验结晶，也是骨科治疗中不可缺少的辅助治疗之一。在手法触诊中，"手摸心会"可了解损伤的深浅及程度，可补其他诊法之不足。如《医宗金鉴·正骨心法要旨》中正骨手法总论曰："以手扪之，自悉其情"，又起到检查病情的作用。舞蹈损伤多由于强力扭转，过度牵拉、压迫，或跌扑闪拧，劳累过度（疲劳）等伤及关节、肌肉、肌腱、韧带等软组织。配制治伤药酒、药膏，结合推拿手法，引药深入，"使药性从毛孔入其腠理，通经贯络"，治之有独到之处。

术者以双手或手指蘸药酒，在伤痛局部，运用多种手法宣通气血，松解肌筋与关节紧张、痉挛，促进血液循环与新陈代谢，以达到消除疲劳，增强肌肉、肌腱活力，恢复关节的功能。临证还可根据经络腧穴的生理功能，配合运用指针手法（以指代针），"以痛为腧"取阿是穴，蘸药酒点按揉摩。或循经取穴，刺激经穴，激发经气，调整脏腑功能与营卫气血的盛衰。如《素问·举痛论》篇曰："按之则热气至，热气至则痛止。"清代《医宗金鉴·正骨心法要旨》载："按其经络，以通郁闭之气；摩其壅聚，以散消瘀结之肿，其患可愈。"均指出了推拿手法治疗对筋骨损伤的良好疗效。

（一）手法局部推拿与指针点穴治伤的机理与功效

1.手法推拿的机理与功效

（1）理筋整复和正骨柔筋：通过手指细心触摸软组织损伤部位，按捺揣度，摸得患处形态、位置的微细变化，帮助了解损伤的性质、程度。《医宗金鉴·正骨心法要旨》手法总论中曰："以手扪之，自悉其情"，并记载了筋歪、筋断、筋翻、筋转、筋走等各种病理变化，说明古人对患处手法诊察的重视和诊断经验的丰富。在X线检查已经普遍应用的现代，虽可以清楚地看到骨骼的形态，但对许多软组织仍难以观察细致。因此，触诊在临床上仍有着极为重要的意义。对于在触诊中发现的组织结构以不同形式错位逆乱，要及时回纳复位，使筋络顺接，气血运行流畅，通则不痛。由于损伤，脉络破裂，血不循经导致积蓄成瘀，或积于筋肉之间，或聚于关节骨缝之中，则肌肉筋脉拘急，为肿为痛，施行推拿可缓解血管和筋肉痉挛，增进局部血液循环，消除瘀滞，加速瘀血吸收，可达到舒筋通络、行气活血、消肿止痛的目的。肌肉、肌腱、韧带完全破裂者，须用手术缝合才能重建，但部分断裂者则可使用适当的理筋手法，使断裂的组织捋顺理直，然后加以固定，这可使疼痛减轻，并有利于断端生长吻合。手法对纠正解剖位置异常，如关节错位、肌腱滑脱所造成的急性损伤有显著作用。肌腱滑脱者，在疼痛部位可触摸到条索样隆起，关节活动严重障碍，若治疗不当，可转化为肌腱炎，进而产生粘连。为此，须及时施用弹拨或推扳手法使其复位。关节内软骨板损伤者，往往表现为软骨板的破裂或移位，以致关节交锁，不能活动，通过适当的手法，使移位嵌顿的软骨板还纳，可解除关节的交锁，明显减轻疼痛。腰椎间盘突出者，每见腰痛与下肢窜痛，腰部活动受限，行走不便，应用适当的手法，促使突出的髓核还纳或复位，解除髓核对神经根的压迫，或改善髓核与神经根的压迫关系，从而使疼痛减轻或消除。脊柱后关节错位者，其棘突向一边偏歪，关节囊及邻近的韧带因受牵拉而损伤，也能用捏腹推顶法或旋转推扳法纠正，疗效立竿见影。骶髂关节半脱位者，因关节滑膜的嵌顿挤压及局部软组织的牵拉而疼痛难忍，通过斜扳法及伸屈腰膝等被动活动，将错位整复，疼痛也随之减轻或消失。总之，推拿治疗可使移位的筋骨组织回复到正常位置，如骨缝开错、韧带损伤、肌腱滑脱、滑膜嵌顿的整复、椎间盘突出的还纳等，有利于肌肉痉挛的缓解和关节功能的恢复，达到骨正筋柔的作用。

推拿对运动器官的影响，是在改善循环和营养的基础上，调节肌肉功能，增强肌肉弹性、张力和耐久性，使肌肉的张力和容积增大，缓解病理紧张并促进排出炎性代谢产物，故可防止和治疗肌肉萎缩。推拿可使肌肉纤维被动活动，使被牵拉的肌肉放松，对消除运动后的肌肉疲劳效果良好。研究证明，推拿可使血液循环加快，使肌肉需要的氧气和营养物质得到及时的补充，促进乳酸等代谢产物的吸收和排泄，提高肌肉的运动能力，如在肌肉疲劳状态中进行推拿，不但疲劳得以较快消除，而且肌肉再工作的能力也较未推拿者明显增强。推拿还可增加肌腱和韧带的弹性，增大关节活动范围，若辅以被动运动则效果更佳。推拿还可促进关节积液的吸收，松解关节周围软组织的粘连，增加关节的活动度。由于推拿治疗减轻了疼痛，局部血运得到增强，因而可促进软组织的修复。

推拿的刺激作用，可使肌肉收缩或舒张，其张力变化的物理刺激以及肌肉收缩产生的热能和代谢产物（如乳酸、二氧化碳）形成的化学刺激，鼓舞和激发了经气，再经过经脉所特有的能量传导作用，通过多层次的连接，发挥经络整体性、双向性的良性调控功能。其调控作用，主要通过经络系统达到全身各脏腑器官，使气机通畅，阴阳平衡，功能活动恢复正常。临床上，推拿疗法能改善肌肉、肌腱或韧带的功能，使人体伸缩活动功能恢复，如处于骨折、脱臼整复后期或肌肉萎缩的患者，经常进行推拿治疗，有利于患肢功能恢复而使动作逐渐灵活。

（2）解除痉挛和提高痛阈：中医认为伤筋后必然累及气血，由于血离经脉，经络受阻，气血运行不畅，导致血瘀气滞，影响肢体活动。而伤筋无论是急性或是慢性，疼痛往往是其主要症状，即"不通则痛"，因此治疗的关键在于"通"，即"通则不痛"。

筋伤后，肌肉附着点和筋膜、韧带、关节囊等受损害的软组织可发出疼痛信号，通过神经的反射作用，使有关组织处于警觉状态。肌肉的收缩、紧张甚至痉挛，为身体的警觉状态的反映，目的是减少肢体活动，避免对损伤部位的牵拉刺激，从而减轻疼痛，这是人体自然的保护性反应。此时如不及时治疗，或是治疗不彻底，损伤组织就可形成不同程度的粘连、纤维化或瘢痕化。临床上，不论是原发病灶或继发病灶，都可刺激或压迫神经末梢及小血管，造成新陈代谢障碍，进一步加重"不通则痛"的病理变化。由于疼痛必导致肌肉紧张，而肌肉紧张又会加剧疼痛，成为互为因果的两个方面，因此推拿治疗应针对疼痛和肌肉紧张这两个主要环节，消除恶性循环，以利于组织的修复和功能的恢复。

施行推拿时，局部的肌肉组织受到挤压等刺激，感受器将冲动传入中枢神经，经中枢分析综合，启动调节机制，通过传出神经将冲动传送到支配骨骼肌的神经纤维，使肌肉放松舒张，即可消除运动系统（肌肉、关节等）的紧张状态。所以推拿是解除肌肉紧张、痉挛和提高局部组织痛阈的有效方法，并且还能通过适宜的手法和治疗解除引起肌肉紧张的原因，做到标本兼治。推拿通过舒筋通络，可以加强局部循环，使气血得以畅通，并使局部组织温度升高，将紧张或痉挛的肌肉充分拉长，牵拉肌束使之放松，从而解除紧张痉挛以消除疼痛。通过理筋整复，可以使经络关节通顺，肌肉痉挛缓解，关节功能恢复，有助于活血化瘀，松解粘连，滑利关节，达到"通则不痛"的目的。

临床上，充分拉长紧张痉挛肌肉的方法是强迫伸展相关关节，牵拉紧张痉挛的肌束使之放松。如腓肠肌痉挛，可充分背伸踝关节；腰背肌群痉挛，可大幅度旋转腰椎关节或做与肌纤维方向垂直的横向弹拨。对于有些通过上法仍不能使之放松者，则可先令关节处于屈曲位，在肌肉放松的位置进行操作。以腓肠肌痉挛为例，可先充分跖屈踝关节，然后自上而下用力推、扳、按、揉腓肠肌的后侧。以上两种方法，前者是直接拉伸肌肉，后者是先放后拉，目的都是为了让肌肉组织从紧张状态下解放出来，达到舒筋活络的目的。临床治疗中，消除了疼痛病灶，肌肉紧张也就自然解除；如果使紧张的肌肉松弛则疼痛或压痛也可以明显减轻或消失。

（3）活血祛瘀：临床上，"动"是推拿治疗的特点。通过促进肢体组织的活动，促进气血的流动，以及进行肢体关节的被动运动，可以加强损伤组织的局部血液循环，使局部组织温度升高，并促进损伤组织的修复。同时，在加强血液循环的基础上，促进损伤引起的血肿、水肿的吸收。适当的手法可调节肌肉的收缩和舒张，使组织间压力得到调节，并促进损伤组织周围的血液循环，增加组织灌注量，从而起到活血化瘀、祛瘀生新的作用。

（4）松解粘连：皮肉、筋骨损伤后，局部气血凝滞，可产生组织的粘连、硬结（索条）及关节活动失灵。对软组织有粘连者，运用恰当的推拿治疗可以软坚散结、疏通狭窄、松解剥离粘连，使关节功能恢复。临床上，被动运动是推拿手法的特点之一。对关节粘连僵硬者，适当的被动活动有助于松解粘连，滑利关节；对局部软组织营养不良者，则可改善局部营养供应，促进新陈代谢，增大肌肉的伸展性，从而使受损组织逐渐得以恢复。

2.指针点穴治伤的机理与功效　利用经络腧穴的生理功能，在局部推拿的同时配合指针点穴治疗，可引药酒、药膏的药力深入，常更能增进疗效。

中医学认为，经络是人体气血的通路。经络遍布全身，内联脏腑，外络肢节，将人体内外各部分联系为一个整体。经络具有将人体呼吸、饮食所化生的气血运行全身，周流不息，营养人体器官的生理功能。如《灵枢·本脏》篇说："经脉者，所以行气血，营阴阳，濡筋骨，利关节也。"

当人体受到损伤或病邪的侵袭，就会影响经气的正常运行，影响经脉濡养全身的作用而发生病变。如损伤导致局部气滞血瘀，为肿为痛，功能受限；感受风寒湿邪，经气闭塞，又可导致痹病的发生；寒邪停滞于背部时，则经络滞涩而发生疼痛。选用温经散寒药酒，按摩推拿后产生温热，可驱散寒邪，达到治疗目的。

腧穴是脏腑经络之气血输注于体表的部位，它通过经络与脏腑、器官及组织等发生联系。腧穴大部分分布在十四经脉的循行路线上，故通过手法，蘸药酒推拿按摩经络，点揉穴位，补虚泻实，疏通经络气血，更能收到"通则不痛"之功。

（二）手法治疗的基本功

1.术者要练好扎实的"身功"（即功法，手法的物质基础），能肩、肘、腕、指齐力配合，力达指端。要有熟练的手法技巧；要呼吸均匀协调，气沉丹田，运气发力。施术时意到、气到、力到，劲透肌肤，深达病所。还要讲节奏、讲韵律地灵活施术，轻重疾徐，宛转自如，施术才能持久，才能产生适当的频率与有节律的振动，才能收到疏通经络气血的预期效果，手法治疗可以说是"一分功夫，一分疗效"。

2.要熟记腧穴定位、经络起止与循行路线；熟悉人体解剖结构与体表标志，如肌肉的起止点，肢体活动时所出现的肌肉线条、筋膜、关节凹陷、关节活动的幅度等。对伤痛部位系何经络所属，系在何局部解剖位置，要"素知其体相，识其部位，一旦临证，机触于外，巧生于内"，如何能对证施术，点准经穴，量体施术与量伤施力，全在术者存乎于心。

（三）手法掌握的基本规律

1.推拿同样要辨证论治 如《素问·阴阳应象大论》篇所说："其在皮者，汗而发之；其慓悍者，按而收之；其实者，散而泻之。审其阴阳，以别刚柔。阳病治阴，阴病治阳，定其气血，各守其乡。血实者宜决之，气虚者宜掣引之。"故施术前要辨明伤病的寒热、虚实、阴阳、表里之不同，而蘸用不同的药酒，采用宣、通、补、泻等不同手法治疗。如新伤气滞血瘀，为肿为痛，其证属实。手法宜先轻后重，以宣通气血，祛痛消肿，按摩推揉拉长肌纤维，增强其弹性，以泻实邪。如有筋膜肌纤维部分撕裂，手法宜轻柔缓摩，放松肌筋，活血祛瘀后再由轻到重，揉擦频率加快，"以痛为腧"，在损伤及疼痛部位施术、施药。如系陈旧性损伤、劳损，陈伤多虚，手法宜轻柔缓和，以温通气血，宣凝导滞，多补少泻，但也不能蛮补，要掌握分寸，少用向心推的手法，减少脂肪积聚与肌纤维增粗，以免影响甚至破坏演员匀称优美的体形。关节部位损伤可多用运摇旋转、聚合手法，以利于关节的灵活与稳定。新旧损伤，均可适当循经选穴，蘸药酒点揉、按压，以疏通经络气血，祛痛强筋，增强关节的稳定性与灵活性。腰部损伤是舞蹈者的多发病，如脊髓神经受累，常伴有腿膝疼痛，除局部推拿外，按"经脉所过，主治所在"之旨，可在腰背及下肢督脉、膀胱经、胆经3条阳经循行路线上选穴点揉。如新伤可先在局部"以痛为腧"（阿是穴）进行点揉按摩，也可从上到下沿脊柱两侧循经按摩推拿，手法由轻到重，行气活血，消肿镇痛，并可配合按揉膀胱经的仆参与胆经的悬钟（绝骨）穴镇静止痛。疼痛放射至髋部、腿膝者可加选胆经的环跳、膀胱经的委中、承山穴点按，以增强疗效。如系陈旧性损伤，可局部轻缓按摩时间可稍长，多补少泻，以温通气血，祛伤镇痛。还可选用肾俞、命门、八髎穴及胃经的足三里、肾经的复溜穴点揉按压，以祛痛强筋，健腰固肾。如外感风寒湿邪，可再点按"诸阳之会"大椎穴，以通三阳之气，温散外邪；外感较重者，还可取肺俞穴点揉，以宣通肺气，驱散外邪。

2.手法操作要点

（1）位、数、形、势：手法操作注重操作部位的准确性，施术者手法的节奏、态势与"治神"。

位：指手法操作的部位、穴位等，统称治疗效应部位。"位"需要方便术者施用手法，利于患者接受治疗，是术者以气发力的"足稳、手活、腰发力"的体位。

数：指手法的快慢和节律，有的病需要手法频率快，有的又需要缓慢，有的节律均匀，有的先快后慢，总之根据病情需要而定。

形：注重手形、"劲道"，恰中手法着力点。推拿施术时医者需根据患者不同的病情和不同的治疗效应部位，选用不同种类的手法及操作时顺逆的运动方向，根据情况选择采用单式手法、复式手法、复合手法或手法组合，使手法针对性强，减少患者痛苦，医者省力气，治疗效果好。

势：术者全神贯注，注意施术的力度与态势，由肩、肘、腕、指齐力配合，使劲达指端，深透肌筋。施术的力度和态势，盖因患者不同，病情浅深而各异，患者对刺激的耐受度不一样，甚至心理承受力有大有小，术者必须选择合宜的力度和态势，才能提高疗效，也达到了"治神、守神"。

形（手法操作）势（精气神）兼备是手法的要领，有形无神虚有外表，难入腠理不深透；有神无形，动作不规范，着力点不集中，耗神且难以达到预期疗效。

治疗中注意患者的体位与术者的姿势及手法相配合：伤者可取坐位或俯卧、侧卧、仰卧位，总以受伤关节肌肉能充分暴露，处于放松状态，能保持较长时间体位不变为宜。术者可取坐位或站立姿势，总以便于操作为宜。手法用力不宜"虎头蛇尾"，要做到医患合作，才能产生好的疗效。如小腿肌肉拉伤出现僵胀疼痛、踝关节跖屈，术者均宜取坐位，一手握定伤腿，一手推拿放松腓肠肌，这样术者操作方便灵活，手法"到位"，疗效好，患者自我感觉也较舒适，能坚持治疗，与术者相配合。一般手法步骤是先摩揉伤处，将疼痛紧张收缩的肌肉放松，再点按推拿，以免因气血壅滞，疼痛拒按，影响疗效。

（2）系统完整：何天祥对手法的操作十分讲究系统性和完整性，将单次手法操作分三个阶段进行，使手法具有细腻、连续的特征。

1）准备适应阶段：即用轻柔手法使肌肉放松，为后续重点治疗手法做好准备，另外该阶段也是进一步摸清筋伤部位微细病理变化的手段，以便更清楚而准确地"辨筋施术"。

2）重点治疗阶段：在准备适应阶段手法操作之后辨准筋伤，重点施术，也就是在筋伤部位，采用着力较强的理筋、拨筋、点穴、透穴、展筋和关节活动等手法，增强治疗作用，达到治疗目的。

3）松弛结束阶段：即在重点治疗阶段后，患者通常有刺激反应过程，所以在结束时宜施用松弛手法来收尾，使肢体放松，进一步缓解伤情和推动气血循行。

综上所述，何天祥手法在临床运用中的要点，可简单归纳为由上向下、由轻渐重再轻、由慢到快再慢，同时手法可以单独操作，亦可组合施用。

3.要严格掌握手法的规范

规范治疗才能使手法（配合药物）成为祛伤治病的有效良性刺激。临床施术应注意选择药酒的种类、所施手法的种类、配选指针的穴位、手法的频率、节奏的快慢、韵律的协调、手法的力量大小、速度的疾徐、按摩的范围、移动路线的方向（是横是竖，是分推或是环形回旋）等等，使手法既要利于治伤，又要利于拉长肌纤维，以保持舞蹈者的体形与肌力。手法的频率为：缓摩为60~80次/分钟，急推重按每分钟可100~120

次。这种频率的操作，既能平稳施术，又能用力持久。至于手法的轻重疾徐等均有严格规定，明代张介宾曾指出："专用刚强手法，极力困人，开人关节，走人元气，莫此为甚……多见于强者致弱，弱者不起。"故施用手法是要根据伤情，严遵规范。如颈部既有气管，又有丰富的神经、血管，施术时不能用力过大、过快，否则会伤害局部组织。又如腰臀部肌肉较厚，应当重按点压，才能深入病所。又如治疗时不能做向心性推拿，以免积聚脂肪，增粗肌纤维，导致臀部肥大、影响舞蹈技巧。

4.施术要重视个体差异

要根据患者的年龄、体质，损伤的性质、部位的浅深，形体胖瘦、伤员接受治疗时的反应等分别施以时间长短、速度快慢，力量轻重等不同的手法，"使者不知其苦"。手法治疗的目的，除了治伤外，还要考虑帮助舞蹈演员维持体型匀称、肌筋有力、关节稳定灵活，因为治好后他（她）们要继续从事舞蹈事业。所以临证时是单用一法或两三种手法合用，是蘸用一种或两三种药酒兼施，是先泻后补，先补后泻，或只补不泻，只泻不补，或补泻兼施，必须综合考虑。施术时应随时注意根据患者伤情与治疗过程中的反应（是轻松、麻胀或疼痛）进行调整。在治疗中，手法的轻重、刚柔全因人因伤而定。

5.要恰当地运用"寸劲"

所谓"寸劲"，是指具有一定技巧性、控制性、瞬间性的用力手法。如颈椎小关节紊乱采用的"旋搬"手法，腰椎扭伤时采用的"捏腹推顶"手法中的"推顶"动作就属寸劲的具体运用。寸劲手法运用得好，常常可收到立竿见影的效果，但若运用不当，则会加重损伤。

所以，手法与舞蹈一样，术者要有好的身体素质与功法，要用娴熟的技术与技巧，讲节奏，讲频率，注意出手路线、方向、位置、力度、幅度、速度，刚柔相济，宛转运用。善术者懂舞，一切治疗要符合舞蹈专业的需要；善舞者懂医，才能采用符合生理规律的科学训练预防损伤。医舞相通，医舞结合，更利于损伤的防治。

临证中，对损伤伴有感染、炎症者，在炎症未消除前应当禁用手法治疗。

（四）辨筋施术

辨证论治是中医治疗的精髓之一，也是指导临证之准绳。骨伤科疾病的治疗也离不开辨证论治，而手法的施治也同样需要。疾病的阴阳、表里、寒热、虚实是确定治疗的依据，整复骨折脱位也要有依据，而断端的移位情况就是选择整复手法的依据。自X线检查问世以来，骨折诊断过程中脱位的移位情况可一目了然，使整复的依据更为充分。对于指导筋伤治疗的依据，临床上有辨部位、辨痛点、辨证、辨病等不同方法指导施术，但尚缺乏一个客观的标准。目前多采用辨部位（伤于何处）与辨痛点相结合来指导理筋手法的运用，也有根据临床表现（肿胀、疼痛与功能障碍）作为运用手法的依据，前者称辨部位，后者称辨伤情，这与骨折、脱位的诊断与手法治疗相比都缺乏一种有效的客观依据，在某种程度上，理筋手法在诊断与治疗上还存在一定的盲目性。何天祥还特别注意通过感受指下的细微变化来对损伤局部进行形态、位置、性质等方面的检查，找出筋歪、筋挛、筋软、筋硬、筋痹、筋结等异常情况，这些异常改变统称"筋情"。一般说来，筋结、筋歪、筋挛、筋软、筋硬、筋痹、瘀肿、压痛点是筋情的典型表现，而且这些表现大多都需要手指仔细触摸才能体察清楚，这种根据筋情的病理变化来选择运用理筋手法的治则称为"辨筋施术"，这是何天祥理筋手法的突出特色。

循其经络、辨其壅聚是辨筋施术的主要内容。循其经络是通过分析操作部位的经络循行路线，找出治伤穴位；辨其壅聚是找出病变的位置、形态、性质，选择理筋手法。如遇到痛点则用点穴按摩手法；遇筋结则用拨筋、揉筋手法；筋不顺则用理筋、振筋手法等，筋情除了是选择手法的依据外，也是调整变换手法的依据。何天祥很强调以手感受动态的筋情来调整、变换手法，如理筋中遇到筋结则配合拨筋手法，边理边拨、拨而理之、理而拨之，相辅而行，以便手法更具实效性和连贯性，疏导停滞之气血，使其宣散畅通。这种辨筋施术、法随筋变的治疗方式充分体现了中医学辨证论治的原则。《素问·生气通天论》云："谨和五味，骨正筋柔。"骨正就是骨要正而不歪斜，筋柔就是筋要柔和而不强硬，这是筋骨正常的生理表现，一旦筋伤，除引起气滞血瘀外必然也要导致筋失柔和，久之还可引起骨关节失其常度，具体地说就是筋的形态、位置、性质等出现不同的病理变化。如筋歪、筋结、筋的弹性失常等筋伤的临床表现，抓住筋伤的筋情，就是抓住了的筋伤的症结，在指导理筋手法上更具特色和有实际的指导意义，同时辨筋施术也有丰富的理论依据。

（五）手法的介质

《汉书·食货志》说："酒为百药之长。"酒有活血止痛、温筋通脉等功效，故何天祥推拿历来是以药酒作为介质。这既可减少按摩的阻力，避免擦伤皮肤，又可通过手法引药深入，"使药性从毛孔而入其腠理，通经贯络"，增强疗效。药酒须根据损伤新旧及轻重程度等配制，配伍不能以一成不变，须适应变化多端的病机。

（六）手法常用经穴

指针接触面宽，虽较毫针容易找准穴位，但对经络的始终（起点和止点），循行路线，各经常用腧穴，治伤作用等必须牢记。如《灵枢·本输》篇说："凡刺之道，必通十二经络之所终始"。古人还说："学医不知经络，开口动手便错。"

（七）经脉的起止及循行路线

1.十四经脉的起止

（1）手太阴肺经（图5-1）：从身体前侧胸部中府穴起，循手臂内侧至拇指末端桡侧少商穴止，接手阳明大肠经。

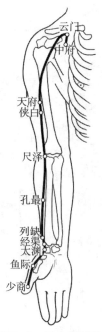

图5-1　手太阴肺经

（2）手阳明大肠经（图5-2）：起自手食指桡侧商阳穴，循手臂背侧至面部鼻翼旁迎香穴止，接足阳明胃经。

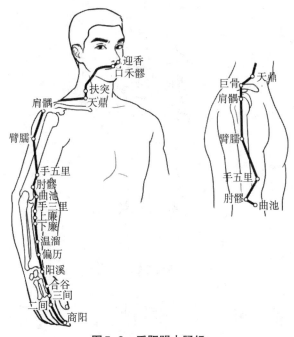

图5-2　手阳明大肠经

（3）足阳明胃经（图5-3）：起自眼眶下承泣穴，经头部、腹部、腿前外侧，止于足第2趾外侧厉兑穴，接足太阴脾经。

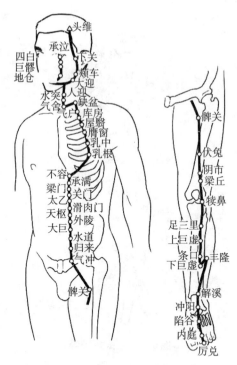

图5-3　足阳明胃经

（4）足太阴脾经（图5-4）：起自足蹬趾内侧隐白穴，经腿部内侧上行至身体内侧腋下大包穴，接手少阴心包经。

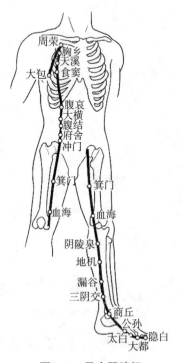

图5-4　足太阴脾经

（5）手少阴心经（图5-5）：起自腋区极泉穴，经手臂内侧至手小指末节桡侧少冲穴，接手太阳小肠经。

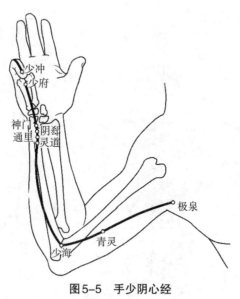

图5-5 手少阴心经

（6）手太阳小肠经（图5-6）：起自手小指末节尺侧少泽穴，经手臂外侧至耳屏前听宫穴，接足太阳膀胱经。

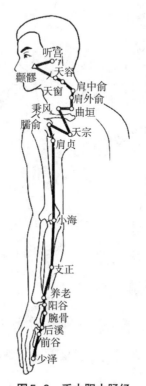

图5-6 手太阳小肠经

（7）足太阳膀胱经（图5-7）：起自面部目内眦上了睛明穴，从头部经背部及腿后部至足小趾外侧至阴穴，接足少阴肾经。

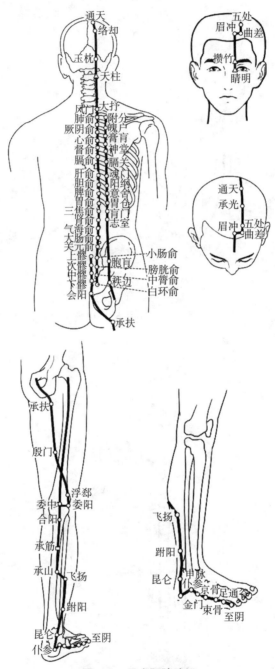

图5-7　足太阳膀胱经

（8）足少阴肾经（图5-8）：起自足心涌泉穴，经腿内侧及腹部至锁骨下方胸大肌处的俞府穴，接手厥阴心包经。

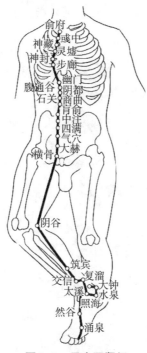

图5-8 足少阴肾经

（9）手厥阴心包经（图5-9）：起自胸部乳头外1寸的天池穴，经手臂背侧至手中指末端的中冲穴，接手少阳三焦经。

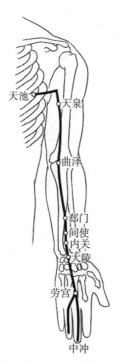

图5-9 手厥阴心包经

（10）手少阳三焦经（图5-10）：起自手无名指末节尺侧，经手臂外侧至头部眉梢处的丝竹空穴，接足少阳胆经。

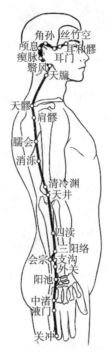

图5-10　手少阳三焦经

（11）足少阳胆经（图5-11）：起自目外眦外侧瞳子髎穴，经前胸、髋部及腿外侧，止于足第4趾外侧的足窍阴穴，接足厥阴肝经。

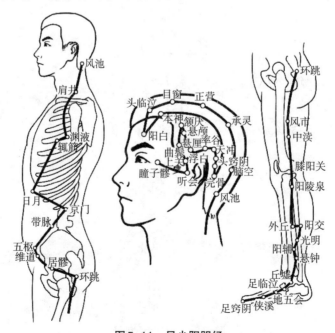

图5-11　足少阳胆经

（12）足厥阴肝经（图5-12）：起自蹈趾末节外侧的大敦穴，经腿内侧至胸部乳下的期门穴，再接起自胸部中府穴的手太阴肺经。

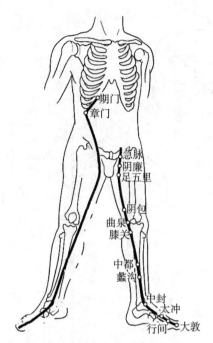

图5-12　足厥阴肝经

（13）任脉（图5-13）：起自两阴之间的会阴穴，经腹部中央上行至唇下的承浆穴。

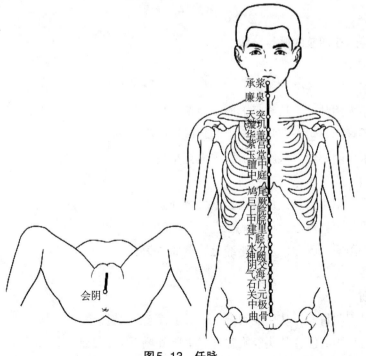

图5-13　任脉

（14）督脉（图5-14）：起自骶椎下部的长强穴，经背部中央上行至头面部，止于上唇系带与上牙龈的交点龈交穴。

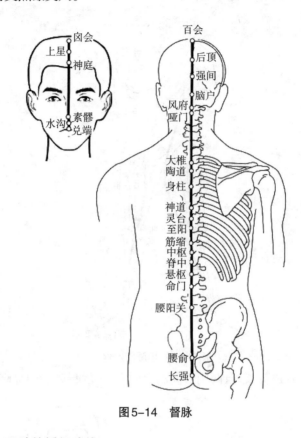

图5-14　督脉

2.十二经脉在四肢的循行路线

（1）上肢

①内侧面

桡侧：手太阴肺经，从胸经上肢掌面至拇指。

中间：手厥阴心包经，从胸经上肢掌面至中指。

尺侧：手少阴心经，从胸经上肢掌面至小指。

②外侧面

桡侧：手太阳小肠经，从食指经上肢背面至头。

中间：手少阳三焦经，从第4指经上肢背面至头。

尺侧：手阳明大肠经，从小指经上肢背面至头。

（2）下肢

①外侧面

前侧，足阳明胃经，从头经腹部、下肢前面至第2趾。

中侧：足少阳胆经，从头经胸腹部、下肢外侧至第1~2趾。

后外侧：足太阳膀胱经，从头经背部、下肢后面至小趾。

②内侧面

前侧：足太阳脾经，从踇趾经大腿内前侧上腹至胸。

中侧：足厥阴肝经，从踇趾经下肢内侧上行至胸。

后侧：足少阴肾经，从足心经大腿内侧上行至胸。

（八）骨伤科常用穴位与治伤作用（表5-1）

表5-1　骨伤科常用穴位与治伤作用简表

损伤部位	腧穴名称	经脉	腧穴定位	主治
颈部损伤	风池	胆	在枕骨粗隆直下，胸锁乳突肌上端与斜方肌上端之间的凹陷中	颈项扭伤、项强、颈椎病、肩背腰痛
	风府	督脉	项后入发际1寸，枕骨粗隆直下，在两侧斜方肌之间的凹陷中	头痛、项强、半身不遂、中风、颈椎病
	大椎	督脉	在第7颈椎棘突下凹陷中，约与肩平	脊背强痛、颈椎病、肩关节痛
	大杼	膀胱	在第1胸椎棘突下，后正中线旁开1.5寸	头痛目眩、颈项腰脊痛不得俯仰、肩胛酸痛
	肩井	胆	在第7颈椎棘突与肩峰最外侧连线的中点	头项强、肩背痛、手臂不举
	肩髃	大肠	在三角肌区，肩峰外侧缘与肱骨大结节间凹陷中	肩周炎、肩关节周围软组织疾患、肩肘臂疼痛
	天宗	小肠	在肩胛区，肩胛冈中点与肩胛骨下角连线上1/3与下2/3交点凹陷中	肩背酸痛、肘外后侧疼痛
	腕骨	小肠	在腕区，第5掌骨底与三角骨之间的赤白肉际凹陷中	项强肋痛、肩背寒痛、手掌臂痛
肩部损伤	缺盆	胃	在颈外侧区，锁骨上大窝，锁骨上缘凹陷中，前正中线旁开4寸	项强、缺盆中痛、颈侧痛、上肢麻木
	肩井	胆	在肩胛区，第7颈椎棘突与肩峰最外侧点连线的中点	头项强、肩背痛、手臂不举
	肩髃	大肠	在三角肌区，肩峰外侧缘前端与肱骨大结节两骨间凹陷中	肩周炎、肩关节周围软组织疾患、肩肘背侧酸痛
	肩髎	三焦	在三角肌区，肩峰角与肱骨大结节两骨间凹陷中	肩周炎、臂痛、上肢瘫痪
	肩贞	小肠	在肩胛区，肩关节后下方，腋后纹头直上1寸	肩胛痛、手臂麻木不举
	小海	小肠	在肘后区，尺骨鹰嘴与肱骨内上髁之间凹陷中	头项、肩肘及臂后外方痛
	肩外俞	小肠	在脊柱区，第1胸椎棘突下，后正中线旁开3寸	颈项强急、肩背寒痛、上肢冷痛

损伤部位	腧穴名称	经脉	腧穴定位	主治
肘部损伤	尺泽	肺	在肘区，肘横纹上，肱二头肌腱桡侧缘凹陷中	肘臂挛痛、中风、心胸痛、肘关节功能障碍
	曲泽	心包	在肘区，肘横纹上，肱二头肌腱尺侧缘凹陷中	肘臂手腕不能动摇、疼痛、痉挛
	曲池	大肠	在肘区，在尺泽与肱骨外上髁连线中点凹陷处	肘痛无力、不能屈伸、手背肿痛
	小海	小肠	在肘后区，尺骨鹰嘴与肱骨内上髁之间凹陷中	头、颈、肩、肘、臂外方后痛
	手三里	大肠	在前臂，肘横纹下2寸，阳溪与曲池连线上	肩臂酸痛、冷风麻痹、半身不遂
腕部损伤	曲泽	心包	在肘区，肘横纹上，肱二头肌腱的尺侧缘凹陷中	肘臂手腕不能动摇、疼痛、痉挛
	大陵	心包	在腕前区，腕掌侧远端横纹中，掌长肌腱与桡侧腕屈肌腱之间	腕关节及其周围软组织疾患
	内关	心包	在前臂前区，腕掌侧远端横纹上2寸，掌长肌腱与桡侧腕屈肌腱之间	上肢肩肘及腕指麻痹、上肢神经痛、胸腹胀满
	列缺	肺	在前臂，腕掌侧远端横纹上1.5寸，拇短伸肌腱与拇长展肌腱之间，拇长展肌腱沟的凹陷中	腕手肘痛、桡骨茎突狭窄性腱鞘炎、面麻
	偏历	大肠	在前臂，腕背侧远端横纹上3寸，阳溪与曲池连线上	腕、肘、臂酸痛及偏头痛
	阳溪	大肠	在腕区，腕背侧远端横纹桡侧，桡骨茎突远端，解剖学"鼻咽窝"凹陷中	手腕痛、消化不良
	合谷	大肠	在手背，第2掌骨桡侧的中点处	指挛、背痛、脊强、半身不遂、偏头痛、颈椎病
	阳谷	小肠	在腕后区，尺骨茎突与三角骨之间的凹陷中	指痛、腕痛、臂外侧痛、肋痛
	阳池	三焦	在腕后区，腕背侧远端横纹上，指伸肌腱的尺侧缘凹陷中	腕痛、肩背痛不举
	外关	三焦	在前臂后区，腕背侧远端横纹上2寸，尺骨与桡骨间隙中点	肩、肘、指麻木、手指痛不能握、手颤、腕背伸肌腱鞘炎
腰部损伤	命门	督脉	在脊柱区，第2腰椎棘突下凹陷中，后正中线上	腰痛、脊强、带下、阳痿
	至阳	督脉	在脊柱区，第7胸椎棘突下凹陷中，后正中线上	腰痛、胸背痛
	中枢	督脉	在脊柱区，第10胸椎棘突下凹陷中，后正中线上	腰痛不得俯仰、背痛
	腰眼	经外奇穴	在腰区，横平第4腰椎棘突下，后正中线旁开约3.5寸	肾虚腰痛、一切损伤、疲劳

续表

损伤部位	腧穴名称	经脉	腧穴定位	主治
腰部损伤	肾俞	膀胱	在脊柱区，第2腰椎棘突下，后正中线旁开1.5寸	腰痛、水肿、遗精、阳痿
	气海俞	膀胱	在脊柱区，第3腰椎棘突下，后正中线旁开1.5寸	风湿腰痛、坐骨神经痛
	大肠俞	膀胱	在脊柱区，第4腰椎棘突下，后正中线旁开1.5寸	腰痛脊僵不能俯仰
	八髎	膀胱	在骶区，分别在第1、2、3、4骶后孔中（上髎、次髎、中髎和下髎合称"八髎"）	腰痛、下肢不仁、腰骶痛
	三焦俞	胃	在脊柱区，第1腰椎棘突下，后正中线旁开1.5寸	腰腿寒痛、两膝胀痛、足膝拘急
	伏兔	膀胱	在股前区，当髂前上棘与髌底外侧端的连线上，髌底上6寸	腰胯痛、膝寒、麻痹不仁
	居髎	胆	在臀部，髂前上棘与股骨大转子最凸点连线的中点处	腰腿痛、瘫痪
	委中	膀胱	在膝后区，腘横纹中点	膝腿痛、下肢瘫痪、膝不得屈伸、膝关节及其周围软组织疾患
	承山	膀胱	在小腿后区，腓肠肌两肌腹与肌腱交角处	腰痛胫酸、小腿痉挛、一切外伤均可选此穴
髋部损伤	髀关	胃	在股前区，股直肌近端、缝匠肌与阔筋膜张肌3条肌肉之间的凹陷中	髋部及骶髂关节痛、髀股痿痹、筋急不得屈伸、股内侧痛、腰痛、膝寒
	环跳	胆	在臀区，股骨大转子最凸点与骶管裂孔连线的外1/3与内2/3交点处	腰胯痛、髋关节炎、坐骨神经痛、髋关节周围软组织疾患
	居髎	胆	在臀部，髂前上棘与股骨大转子最凸点连线的中点处	腰腿痛、瘫痪
	承扶	膀胱	在股后区，臀沟的中点	腰腿痛、臀中痛、坐骨神经痛
	委中	膀胱	在膝后区，腘横纹中点	膝腿痛、下肢瘫痪、膝不得屈伸、膝关节及其周围软组织疾患
膝部损伤	阴市	胃	在股前区，当髂前上棘与髌底外侧端的连线上，髌底上3寸	膝寒痿痹不仁、腰腿膝胻（胫骨头）乏力、不能屈伸
	犊鼻	胃	在膝前区，髌韧带外侧凹陷中	膝关节疼痛、膝关节炎、股四头肌麻痹
	丰隆	胃	在小腿外侧，外踝尖上8寸，胫骨前肌外缘，条口外侧一横指	腿膝疼痛难伸、四肢肿
	足三里	胃	在小腿外侧，犊鼻下3寸，距胫骨前嵴外1横指（中指），犊鼻与解溪的连线上	膝关节疾患、腰膝痛、腿肿、胃肠痛、高血压（此为强壮全身穴）
	血海	脾	在股前区，髌底内侧端上2寸，股内侧肌隆起处	膝痛、痛经、带下
	阴陵泉	脾	在小腿内侧，胫骨内侧髁下缘与胫骨内侧缘之间的凹陷中	腰腿痛及大、小腿痉挛

损伤部位	腧穴名称	经脉	腧穴定位	主治
膝部损伤	三阴交	脾	在小腿内侧，内踝尖上3寸，胫骨内侧缘后际	下肢麻痹、疼痛、倦怠厥冷、肾虚腰痛（宜多补少泻）
	委中	膀胱	在膝后区，腘横纹中点	膝腿痛、下肢瘫痪、膝不得屈伸、膝关节及其周围软组织疾患
	阳陵泉	胆	在小腿外侧，腓骨头前下方凹陷处	膝关节痛、不得屈伸、腿麻痹
	内膝眼	经外奇穴	在膝部，髌韧带内侧凹陷处的中央	髌膝酸痛、不能屈伸、步履艰难
踝部损伤	承山	膀胱	在小腿后区，腓肠肌两肌腹与肌腱交角处	腰痛、胫酸、腿部转筋（一切伤痛均可选配此穴）
	昆仑	膀胱	在踝区，外踝尖与跟腱之间的凹陷中	头痛项强、肩背拘急、腰痛、坐骨神经痛、下肢瘫痪、踝及周围软组织疾患
	仆参	膀胱	在足跟区，昆仑直下，跟骨外侧，赤白肉际处	腰、膝、踝、足跟痛（此为镇痛穴）
	悬钟	胆	在小腿外侧，外踝尖上3寸，腓骨前缘	颈强、腰痛、膝胻痛、中风手足不遂、一切骨痛
	解溪	胃	在踝区，踝关节前面中央凹陷中，姆长伸肌腱与趾长伸肌腱之间	筋挛拘急、足膝痛痹、踝关节及其周围软组织疾患
	冲阳	胃	在足背，第2跖骨基底部与中间楔状骨关节处，可触及足背动脉	足痿、半身不遂
	商丘	脾	在踝区，内踝前下方，足舟骨粗隆与内踝尖连线中点凹陷中	内踝损伤及一切足痛
	复溜	肾	在小腿内侧，内踝尖上2寸，跟腱的前缘	腰背酸痛、跟腱伤、足痿、扭闪挫伤（此为镇痛穴）
	太溪	肾	在踝区，内踝尖与跟腱之间的凹陷中	腰痛、神经衰弱
	然谷	肾	在足内侧，足舟骨粗隆下方，赤白肉际处	足跗肿痛
	中封	肝	在踝区，内踝前，胫骨前肌肌腱的内侧缘凹陷中	腰痛、足厥冷、足踝伤痛
加减用穴	关元	任脉	脐下3寸	诸虚劳损、消化不良、积滞腹胀

（九）手法种类

由于舞蹈损伤多发生在筋肉关节等软组织，本书着重介绍伤筋的治疗手法。舞蹈中因肌筋过度牵拉，关节突然扭转，甚至超越了关节活动的生理范围，容易导致肌筋等软组织部分或全部撕裂，甚至迁延为累积性劳损。原发性压痛点是治疗的关键部位，早在《灵枢·经筋》篇就有"以痛为腧"的明示，这实际上既明确地提出了压痛点可作为治疗穴位来看待，同时也为对痛处进行手法治疗作了明确提示，当然也可循经选穴配合治疗，以增强疗效。兹将常用手法列后。

1.舒筋手法　理筋、拨筋、揉筋、按摩、聚合五法。所谓舒筋手法，是指力量较为柔和、直接作用于治疗部位上的手法。

（1）理筋法：术者以一手或双手拇指指腹贴附于治疗部位上，保持一定的按压深度，以平稳力量缓缓地自上而下或自上而斜下推动，注意上移时手稍离皮肤，下推时着力（图5-15）。

作用：疏通经络、调和腠理，消瘀散结、活血止痛，舒缓痉挛、顺理肌筋。

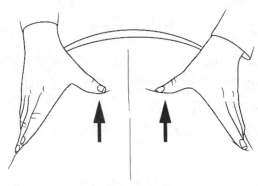

图5-15　理筋法

（2）拨筋法：术者以一手或双手拇指指尖深压治疗部位，自上而下顺筋左右拨动，或在筋结或痛点处做上下、左右拨动。操作时指尖不离皮肤，随皮肤活动而上下、左右拨动（图5-16）。

作用：消瘀散结、拨离粘连，舒经活络、温通经脉，梳理肌筋、解痉止痛，祛风除痹。

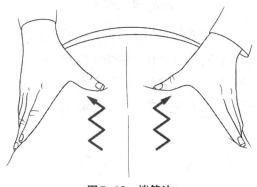

图5-16　拨筋法

（3）揉筋法（图5-17）：术者以一手或双手拇指指腹深压治疗部位，做运指旋转揉动，着力平稳深压，或从上而下螺旋式顺筋，向下时着力，向上时不着力。

作用：消散筋结、缓痉止痛，舒经活络、消肿散瘀、理伤定痛，强筋祛痹、通络祛风、温经散寒。

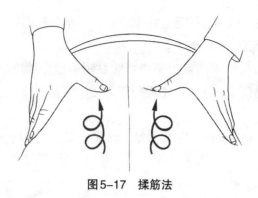

图5-17　揉筋法

（4）按摩法：在选定的治疗部位上，术者以一手掌或双手掌的大鱼际或小鱼际加一定的按压力，从上而下螺旋式滑动揉摩顺筋，上移时离开皮肤，下移时着力，对大关节部位可围绕关节进行环转按摩（图5-18）。

作用：活血散瘀、消肿止痛，温经散寒、舒经活络、宣通气血，缓痉散结、祛风除湿。

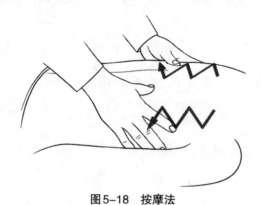

图5-18　按摩法

（5）聚合法：术者以双手掌和双手拇指、食指相对抱定治疗部位，对称用力向中间聚合，呈一松一紧之势，聚合时着力于紧，放开时着力于松（图5-19）。

作用：温通经脉、散寒除痹，消散筋结、滑利关节，强筋固骨、滋血生力、行气解郁，祛瘀活血、消肿止痛。增强关节的血液循环，延缓退化。

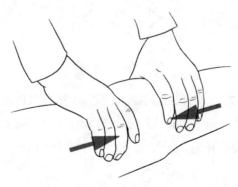

图5-19　聚合法

2.通筋手法 点穴、透穴、振筋、弹筋、拿捏、叩击、拍打七法。通筋手法是指力量较为集中、刺激性较强的直接作用于治疗部位的手法。

（1）点穴法：以指代针，术者以拇指指腹或指尖着力深压于治疗部位或穴位上（图5-20）。

作用：解痉止痛、宣通气血，温通经脉、舒经活络、开郁行痹。

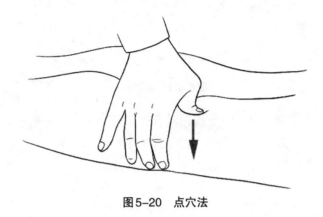

图5-20 点穴法

（2）透穴法：分为指压透穴或拿捏透穴。即在点穴和拿捏手法的基础上，术者随呼吸有节奏地逐渐增加深压力量，吸气时手指上浮减力，呼气时手指着力深压（图5-21）。

作用：加强点穴和拿捏手法的刺激作用。

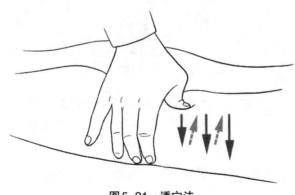

图5-21 透穴法

（3）振筋法：术者双手拇指交叉夹持于脊柱棘突两旁，亦可用食、中指弯曲，以中节夹持于脊柱棘突两旁，沿脊柱自上而下发出频率较高的着力震颤，顺筋而行，作用于治疗效应部位（图5-22）。

作用：审视病椎、调整关节、舒经活络、缓痉止痛、宣通气血，顺理肌筋。

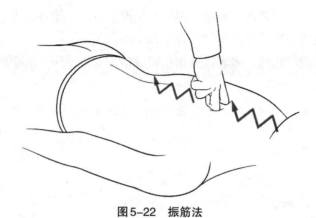

图5-22 振筋法

（4）弹筋法：术者拇、食、中三指相对合拢，平稳用力，将肌束、肌腱或筋结等治疗部位提起，同时在手指中捻转揉动，然后迅速自指间弹出放松，一张一弛（图5-23）。

作用：理筋止痛、温通经脉、散寒除痹、消散筋结，兴奋神经、增强肌筋的弹性和柔韧性。

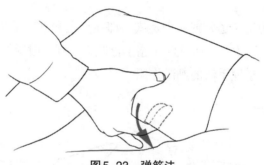

图5-23 弹筋法

（5）拿捏法：以术者拇指与其余四指相对形成钳形，钳住经络、肌束、肌腱、肌肉等治疗部位，平稳用力，自上而下，一松一紧地拿捏，注意一定要拿之有饱满，捏之有力（图5-24）。

作用：温通经脉、祛风散寒，消肿散结、柔筋缓急、舒筋止痛。

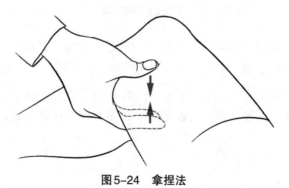

图5-24 拿捏法

（6）叩击法：术者双手五指微屈自然合拢，呈梅花状，手腕放松有节奏地叩击于治疗部位（图5-25）。

作用：宣通气血、醒脑开窍，活血散瘀、镇静安神，舒经活络、祛风散寒，激发经气、开郁疗痹，强筋壮骨、缓痉止痛。

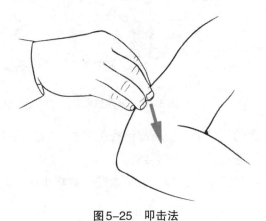

图5-25 叩击法

（7）拍打：术者手五指并拢，使掌心虚空，拍打治疗部位。此法多用于胸胁部损伤或肌腱麻木不仁，注意拍打时，嘱患者以咳嗽出声配合，此为"内振"（图5-26）。

作用：击通经络、开郁行滞，舒经活络、振奋胸阳，顺理肌筋、宣通气血。

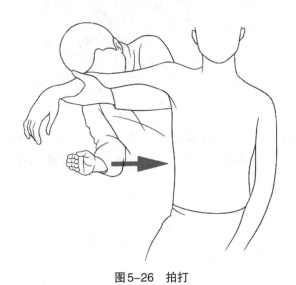

图5-26 拍打

3.运筋手法 升降、运摇、牵抖、展筋、提弹五法。运筋手法是指通过关节活动力量间接作用于治疗部位上的手法。

（1）升降法：在术者的协助下缓缓屈（升）伸（降）所需治疗的关节（图5-27）。

作用：松解粘连、滑利关节、舒经活络，增加关节的活动范围。

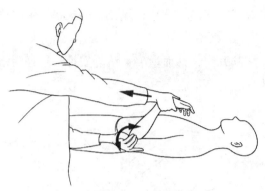

图5-27 升降法

（2）运摇法：在术者的协助下，使所需治疗关节做不同方向的被动活动，注意此法应在维持一定牵引力度下进行操作（图5-28）。

作用：舒筋活节、行气活血，解除小关节紊乱，解痉止痛，滑利关节、增加关节的活动范围。

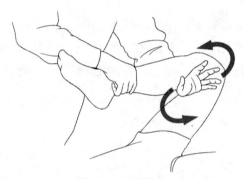

图5-28 运摇法

（3）牵抖法：术者双手持患肢远端，做一次或数次高频率的牵拉抖动（图5-29）。

作用：疏通经络、滑利关节、松解粘连，宣通气血、开郁行痹。

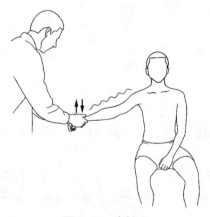

图5-29 牵抖法

（4）展筋法：在术者的协助下将所需治疗的关节做过伸位牵拉，或旋转的被动活动，操作时宜一张一弛，逐渐缓慢地加大外展、外旋（图5-30）。

作用：理筋止痛、解痉除痹、松解粘连，增加肌筋的弹性与柔韧性。

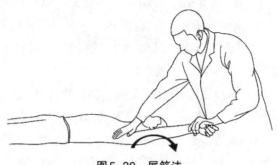

图5-30　展筋法

（5）提弹法（图5-31）：术者以手持患肢一端，突然牵拉、提弹，着力于治疗部位（关节），提弹时常可闻及关节的弹响声。

作用：舒筋活血，滑利关节，调整关节，坚固筋关。

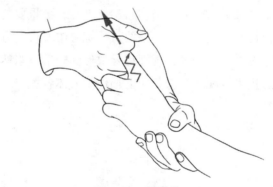

图5-31　提弹法

三、功能锻炼

人体的生理结构与关节功能决定着舞蹈动作的形态和舞姿的变化幅度。在损伤后的首要问题就是要百分之百地恢复关节功能，否则患伤的不灵活关节将会使舞蹈者的艺术水平为之降低。为了使身体各部功能加速恢复，伤者有必要用导引之法进行治疗性锻炼。导引，原为古代的一种养生术。"导"指"导气"，导气令和；"引"指"引体"，引体令柔，是呼吸运动（导）与肢体运动（引）相结合的锻炼方法。应用于治疗性锻炼，可推动气血运行，祛瘀生新；改善血液循环，促进血肿吸收，水肿消除；利于骨折愈合并使关节筋肉得到濡养，增强肌力；利于加强筋肉、关节对活动的控制，恢复其生理功能正常；预防肌肉萎缩、关节僵硬，延缓骨质退变，预防骨质疏松。同时还有利于舞蹈者保持匀称体型与技术的提高。从某种意义上说，导引与舞蹈有异曲同工之妙。

导引在我国有悠久的历史，在《素问·异法方宜论》《灵枢·病传》中均有相关记载。明代张介宾《类经》载："导引谓摇筋骨，动肢节，以行气血也。"又如《吕氏春秋·古乐》有："昔陶唐之始，阴多，滞伏而湛积……民气郁瘀而滞著，筋骨瑟缩不达，故作为舞以宣导之"以及"教人以舞，以利导之"等记载。例如蒙古族的安代舞可治伤健身，历史悠久，是国家级非物质文化遗产之一。

当今"舞蹈疗法""音乐疗法"均不断发展，舞蹈更能使肌肉和韧带适应复杂多变的动作并保持完善的协调用力。英国皇家芭蕾舞团理疗专家贝丽尔·邓恩在《舞蹈者的医疗》一书中说："每一个舞姿都是一系列关节协同活动的结果，""是要求每一个关节高幅度的连绵不断的动作。"舞蹈是拉长肌筋，增加关节灵活度、身体软度、力度，并使体形匀称优美的训练。不同的训练，可以产生不同的效果。舞蹈损伤的预防和治疗是舞蹈训练不可分割的一部分，故何天祥结合舞蹈损伤的治疗特点，从舞蹈训练中筛选了部分动作，作为锻炼范式，伤者可在不负重的情况下根据伤情及训练要求进行练习。锻炼的强度、速度、幅度酌情逐步增加，以达到规范舞蹈动作的目的。这不仅有利于增长肌力，保持关节的稳定与灵活，能促进损伤后功能恢复，更重要的是以舞蹈动作锻炼能达到舞蹈训练的要求，符合专业需要，一举两得。练习中要讲究方法，注意身体各部位的位置与肌肉发力，考虑练习结果等，否则将导致形体畸形。当然更不能为强行恢复功能而违背生理自然，防止生扳硬压，以免伤上加伤。人体各关节功能活动范围如下（图5-32）。

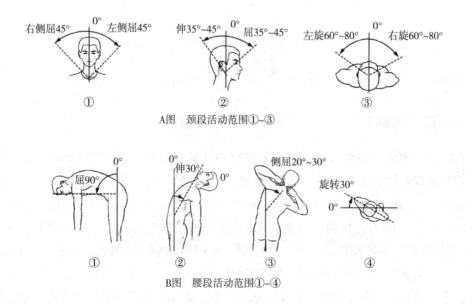

A图　颈段活动范围①~③

B图　腰段活动范围①~④

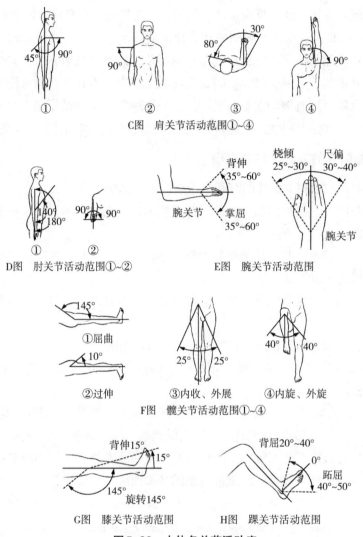

图5-32 人体各关节活动度

（一）辨证施练

舞蹈损伤后，为恢复机体功能，应有针对性的进行锻炼，而不是采用笼统的保健操。不能只看到局部关节功能受到了锻炼，应该对伤后身体各部肌筋、关节存在的问题，如肌筋僵胀疼痛、关节功能受限等辨别清楚，有针对地选择舞蹈动作。医生应根据舞蹈动作的训练目的及要求，指导伤者按动作规范进行锻炼，以期事半功倍。如腰部损伤后出现僵胀疼痛，或损伤急性期已过，疼痛缓解，但腰椎关节活动尚有一定限制，则可选取古典芭蕾基本训练中Port de bras动作，逐步地进行锻炼。腰部前俯后仰时幅度应由小到大，并按Port de bras动作训练程序锻炼，先做带手的动作，再做手腰配合的动作，再做以肩髋为轴心的划圈动作。不但可尽早恢复功能，还可增强身体素质，预防新损伤的发生。但初期暂不进行致伤动作的锻炼。如腰部因下腰受伤，锻炼初期可做向前弯腰，向两侧弯腰及旋转，随着腰痛减轻、消失，再逐步进行自身屈伸弯腰的锻炼。

按Grand port de bras动作的解剖原理，腰部的前俯后仰，以腰髋为轴心的划圈，既锻炼了腰背肌的收缩与伸展功能，活动了椎间关节，使椎间盘前、后缘能交替受压与舒张，又锻炼了脊椎前、后纵韧带、棘间韧带与棘上韧带，而且该动作可使从头到足的多个关节、韧带及数百块肌肉均能参与锻炼。按照舞蹈训练程序循序渐进地系统训练，既能提高肌肉功能，增强柔韧性，促进新陈代谢，提高耐力，增加体能，又能防伤治伤。

（二）功能锻炼的方法及注意事项

1.锻炼的时间与原则　锻炼的时间根据损伤情况选择。

（1）如跌扑闪失、扭拧挫伤，瘀肿、疼痛较轻，可在治疗的同时或瘀肿减轻时，积极配合功能锻炼。

（2）损伤程度较重，肌肉筋腱部分撕裂，瘀肿、疼痛明显，应待肿痛减轻后，再进行适当锻炼，以利于组织修复。

（3）如肌腱筋膜断裂、关节错缝，应待断裂肌腱筋膜纤维修复及关节复位、肿痛减轻后再开始锻炼。

（4）骨折者在无骨痂生长前，只能在邻近关节适当锻炼。

总之，功能锻炼应在不负重及不增加伤痛的情况下合理安排，即在损伤急性期过后，恢复期积极进行。

2.锻炼的强度、幅度、速度、频次及舞蹈动作，应视伤情及损伤部位而定。一般而言，锻炼幅度应由小到大，速度由慢到快，频次由低到高，循序渐进，否则易造成新的损伤。

3.锻炼动作的选择　低年级学生除骨折及肌腱横断者外，一般的肌筋扭挫及轻度撕裂等损伤，均可在伤痛减轻后，跟班进行舞蹈基本训练，比如屈膝训练（Plié）、擦地练习（Battement tendu）（图5-33）、小踢腿练习（Battement tendu jeté）（图5-34）、手臂的运动练习（Port de bras）及划圈训练（Rond de jambe par terre），单腿蹲训练（Battement fondu）等。低年级学生的初期训练动作幅度小，节奏慢，是为了解放关节，纠正不正确体形，该期为扶把训练，随堂练习便能达到恢复功能和训练的双重目的。

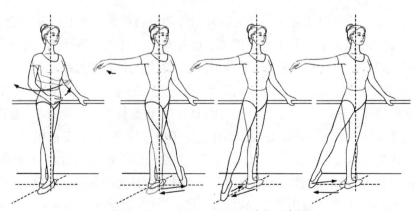

图5-33　Battement tendu 动作示意图

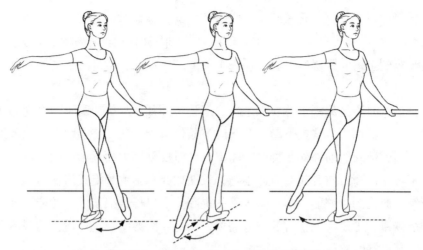

图5-34 Battement tendu jeté动作示意图

中高年级训练动作有难有易，扶把动作训练、中间动作训练、中间跳跃训练要求各异，演员、学生损伤轻重不一，应根据受伤部位、损伤情况有针对性地选择舞蹈动作，如髋、膝关节损伤可用Plié、Battement fondu（45°~90°）（图5-35）、Rond de jambe par terre和Rond de jambe en l'air等动作。踝关节损伤可选Battement tendu，Battement tendu jeté balancé，压脚跟（主要在二位脚站位的压脚跟）以及脚踝的环动和屈伸（勾绷）等动作进行锻炼。如果是肌筋拉伤、肌筋乏力则可选择小踢腿、大踢腿等动作锻炼。踢腿方向、次数均视伤情而定，如腿后侧肌肉或筋膜拉伤，伤侧应避免正压腿与向前大踢腿，可以做后踢腿、向旁踢，以增强非伤肌肉功能，利于损伤修复。踢腿幅度要由小到大，由低到高，不能急于求成以免造成新的损伤。

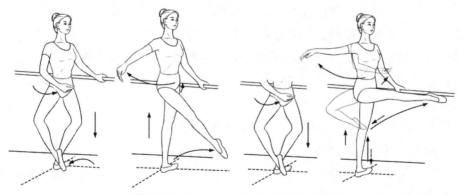

图5-35 Battement fondu（45°~90°）

4.锻炼动作及效果 以芭蕾舞基训动作为例，比较如下。

（1）屈膝训练（Plié）：分半蹲（Demi plié），全蹲（Grand plié）两种，其作用是利于髋关节、膝关节、踝关节的功能恢复与训练，增加下肢内侧肌群及跟腱的柔韧性与力量。

蹲，是身体躯干正直，骨盆端正，双下肢外旋，膝盖对准足尖，慢节奏地屈髋、屈膝（屈膝幅度最大）、屈踝关节，大腿与腹部及臀部肌肉要有一定的对抗力，幅度由小到大，由半蹲到全蹲，围绕髋、膝、踝三个关节产生运动，增进关节的柔韧性、屈伸功能及下肢的肌力。

如屈膝训练时不按舞蹈训练要求进行，双腿不外开、外旋，蹲下、升起靠腰、臀部及大腿前外侧肌群用力，扶把下蹲、升起时，松松垮垮，髋、膝、踝三个关节虽锻炼了屈伸活动，但臀部及股前外侧肌群由于蹲下升起时反复用力而逐渐肥大。再如身体不挺拔，骨盆不端正，蹲下与升起时身体不稳，长期如此会影响到挺拔修长与协调灵活的体形，还会影响肌肉的收缩能力与技术水平的提高。所以舞蹈损伤后的功能锻炼，既要考虑促进功能恢复，更要考虑伤者的专业需要，一定要医舞结合选择适当的锻炼动作与方法，才能收到良好的效果。

（2）擦地训练（Battement tendu）：其作用是锻炼髋关节的稳定性，增强踝关节的灵活性及下肢肌肉力量。擦地动作要求身躯笔直，双肩双胯四点控制不动，双腿外开，支撑腿伸直，动力腿绷直，足跟向前，足尖点地，整条腿用力，向前、旁、后三个方向擦出，速度可稍快，能锻炼髋关节的灵活性、稳定性，增强下肢肌肉力量。对因伤导致肌肉乏力、萎缩及髋关节功能受限者，选用擦地动作锻炼效果明显。如果动作锻炼不规范，由腰、臀部肌肉发力，不是通过整条腿的肌肉把力量贯穿在脚尖上，直腿在地面的各个方向擦出，则会导致臀肌肥大，所以动作一定要规范。

（3）踢腿训练：是擦地动作的发展，能进一步锻炼到髋关节的灵活与稳定，有大踢腿（Grand battement jeté）与小踢腿（Battement tendu jeté）之分。

大、小踢腿均须头、颈、躯干笔直，腹、臀肌收紧，膈肌上提，骨盆端正，从髋部发力，支持腿直立，动力腿绷直外旋，足跟往前，以髋关节为轴心地向前、旁、后各个方向踢出。小踢腿的腿部外展角度为25°~45°，大踢腿可踢到90°或以上，既锻炼了髋关节的灵活性与稳定性，又拉长了下肢肌肉纤维，并可提高腿的运动速度。由于芭蕾基训下肢负荷重，舞姿幅度大，踢腿训练除了可拉长肌纤维外，还可使双腿的步幅增大，以适应各种舞姿的要求。

但若动作不规范，由腹、臀部及大腿前侧肌群收缩踢起，虽使髋关节可活动到一定程度，但前踢腿时由于屈髋功能未达到应有高度，可导致坐臀、兜胯甚至腰脊后突的不良体形。如髋关节后伸功能尚未恢复或较差，则后踢腿时可导致骨盆前倾，腰脊过分前凸（即塌腰的体型）。

（4）划圈训练：一腿伸直或半蹲支撑，一腿绷直外旋，足跟向前，足尖接触地面，以髋关节为轴心向内、向外做划圈动作（环动），两腿可交换运动，既能锻炼髋关节内收、外展、屈伸及环动功能，又锻炼了膝关节屈曲（半蹲）的支撑稳定能力。划圈动作有地面划圈（Rond de jambe par terre）、空中划圈、平面上的划圈以及立体面上幅度较大的划圈（Grand rond de jambe jeté）（图5-36、37）。地面划圈头、颈、躯干笔直，骨盆端正，双腿外开，动力腿外旋绷足点地擦出，向内或向外划1/4圈或1/2圈。可锻炼以髋关节为轴心的髋关节内收、外展、环动功能，动力腿踝关节的灵活性。两腿交换锻炼，两腿髋、膝、踝三个关节均可受到锻炼。也可在地面上做幅度较大的划圈，动作姿势基本同前，支撑腿可屈膝半蹲（Demi plié），加大划圈幅度，动力腿外旋绷直，足尖点地，在地面上分别向内、向外做环动划圈，动力腿一侧上臂随之打开，协同做外展与内收，两腿交换运动，进一步锻炼髋关节的功能与膝关节的屈曲稳定能力。划圈时拉伸了四肢肌肉，也间接地增强了肩关节内收、外展的功能。

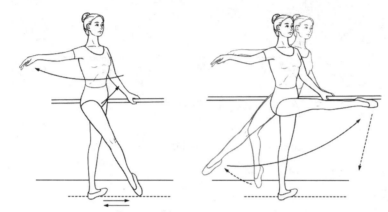

图5-36　Grand rond de jambe jeté en dedans

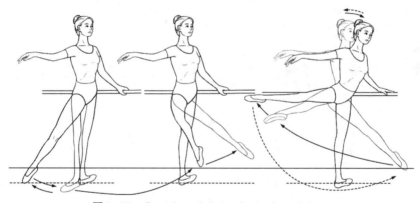

图5-37　Grand rond de jambe jeté en dehors

如只看到腿在地面划圈，对髋关节活动有一定帮助，而不按动作规范运动，可导致骨盆摇晃、脊柱侧弯，支撑腿的关节亦可随动力腿向内或向外划动时内、外翻，久而久之则会导致膝内、外侧韧带松弛与膝关节不稳。

（5）空中划圈（Rond de jambe en l'air）：以膝关节为轴心做小腿划圈，可增强膝关节的内、外旋转功能及髋关节的稳定能力（固定性）。动作姿势要领同地面划圈，只是支撑腿伸直站立，动力腿外旋，足尖绷直，膝关节屈曲，从腿到膝盖不动，小腿做三角形（初期）、椭圆形环动的向内或向外划圈。该锻炼以膝关节为轴心进行活动，增进膝关节的功能，支撑腿亦可立足尖（Relevé）站立，又可锻炼踝关节的支撑能力。经过以上顺序的锻炼之后，再做Rond de jambe en l'air sauté（图5-38）复合跳跃动作时，身体的稳定性就会大大增强。

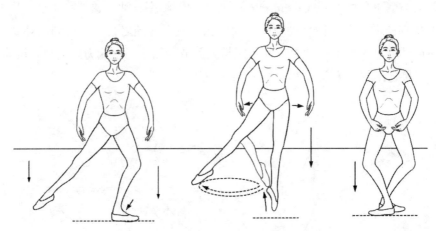

图5-38　Rond de jambe en l'air sauté

第六章　舞蹈损伤的预防

对于舞蹈演员、学生而言，损伤几乎在所难免。"上工治未病"，预防是降低损伤发生率、避免严重损伤的根本办法，要做好预防工作应掌握以下几个原则。

一、把好选才关

舞蹈人才的选拔是舞者培育的开端，也是人才培养的基础和前提。不但要重视外在形体，更要重视内在素质，贝丽尔·邓恩说："选择了身体条件不适合的孩子，会造成根本性的错误。"所以选才不能只凭主观经验，必须配合科学仪器。舞蹈选才工作中对身体测试的内容包括身体形态和身体素质两方面。

1. 身体形态　舞蹈是一种形体艺术，优美而匀称的身体形态是舞蹈演员最基本的身体条件。所以，身体形态的检查与测量是舞蹈选才中最基础的工作，其标准是根据舞蹈表演的要求所决定。舞蹈选才中身体形态的检查和测量包括外部身体形态和内部骨骼形态。外部形态包括：脸形、颈肩形、腿形、身高、体重、躯干与下肢比例、臂展、围度、肩臀宽、跟腱长、足弓、脊柱外形等。内部骨骼形态则包括骨骼发育状态和特定角度等。其中，有些内容目测即可，如脸形、颈肩形、腿形、脊柱外形等，其他内容则需要通过一定的专业方法，比如X线检查。

（1）外部形态测量

1）躯干与下肢比例：舞蹈动作的技术和技巧要求决定了躯干与下肢的比例成为选才的重要一项。要求学生入学前，特别是10~12岁时下肢要长于躯干10cm以上。

2）臂展：也称指距，是指当两臂侧平举时，两手中指之间的距离。臂展越长则演员在做伸展、回旋等动作时造型更为舒展、优美。臂展通常与学生的身高有一定关系，故不能单独以臂展数值作为评判标准，恰当的判断方法为衡量臂展减去身高所得的数值，一般要求数值大于或等于零，即臂展大于身高。

3）臀宽：臀部的宽度直接影响形体美，并会使重心下移，影响学生动作的灵活性和协调性。一般采用臀宽指数作为测评标准，即臀宽与身高的比值。据研究结果表明，在选才时要求女生的臀宽指数应 ≤ 0.15。

4）足弓：足弓的长短与弹跳能力有一定的关系，足弓长则脚后跟到脚掌的距离相对较大，这样增加了人体力点到支点的距离，使弹跳时动力臂增大，提高力效。故9~10岁女孩的脚长应为18~19cm，男孩应为20~22cm。

（2）内部骨骼测量

1）骨骼发育变异可见腰椎骶化、骶椎腰化，或在腰骶部一侧有假关节或隐性脊柱裂、半椎体等，这些骨骼结构上的异常，均必须通过X线检查才能发现。由于脊椎异常，韧带或肌肉附着点也可能发生变化，在参加体力劳动或大量运动后，因腰部两侧肌肉用力不平衡，常可导致腰痛、腰伤或劳损。再如股骨头有缺血坏死的趋势或处于坏死初期，症状隐匿，也必须经X线检查才能发现。

2）股骨的颈干角（成人：男132°，女127°左右），能使体重从髋臼经股骨头、颈传至股骨干，有效地传递重力。此角如小于125°，股骨可向内侧倾斜，大腿下端靠紧，甚至可形成膝内翻，影响弹跳力和立足尖（Relevé）动作的完成以及重力的正常传递。

3）股骨颈与体之间尚存在一前倾角，正常范围为12°~15°，此角如过大过小，均影响髋关节的外开功能。

4）耻骨下支形成的耻骨角，角度范围成年男性为70°~75°，女性为80°~100°（与孕产有关），不管男女考生，如耻骨角太大，骨盆必然增大，臀部自然随之增大，不符合舞蹈专业的要求。

2.身体素质

（1）柔韧性：舞蹈对身体各部位的柔韧性有很高的要求，选才时会着重针对肩、腰、髋、腿的柔韧性进行测评。

1）肩部柔韧性：肩关节是全身关节中活动幅度最大的关节，肩部的柔韧性对于上肢舞蹈动作的舒展性起着至关重要的作用。肩关节的灵活性在很大程度上由先天因素决定，是由肩关节囊及周围的韧带松紧程度决定的，测评中通常以转肩距来衡量。

测评方法：首先，测量受试者肩宽。然后令受试者直立，两手正握软尺（左手虎口与尺的零端处对齐），两臂同时上抬，逐渐绕至体后。当两臂后绕时，若感觉所握的尺距太窄，右手可向尺的外侧滑动直至刚好能使两臂绕到体后的位置，然后再由体后绕至体前（仍然握着尺）。要求两臂保持在同一平面上，全程保持直臂，身体不得扭动，不得上提足跟。测量2~3次，记录右手虎口握尺处的读数（厘米）。用两手握距的最大值减去肩宽，取其差为成绩（成绩=握距-肩宽），差值越小，说明受试者肩部的伸展能力越好。

2）腰部柔韧性：腰是人体的枢纽，腰的软度好，才能有轻盈优美的舞姿和精湛卓越的技巧。腰的柔韧性是舞蹈演员，尤其是女演员完成各种舞姿的技术关键（特别是中国舞）。因此，腰的柔韧性是舞蹈选才的一项重点项目。测评考生腰部柔韧性主要是看"下后腰"，即测定考生自由地、最大限度地往后下腰的能力。通过测量第1胸椎与尾椎之间的距离来衡量考生腰部的柔韧性。因为儿童少年的椎骨骺软骨尚未骨化，有较大的可塑性，所以若从11~12岁开始训练，绝大多数学生腰部的柔韧性能够得到很好的发展。

测评方法：首先测量受试者的脐高（肚脐至足底的距离），然后测试桥高。令受试者仰卧于地，两手分开与肩同宽，双掌在颈部两侧反撑，屈膝，两腿分开与肩同宽。手足同时用力，缓慢地撑起身体，头后仰，手足尽量靠近，肘、膝关节应尽可能伸直，使身体呈弓状（桥状）。测试者置尺的零端于地面，当受试者将身体撑起至最高点时，迅速上移引尺至其背弓最高点为止。测量2~3次，记录读数（cm）。用脐高减去最大桥高值，取其差为成绩（成绩=脐高−桥高）。桥高越接近脐高，说明受试者的脊柱伸展能力越好。

3）髋部柔韧性：在许多舞蹈动作和技巧中，髋关节的活动发挥重要作用。髋关节上承脊柱、骨盆，下连整个下肢，因此它决定着上身和下肢的活动。髋关节的开度好，舞蹈演员下肢动作的运动幅度大，这对于旋转重心的稳定性、空中舞姿的完整性都具有重要作用。决定髋关节开度的大小，主要由髋关节的解剖结构决定，即由组成髋关节的两关节面积大小的差值以及髋关节周围肌肉韧带的松紧度等因素决定，而这些因素的可塑性很小，所以后天的训练对髋关节开度的发展相当有限。因此，选才时要把髋关节开度作为一项重点内容加以检测并严格要求。

测评方法：因后天训练对髋关节开度的提高极为有限，因此对股骨外旋角度的测量可客观反映学生基础开度的大小。首先测出学生股骨颈中立位时的前倾角，再测定股骨最大外旋时的股骨颈前倾角，两角之差既为股骨外旋的幅度。外旋幅度越大则基础外开度越好。

4）腿柔韧性：大腿的柔韧性是舞蹈选才中一项重要的评测项目。大腿柔韧性好，不但可以轻松地完成许多动作技巧，还可以使舞姿稳定，造型完美，舞步轻盈，动作灵活。大腿的柔韧度常常通过前、后抬腿的运动幅度衡量。一般人抬前腿的幅度为120°~150°，再大就要受到躯干前面和大腿后方股后肌群起端的限制。一般人抬后腿的幅度只能达到10°~15°，再大就要受到髂股韧带的限制。前、后腿的柔韧性具有很强的可塑性，后续的舞蹈训练会对它的提高起到较大的作用，年龄在10~12岁的学生，经过一定时间的训练后通常会得到提高。

测评方法：受试者由前后分腿站立位开始，两腿滑落成前后分腿坐姿势，两臂侧平举。测试者在其身后，置尺的零端于地面。当受试者臀部下落至最低点时，迅速上移引尺直至触及两腿分叉处。要求两腿保持伸直，与躯干必须在同一垂直面上，下滑时不得弹振，测量2~3次，记录量尺的读数（cm）。取最大值为成绩。

（2）弹跳力：弹跳力能够反映下肢的肌肉力量，是舞蹈演员一项重要的素质。具有好的弹跳力，能够使身体跳得高，跳得快，滞空时间长，才能有足够的空中时间以便完成空中动作，使空中舞姿造型完美、技巧准确，同时落地动作干净利落且稳定。决定弹跳力的因素很多，其中快、慢肌纤维比例和跟腱长度是较为重要的因素。快、慢肌纤维比例有较高的遗传度（80%），所以是选才中预测弹跳力的一项理想的指标。快肌纤维含量高，说明弹跳力有很好的基础，经过一定时间的训练后会有很大的发展。跟腱长度也可以作为测定考生弹跳力的一项辅助指标。选才时，对考生弹跳力的测定应包括三个方面：纵跳高度，快、慢肌纤维比例和跟腱长度。最后根据这三方面的测定结果进行综合性评价。

（3）平衡能力：选才时可对考生前庭功能进行检查，如前庭功能不好，势必影响旋转、翻腾等动作，显然不适宜从事舞蹈事业。

二、重视启蒙教育

学生初入学的基础训练必须正确规范地学习，若该阶段"开法儿"有误，长期易形成错误定型，不但纠正困难，而且容易发生损伤，甚至导致舞蹈事业受损。所以一定要重视启蒙教学，打好正确的基础。

在启蒙阶段要注重训练的全面性，避免为了突出某一方面的能力而忽略其他方面的训练。例如长期针对某些重要关节的柔韧性训练而忽略了一些小关节的练习；只注重身体柔韧性的训练而忽略了肌肉力量的训练；儿童时期学生肌肉发育还处于不平衡阶段，大肌肉群发育较早，小肌群发育尚不完善，且肌肉力量较差等。因此在训练中应进行穿插训练，例如在进行柔韧性训练的过程中，加入一些肌肉力量的练习；在练习腰腹力量的同时也穿插一些上、下肢力量练习；在练习屈肌力量的同时也加入伸肌力量练习。这样才能保证学生在成长初期就能得到全方位的训练，确保各方面的能力均衡，不出现明显短板。

三、医舞相通，医舞结合，积极预防损伤

舞蹈教师要熟悉人体解剖学，通晓人体结构、功能、关节活动幅度等，才能合理地、灵活自如地运用肢体，避免教授违背生理结构的动作。如为增加腰部的柔韧性，教师对学生或学生互相间粗暴扳压，超越了生理负荷与极限，腰部就难免受伤。所以舞蹈教师"如能在培训舞蹈学生的工作中……进行更多的解剖学分析，就能在以后避免80%以上的损伤"。

伤由舞起，医生要深入现场（训练场与舞台），了解舞蹈教学、课程进度、动作难易，善于观察受伤的瞬间变化及动作错误的症结所在，诊断出受伤的真正病因，才能做到治病求因、治伤治本。否则只知其然（因何动作受伤）而不知其所以然（这个动作致伤的具体原因），这样的医生只能暂时治疗伤痛，常会出现"训练－损伤－治疗－再训练－再损伤"的恶性循环。如美国舞蹈医学家格拉伯特（Raoul Gelaberts）在他未作医学家前，自己踝关节的陈旧性损伤久治不愈，就是上述恶性循环的结果。后来经一位女教师"对他的扶把动作进行了仔细的观察，结果发现他第5足趾着力不当……平衡不对"，这样才彻底消除了他的痼疾。又如后来格氏为一位男演员治疗膝关节陈旧性损伤，疗伤仍不稳定，后经他"发现该学生的用力全都是集中在一条腿上，因而给受力的腿造成严重扭伤……双足无法均衡地支持体重，做跳跃类动作时右膝便剧痛"。经格氏纠正错误动作后，才彻底治愈损伤。舞蹈动作的轨迹、身体重心的位置、动作的角度和幅度均有其科学的、严格的规定，错误动作会引起偏差部位关节的受压、磨损。所以医者要懂舞，才能诊断清楚损伤究竟是由于动作轨迹不对，还是重心或角度等具体病因，找出动作错误之所在，并加以纠正，才能在损伤治愈后避免演员、学生在重返舞台或课堂时又再次受伤或旧伤复发。

在医舞结合、重视预防的作用下，本校（现四川艺术职业学院附属中专）舞蹈肢体

损伤发生率在8年间降低了31%。

四、因材施教，科学训练

1.教师要了解学生个体差异 教师要了解每个学生的身体结构特点，知识接受能力、反应能力、心理因素、身体素质、潜力以及受伤情况等，因材施教。如肌肉力量较差，可多做力度训练，如蹲、踢及回腰动作；如软度较差，可多做下腰、劈叉等增加软度的动作。不能按一个模式训练，不能按一种方式要求学生，否则可能有的学生尚有潜力，有的学生又不胜负荷，后者势必容易发生损伤。根据学生身体素质，授课的运动量应不过度疲劳，运动方式应不生扳硬压。如腰腿有伤，可少练控制类动作；如膝部有伤也可少练蹲、跳动作，这样既利于恢复，又可避免重复受伤。

不宜频繁更换教师，以免教学不连贯，对学生的特点、弱点不摸底，在训练中常会要求学生做力所不及的动作，以致发生损伤。

2.教师要掌握学生生理特点 根据青少年生理特点，关节骺软骨尚未骨化，关节活动幅度有一定的可塑性，早期宜做灵活性、灵敏度高的训练，可适当加强弯腰压腿、开胯等训练，以增加髋关节的柔韧性与外开性。既要抓住学生15岁左右的黄金时期，此时学生肌肉发育迅速，肌力增强，技术训练全面"开法儿"，可着力提高技术与能力。但同时又要合理运用身体，注意在骨骺尚未骨化期间，不宜安排学生做过多的上肢支撑练习，以避免引起桡骨远端和肱骨小头骨骺炎，以及跳跃训练，因量过大可导致髌骨劳损，以确保既出功又防伤。

3.根据学制长短及年级高低合理教学 学制短（3年制），课程进度快，学生年龄偏大，损伤发生率高，个人年均损伤为10.3次。过频的损伤易对身体造成不可逆的损害。因此，在教学和训练中应遵守循序渐进的原则，是预防过频舞蹈损伤的重要措施之一。对课程内容、进度、运动量、强度、难度应遵循人体发展规律和超负荷原理进行合理安排，避免局部负担过大，尽量减少损伤。

依据学年年级损伤特点，高年级损伤较少，因学生身体素质已比较成熟，对技巧动作的掌握也较熟练，心理因素较佳，复习时间较多，教师要多进行关键技巧的指导和个别辅导。中年级学生技巧全面"开法儿"，要密切注意学生的肌肉能力与关节稳定性，对技巧要领的掌握、领会程度、授课内容、训练量与技巧难度，都应以学生承受限度为原则，以预防发生较多较重的损伤。低年级学生，一般进行素质训练，解决关节、肌肉、韧带的柔韧性和灵活性问题，树立正确基本体态、基本动作的规范，要讲明损伤的危害性，教育学生不能盲目练习，避免做力所不及的动作，以预防和减少损伤。

在训练中，恰当合理地安排运动负荷，使之既能满足训练内容及目的，又要符合学生的实际接受能力。低年级学生肌力及心肺功能均较高年级学生弱，在安排教学时要注重运动适量原则。运动适量原则是身体训练中的一个极为重要的原则，因为所有身体练习活动都在于使身体承受一定的负荷，造成一定的内外刺激，从而引起相应的反应，获得训练的实效。运动负荷安排是否合理，直接影响训练效果。负荷过小，刺激不足以引起机体的加能反应，达不到训练的目的；负荷过大，机体超载负荷，不但不能增强训练效果，反而会造成损伤。

4.根据学期始末，合理施教　学期开始时，学生肌筋关节未得到充分活动，有的学生体力尚未恢复，应从复习动作开始，教学节奏强度不宜过快。到了期末考试或出访演出前夕，学生在一个短时间内同时集中复习各门功课与训练内容，常常疲劳不支，甚至精疲力竭，训练时失去控制能力，容易"晃法儿"致伤，故教师要合理安排复习时间与训练内容，以避免因疲劳而致损伤。

5.做好准备与放松活动，增长肌力，使机体功能处于最佳状态以预防损伤　练前做好准备活动，事先进行热身，提高中枢神经系统的兴奋性，加速全身血液循环，使肌肉得到充分的血液供应，增加肌肉力量和弹性，提高体温与柔韧性，以免因关节僵硬、动作不协调而发生损伤。尤其是天气寒冷，若准备活动不够，关节未活动开就压腿、踢腿，容易拉伤坐骨结节及大腿内后侧肌群。受凉的跟腱在起跳时容易拉伤，如反复拉伤或骤然起跳，爆发力大，甚至可造成跟腱断裂。

训练后做好整理与放松活动，不但可以巩固训练成效，而且能促进脉络相通，利于消除疲劳。如每次下腰后，最好接着做担腰（图6-1）、第四Port de bras（图6-2）及第六Port de bras等动作回腰，使被牵拉的腰屈肌群、韧带弹性回缩，受挤压的棘突间组织得到伸展。再如下课后忙于吃饭、休息等，在下课前做放松与整理活动不够，使疲劳的肌肉、关节得不到放松而僵胀疼痛。如芭蕾舞低年级训练中伴奏节拍慢，上臂架起（处于固定位置），下肢却在不停地动作，时间一长，肩关节与三角肌由于未及时放松可导致酸胀疼痛。又如压腿而不踢腿、扳腰而不回腰等均易导致腰腿疼痛，影响肌肉弹性与腰腿运动功能，拉伤的肌筋纤维可形成条索状的硬结，使局部出现僵胀疼痛。

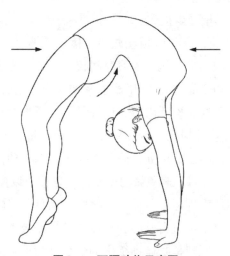

图6-1　下腰动作示意图

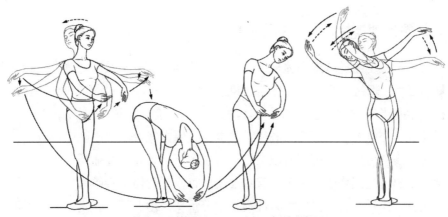

图6-2 第四 Port de bras 动作示意图

但准备活动量也要避免过大。在进入正式训练以前，身体若已经疲劳，机体功能处于非最佳状态，或准备活动量安排不当，则极易造成肌肉、肌腱拉伤。若准备活动与正式表演之间时间间隔较长，在正式表演时，准备活动所起的作用又有所减弱或消失，便失去其意义。

6.加强自习课辅导，以预防受伤 为了尽快掌握难、新动作，探索动作要领，每日课堂训练之外的自习是必不可少的，在自习时如无教师在场指导，学生常会因动作错误或疲劳失控等导致损伤，有时甚至是严重损伤，故自习课应有教师辅导，必要时需个别辅导，以防受伤。

五、端正学习态度，培养良好心态

要求学生认真学好动作规范要领，避免盲目练习。要认真从解剖学的角度了解与熟悉动作的科学性及人体在跌、扑、闪、拧时的自我保护功能，以培养学生科学严谨的心理状态。专业教师不但要关心学生形体姿势，还要关心学生的心灵，帮助学生艺术上追求更高造诣。教师应注意调动课堂氛围，师生均处于兴奋状态既利于教学，又可预防受伤。教师与保健医师要共同关心学生的饮食起居，督促学生劳逸结合，作息规律，避免学生因休息不足，上课时精力不集中或处于疲劳状态而诱发损伤。教师还要帮助学生了解应当吃或不宜吃的食物（如避免高脂食物等），既保持合理体重，又能使肌肉获得营养，如身体超重，影响完成动作，也易发生损伤。

六、及时反馈损伤信息，减少与预防重复损伤

建立学生、演员损伤档案，对损伤的病因病理，及时向教师或有关人员反馈，使他们知道损伤的病因，及时进行健康教育，避免重复损伤。教师根据损伤及治疗情况能更好地因人因伤施教，可减少与预防损伤。

七、注意定期体检，及早发现问题

注意对演员、学生进行定期体检，及早发现病伤，有利于及时正确地治疗并及时调整训练量和强度，保持舞蹈训练的科学性和连续性。

体检通常每半年或1年进行1次。体检的主要内容有：脉搏、血压、体重、排汗量、骨龄、肝功能、心电图、胸部X线平片、尿常规、便常规等。如心电图检查，可了解有无心动过缓、房室传导阻滞等；血压检查，可了解有无运动性高血压，以上对于防止因舞蹈训练和演出发生损伤十分重要。又如X线检查，对骨骼、骨龄的检测，对了解骨骼结构与有无发育异常、有无慢性积累性损伤十分重要。由此可见，定期体检对舞蹈演员预防和减少损伤，提高训练和演出质量均有重要意义。

八、注意季节气候的变化以预防受伤

气候寒冷的冬季，练功房室温要保持在15~25℃，以免肌筋关节僵胀欠灵活而诱发损伤。据有关统计资料，冬季体育课上的运动创伤，比其它季节的平均值高30%以上。故在寒冷潮湿的训练场所，宜减少难度较大的动作训练，以避免发生损伤。

九、实行医务监督

医生要深入训练场，注意观察演员、学生的神情、唇色、呼吸，以及动作的规范程度，观察其疲劳与认真程度，及时提出建议，以预防损伤。疲劳过度或伤病初愈，体力尚未完全恢复，或损伤较重而不宜做某些高难动作的演员、学生要服从医嘱，以减少或预防受伤。据统计，不遵医嘱而发生的运动损伤，占损伤总数的10.5%。

十、后勤管理部门积极配合教学

要重视对伤病学生饮食营养的补充，因饮食营养是决定体力强弱的重要因素。另外，练功房的清洁卫生及室温的保持，教室教具的及时维修，以及生产或购置舞鞋的质量，都是演员、学生是否受到伤害的影响因素，故预防损伤也离不开后勤管理部门的积极配合。

十一、加强对易伤部位的训练

加强腹、腰背肌群的锻炼，有利于预防脊柱损伤。腹肌是保护内脏的"绷带"，是屈腰的主动肌，它的收缩能给腹腔内一系列脏器施加压力，维持腹腔脏器在正常位置上，防止下垂。在做动作时配合腰肌能尽量稳定身躯，把脊柱重量向上提起。实践证明，腹肌力量强，可明显减少脊柱受伤的机会。

腰背肌是脊柱的"卫士",是伸腰的主动肌,腰肌对内脏的保护作用与腹肌相同,并对脊柱起支持的作用,能与支撑负荷量保持平衡。所以腰背肌力量增强,能有效防止腰骶部损伤。

又如加强大腿内收肌的训练,增加其弹性,有利于防止胯根拉伤;加强小腿肌的训练,可增加踝关节的灵活性及力量,有利于预防踝关节扭伤。

十二、注意保护髋关节,预防损伤的发生

为减少髋臼和股骨头之间的压力,训练时要注意两腿交替支撑。支撑腿相应做一定程度的内收,才不至于重心偏向一侧。有伤要抓紧治疗,而且要监督学生治疗彻底,以免遗留病灶,甚至导致股骨头无菌性坏死。因为双足站立时,每个髋关节承受人体重量的1/3,如单腿支撑,其髋关节成了杠杆作用中的支点,则承受外力就大得多。据计算,支撑侧髋关节承受的静力约为体重的2.5~4倍,在运动过程中,承受的动力要比静力大50%。故在动作中除了加强和保护髋部肌肉、韧带的弹性和力量外,还必须保护这个承上启下的转动轴——髋关节。

十三、要加强教师的教学考核

如教师教学水平不高,教授方式不科学、不得法,也难以保证教学质量,学生也容易发生损伤。

十四、女学生不宜穿高跟鞋,以预防足关节变形与损伤

18岁以下的女学生,尚处于生长发育期,骨骼未坚,肌腱、韧带的强度较差,穿高跟鞋会造成胸部前挺,臀部略后翘,为了维持身体平衡,身体重心前移,使腰骶部曲度加大,势必会改变脊柱的正常负重状况,支撑脊柱的肌肉、韧带容易产生疲劳,引起腰痛。高跟鞋会使足跟抬高,使小腿三头肌慢慢萎缩,降低了弹跳力,影响舞蹈技巧。高跟鞋不适应足部的正常结构,如长时间穿高跟鞋,会增加足部各关节负担、增大踝关节间隙,导致关节不稳,影响舞蹈动作的稳定,细高跟鞋更易扭伤踝关节。

由于高跟鞋鞋尖狭窄,足趾被挤压向外偏歪(足踇趾外翻),又因身体重心前移而加重挤压,踇趾根部向外被挤压摩擦可导致踇囊炎而出现红肿疼痛,此外,研究显示鞋跟高达9cm时,足长缩短0.95cm,足的纵弓也会相应缩短,足弓的杠杆作用降低28%,使前足的负荷明显增加,容易引起创伤性关节炎。故为了学生健康成长与避免损伤,不宜穿高跟鞋。

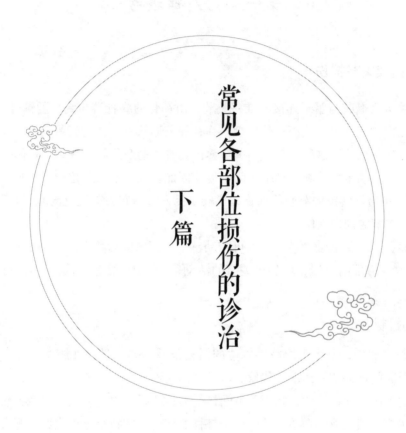

常见各部位损伤的诊治

下篇

第七章　上肢损伤

第一节　肩部损伤

一、胸锁关节损伤

胸锁关节为上肢与躯干连接的唯一关节，由锁骨的胸骨端与胸骨的锁骨切迹及第1肋软骨的上面构成。关节腔内有软骨盘，弥补关节形状不一致的问题。胸锁关节的稳定性主要依赖韧带维持，这些韧带包括关节囊内韧带、前及后胸锁韧带、锁间韧带和肋锁韧带。而后胸锁韧带比前胸锁韧带更为坚韧，因此胸锁关节前脱位较为常见，发生率约为后脱位的20倍。胸锁关节脱位在临床比较少见，占所有关节脱位的1%以下。本节主要介绍胸锁关节的韧带损伤。

虽然该关节本身活动度较小，但可带动整个肩部向前后移动约10~12cm，上下移动约10cm，改变肩部的位置，增加肩关节的活动范围，因此该关节损伤后，可影响上肢活动。

【损伤机制】

在舞蹈基训中，要增大上肢各方位的活动范围，如上举、外展、外旋、后伸等动作，必然要靠胸锁关节的运动来代偿。若准备活动不充分，关节未活动开，尤其在强力扳肩、压肩、吊肩等训练中，胸锁关节间接受力，或因外力向肩上方向后突然作用，外力沿锁骨传至胸锁关节，在该关节处产生杠杆的应力，如托举过重或舞伴配合不好，使应力方向发生改变，均可导致该关节损伤。又如锁骨的胸骨端骨骺未愈合前（25岁之前），做强度过大的负重训练，反复地撞击、摩擦关节面，可引起锁骨的胸骨端骨骺炎。直接暴力打击亦可导致胸锁和肋锁韧带损伤，甚至发生骨折。

根据韧带的损伤程度，Allman等将胸锁关节损伤分为三型：Ⅰ型指单纯胸锁韧带及关节囊扭伤，无半脱位；Ⅱ型指胸锁韧带及关节囊扭伤，伴内侧锁骨半脱位；Ⅲ型指创伤造成所有支撑韧带断裂及完全脱位（前或后）。

【临床表现】

胸锁关节处肿胀及疼痛，若脱位，患者多以胸锁关节处疼痛及上肢活动受限为主诉就诊。

【诊断】

1.症状 胸锁关节处疼痛，咳嗽、深呼吸时疼痛加重，肩关节活动时疼痛加重，严重时局部红肿热痛或高肿。患者头偏向患侧，患肩下垂，肩关节活动受限。

2.体征 胸锁关节局部压痛明显，抬高患侧上肢时可引发局部疼痛。若脱位，前脱位患者胸锁关节处有前凸畸形，可触及向前脱位的锁骨头；后脱位患者可触及胸锁关节前侧有空虚感。

3.影像检查

（1）X线检查：常规X线平片不易发现，胸锁关节损伤的X线检查需摄胸锁关节斜位及侧位片。轻度韧带损伤常无异常。胸锁关节脱位的X线征象主要是两侧胸锁关节间隙不对称，患侧关节间隙增宽，锁骨胸骨端向前或后方移位。常规X线平片漏诊率较高，CT检查及多平面重建（MPR）对胸锁关节损伤有较高诊断价值。B超检查便于双侧关节间隙对比，并可了解关节周围软组织损伤情况。

（2）MRI检查：MRI以其高软组织分辨率能直接评价胸锁关节周围的支持结构，在评价骨骺损伤及胸锁关节损伤方面可提供帮助。对于25岁以下胸锁关节损伤者应考虑锁骨骨骺损伤，应仔细鉴别，必要时行MRI检查以明确诊断。

【治疗】

1.手法治疗

手法要点：在治疗中禁止采用牵抖或展筋手法，以免加重损伤或导致胸锁关节脱位。手法治疗时以丹归肿痛药酒为介质，以行气活血、消肿止痛。

患者取坐位，术者以食指、中指从内向外顺锁骨上下缘推揉，在胸锁关节处施以揉筋手法。急性期疼痛较重者，手法要轻。有骨骺发炎，局部红肿热痛者，暂忌手法刺激。有胸锁关节（前）脱位者，一助手立于患者背后，以膝关节顶住患者后背并将两肩外展，术者以拇指将锁骨突起端向下按压，使之复位。复位后在原脱位高突处放置一压垫，采用前"8"字绷带缠绕，交叉于胸前。

2.辨证施治

治法：活血化瘀、祛痛强筋。

内服方：内服2号方，每日3次，每次10g；或内服丹七止痛胶囊。

外用药：外用2号方散剂外敷，用白酒将药末调成稠膏状外敷于痛处，隔日1换；也可酌加消炎镇痛、活血化瘀类中药，以祛痛消炎；或外贴丹归肿痛药贴、僧登消肿膏。

3.物理治疗 局部使用磁疗、微波疗法可以减轻组织水肿，进而起到减轻疼痛的作用。

【功能锻炼】

急性期可适当进行肩关节环转及旋转活动，范围由小到大，速度由慢到快，次数由少到多，以防止关节粘连。在伤情稳定，疼痛缓解的情况下，练习 Port de bras 动作，以保持与增进肩关节、胸锁关节功能。也可做"云手"动作及肩关节各方位活动，范围由小到大，以锻炼胸锁关节的功能。

【预防】

在训练前做好肩关节的准备活动，加强肩、臂部肌肉力量及柔韧性练习，增强关节的稳定性；肩部活动不宜强行超越生理范围，避免不必要的损伤；准备活动要充分，活动幅度要循序渐进；托举要按动作规范，舞伴之间配合默契，若舞伴体重较大，则更须慎重，避免出现错误动作和失手。

二、肩袖损伤

据文献报道，在肩部病变中，肩袖病变约占60%。肩袖全层撕裂在60岁以下人群中的发病率低于6%，在60~70岁人群中达20%~30%，70岁以上人群中高达50%。

肩部肌肉可以分为内外两层，外层为肥厚坚强有力的三角肌，内层为冈上肌、冈下肌、小圆肌、肩胛下肌的肌腱围成的肌腱袖，亦称肩袖，为一层彼此相连的近似环形的腱板。其肌纤维起于肩胛骨，向外移行而以肌腱的形式止于肱骨大结节，围绕肩关节的前、后、上方，其内面与关节囊紧密相连，外面为肩峰下滑囊，加强了肩关节囊，是对肩关节活动起稳定和保护作用的结构。因其可协助肩关节外展和肱骨头在各方位的旋转，故又名旋转袖。该腱袖会随着长期反复劳累、不良姿势和年龄增长而发生退行性病变。

【损伤机制】

一般情况下，肩袖损伤多见于中老年人，如为青年演员、学生，则通常有较为明显的损伤史。在舞蹈基训中，扳肩、压肩以及转肩活动，或在扶把上拉肩、吊肩等背伸活动，均可导致肩关节肱骨头超过生理范围转动。尤其是高举、外展动作，常使肩袖肌腱与毗邻的韧带、滑囊等软组织在肩峰下面与肱骨头上面的狭小间隙中受到挤压、摩擦、牵拉，从而引起肩袖损伤。从冈上肌的解剖结构和承受的机械应力来看，冈上肌位于肩袖的中央，当肩部高举、外展时，经常受到肩峰、喙肩韧带的摩擦，容易引起慢性无菌性炎症。冈上肌又是肌腱袖的薄弱点，当肩关节在外展位急剧内收时容易发生撕裂，同时由于肢体的重力和肌腱袖的牵拉，使裂口逐渐增大，且不易愈合。在受到严重外伤及肱骨外科颈骨折时也容易并发肩袖破裂伤。由于肩袖受肩峰保护，直接外力不易造成肩袖损伤。

【临床分型】

肩袖损伤有多种分型方法，Neer将肩袖损伤分为3期：I期为可逆的水肿炎症期，肌腱出现水肿和出血，尤其是冈上肌腱；Ⅱ期为腱性组织纤维化和慢性炎症期（包括不伴有肩袖撕裂或合并有部分肩袖撕裂）；Ⅲ期为肩袖纤维完全损坏，全层撕裂。

【临床表现】

有急性创伤或肩部慢性撞击性损伤史。肩前方疼痛，可以累及三角肌的前方及外侧。急性期疼痛剧烈，呈持续性；慢性期为自发性钝痛。疼痛在肩部活动后或负荷后加重。屈肘90°使患臂做被动外旋及内收动作，肩前疼痛加重。夜间症状加重，压痛位于肱骨大结节近侧或肩峰下间隙处压痛明显。

【诊断】

1.症状

（1）肩前方疼痛。

（2）肩关节外展、上举功能受限。

2.体征

（1）上举功能障碍：肩袖撕裂范围较大者，上举及外展功能均明显受限。外展及前举范围小于45°。

（2）臂坠落试验（Arm Drop Sign）阳性：检查者将患者肩关节外展至90°以上，屈曲30°，拇指向下，患肩不能保持位置，无力坠落者为阳性。此试验用于检查冈上肌维持姿势的功能。

（3）撞击试验（Impingement Test）阳性：患肩被动外展30°，前屈15°~20°，向肩峰方向叩击尺骨鹰嘴，使肱骨大结节与肩喙突之间发生撞击，肩峰下间隙出现明显疼痛为阳性。

（4）盂肱关节内摩擦音：盂肱关节在被动或主动运动中出现摩擦感或砾轧音，常由肩袖断裂瘢痕引起。少数病例在运动时可触及肩袖断端。

（5）疼痛弧试验（Painful Arc Test）阳性：患臂外展上举至60°~120°范围时出现疼痛。但仅对肩袖挫伤及部分撕裂的患者有一定诊断意义。

（6）肌肉萎缩：病史超过3周，肩周肌肉出现不同程度的萎缩，冈上肌、冈下肌及三角肌萎缩最为常见。

（7）关节继发性挛缩：病程超过3个月，肩关节活动范围有不同程度的受限，外展、外旋、上举功能受限较为明显。

（8）肱骨大结节近侧或肩峰下间隙压痛。

3.征兆性诊断
长期重复肩关节外展动作，肩关节曾有损伤者更易发生。Neer认为95%的肩袖损伤是长期肩部撞击磨损的结果。

4.辅助检查

（1）X线检查：肩关节正位及冈上肌出口位X线平片可见肩峰下表面硬化和骨赘形

成、大结节硬化及囊性改变；肱骨头上移、肩峰下间隙变窄提示存在较大撕裂。通过冈上肌出口位片可以评价肩峰的形状和厚度。Bigliani将肩峰形状分为3型：Ⅰ型为平直形肩峰；Ⅱ型为弧形肩峰；Ⅲ型为钩状肩峰。Snyder根据肩峰厚度将肩峰分为3型：<8mm者为Ⅰ型，8~12mm者为Ⅱ型，>12mm者为Ⅲ型。上述分类对于决定术中切除肩峰骨质的数量有重要作用。

（2）超声检查：属于非侵入性诊断方法。简便、可靠，能重复检查。对肩袖完全性撕裂能做出清晰分辨。高分辨率的探头能显示出肩袖水肿、增厚等挫伤性病理改变；肩袖部分断裂则显示肩袖萎缩、变薄或缺损；完全性断裂能显示断端和裂隙，并显示肌腱缺损范围。

（3）MRI检查：此检查较超声检查的优势在于可以提供肩关节三维立体图像，观察关节内其他结构，显示肌腱断裂后的回缩程度和肌肉、脂肪变性的程度，但对部分撕裂的诊断准确性不高。

（4）关节镜检查：能够直接观察肩袖损伤的部位及范围，发现关节内的一些继发性病理变化，是一种直接的诊断方法。

5.鉴别诊断

肩关节周围炎：大多数患者起病缓慢，少数于肩部损伤后出现。主要症状为疼痛及活动受限。与肩袖损伤患者相似，可出现静息痛及夜间痛，但疼痛部位比较广泛。查体时肩关节各个方向的主、被动活动均有不同程度受限，而肩袖损伤患者往往多为主动活动受限，而被动活动正常。超声及MRI检查显示肩袖结构正常。

【治疗】

1.手法治疗

手法要点：手法治疗前应明确诊断，避免误诊为肩周炎。在治疗中避免使患处出现明显疼痛，防止损伤进一步加重。急性损伤初期治疗宜活血化瘀，中后期宜舒筋通络，温筋散寒。手法治疗时急性期损伤以丹归肿痛药酒为介质，以活血化瘀、消肿止痛。慢性期损伤以舒筋通络药酒为介质，以行气活血、舒筋通络；夹杂风寒湿邪者以温筋除痹药酒为介质，以散寒祛风、除痹止痛。

（1）按摩法：术者以大、小鱼际肌按摩肩部，再用拇指、食指拿捏伤侧斜方肌、三角肌、肩胛提肌、冈上肌、冈下肌及大、小圆肌等，以活血祛瘀、舒筋镇痛。对肩袖急性损伤者，伤处手法宜轻柔，以宣散瘀肿，理顺肌筋。

（2）点穴法：患者取坐位，术者以拇指点揉肩髃、肩贞、肩井等穴以通络止痛。

（3）关节松动术：对已出现肩关节活动受限和关节挛缩的患者可行关节松动术。患者取坐位，术者双手环抱上臂上段，维持患肢自然下垂，分别向前、后、外、下做持续牵拉，然后分别做前后、上下的关节移动以牵拉关节囊。牵拉移动肩关节时动作需持续且稳定，不宜频率过快，要一张一弛，以不引起患者疼痛为标准。每个方向松动8~10次后，术者双手改握患肢腕部，牵拉患肢向前、外、后施用小幅度牵抖法，仍然以不引起患者疼痛为度。

（4）拨筋法和弹筋法：对于病程较长的患者，手法治疗时多可触及硬结或条索状物，此时可施以拨筋法和弹筋法以拨离粘连、消散筋结。但切不可长时间反复拨动一处，力度以患者可耐受为限，避免产生新的损伤。

（5）展筋法：对于后期关节出现粘连而活动受限者，待肌筋松解完成后可施展筋手法。术者立于患侧，一手把住患侧肩部，另一手持患肢肘部，将上肢屈肘并外展至最大角度，此时将上肢逐步缓慢外旋、外展，切不可强行扳旋。在外展外旋的同时，术者用把持患者肩部之手对肌肉硬结及粘连处进行揉拨；当肩关节外展、外旋至最大角度后，持肘之手施以"寸劲"加大外旋、外展角度，以患者可耐受疼痛为度。

2.辨证施治　在肩袖破裂处，由于肢体的重力和肌腱的牵拉，宜用棉垫压于破裂处包扎，再将患肢屈肘位悬吊于胸前，以免患肢因重力和活动而影响组织的愈合，同时重用续断、骨碎补等中药，增强组织续接修复之力。

（1）急性损伤

治法：活血化瘀、祛痛强筋。

内服方：内服4号方。如瘀血化热，局部灼热疼痛者加内服8号方；或内服丹七止痛胶囊。

外用药：外用2号方散剂外敷，隔日1换。如瘀血化热，局部灼热疼痛者，可加外用5号方散剂混合外敷；或外贴丹归肿痛药贴、僧登消肿膏。

（2）慢性损伤

治法：舒筋通络、除痹止痛。

内服方：内服7号方或寒湿筋通胶囊。

外用药：外用6号方或外用12号方散剂外敷，温热外敷效果更佳，隔日1换。或外贴舒筋续断药贴、宝根续筋膏；同时配合上肢熏洗散辅助治疗，熏洗时加入适量的温筋除痹药酒，散寒除湿的同时防止湿气侵入；以上肢熨烫散熨烫患处；素体瘦弱者外贴归芪健骨药贴、六仲养骨膏。

3.其他治疗

（1）针灸治疗：针刺健侧肩痛穴（即中平穴，又称肩周穴）配合运动疗法。肩痛穴，位于胃经循行路线上，为临床经验效穴，根据针灸学"病在上者下取之，病在下者高取之"，"左病右取，右病左取"的刺法，于健侧针刺腓浅神经或腓深神经分布区域，以出现针感为宜，使针感向足面、足趾或外踝关节方向传导，同时嘱咐患者配合患肩的活动以疏导气血、消炎止痛，舒筋活络。

常用穴位有肩髃、肩髎、肩贞、曲池、外关、阿是穴等。辅以电针和电磁波TDP治疗，慢性损伤则可辅以温针灸治疗。每次20~30分钟，隔日治疗1次。

（2）物理治疗：局部磁疗，微波、冲击波、超声波治疗等方法可以减轻组织水肿，进而起到减轻疼痛的作用。

（3）西药治疗：急性肩袖损伤疼痛明显，夜间疼痛影响睡眠者可口服洛索洛芬钠、塞来昔布等非甾体抗炎药。

【功能锻炼】

急性期后可适当作肩关节环转及旋转活动，范围由小到大，速度由慢到快，次数由少到多，以防关节粘连，并可配合练习 Port de bras 动作以恢复肩关节的活动范围及保持肌力与关节稳定性（但不能做甩肩动作，以免力量不当，再度造成损伤）。

【预防】

在训练前做好肩关节的准备活动，加强肩部肌力及柔韧性练习（如静力负重、转肩、压肩、扳肩等）。活动不宜过猛，避免肩部负重过大的训练，不宜强行做超生理范围的活动，要循序渐进。更要防止重复受伤，避免治疗及恢复不当而转为慢性损伤，以免引起关节粘连。

三、肱二头肌长头肌腱损伤及肌腱炎

肱二头肌长头肌腱起于肩胛骨盂上粗隆，向下超过肱骨头，经肩关节腔进入肱骨大、小结节间沟与横韧带形成的骨性纤维管内，是人体唯一在关节囊内活动的肌腱。当肩关节活动时，肱二头肌长头肌腱在腱鞘内滑动，与腱鞘长期摩擦，逐渐退变，产生炎症粘连，引起肩痛和肩关节活动受限，引起肱二头肌长头肌腱炎或腱鞘炎，是引起肩痛的常见病。本病早期得不到及时诊治，可发展成为肩周炎。

【损伤机制】

舞蹈基训的扳肩、压肩、甩肩、托举等动作，存在肩臂骤然上举或肩部被突然牵拉、环转等环节，使肩关节负重或超生理范围地转肩，尤其是在上肢外展位屈伸肘关节时，迫使肌腱在结节间沟中折曲、扭转状活动，或某一位置下肱骨头、关节盂缘和喙突夹持碰撞该肌腱，导致肱二头肌长头肌腱被反复磨损或挤压，导致肌腱、腱鞘及周围软组织出现无菌性炎症。若在未治愈前又做过度牵拉及转肩等舞蹈动作，容易再次损伤肱二头肌长头肌腱。

【临床表现】

常有肩部牵拉或扭曲等轻微外伤史或慢性劳损史。损伤后急性期疼痛明显，呈撕裂样或牵扯样疼痛，可向上臂、胸部或颈部放射，肩部活动时疼痛加重。慢性损伤者多表现为肩部酸胀与不适感，逐渐发展为疼痛，疼痛多局限在肩部三角肌处，肩前相当于肱骨结节间沟的肱二头肌长头肌腱部位有局限性深压痛，有时可触及条索状硬物，肩部肌肉痉挛，外展、外旋位活动受限明显，常可触及轻微的摩擦感。部分患者因伤后复感风

寒湿邪，可出现肩臂冷疼，遇冷痛增，得热痛减，肩关节功能受限。

【诊断】

1.症状

（1）多有肩部外伤史、慢性损伤史或受寒史。

（2）肩前疼痛，并可向上臂和颈部放射。

（3）肩关节后伸时疼痛加重，外展、外旋位受限明显。

2.体征

（1）肩关节后伸受限。

（2）患者常以手托肘保持屈肘位，以减少肱二头肌腱的张力。

（3）肱骨结节间沟处有局限性压痛，有时可触及条索状硬物。

（4）肱二头肌抗阻力试验（Yergason's Test）阳性：当抗阻力屈肘及前臂旋后时，肱骨结节间沟处疼痛加重。

3.辅助检查 超声检查有助于诊断，可见肌腱增粗、回声不均匀，部分患者可见腱鞘内液性暗区，暗区内见点状增强回声。

4.鉴别诊断

肩周炎：肱二头肌长头肌腱炎和腱鞘炎在屈肘、肩外展或外旋时并不引起疼痛，仅在肩后伸时引起疼痛；而肩周炎的功能受限是多方向的，但在肩周炎晚期，必累及肱二头肌长头肌腱鞘，在晚期两者不能区别。

【治疗】

1.手法治疗

手法要点：手法治疗时急性损伤以丹归肿痛药酒为介质，以活血化瘀、消肿止痛。慢性损伤以舒筋通络药酒为介质，以行气活血、舒筋通络；夹杂风寒湿邪者以温筋除痹药酒为介质，以散寒祛风、除痹止痛。

（1）按摩法：患者取坐位，术者以大、小鱼际肌按摩肩部三角肌内侧及胸大肌外侧，放松局部肌筋，促进炎症消除。

（2）理筋法：患者取坐位，术者以拇指指腹沿肱二头肌长头肌腱走形区域，由上至下理顺局部肌筋，手法力度不宜过大。

（3）揉筋法：患者取坐位，术者以拇指指腹于肱二头肌长头肌腱走形区域，由上至下螺旋式推揉局部肌筋，着力平稳深压。

（4）拨筋法：患者取坐位，术者以拇指压于肱二头肌长头肌腱，自上而下顺肌腱做左右拨动，或在筋结或痛点处做上下、左右拨动。操作时指尖不离皮肤，随皮肤之活动而上下、左右拨动，以拨离粘连、梳理肌筋。

（5）点穴法：拇指指腹点揉天宗、缺盆以通经止痛。

（6）展筋法：患者取坐位，术者立于患肩侧后方，在施用上述手法后，一手固定患肩，另一手把持患肢肘部，将上肢伸直位外展60°。此时将上肢逐步后伸，切不可强行扳拉。当肩关节后伸到最大角度后，持肘之手施以"寸劲"加大后伸角度。可来回施术数次，以患者耐受疼痛为度。

（7）牵抖法：患者取坐位，术者握患肢腕部，做患肢小幅度、高频率的上下抖动。在牵抖数次后加大抖动幅度，并在患肢下落时立即于腕部施加向远端的牵拉力。

2. 辨证施治

（1）急性损伤

治法：活血行气，滋血生力。

内服方：内服3号或4号方；如瘀血化热，局部灼热疼痛者配合内服5号方；或内服丹七止痛胶囊。

外用药：外用2号方散剂外敷，隔日1换；如瘀血化热，局部灼热疼痛者，可加外用3号方散剂混合外敷；或外贴丹归肿痛药贴、僧登消肿膏。

（2）慢性损伤

治法：舒筋通络，除痹止痛。

内服方：内服7号方。

外用药：外用12号方散剂外敷，温热外敷效果更佳，隔日1换；伤后夹杂风寒湿邪，肩部疼痛、胀、僵、冷及上下窜痛者，可酌加外用13号方散剂外敷，以祛风胜湿散寒，温通经脉；或外贴舒筋续断药贴、宝根续筋膏，以上肢熨烫散熨烫患处；同时配合上肢熏洗散辅助治疗，熏洗时加入适量的温筋除痹药酒，散寒除湿的同时防止湿气侵入。

3. 其他治疗

（1）针灸治疗

1）针灸配合运动：中平穴位于胃经循行路线上，对侧取穴，取"左病右治"之意。毫针常规针刺，以腓浅神经或腓深神经分布区域出现针感为宜，以针感向足面、足趾或外踝方向传导，同时嘱患者配合患肩的活动。

2）火针或温针：取阿是穴（可取1~2个痛点），常规消毒后将火针置酒精灯上烧红，迅速点刺（有强烈针感为宜）；慢性损伤者可采取温针灸治疗。

（2）封闭治疗：5%普鲁卡因5ml加入0.5ml醋酸泼尼松龙，于肱二头肌长头肌腱与腱鞘之间注射。

（3）西药治疗：急性肩袖损伤疼痛明显及夜间疼痛影响睡眠者可口服洛索洛芬钠、塞来昔布等非甾体抗炎药。

（4）物理治疗：局部微波、超声波及TDP等治疗。

【功能锻炼】

同"肩袖损伤"功能锻炼。

【预防】

在做扳肩、压肩或转肩动作前，做好准备活动，动作不宜骤然用力，加强肱二头肌肌力练习。如做上肢前平举，持重做屈肘、伸肘活动以及训练结束时做好放松活动。伤后适当休息，注意保暖，以免感受风寒湿邪而使患处酸楚疼痛，缠绵难愈。

四、肩峰下滑囊炎

肩峰下滑囊又称三角肌下滑囊，二者在幼年时分隔，成年后合为一个，位于肩峰和喙肩韧带下方、三角肌深面，是全身最大的关节滑囊之一，其主要功能为滑利肩肱关节，减少磨损，适应关节位置，防止关节面与肌腱等组织的损伤。该滑囊顶部附于肩峰和喙肩韧带的下面及三角肌深面，其底部附于肱骨大结节和肩袖上。当肩关节外展、内旋时，此滑囊随肱骨大结节的运动滑入肩峰下方。肩峰下滑囊对肩关节的运动十分重要，而被称为"第二肩关节"。肩关节活动时，该滑囊与冈上肌的关系最为密切。但若肩部反复超外展位活动，使肩峰与肱骨之间长期反复挤压，摩擦刺激滑囊，或冈上肌损伤后累及该滑囊，可导致肩峰下滑囊出现炎性反应。

【损伤机制】

舞蹈基训的压肩、上臂旋转、转肩等动作易导致本病。因该滑囊夹于活动频繁、运动范围又大的肩峰与肱骨头之间，尤其是肩臂的超外展外旋活动，会长期反复挤压、摩擦刺激该滑囊，使之产生炎性渗出、肿胀、疼痛，日久转为慢性炎症；又由于不断刺激，导致组织肥厚、粘连（以囊内为著），失去正常的缓冲功能，从而进一步影响肩关节的外展、上举和旋转活动。滑囊还常与邻近软组织相互粘连，导致慢性炎症与冈上肌损伤并存。因该滑囊的病变往往伴有冈上肌肌腱的损伤，而冈上肌肌腱的疾患，也可加重该滑囊的慢性炎症反应。一般滑囊底部最先发病，常因冈上肌肌腱的急、慢性损伤而发生非特异性炎症。

【临床分期】

1.急性期为疾病初始阶段，是急性炎症期，症状、体征明显，常出现夜间疼痛而影响睡眠。

2.粘连期为疾病中期，为慢性炎症期，疼痛程度减轻，但增生、粘连导致肩关节外展、内旋功能受限。

3.缓解期为本病的恢复期或治愈过程，症状、体征渐减，在治疗及日常活动中，肩关节的功能逐渐恢复。

【临床表现】

急性发作时，肩部出现广泛性疼痛及活动受限，活动时局部疼痛加重，尤其在外展、内旋时。严重者可整夜疼痛影响睡眠。慢性发作时，疼痛多不明显，疼痛部位往往不在肩关节而是放射到三角肌止点，对肩关节活动有一定影响。急性外伤数日后，可出现滑囊炎。检查时，肩峰外有局限性压痛，但当肩外展时，肱骨大结节隐入肩峰下，压痛不能被检查出。

【诊断】

1. 症状 肩部疼痛广泛，活动时加重，夜间疼痛明显。肩关节活动受限，尤其在肩关节外展、内旋时疼痛明显。

2. 体征 三角肌前缘有时可见圆形隆起的肿块。肩峰下、肱骨大结节处压痛明显。肩关节外展、内旋功能受限。

3. 辅助检查 肩关节MRI及超声检查能清晰显示肩周组织的结构，对诊断具有指导意义。

4. 鉴别诊断

（1）肩周炎：本病与肩峰下滑囊炎均有肩周广泛性疼痛的特点，但是肩峰下滑囊炎以肩关节外展、内旋受限为主要表现，肩周炎的活动受限范围更广泛。肩关节MRI检查有利于鉴别。

（2）冈上肌腱炎：本病是肩峰下滑囊炎的发病原因之一，当两者同时存在时不易鉴别。

【治疗】

1. 手法治疗

手法要点：急性期施以轻手法治疗，禁止旋扳患肩，日常以前臂悬吊保护。粘连期的手法治疗以松解粘连，改善关节活动为目的。手法治疗时急性期以丹归肿痛药酒为介质，以行气活血、消肿止痛。粘连期以舒筋通络药酒为介质，以舒筋活血。缓解期以强筋壮骨药酒为介质，以强壮筋骨。夹杂风寒湿邪者以温筋除痹药酒为介质，以散寒祛风、除痹止痛。

（1）急性期：患者取坐位，术者用小鱼际肌在肩部进行按摩、揉筋，再用拇指指腹沿冈上肌、三角肌从上向下进行弹拨，顺理肌筋。配合指针点揉肩髃透极泉、天宗、阿是穴等通络止痛。

（2）粘连期：先行按摩、揉筋将肩部的肌肉放松，后施以拨筋、弹筋手法，以拇指左右来回拨动肩部肌筋紧张处或筋结点，后以拇、食、中指对向合拢，将肩部冈上肌、三角肌、大圆肌、小圆肌等肌束、肌腱提起，在手指中捻动后迅速自指间弹出放松。同时可用牵拉运摇法，使该滑囊在肩峰、三角肌与肱二头肌之间进行间接按摩，配合摇晃、牵抖手法松解粘连，修复组织。最后术者双手分别在肩峰远、近端向滑囊处施以聚合手法，以改善局部血液循环，促进炎症吸收。

2. 辨证施治

（1）急性期

治法：行气活血、祛瘀止痛。

内服方：内服4号方或丹七止痛胶囊；如瘀血化热，局部灼热疼痛者配合使用内服5号方；如瘀肿重者可加延胡索、郁金以理气导滞。

外用药：外用2号方散剂外敷；如瘀血化热，局部灼热疼痛者，可加外用5号方散剂混合外敷，隔日1换；或外贴丹归肿痛药贴、僧登肿痛膏。

（2）粘连期

治法：舒筋通络、除痹止痛。

内服方：内服5号方。

外用药：外用12号方散剂外敷；可配合上肢熏洗方熏洗或上肢烫熨散治疗。

（3）缓解期

治法：祛风散寒、除痹通络。

内服方：内服5号方；兼有风寒湿邪者加桂枝、木瓜、威灵仙等；关节活动不利者可加伸筋草；寒湿重者可内服羌归蠲痹胶囊。

外用药：外用13号方散剂外敷；夹有风寒湿者，可酌加外用13号方散剂外敷，隔日1换；可配合上肢熏洗方熏洗或上肢烫熨散治疗；或外贴宝根续筋膏、舒筋续断药贴。

3. 其他治疗

（1）针灸治疗：主穴为肩髃透极泉、肩髎、肩前，配穴为曲池、天宗，用平补平泻法，留针20分钟。疼痛较重者可使用电针加强刺激，久病受寒湿侵袭者可用温针灸温经通络。

（2）物理治疗：局部微波治疗、磁疗、蜡疗等可以减轻组织水肿，进而起到减轻疼痛的作用。

（3）西药治疗：急性期疼痛明显者可口服非甾体抗炎药，可使用局部封闭治疗消除炎症，减轻滑囊肿胀。

【功能锻炼】

同"肩袖损伤"功能锻炼方法，可加耸肩环绕、云手等练习。

【预防】

训练前应做好准备活动，避免肩关节大幅度回环转肩及超生理范围的展肩。急性期宜适当休息与及时治疗。

五、肩关节周围炎

肩关节周围炎即肩周炎，又称"五十肩""冻结肩""漏肩风"等，属中医"痹病"范畴。肩周炎是一种临床综合征。据统计资料，肩周炎的发病率达20.6%，约占肩部疾患的42%，40岁以上患病人群中女性多于男性（约3：1）。其表现为长期肩痛，肩肱关节活动障碍，肩部肌肉痉挛和萎缩。本病有自愈的倾向，预后良好，但痊愈后也可再复发，是一种常见病。由于肩部有4个关节（即盂肱关节、肩锁关节、胸锁关节、肩胸关节），各关节既有单独的运动，又有其相协同完成的内收、外展、前屈、后伸、旋转以及这些运动合成的环转运动，其运动形式较为复杂，所以磨损发炎的机会较多。

【病因病理】

1.**原发性病因**　起病缓慢，多见于40岁以上人群，女性多于男性。左侧多于右侧，亦可两侧先后发病。肩关节周围软组织随年龄增长而出现退行性病变，灵活性降低，易受损伤，偶然的轻微外力即可造成肩部损伤，更由于畏疼怕动，久之出现三角肌萎缩，周围软组织广泛粘连，使肩部功能出现障碍，出现相应症状和体征。

2.**继发性病因**　临床上因冈上肌腱炎、肱二头肌腱鞘炎、肩峰下滑囊炎、创伤、疾病造成的肩关节长期固定不动，以及内分泌紊乱、慢性劳损等因素，均可以继而引起肩周炎。由于肩部肌腱、肌肉、关节囊、滑囊、韧带充血水肿，炎性细胞浸润，组织液渗出继而形成疤痕，造成肩周组织挛缩，肩关节滑膜、关节软骨间粘连，形成肩周软组织广泛性粘连，进一步造成关节活动受限严重。

3.由于肩关节的灵活结构与功能，在扭挫损伤后，若未治疗彻底，或重复受伤，即使是轻度损伤，疼痛肿胀不明显，但也因伤及气血经脉，风寒湿邪易于侵袭，易导致寒凝气滞，如再反复损伤或重复受外邪侵扰，则肩关节寒凝气滞加重，疼痛增加，进一步导致功能受限，形成明显的肩周炎症状。

4.有研究认为本病为肱骨头在某一内旋动作中碰击喙突形成，故称为"喙突下撞击综合征"，这是目前较新的认识。

【临床分期】

肩周炎的病理过程可分为急性疼痛期、粘连僵硬期和缓解恢复期。

1.**急性疼痛期**　病变主要位于肩关节囊，肩关节造影常显示有关节囊挛缩，关节下隐窝闭塞，关节腔容量减少，肱二头肌腱粘连。肱二头肌腱伸展时，有不适及束缚感，肩前外侧疼痛，可扩展至三角肌止点。

2.**粘连僵硬期**　随着病变的加剧进入粘连僵硬。此期的临床表现为持续性肩痛，夜间加重，难以入眠，上臂及盂肱关节活动受限程度达高峰，通常在7~12个月或数年中疼痛逐渐缓解，进入缓解恢复期。此期除关节囊挛缩外，关节周围大部分软组织均受累，出现胶原纤维性变、组织纤维化并挛缩失去弹性，脆弱而易撕裂。后期韧带增厚挛缩成索状。冈上肌、冈下肌、肩胛下肌紧张，将肱骨头抬高时可限制其各项活动。滑膜隐窝大部分闭塞，肩峰下滑囊增厚，关节腔闭塞，关节囊、肱二头肌肌腱与腱鞘均有明显粘连。

3.**缓解恢复期**　发病后约7~12个月，炎症逐渐消退，疼痛逐渐减轻，肩部粘连逐渐缓慢性、进行性松解，关节活动度逐渐增加。

【临床表现】

常因上举、外展动作引起肩部疼痛而被注意。其疼痛一般位于肩前外侧，有时可放射至前臂或手部、颈部、背部。可因运动致使疼痛加重，但无感觉障碍，夜间疼痛加重，影响睡眠。

【诊断】

1.症状　多无明显外伤史，起病缓慢。主要症状为肩周疼痛，肩关节活动受限或僵硬，疼痛可为钝痛、刀割样痛，夜间加重，甚至痛醒。疼痛可放射至前臂或手部、颈部、背部，也可因运动加重。肩部恶风寒，即使在暑天也不敢露肩吹风。

2.体征　局部压痛点在肩峰下滑囊、肱二头肌长头肌腱、喙突、冈上肌附着点等处，肩部以外展、外旋、后伸障碍最为明显，肩部软组织间发生广泛性粘连时，肩关节各个方位的活动均受到限制。病程较长者，可见肩胛带肌群萎缩，尤以三角肌萎缩最为明显，肱骨头可呈内旋位。

3.辅助检查

（1）X线检查：早期无明显征象，晚期可出现肱骨头骨质疏松，关节间隙变窄，肌腱或韧带钙化影等。

（2）超声检查：可见肩部组织结构出现毛糙、增厚、异常强回声，或回声不均匀、杂乱、中断，局限性异常信号等表现。

【治疗】

1.手法治疗

手法要点：肩周炎急性期手法宜轻，中、后期手法稍重，应以患者能耐受为度，不宜操之过急，以免加重损伤，甚至造成骨折或脱位。粘连僵硬期以松解粘连、恢复关节活动为主。手法治疗时急性期以丹归肿痛药酒为介质，以行气活血、消肿止痛。粘连僵硬期以舒筋通络药酒为介质，以行气活血、舒筋通络。缓解恢复期以强筋壮骨药酒为介质，以温筋散寒，强筋健骨。

（1）患者取坐位，术者立于患侧，先用轻手法触摸损伤痛点，以四指指腹，由轻到重再到轻，自上而斜下，沿斜方肌、三角肌、胸大肌、冈上肌、冈下肌、大圆肌、小圆肌、肱二头肌、肱三头肌顺理肌筋；以一手虎口固定健侧肩部，另一手拇指施拨筋及弹筋法，弹拨胸大肌、肱二头肌长头肌腱、大圆肌、小圆肌、喙突处肌筋；以小鱼际由上至下搓揉斜方肌、冈上肌、冈下肌、三角肌等。

（2）点穴法：点揉肩井、肩髃、肩髎、肩贞、天宗、缺盆、条口等穴位，均可透肩贞穴，以解痉止痛。

（3）运摇法：以右肩为例，术者左手拇指于肩贞处，四指于喙突处，虎口呈钳形固定肩部，术者把持患者右肘由前向后运摇上臂，同时左手拇指点揉肩贞。配合上臂外旋、外展，松解肱二头肌长头肌腱在结节间沟处的粘连。

（4）牵抖法：术者双手握住患腕，向远端用一定力量牵引上肢，同时做上肢的快速、较高频率抖动，后用"寸劲"做1~2次快速牵抖即可。

（5）展筋法：粘连僵硬期患肩行肌筋松解，完成后可施松筋手法以松解粘连。术者立于患侧，一手把住患侧肩部，另一手持患肢肘部并屈肘，将肩关节由内向外做旋转动作。后将上肢逐渐外展至最大角度，此时将上肢逐步缓慢外旋、外展，切不可强行扳旋，当旋至最大角度后，持肘之手施以"寸劲"加大外旋、外展角度，有时可闻及粘连撕裂声，以患者疼痛耐受为度。

（6）束悗疗法：束悗锁骨下动脉。患者取坐位，术者在施束悗前，选百会、风池、风府、天柱，或大椎、肩井、膈俞、肩贞、天宗等穴点揉，以松弛局部筋肉，然后寻找锁骨上窝中点的锁骨下动脉，拇指指腹向内、向下按压锁骨下动脉，其余四指搭于患者肩部，至患者自觉肩及上肢有酸麻胀感，持续时间约30~40秒，然后突然松开手指，反复施术2次。

2.辨证施治

（1）急性疼痛期

治法：行气活血、祛瘀止痛。

内服方：内服4号方；疼痛明显者加乳香、没药；兼有风寒湿痹者加桂枝、威灵仙。

外用药：外用2号方散剂外敷，隔日1换；或外贴丹归肿痛药贴或僧登消肿膏。

（2）粘连僵硬期

治法：舒筋通络，除痹止痛。

内服方：内服7号方或寒湿筋痛胶囊；寒盛者加附子、桂枝，湿邪重者加薏苡仁、苍术、秦艽，亦可加地龙、全蝎以通络止痛。

外用药：外用12号方散剂外敷；可配合上肢熏洗方熏洗治疗，以及上肢熨烫散熨烫患处。

（3）缓解恢复期

治法：祛风散寒、除湿通络。

内服方：内服7号方或羌归蠲痹胶囊。

外用药：外用13号方散剂外敷；夹有风寒湿者，可酌加外用13号方散剂外敷。隔日1换，可配合上肢熏洗方熏洗治疗。

3.其他治疗

（1）针灸治疗：针刺健侧肩痛穴（即中平穴，又称肩周穴）配合运动疗法，取上下、左右取穴之意，针刺以腓浅神经或腓深神经分布区域出现针感为宜，使针感向足面、足趾或外踝关节方向传导，同时嘱患者配合患肩运动，以疏导气血，消炎止痛，舒筋活络。

配穴取肩髃、肩外俞、巨骨、臑俞、曲池等，并可以痛为俞（即阿是穴），针用泻法，得气后辅以电针及TDP治疗以加强针刺刺激，亦可结合艾灸，留针20~30分钟，每日或隔日治疗1次。

（2）西药治疗：急性疼痛期疼痛明显及影响夜间睡眠者可口服洛索洛芬钠、塞来昔布等非甾体抗炎药。局部可予以封闭治疗，以控制炎症及疼痛。

（3）小针刀治疗：有明显筋结或痛点处可以小针刀松解局部粘连，也可于肩袖带肌群行局部肌筋膜松解术。

（4）物理治疗：局部微波、冲击波治疗，蜡疗等方法可以减轻组织水肿，进而起到减轻疼痛的作用。

【功能锻炼】

急性疼痛期及粘连僵硬期功能锻炼以活血散瘀、缓解疼痛及预防粘连为目的，故可适当进行无肩部肌筋拉伸的练习，以免加重损伤，如耸肩、"钟摆"等动作。缓解恢复期功能锻炼则以恢复关节功能为主要目的，可行扶墙压肩、"大圆手"等动作进行康复，以松解关节粘连，恢复关节活动度。

【预防】

注意保暖，避免肩关节劳累和损伤。

第二节　肘部损伤

一、肱桡关节软骨损伤

肱桡关节软骨损伤系指肱骨小头软骨损伤、骨折以及关节剥脱性骨软骨炎。

肘关节是由肱骨远端、尺骨近端、桡骨小头三部分组成的屈戌关节，包括肱尺关节、上尺桡关节及肱桡关节。肱桡关节是球窝关节，有两个轴向运动，与桡骨长轴形成旋转摩动，与肱骨滑车轴一起形成屈伸滑动。屈肘时，桡骨小头向后移动，伸肘时可向前移动，并形成30°~50°的前倾角，10°~15°左右的提携角。在肘关节伸直时，桡骨小头在肱骨干的长轴线上，而尺骨位于其长轴后沿，故前臂旋转或其他垂直方向的暴力活动均可使桡骨小头冲击肱骨小头，使肱骨小头与桡骨小头相应地旋转摩擦而发生损伤。这种损伤早期症状不典型，到症状严重时则可影响训练，故对其发病机制和流行病学应高度重视，及早明确诊断。

【损伤机制】

1.舞蹈以及杂技的托举动作中，托举者双上臂伸直或微屈肘托起舞伴时，桡骨小头与肱骨小头受到垂直方向的冲击应力或前臂反复旋转的摩擦应力，可导致肱骨小头软骨骨折与软骨损伤，尤其对有肘外翻（又称"刀手"）者，肘关节较松弛，肱骨小头与桡骨小头在肘部桡侧本身就处于对合较紧易产生摩擦的状态中，故积累性劳损更易患肱桡关节软骨损伤。又如戏剧训练中小翻推手（图7-1）或蹚子推手（图7-2）动作，该动作中肘微屈负重，前臂处于旋前或旋后位，同时伴随旋转用力支撑，肱骨小头同时受到屈伸、前后移动的滑动、旋转摩擦应力，也容易造成本病。

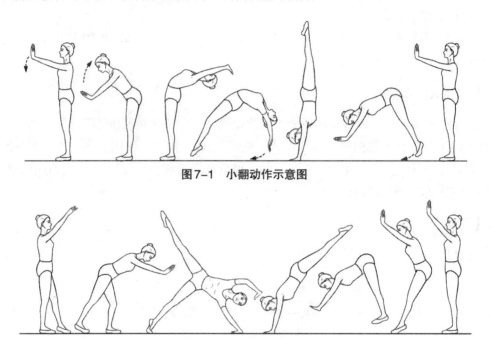

图7-1　小翻动作示意图

图7-2　蹚子动作示意图

2.剥脱性骨软骨炎往往由长期多次肱桡关节的捻挫撞击所致。其典型的病理改变是软骨面上有一个因软骨缺损而形成的骨床，骨床内有脱落的或部分分离的软骨片。组织学上表现为活的软骨及其下的死骨。骨床表面常为纤维结缔组织或软骨组织。但是一次暴力损伤引起的骨软骨骨折，早期若处理不当，晚期的病理变化与典型的剥脱性骨软骨炎相同，故很难从病理改变上区别。

3.受伤的关节软骨可有3种转归

（1）关节软骨仍附于原位，软骨下的坏死区逐渐修复，功能不受影响。

（2）因关节经常受伤或坏死区较大，则关节软骨可能部分脱离而成为一片存活的软骨。

（3）当坏死严重且广泛时，关节软骨可能完全分离而游离于关节内，成为"关节鼠"。

【临床表现】

肘关节外侧肿胀、疼痛，屈伸、旋转功能受限，不敢负重、支撑，支撑有时伴有关节交锁，肱桡关节间隙饱满，有压痛，严重时肘屈伸活动可出现摩擦音，不能完成托举动作。

【诊断】

1.症状 部分患者仅有一次外伤史，但多数患者由劳损所致。肘关节外侧肿胀、疼痛，屈伸、旋转功能受限，不敢负重、支撑，支撑有时伴有关节交锁。

2.体征 被动屈伸肘关节时受限，肱桡关节间隙滑膜、肱骨小头、桡骨头有局限性压痛，可出现摩擦音或触摸到软骨片。屈曲肘关节，被动外展前臂时肘外侧可出现疼痛。

3.辅助检查

（1）X线检查：X线平片典型表现为肱骨小头关节面有缺损，可见脱落的骨片，骨片密度不一。也可表现为肱骨小头的骨小梁结构破坏，呈囊性变或硬化环，有时可见"关节鼠"。

（2）MRI检查：对软骨结构以及骨髓病变有强敏感性，为早期诊断的有效方法。

4.鉴别诊断

肱骨小头骨骺无菌性坏死（Panner病）：发病年龄一般为5~10岁。为骨骺骨化中心缺血性改变，表现为骨化中心的变形、截断变及早期关节间隙变宽。

【治疗】

1.手法治疗

手法要点：手法治疗时新伤以丹归肿痛药酒为介质，以活血祛瘀、消肿止痛，切不可强行生拉硬扳，以免造成骨化性肌炎；陈旧伤以舒筋通络药酒为介质，以行气活血、舒筋通络。

患者取坐位，屈曲伤肘，术者一手握伤肢手腕，以手掌或小鱼际按摩伤痛处，放松局部肌肉。旋转前臂活动的同时，术者以另一手拇指于桡骨小头周围揉拨肌筋。然后术者双手分别把持肘关节桡侧远、近端施聚合法，双手同时向肱骨小头聚拢，可反复施术数次。以上操作手法宜轻而缓慢，由抚摸到按摩，以活血、散瘀、祛痛。在施术过程中，应仔细触诊，如有局部剧痛，应怀疑有软骨破裂或骨折的可能，须进行X线检查，暂不宜手法操作。

2.辨证施治

（1）新伤

治法：行气活血、消肿止痛。

内服方：内服2号方；或内服丹七止痛胶囊。

外用药：外用2号方散剂加续断、蟹壳粉混合后外敷患处，隔日1换。伤处伴灼热疼痛者，可在外用2号方散剂内加生地黄、黄柏、苍术，药材打粉后与蜂蜜调稠外敷；或外贴丹归肿痛药帖、僧登消肿膏。

（2）陈旧伤

治法：舒筋活节、滋血生力。

内服方：内服5号方。

外用药：外用9号方散剂外敷，隔日1换；或外贴舒筋续断药贴、宝根续筋膏。

（3）损伤伴骨折

治法：活血化瘀、接骨续筋。

内服方：内服4号方；或内服丹七止痛胶囊。

外用药：外用2号方散剂加杜仲、续断、土鳖虫、白及（以上均打粉）外敷，隔日1换。

3.其他治疗

物理治疗：局部微波治疗、磁疗可以减轻组织水肿，进而减轻疼痛。急性期后可行肘关节熏洗、烫熨治疗。

【功能锻炼】

在症状明显时，可暂停上肢支撑动作训练，加强上肢肌肉静力练习，疼痛缓解后，可做肘关节屈伸及适当的肘关节旋转、上肢支撑动作训练，注意控制支撑负重的力量，并加强关节肌力练习，增强肘的稳定性。

【预防】

1.应严格控制学生的训练量和强度，减少单位时间内的上肢支撑、扭转次数与时间，如小翻、托举、倒立等。

2.加强肘部与前臂肌力锻炼，增强肘关节的稳定性。

3.加强医务监督，一旦发生肱桡关节疼痛、肿胀应判断发生此损伤的可能性，及时治疗，减少训练量，以利于损伤恢复。

4.把好选才关，肘外翻明显者不宜学习、从事舞蹈专业。

二、肘关节扭挫伤

肘关节扭挫伤是常见的肘关节闭合性损伤，凡使肘部发生超生理范围活动的运动，均可导致肘关节扭挫伤。肘关节由肱尺关节、肱桡关节及上尺桡关节组成，共同处于一个关节囊内，其关节囊前后薄弱。肘关节的屈伸范围为0°~150°，过伸为5°~10°，超外展为10°~15°，伸直位时稳定，微屈位则相对失稳。前臂的旋转功能由上、下尺桡关节完成。环状韧带、肘内侧韧带、肘外侧韧带及伸肌群、屈肌群的肌腱和肌肉包裹附着于肘关节，具有增加稳定性的作用。由于肘关节是活动较多的关节，因此该关节发生损伤的机会较多，若伤后治疗不及时或治疗不当，常可遗留关节强直。

【损伤机制】

由于肘关节的关节囊前后较薄，仅能超外展10°~15°，当托举者上臂伸直支撑舞伴时，如腕关节力量不足，肘关节松弛，甚至有反屈现象，在腕部过伸达70°以上时，肘关节可向掌侧反屈，拉伤肘窝内软组织。也可由于做小翻、蹬子动作时手掌撑地，肘关节处于过度外展、伸直位，常可致肘关节内、外侧韧带拉伤。受伤后可因滑膜、关节囊、韧带等组织的扭挫或撕裂，引起局部充血、水肿，严重者可出现关节内出血、渗出，影响关节功能。若损伤日久，关节不利，肌筋束骨能力下降，瘀阻内生，血肿机化，常可致肘关节挛缩强直。如治疗中粗暴扳压屈转肘关节，甚至可造成骨化性肌炎。

【临床表现】

肘关节处于半屈伸位，肘部弥散性肿胀、疼痛，肘窝饱满。肘关节功能障碍，尤以伸肘困难为著，有时可出现青紫淤斑。若肿胀消失，疼痛减轻，但肘关节的伸屈功能仍不见好转，肘窝及肘后侧有压痛点。

初起时肘部疼痛，活动无力，肿胀常因关节内积液、鹰嘴窝脂肪垫炎，或肱桡关节后滑囊肿胀而加重，伸肘时鹰嘴窝消失。部分肘部扭挫伤患者，有可能会在肘关节半脱位或脱位后自动复位，只有关节明显肿胀，而无半脱位或脱位征，易误认为单纯性扭挫伤。若肿胀已消失，疼痛减轻，但肘关节的伸屈功能不见好转，压痛点仍在肘后内侧，局部皮肤肌肉较硬，可通过X线检查确定是否合并骨化性肌炎。

【诊断】

有明确外伤史，肘部弥散性肿胀、疼痛，伴功能障碍。X线检查未见骨质异常即可确诊。

【治疗】

1.手法治疗

手法要点：损伤急性期手法治疗不宜过重，更不能进行猛烈的被动伸屈，以免加重损伤和症状，防止发生骨化性肌炎。治疗时初期可以丹归肿痛药酒为介质，以行气活血、消肿止痛。中期以舒筋通络药酒为介质，以活血化瘀、舒筋活节。损伤后期以强筋壮骨药酒为介质，以温筋散寒，强筋健骨。

（1）综合手法：患者取坐位，术者一手握定伤肢腕部，另一手以小鱼际在伤肢肘部从上向下按摩，重点推揉、挤压肘窝部，手法由轻到重，以散瘀消肿。还可以指针点揉曲池、尺泽、手三里等穴位。肘关节肿痛明显者，术者以食、中指指腹在肘关节背侧，从上向下顺肘后窝尺骨鹰嘴两侧理筋推拿，以消肿祛痛。对关节活动受限或骨化性肌炎的患者，可用揉筋、拨筋、点穴及聚合等手法松解肌筋，改善关节活动度，切忌粗暴扳拉及牵抖手法。

（2）牵引手法：急性损伤期，可在牵引手法下行肘关节的被动伸屈旋转，但手法宜轻柔、稳健，整复关节的细微错位，达到"骨正筋柔"。

2.辨证施治

（1）损伤初期

治法：活血化瘀、消肿止痛。

内服方：内服2号方；如有瘀血化热，皮肤灼痛者可加茜草、生大黄；或内服丹七止痛胶囊。

外用药：外用2号方散剂外敷；疼痛剧烈者可加外用1号方散剂；有新伤瘀血化热者可加外用3号方；隔日1换；或外贴丹归肿痛药贴、僧登消肿膏。

（2）损伤中期

治法：和营止痛、舒筋通络。

内服方：内服3号方；筋骨酸软乏力者可加狗脊、黄精。

外用药：外用4号方散剂外敷；关节滑膜仍有肿胀者可加外用8号方散剂；隔日1换；配合上肢烫熨散于患处烫熨治疗。

（3）损伤后期

治法：补益气血、通利关节。

内服方：内服9号方；可酌加砂仁、白术、黄精、紫河车以健脾胃、益气血；筋骨酸软乏力者可加狗脊、黄精；关节酸软疼痛、屈伸不利者可酌加羌活、防风、桂枝、木瓜以散寒祛风，燥湿温经。

外用药：外用9号方散剂外敷；肌肉、肌腱僵胀疼痛或关节不利者加外用12号方散剂；骨化性肌炎者加外用5号方散剂；隔日1换；配合上肢熏洗散熏洗患处。

3.其他治疗

（1）针灸治疗：围刺法，首先在病灶中心毫针直刺1~2针，深0.5~1寸，随之在病灶边缘皮区（本病为肘部），针尖呈15°角向病灶中心（最痛点）平刺3~5针，深0.5~1寸，针距相隔1.5~2cm左右，以提高疗效。围刺法较单一毫针针刺作用明显加强，可行气活血，祛邪通络，舒筋止痛。可配合针刺小海穴，该穴为手太阳小肠经合穴，可活血舒筋。

（2）物理治疗：局部微波、磁疗等方法可以减轻组织水肿，进而起到减轻疼痛的作用。中后期可行蜡疗以促进软组织恢复，改善关节活动度。

【功能锻炼】

早期督促患者多做手指伸屈及握拳活动，以利消肿，如握拳增力动作。两周后肿痛减轻，可逐步练习肘关节的伸屈功能，如"云手""大圆手"等动作，使粘连痉挛的组织逐步松解以恢复正常。如作被动伸屈活动，必须是轻柔、不引起明显疼痛的活动，忌做被动粗暴的伸屈活动。

【预防】

1.增进肘、腕关节力量锻炼。年龄较小的学生因肌力不够，不宜强行负重或重复练习肘部易受伤的动作。

2.托起舞伴时，如肘、腕关节力量不够，应即时放下，以免发生损伤。

3.对有肘关节反屈、关节松弛的学生，不建议从事舞蹈专业。

三、肘关节内侧软组织损伤

本病又称肘关节内侧疼痛症候群，是关节囊、尺侧副韧带、屈腕肌、旋前圆肌等软组织损伤的总称。肘部肱骨内上髁是前臂屈腕肌、旋前圆肌和尺侧副韧带共同的起点，而尺侧副韧带纤维又植入关节囊内，肘关节又有超外展10°~15°的携带角，因此肘关节活动时的牵拉应力集中于肘内侧，故容易造成肘内侧软组织损伤。

【损伤机制】

由于肱骨内上髁是前臂屈腕肌、旋前圆肌和尺侧副韧带的共同起点，肘关节有超外展10°~15°的携带角，故内侧副韧带所受张力较大，应力较集中，尤其是有肘关节松弛、携带角过大者，在肘关节频繁负重伸屈活动时容易造成内侧软组织损伤。

在肘关节的活动中，任何使肘关节被动过伸或屈腕肌、旋前圆肌频繁猛烈收缩的动作，均可伤及肘部。如倒立的推顶动作，当肘部在半屈位伸腕屈肘时屈腕肌、旋前圆肌处于猛烈收缩状态，稍有不慎就会使肘部受伤。若急性损伤后未能彻底治愈，或遭反复损伤，或因训练安排不合理，也可转为慢性劳损，导致肌肉、韧带钙化或无菌性炎症。

【临床分期】

1.急性期 本期为发病阶段，为急性炎症期，症状、体征逐渐加重。此期为实证，证属气滞血瘀。

2.慢性期 本期自急性期渐变而来，因急性期损伤未彻底治愈便恢复日常活动，导致伤处不断劳损，加之外邪侵袭而迁延难愈。中医学认为此期证型为风寒湿痹、筋脉挛缩。

【临床表现】

慢性损伤者开始仅觉肘部内侧酸胀不适，后出现轻微疼痛，用力伸腕时疼痛加重，重复损伤后用力时更痛，也可有"软肘"现象。经休息后疼痛可减轻，但伤重者可有持续性钝痛。如有韧带、肌肉、肌腱撕裂者，局部肿胀明显，伴有灼痛、功能受限，在损伤处有压痛点，局部可触及软组织增厚感。

【诊断】

1.症状 多有急性损伤史，伤后肘关节呈弥漫性肿胀，伴疼痛、关节屈伸活动受限，可出现皮下淤斑，可触及软组织增厚产生的波动感。慢性损伤者，多无典型外伤史，开始仅觉肘部内侧酸胀不适，之后出现轻微疼痛，用力伸腕时疼痛加重，重复损伤后用力时肘部疼痛加剧，也可有"软肘"现象。

2.体征

（1）肘内侧尺骨半月切迹处及肱尺关节间隙处有压痛，肘关节外翻试验（Elbow Valgus Stress Test）阳性提示尺侧副韧带损伤。

（2）肱骨内上髁有明显压痛。屈腕抗阻试验或前臂旋前抗阻试验出现肱骨内上髁疼痛，提示肱骨内上髁炎或屈肌附着点损伤。

（3）肘内侧有明显疼痛、肿胀、压痛。肘微屈位疼痛明显，有明显内侧开口感，外翻角度在30°以上，常表示尺侧副韧带断裂。

3.辅助检查

（1）X线检查：急性损伤除软组织肿胀外，无其他异常表现。慢性损伤可有韧带钙化、骨膜反应等，韧带、肌腱完全断裂时，关节间隙明显增宽。

（2）MRI检查：肘关节囊韧带及滑膜增厚，可见肘内侧关节间隙较正常时增大；肘关节尺侧副韧带在PDWI序列正常，低信号部分中断或消失，少数可见有肌肉、肌腱的低信号钙化影，周围软组织肿胀，在T_2WI及PDWI序列均可见软组织内不均匀高信号影。但MRI对是否合并起点处的关节囊撕裂鉴别困难。

（3）超声检查：肘关节尺侧副韧带部分断裂时，超声显示其内部可出现局限性无回声或低回声区，动态扫查时可见尺侧副韧带张力明显减低，完全断裂时超声表现为尺侧副韧带连续中断，断端增粗回缩，局部出现片状无回声区。

【治疗】

1.手法治疗

手法要点：手法治疗时急性期以丹归肿痛药酒为介质，以活血化瘀、消肿止痛。慢性期以舒筋通络药酒为介质，以舒筋通络、祛痛强筋；夹杂风寒湿邪者以温筋除痹药酒为介质，以散寒祛风、除痹止痛。

患者取坐位，术者一手握定伤肢腕部，另一手拇指点揉少海、小海、阴郄、合谷、肩髃透极泉等穴以通经镇痛，再以手按摩伤痛处及肘关节，可边按摩边配合伤肘屈的伸活动，顺肘内侧软组织由上至下进行拿捏、弹拨、聚合手法，以宣通气血，消肿祛痛，激发经气。如遇急性损伤，局部红肿热痛者暂不行手法治疗。

2.辨证施治

（1）急性期

治法：行气活血、消肿止痛。

内服方：内服2号方；如有瘀血化热，皮肤灼痛者可加茜草、生大黄。

外用药：外用2号方散剂外敷；疼痛剧烈者可加外用1号方散剂；有新伤瘀血化热者可加外用3号方；肿痛较重者可加白及、蟹壳粉少许；隔日1换；或外贴丹归肿痛药贴、僧登消肿膏。

（2）慢性期

治法：舒筋通络、滋血生力。

内服方：内服9号方或祛痛强筋丸；肘外翻及关节松弛、乏力者可用内服5号方；可酌加砂仁、白术、黄精、紫河车以健脾胃、益气血；关节酸软疼痛、屈伸不利者可酌加羌活、防风、桂枝、木瓜以散寒祛风，燥湿温经。

外用药：外用4号方散剂外敷；肌肉、肌腱僵胀疼痛或关节不利者加外用12号方散剂；关节肌筋酸胀麻木疼痛者加外用13号方散剂；隔日1换；或外贴舒筋续断药贴、宝根续筋膏；同时配合上肢熏洗散辅助治疗，熏洗时加入适量的温筋除痹药酒，散寒除湿的同时防止湿气侵入；以上肢熨烫散熨烫患处。

3.其他治疗

（1）针灸治疗：取病灶中心（最痛点）以围刺法（方法见"肘关节扭挫伤"）施治，以行气活血，祛邪通络，舒筋止痛。小海穴为手太阳小肠经合穴，可舒筋活血，作为配穴使用。

（2）物理治疗：配合微波、磁疗、冲击波等疗法可以减轻组织水肿，进而起到减轻疼痛的作用。

【功能锻炼】

参见"肘关节扭挫伤"功能锻炼。

【预防】

1.训练前做好准备活动，提高肌肉的兴奋性。训练结束时做好放松活动，以改善血液循环和消除疲劳。

2.如患者肘关节携带角较大，肘关节较松弛，应加强肩、肘、腕部的肌力锻炼。

3.伤肘注意保暖，以免感受风寒而致酸软乏力。

四、肱骨外上髁炎

肱骨外上髁炎又称"网球肘"，是常见的肘部慢性劳损性疾病。除拇长伸肌、外展拇长肌外，所有伸腕、伸指的肌肉均起于肱骨外上髁，屈前臂的肱桡肌也起于肱骨外上髁，加之肘关节桡侧副韧带及桡骨环状韧带与之相连，故发生损伤时，此处容易出现复合损伤。临床上将位于肱骨外上髁、桡骨环状韧带或肱桡关节间隙处的局限性压痛统称为肱骨外上髁炎，或称肘外侧疼痛综合征。

【损伤机制】

1.反复频繁地屈伸腕关节和前臂旋转活动，牵拉应力集中于肱骨外上髁，均可导致肱骨外上髁炎。

2.当伸、屈腕肌急剧收缩，尤其是在前臂旋前的情况下，致使前臂桡侧腕伸肌处于强力收缩状态，导致肌肉起点附着处因受强力牵拉而出现部分撕裂，骨膜下出现出血、血肿，继之渗出、粘连，局部纤维组织机化、钙化，从而导致骨质增生，形成"筋结"。

3.附着于肱骨外上髁的伸腕、伸指肌腱若受反复牵拉刺激可使肱骨外上髁产生无菌性炎症。如该处急性损伤未彻底治愈，又重复牵拉此处肌腱，可转为慢性损伤，导致疼痛难愈。

4.肱骨外上髁位于肘外侧，极易因外来暴力打击致伤。

【临床表现】

患肢肘关节外侧肿痛，肘、腕部持重或活动时疼痛加重，尤以伸腕、前臂旋转时疼痛明显，做握拳、拧毛巾等动作时均疼痛，握力减弱，部分患者可有夜间疼痛。压痛点集中在肱骨外上髁、桡骨小头及肱桡关节间隙处，有时疼痛可放射至上臂、前臂及腕部。病程较长者，肱骨外上髁出现高突、压痛，还可出现肌肉萎缩。

【诊断】

1.症状 患肢肘关节外侧肿痛，肘、腕部持重及活动时疼痛加重，尤以伸腕、前臂旋转时为著，握力减弱。

2.体征 压痛点集中在肱骨外上髁、桡骨小头及肱桡关节间隙处。前臂伸肌牵拉试验、抗阻力腕部背伸试验阳性。病程较长者，肱骨外上髁出现高突、压痛，还可出现肌肉萎缩。

3.辅助检查

（1）X线检查：初期多无明显征象，晚期可见肱骨外上髁骨质密度增加或有钙化影。

（2）超声检查：急性期患者患处回声均匀减低，肌腱内血流信号增多。慢性、病程长者肌腱有不同程度增厚，可见不均匀回声，并见不规则钙化。

【治疗】

1.手法治疗

手法要点：手法治疗时急性期以丹归肿痛药酒为介质，以活血化瘀、祛痛强筋。慢性期以舒筋通络药酒为介质，以舒筋通络、滋血生力；夹杂风寒湿邪者以温筋除痹药酒为介质，以散寒祛风、除痹止痛。

（1）点穴法：患者取坐位，术者一手握定伤肢手腕，一手以指针点揉少海、小海、合谷及阿是穴，以通经镇痛。

（2）综合手法：在肘关节外侧及背侧顺筋施术，从上至下行理筋、揉筋、拨筋、按摩、聚合手法，手法由轻到重，以活血去瘀，开郁行滞、理筋祛痛。

（3）梅花叩击法：对肱骨外上髁局部高突、疼痛放射至上臂及前臂者，则"以痛为腧"，揉摩伤痛处，并以五指聚拢呈梅花状叩击痛点，以激发经气、散瘀祛痛。

2.辨证施治

（1）急性期

治法：活血化瘀、祛痛强筋。

内服方：内服2号方；如有皮肤灼痛者可加茜草、生大黄。

外用药：外用2号方散剂外敷；疼痛剧烈者可加外用1号方；有新伤瘀血化热者可加外用3号方；隔日1换；或外贴丹归肿痛药贴、僧登消肿膏。

（2）慢性期

治法：舒筋通络、滋血生力。

内服方：内服9号方；可酌加砂仁、白术、黄精、紫河车以健脾胃、益气血；关节酸软疼痛、屈伸不利者可酌加羌活、防风、桂枝、木香以散寒祛风，燥湿温经。

外用药：外用4号方散剂外敷；肌肉、肌腱僵胀疼痛或关节不利者加外用12号方散剂；关节肌筋酸胀、麻木、疼痛者加外用13号方散剂；隔日1换；或外贴舒筋续断药贴、宝根续筋膏。同时配合上肢熏洗散辅助治疗，熏洗时加入适量的温筋除痹药酒，散寒除湿的同时防止湿气侵入；以上肢熨烫散熨烫患处。

3.其他治疗

（1）针灸治疗

1）围刺法：于病灶中心（最痛点）以围刺法行气活血，祛邪通络，舒筋止痛。配穴取手三里，可疏通经络、消肿止痛。

2）取曲池、尺泽、手三里、外关、阿是穴等，常规针刺，针刺得气后辅以电针仪及TDP，留针20~30分钟，隔日治疗1次；或用梅花针叩击患处，辅以火罐治疗，3~4天治疗1次。

（2）局部注射：以曲安奈德5~10mg加1%利多卡因2ml，或当归注射液2ml于痛点注射。

（3）小针刀治疗：对于迁延不愈和疼痛严重的患者可采用小针刀进行松解治疗。小针刀治疗需严格无菌操作。患者取伸肘位，局部麻醉，术者左手拇指在桡骨结节处将肱桡肌扳向外侧，小针刀沿肱桡肌内侧缘平行刺入，直达肱桡关节滑囊和骨面，然后向肱骨外上髁方向纵行疏通剥离数刀，拔除针刀后以无菌敷料覆盖伤口。

（4）物理治疗：可配合中频、冲击波、微波治疗，有助于缓解无菌性炎症，以减轻疼痛。

【功能锻炼】

在疼痛缓解的情况下，做托掌、"大圆手"等动作使肘关节屈伸、旋转，以活血通络与滑利关节，练习握拳增力以增加肌力。

【预防】

1.避免伸腕肌急剧收缩，以免牵拉损伤肱骨外上髁骨膜或肘关节外侧副韧带。

2.前臂旋转，扭拧动作，不宜强力操作，以免造成肘关节外侧副韧带与环状韧带的复合伤。

五、肱骨内上髁炎

肱骨内上髁炎，又名肘内侧疼痛综合征，俗称"高尔夫球肘"。是肘关节内侧疼痛的常见原因。

【损伤机制】

肱骨内上髁是前臂屈肌总腱的附着点，肘关节有超外展10°~15°的携带角，故肘关节内侧所受张力较大，应力较集中。由于长期劳损，屈腕肌起点反复受到牵拉刺激，容易引起肱骨内上髁肌腱附着处累积性损伤而产生慢性无菌性炎症。或在做后空翻、踺子接空翻（图7-3）等动作时，手掌着地，由于肌肉的牵拉应力、自身重力、反作用力均集中传导于肘内侧，均可引起前臂屈肌总腱和附着点的损伤，出现充血、血肿，继之导致纤维化。外力直接损伤者，常可合并尺神经炎或肘管综合征。

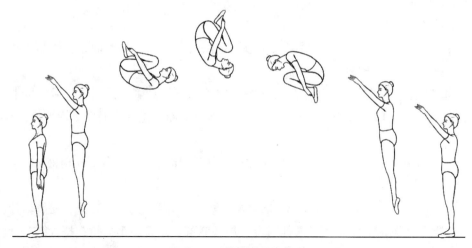

图7-3 后空翻动作示意图

【临床表现】

初起时在训练、劳累后偶感肘内侧疼痛，日久加重，疼痛可向上臂及前臂放射，肘关节活动受限，屈腕无力。直接碰撞损伤者，以疼痛为主要表现，肱骨内上髁可有红肿，前臂旋前受限，屈腕受限。对外伤引起的、合并肘部创伤性尺神经炎者，可出现前臂及手部尺侧疼痛、麻木，无名指及小指的精细动作失灵。

【诊断】

1.**病史** 一般无明显外伤史，起病缓慢。

2.症状与体征 初起时，在劳累后偶感肘内侧疼痛，疼痛可向上臂及前臂放射，肘关节活动受限，屈腕无力。直接碰撞损伤者，主要表现为疼痛，肱骨内上髁可有红肿、前臂旋前、屈腕受限。腕抗阻掌屈试验阳性、前臂抗阻旋前试验阳性、旋臂伸腕试验阳性。

3.辅助检查

（1）X线检查：多无异常，晚期可见肱骨内上髁骨质密度增加或有钙化影。

（2）超声检查：急性期患者显示回声均匀减低，肌腱内血流信号增多。慢性、病程较长者肌腱出现不同程度的增厚、回声不均匀，并见不规则钙化。

【治疗】

1.手法治疗

手法要点：手法治疗时急性期以丹归肿痛药酒为介质，以活血化瘀、祛痛强筋。慢性期以舒筋通络药酒为介质，以舒筋通络、滋血生力。

（1）点穴法：患者取坐位，术者一手握定伤肢手腕，一手以指针点揉少海、小海、合谷及阿是穴，以通经镇痛。

（2）综合手法：在肘关节内侧及背侧施术，从上至下进行按摩、弹拨、理筋等手法，拿捏肘关节内侧软组织，揉拨前臂腕屈肌，手法由轻到重，以活血祛瘀、开郁行滞、理筋祛痛。可行聚合手法改善肘内侧血液循环，缓解炎症。

（3）梅花叩击法：对肱骨内上髁局部高突，疼痛放射至上臂、前臂者，则"以痛为腧"，揉摩伤痛处，并以五指聚拢呈梅花状叩击伤处，以激发经气，散瘀祛痛。

2.辨证施治

（1）急性期

治法：活血化瘀、祛痛强筋。

内服方：内服2号方。

外用药：外用2号方散剂外敷；疼痛剧烈者可加外用1号方散剂；有新伤瘀血化热者可加外用3号方；隔日1换；或外贴丹归肿痛药贴或僧登消肿膏。

（2）慢性期

治法：舒筋通络、滋血生力。

内服方：内服9号方；可酌加砂仁、白术、黄精、紫河车以健脾胃、益气血；关节酸软疼痛、屈伸不利者可酌加羌活、防风、桂枝、木香以散寒祛风，燥湿温经。

外用药：外用4号方散剂外敷；肌肉、肌腱僵胀疼痛或关节不利者加外用12号方散剂；关节肌筋酸胀、麻木、疼痛者外用13号方散剂外敷；隔日1换；或外贴舒筋续断药贴、宝根续筋膏；同时配合上肢熏洗散辅助治疗，熏洗时加入适量的温筋除痹药酒，散寒除湿的同时防止湿气侵入；以上肢熨烫散熨烫患处。

3.其他治疗

（1）针灸治疗

1）围刺法：采取多针围刺法，较单一毫针刺作用明显加强，可行气活血，祛邪通络，舒筋止痛。取小海为配穴，此为手太阳小肠经合穴，可活血舒筋。

2）取曲池、尺泽、手三里、外关、阿是穴，针刺得气后辅以电针及TDP治疗，留针20~30分钟，隔日治疗1次；或用梅花针叩击患处，辅以火罐治疗，3~4天治疗1次。

（2）封闭治疗：若患者病程较久且疼痛明显者可采用此疗法。以1%利多卡因2ml加曲安奈德5~10mg注入痛点，深达筋膜，每周治疗1~2次。注意把握激素类药物使用条件，并在注射时注意避开肱骨内上髁前下方的前斜韧带。

（3）小针刀治疗：对于迁延不愈和疼痛严重的患者可采用小针刀行松解治疗。小针刀治疗需严格无菌操作。局部麻醉，患者取伸肘位，于痛点处进针，刀口线与屈肌纤维走向平行，垂直皮肤进刀，直达骨面，纵行剥离2~3刀，横行推移松解2~3次，若有硬结行切开剥离。操作时须避免损伤尺神经。拔除针刀后以无菌敷料覆盖伤口。

（4）物理疗法：冲击波、微波等治疗有助于缓解无菌性炎症，以减轻疼痛。

【功能锻炼】

参见"肱骨外上髁炎"功能锻炼。

【预防】

1.避免屈腕肌急剧收缩，以免牵拉损伤肱骨内上髁骨膜或肘关节内侧副韧带。

2.前臂做旋转、扭、拧等动作不宜过度用力，以免造成肘关节内侧副韧带与环状韧带的复合伤。

六、肱骨内上髁骨折或骨骺分离骨折

肱骨内上髁为前臂屈肌群和旋前圆肌的附着处，其后方有尺神经通过，青少年由于骨骺尚未愈合，容易发生肱骨内上髁骨骺分离骨折。

【损伤机制】

本病多由间接暴力所致，例如突然滑倒时，肘关节在伸直位前臂旋后，手掌撑地，或屈曲位前臂旋前，手腕背伸撑地，地面反作用力沿手腕、尺骨上传，冲击肱骨内上髁，由于重力以及肘关节提携角，形成了肘关节的外翻应力，从而发生骨折。

由于肱骨内上髁是前臂浅层屈肌的起点，当屈肌急剧收缩牵拉时，骨折后的内上髁骨片可向外下方移位。若尺侧副韧带张力过大，骨折片可翻转移位。

【临床表现】

肘内侧出现疼痛、肿胀、淤斑，肘关节活动受限。前臂旋前、屈腕、屈指无力，压痛明显，可有不同程度的尺神经损伤症状，X线检查可以判断骨折位置。触诊时可触摸到撕脱的内上髁骨片的移动位置。

临床上常根据损伤的严重程度分为4度（图7-4）。

Ⅰ度：线性骨折或仅有轻度移位，因其部分骨膜尚未完全断离。

Ⅱ度：骨折块有分离和旋转移位，但骨折块仍位于肘关节间隙的水平面以上。

Ⅲ度：由于肘关节遭受强大的外翻暴力，使肘关节的内侧关节囊等软组织广泛撕裂，肘关节腔内侧间隙张开，致使撕脱的内上髁被带进其内，并有旋转移位，且被肱骨滑车和尺骨半月切迹关节面紧紧夹住。

Ⅳ度：骨折块有旋转移位并伴有肘关节桡向侧脱位，骨折块的骨折面朝向滑车，并嵌入尺骨鹰嘴和肱骨滑车之间。此类骨折常易被忽略，而被误认为单纯的肘关节脱位，仅采用一般的肘关节脱位复位手法，致使骨折块嵌入尺骨鹰嘴和肱骨滑车之间，转变成Ⅲ度骨折。

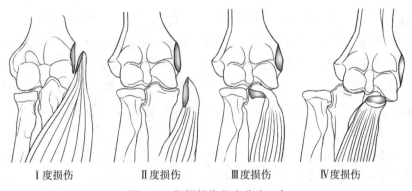

Ⅰ度损伤　　　　Ⅱ度损伤　　　　Ⅲ度损伤　　　　Ⅳ度损伤

图7-4　根据损伤程度分为4度

【诊断】

1.**症状**　有明确外伤史，肘内侧出现疼痛、肿胀、淤斑，肘关节活动受限。前臂旋前、屈腕、屈指无力。

2.**体征**　肘关节内侧压痛，可触及骨擦感。尺神经皮肤支配区域有不同程度的感觉障碍。

3.**辅助检查**　肘关节正、侧位X线片可明确骨折类型和移位方向。但6岁以下的儿童由于肱骨内上髁骨骺尚未出现，只要临床症状和体征符合即可诊断，不必完全依赖X线检查。青少年内上髁骨折无明显移位时，不容易与骨骺线相鉴别，必要时可做健侧对照X线片以明确诊断。肘部正位X线片中，正常肱骨下端的内外两侧形状不对称，内上髁向内突起较多，若肱骨下端的内外两侧呈对称性突起，应考虑内上髁骨折，肱骨下端阴影常可遮盖移位的内上髁骨折块。对移位于肘关节附近的内上髁骨折块，应注意鉴别骨折块是否进入肘关节内，应根据外伤史、临床表现和X线检查作出诊断，必要时可做

CT检查进一步明确诊断。

【治疗】

1.手法治疗适应证 所有患者均可进行手法复位。骨折块无法从关节内弹出、手法复位失败者需行手术治疗。

2.整复要点 骨折后，因前臂屈肌群、肘关节尺侧副韧带牵拉，骨折块被拉向前下方，因此在复位时应放松前臂屈肌群及尺侧副韧带，将肘关节置于屈肘、前臂旋前位并屈腕。若骨折块已嵌入关节内，则必须再次重复损伤机制，伸肘、伸腕、前臂旋后，利用屈肌群张力将骨折块先从关节内牵出，尽量恢复成Ⅱ型骨折，再屈肘、前臂旋前进行推顶复位。Ⅰ型骨折仅需固定即可，无须手法复位。

3.手法治疗

（1）点穴法：手法复位前点揉或毫针针刺患侧极泉、灵道、通里等穴以缓解疼痛。

（2）手法复位：

1）Ⅱ型骨折：患者取坐位，患肢屈肘45°，前臂中立位，术者用拇指、食指固定骨折块，拇指自下向上推挤，使其复位。若骨折块翻转移位大于90°，则应将患肢屈肘90°，前臂旋前，腕及掌指关节处于屈曲位，术者用一手握患肢前臂，另一手置于肘部，先用拇指揉按骨折局部以消肿，然后摸清骨折块，由远向近、由掌侧向背侧推挤，使其复位。

2）Ⅲ型骨折：此型骨折手法整复的关键是解脱嵌夹在关节内的骨折块，将Ⅲ型骨折转为Ⅰ型或Ⅱ型骨折。

①旋后外展推挤法（图7-5）：患者坐位，肘关节伸直，两助手分别握持患肢腕部和上臂，相对拔伸牵引。在牵引下，握腕部的助手逐渐将前臂旋后、外展，术者一手置于肘关节外侧向内推，使患肘外翻，肘关节内侧间隙增宽。术者另一手拇指于肘关节内侧触及骨折块边缘时，令助手极度背伸患肢手指及腕关节，使前臂屈肌群紧张，将关节内的骨折块弹出关节间隙。必要时术者还可用食指和拇指抓住尺侧屈肌肌腹的近侧部向外牵拉，以将骨折块从关节间隙中弹出。骨折块弹出后再按Ⅱ型骨折手法复位。

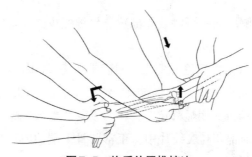

图7-5　旋后外展推挤法

②旋前推挤法：由一助手固定患肢上臂下段，另一助手将患肢前臂极度旋前，术者拇指用力在滑车部由前上方向后下方推按，直至将骨折块推出，再按Ⅱ型骨折处理。

③屈肘前臂极度旋前法：术者立于患侧，一手握持患肢前臂下段，另一手托住患肢肘部，将患肢置于屈肘前臂旋前位，先轻度屈伸患肘，随即极度屈肘、前臂极度旋前，犹如前臂由背向掌、由桡向尺做半弧形扭动，利用前臂极度旋前时尺骨干异常的旋转角度，使尺骨鹰嘴向尺侧倾斜，从而加大肘关节内侧间隙，同时由于鹰嘴半月切迹向尺侧的侧向移动，将骨折块直接推出关节间隙，最后再按Ⅰ度、Ⅱ度骨折处理。

3）Ⅳ型骨折：手法复位时，应首先整复肘关节侧方脱位，常可随着关节脱位的复位，骨折块亦同时得到复位，若少数骨折块尚未复位可再用手法整复。

①内收推挤法：患者平卧，患肢外展，肘关节伸直，前臂旋后位，两助手分别握住患肢上臂和前臂，尽量内收前臂，使肘关节内侧间隙变窄，防止骨折块进入关节腔内。术者一手将肱骨下端自内向外推挤，另一手将尺、桡骨上端自外向内推挤，将骨折块推挤出关节，同时整复肘关节侧方脱位，然后牵引前臂，逐渐屈曲肘关节至90°，再按Ⅰ型或Ⅱ型骨折处理。整复后，及时进行X线检查，若转变成Ⅲ型骨折，则将肘关节重新造成桡侧脱位，再行手法整复。此型复位时一定要做到心手合一，手下感觉清晰，整复细致，尽量避免将此型转化成Ⅲ型骨折，以免给患者造成不必要的痛苦。

②屈肘前臂极度旋前法：同Ⅲ度骨折处理之法。但在整个复位过程中，患肢始终置于屈肘90°、前臂极度旋前位。

4.固定方法　骨折整复满意后，用绷带从内向外包扎数圈后再在骨折处加一瓦形小压垫，再用上臂超肘关节夹板固定于屈肘90°，前臂处于中立位或旋前位。固定一般不超过2周，固定2周后去除超肘关节夹板，以小夹板在肱骨内、外侧髁相对挤压固定，并开始适当小范围进行肘关节的活动。因内上髁骨折块较小，活动度大，若固定不当，容易移位，应加强随诊，及时调整夹板松紧度。

5.药物治疗

（1）损伤初期

治法：活血化瘀、消肿止痛。

内服方：内服2号方或丹七止痛胶囊。

外用药：外用3号方散剂外敷，伤处有灼热疼痛者可用蜂蜜调稠散剂后外敷局部，隔日1换；或外贴丹归肿痛药帖、僧登消肿膏。

（2）损伤中期

治法：接骨续筋、舒筋通络。

内服方：内服4号方。

外用药：外用6号方散剂外敷；关节滑膜仍有肿胀者可加外用8号方散剂；隔日1换；或外贴舒筋续断药贴、宝根续筋膏。

（3）损伤后期

治法：补益气血、通利关节。

内服方：内服9号方。

外用药：如肘关节屈伸功能尚未恢复者可用上肢熏洗方局部熏洗，以通利关节。

6.手术治疗 Ⅱ度骨折手法整复不良或不易夹板固定者，可用钢针经皮撬拨复位法。Ⅲ、Ⅳ度骨折手法整复失败，可考虑切开复位内固定，并做尺神经前置术。陈旧性内上髁骨折无骨性连接者可考虑切开复位，或切除骨折块并将肌腱止点缝合于近侧骨折端处。

7.其他治疗

（1）针灸治疗：因患处常有夹板或石膏外固定，无法直接治疗，可对侧取穴，取健侧肩髃、肩贞、肩前、曲池、手三里等穴，直刺进针，深度为0.5~0.8寸。早期配穴取合谷、血海、三阴交，中晚期配穴取肾俞、悬钟。早期配合使用电针治疗，以活血化瘀止痛，每日治疗1次；后期可用灸法温经通络，隔日1次；中晚期用温针温通经络、祛寒除湿，隔日治疗1次。

（2）皮内针：取手三里、合谷，将皮内针埋入。术后患者可加灸曲池，以增消炎镇痛之功。

（3）穴位注射：取天宗、臂臑、手三里，选用复方当归注射液，每穴常规注射1ml。

（4）物理治疗：早期配合磁疗以促进骨痂生长，晚期去除外固定后，加强肘关节活动，配合中药熏洗和烫熨疗法以舒筋活络、滑利关节。

【功能锻炼】

治疗后1周内只做轻微的手指屈伸活动，1周后逐渐加大手指屈伸活动度，禁止做握拳、腕屈伸及前臂旋转活动。2周后可逐渐做肘关节的屈伸活动。解除固定后，可配合中药熏洗并加强肘关节的屈伸活动。一般需3~6个月才能完全恢复功能，故恢复训练不宜操之过急，禁止强力被动牵拉肘关节，以免再次骨折或拉伤肌肉，妨碍肘关节功能恢复。

【预防】

疲劳状态下，不宜做运动量大或高难度的动作，以免失误造成损伤。加强肘、腕关节的肌力练习。

七、尺骨鹰嘴滑囊炎

尺骨鹰嘴滑囊炎是指肱三头肌肌腱附着于鹰嘴处的两个滑囊，因外伤而引起的以充血、水肿、渗出、囊内积液为特征的外伤性劳损病变。本病常见于矿工、学生，故又称"矿工肘""学生肘"。肘关节尺骨鹰嘴处的两个滑囊不与关节相通，一个在肱三头肌肌腱与鹰嘴突之间，另一个在肱三头肌肌腱与皮肤之间，一般以后者最易受伤致损，故又称肘后滑囊炎。

【损伤机制】

多因肘部遭受直接碰撞、挤压，导致滑囊受伤而出现瘀血、肿胀、渗出等症状，也可由于托举、小翻、倒立等动作使上臂后群肌长期猛烈收缩，而造成腱上装置损伤，出现滑囊充血、渗出、增厚、粘连等无菌性炎症。滑液囊因慢性刺激导致囊壁肥厚，囊腔内呈绒毛样，偶有钙质沉着。

【临床表现】

主要表现为鹰嘴部出现囊腔性肿块，直径在2~4cm。急性创伤性滑囊炎，有明显的肘后外伤史，由于大量血性浆液渗出，可出现局部红肿，皮温升高，伴有压痛，渗液多时可触及波动感，逐渐形成圆形包块，关节活动不利。慢性损伤，起病缓慢，无明显外伤史，主要表现为肘后疼痛进行性加重，鹰嘴部出现囊性肿块，但活动功能正常，晚期因肘后囊壁增厚，触之有肥厚感。

【诊断】

1.症状 肘后鹰嘴部出现囊性肿块，伴疼痛、活动不利。

2.体征 囊肿边界清晰，与皮肤无粘连。急性损伤后可出现局部红肿，皮温升高，伴有压痛，渗液多时可有波动感，逐渐形成圆形包块，关节活动不利。逐渐出现慢性滑囊炎，包块多为圆形或椭圆形，可触及波动感。

3.辅助检查 X线检查可见囊壁钙化影，尺骨鹰嘴结节变尖；超声可显示滑囊改变及关节积液程度。

【治疗】

1.手法治疗

手法要点：手法治疗时急性损伤以丹归肿痛药酒为介质，以行气活血、消肿止痛。慢性劳损以舒筋通络药酒为介质，以舒筋通络、滑利关节。夹杂风寒湿邪者以温筋除痹药酒为介质，以散寒祛风、除痹止痛。

患者取坐位，术者一手握定患肢手腕，另一手手掌在患者肘后从上向下推拿，放松肌肉，点揉天井、清冷渊以通络止痛。然后屈肘，术者用拇指推挤血肿使其破裂，再用食、中二指自上而下沿尺骨鹰嘴两侧理筋。滑囊囊壁无法破裂者可施以突然过伸法，术者一手托住肘关节，一手持腕并屈肘，然后突然过伸肘关节，托肘之手顺势顶住滑囊使之破裂，可来回屈伸2~3次，再行按摩、理筋手法放松局部软组织。

2.辨证施治

（1）急性损伤

治法：活血化瘀、消肿止痛。

内服方：内服2号方；如瘀血化热，局部灼热疼痛者加内服5号方。

外用药：外用2号方散剂外敷；疼痛剧烈者可加外用1号方散剂；有新伤瘀血化热者可加外用3号方；隔日1换；包块处置棉垫加压包扎。

（2）慢性劳损

治法：舒筋通络、滑利关节。

内服方：内服5号方；关节酸软疼痛、屈伸不利者可酌加羌活、防风、桂枝、木瓜以散寒祛风，燥湿温经。

外用药：外用4号方散剂外敷；肌肉、肌腱僵胀疼痛或关节不利者加外用12号方散剂；关节肌筋酸胀、麻木、疼痛者加外用13号方散剂；隔日1换；或外贴舒筋通络药贴、宝根续筋膏；同时配合上肢熏洗散辅助治疗，熏洗时加入适量的舒筋通络药酒；以上肢熨烫散熨烫患处。

3.其他治疗

（1）针刀治疗：滑囊炎肿块经久不消，囊壁肥厚，很难被挤破者，可在无菌条件下，用针刀对准滑囊最突起之处刺入，驱散滑液后加压包扎固定；或用较粗的注射器针头对准滑囊体最突起之处刺入，抽尽滑液，同时可注射泼尼松龙25mg加1%利多卡因2ml，术后加压包扎。

（2）针灸治疗：运用"经脉所过，主治所及"的选穴原则，取曲池、肘髎、小海等穴，使用电针结合艾灸辅助治疗。

（3）物理疗法：急性损伤可用磁疗、微波疗法作用于患处，有助于缓解无菌性炎症，以减轻疼痛。慢性损伤可用冲击波疗法、蜡疗等辅助治疗。

【功能锻炼】

参见"肘关节扭挫伤"功能锻炼。

【预防】

严格控制肘关节活动量，运动前做好准备活动，掌握好动作技术要领，避免损伤。

第三节　腕及手部损伤

腕及手部是人类赖以生存的重要器官，手不仅能做摸、抓、夹、弹等各种动作，还是灵敏的感觉器官和表达器官。腕和手的协同活动能完成各种繁难复杂与灵巧、精细的动作，是艺术形体表演的重要载体，所以对腕及手部的损伤要正确及时地治疗与预防。

一、腕关节扭挫伤

腕部结构复杂，活动频繁，功能灵巧，因而损伤的机会较多。损伤后如治疗不当，后期容易引起腕骨间结构位置关系的改变，即所谓的腕关节不稳，亦称腕关节损伤。腕关节损伤包括腕部的韧带、软骨板、滑膜等软组织的损伤。

桡腕关节又称腕关节，由桡骨下端的腕关节面与尺骨下端的关节盘形成关节窝，手舟骨、月骨、三角骨的近侧面构成关节头，属椭圆关节。尺骨远端由腕三角软骨与腕关节隔开。腕横韧带与腕骨沟共同构成腕管，通过的组织有正中神经，指浅、深屈肌腱，拇长屈肌腱（共9条肌腱）等。腕背侧韧带是由腕背区的深筋膜增厚而成，其深面有12条肌腱通过。

【损伤机制】

桡腕关节的扭挫伤多由外力造成。桡腕关节处于背伸、尺偏位时，受到猛烈的外力作用，使腕关节活动超出正常范围，引起相应的腕部韧带、筋膜等软组织损伤。同样，损伤也可发生在屈腕、桡偏位，腕背着力也可造成腕部韧带、筋膜的损伤。此外还有旋转分力，当手腕处于旋后位，桡骨固定于旋前位，手处于背伸或腕屈姿势，力作用于手掌或手背时，受伤与否取决于力的方向、大小和持续的时间，尤其是手的位置及腕部软组织的力量（与身体发育程度有关）。做舞蹈中的托举、倒立、小翻等动作，若超过腕部的承受应力，即可造成腕关节损伤。

【临床表现】

由于损伤程度和部位的不同，临床表现差异较大。轻者仅表现为关节被牵拉受伤侧的活动痛和压痛，无明显肿胀，活动障碍不明显。重者相应的部位发生肿胀，腕部疼痛无力，局部有压痛，腕关节功能受限，可见皮下淤斑。

【诊断】

1. 症状

（1）腕部损伤相应或相反的部位肿胀、酸痛无力。

（2）患处有压痛，桡腕关节活动受限。

（3）根据病史及临床检查较易诊断，但应警惕腕部的骨折与脱位。

2. 体征

损伤的韧带牵拉试验阳性。肌腱损伤时，肌力抗阻试验阳性。

（1）桡侧筋伤：压痛点在第1腕掌关节桡侧。多见于第1腕掌关节扭挫伤，腕关节桡侧副韧带撕裂伤，拇长展肌、拇短伸肌腱扭伤，桡侧腕屈肌腱撕裂伤。

（2）尺侧筋伤：压痛点在第5掌骨基底部与尺骨茎突之间。多见于第5掌骨与腕骨间韧带扭伤、腕尺侧副韧带损伤、豆掌韧带损伤、下桡尺关节掌侧韧带损伤、尺侧腕屈肌腱损伤。

（3）腕部背侧筋伤：压痛点在腕背侧正中，多见于桡腕背侧韧带或伸指肌腱损伤。

（4）腕部掌侧筋伤：压痛点在腕掌侧正中，多见于腕部深、浅屈指肌腱损伤。

3. 辅助检查

X线检查：桡腕关节正位、侧位、斜位X线片一般无异常发现。如疑合并骨折，可在伤后2周复查。对于诊断困难者可行腕部MRI检查，对于软组织损伤可明确诊断。

【治疗】

1.手法治疗

手法要点：腕关节部位的韧带、肌腱多而重叠，伤后根据压痛点的部位、所伤的韧带和肌腱施以手法治疗。用拔伸、运摇、揉拨、牵抖、提弹及聚合等手法。手法治疗时新伤以丹归肿痛药酒为介质，以活血化瘀、祛痛强筋。陈旧伤以舒筋通络药酒为介质，以舒筋通络、滋血生力。

患者取坐位，术者指针点揉合谷穴、健侧昆仑穴以解痉止痛。由上至下以理筋、揉筋法放松伤侧前臂肌群及腕周软组织，并握患手摇摆腕部5~6次，术者将伤腕拔伸的同时屈伸、弹抖伤腕。操作时术者应注意稳定腕关节，以免加重损伤。然后术者双手分握手背及前臂远端，以腕关节为中心施聚合手法以加快患处血液循环，促进愈合。最后以拇、食指提弹各手指，顺理肌筋，使筋急、筋挛得以松解。

2.辨证施治

（1）急性损伤

治法：活血化瘀、祛痛强筋。

内服方：内服2号方；或内服丹七止痛胶囊。

外用药：外用2号方散剂外敷；疼痛剧烈者可加外用1号方散剂；有新伤瘀血化热者可加外用3号方；肿痛较重者可加白及、蟹壳粉少许；隔日1换；或外贴丹归肿痛药贴、僧登消肿膏。

（2）陈旧伤

治法：舒筋通络、滋血生力。

内服方：关节松弛或乏力者可内服5号方。

外用药：外用12号方散剂外敷；关节肌筋酸胀、麻木、疼痛者加外用13号方散剂；隔日1换；或外贴舒筋续断药贴、宝根续筋膏；同时也可以配合上肢熨烫散和上肢熏洗散治疗。

3.固定

损伤严重或腕部韧带、软骨盘等反复损伤者需用腕套将腕固定于功能位，2周后去除固定改用弹力绷带或护腕。如有腕部骨折及脱位等，应按骨折、脱位处理。

4.其他疗法

（1）针灸治疗：多采用电针治疗。以阿是穴加大陵、合谷为主穴，辨证配穴。以泻法为主，隔日治疗1次，时间20分钟。

（2）物理治疗：超声波、微波、冲击波等疗法可根据患者情况选择性每日予以单项或多项治疗。

【功能锻炼】

待疼痛减轻后练习手指屈伸，疼痛消失后练习腕屈伸及前臂旋转活动，如握拳增力、滚拳、运腕等动作。以不加重腕部疼痛为度。

【预防】

加强腕部肌力练习，青少年学生不宜从事负重过多的腕部训练。翻、撑、倒立时，注意避免失误造成的损伤，训练前需做好准备活动。

二、腕三角软骨损伤

是指桡腕关节的纤维软骨组织因受直接暴力或间接暴力而引起的损伤。腕三角软骨位于尺骨茎突与桡骨的尺切迹下端之间，因略呈三角形而得名。其中央比周围薄，上下面呈凹形。软骨盘的中央厚约3~5mm，呈盘状，容易破裂。其较厚的尖端借纤维组织附着于尺骨茎突的桡侧及其基底的凹陷部位，一部分与腕尺侧副韧带相连。其较薄的底附着于桡骨的尺切迹边缘，与桡骨远端关节面相移行，形成桡腕关节尺侧的一部分，其掌侧及背侧与桡腕关节的滑膜相连。

软骨盘的上方与下方均有滑膜囊以缓冲挤压外力，并具有限制前臂过度回旋的功能。软骨盘是腕关节尺侧的"缓冲垫"，是桡尺远端关节的主要稳定装置，正常时软骨盘在任何旋转角度均处于紧张状态。一般在前臂旋后位时，软骨盘掌侧部分紧张度增大，而在旋前位时背侧部分紧张度增大。

【损伤机制】

桡腕关节在工作时多呈旋前位，桡腕关节尺偏和背伸时，三角骨的近侧面紧压关节软骨盘的腕侧关节面，并在一定程度上限制其活动。同时在软骨盘的尺侧因随同桡骨旋转，需要在尺骨头上滑动，如此在同一软骨盘的上、下面出现了"动与不动"的矛盾。当前臂旋前，桡腕关节尺偏、背伸，此时经受旋转暴力、牵张暴力，可发生软骨盘撕裂。

在舞蹈的托举动作中，由于托举后重心向后，使手腕过度背伸，"翻腕坐肘"，或被托举的舞伴身体摆动，双腕或一侧手腕被舞伴体重向后下压，骤然加大被动"翻腕"动作，可造成托举者腕关节受到过度的背伸暴力及舞伴摆动所致的旋转挤压暴力，导致软骨盘于尺骨、三角骨及月骨之间受到挤压而发生破裂或撕脱。

手腕在托举时，手位不正确，不是托举而是"抓举"，则极易造成腕桡侧韧带拉伤，尺侧骨间隙挤压伤。另外，因跌倒所致的桡骨远端骨折及腕部的其他损伤，也常伴有腕三角软骨盘损伤。

【临床表现】

初期肿胀、疼痛局限于桡腕关节的尺侧，桡腕关节活动受限，手腕持重无力，手腕做过度屈伸旋转动作时引起疼痛。后期尺骨头出现局部肿胀和压痛，酸楚乏力。将桡腕关节尺偏并做纵向挤压时，可引起局部疼痛。做桡腕关节被动旋转活动时，尺骨头向背侧移位，桡尺远侧关节有异常活动，并发出弹响声。

【诊断】

1.症状 初期患处肿胀、疼痛，局限于桡腕关节尺侧，桡腕关节功能受限，手腕做屈伸旋转动作时引起疼痛。后期尺骨头出现肿胀和压痛，酸楚乏力。

2.体征 做桡腕关节被动旋转活动时，尺骨头向背侧移位，桡尺远侧关节有异常活动并发出弹响声。

3.辅助检查

（1）X线检查：桡腕关节X线片可见桡尺远侧关节间隙增宽，尺骨头向背外侧移位。

（2）超声检查：三角软骨盘呈异常低回声、变薄或缺失。

（3）MRI检查：对于三角软骨盘桡侧缘和中央区的损伤有较高的诊断准确率。

【治疗】

1.手法治疗

手法要点：伴有关节错缝的患者在手法治疗时避免使用牵抖及提弹手法，以免加重损伤。手法治疗时急性损伤以丹归肿痛药酒为介质，以行气活血、消肿止痛。慢性劳损以舒筋通络药酒为介质，以续筋接骨、舒筋活节。

患者取坐位，术者一手托住患者肘关节，另一手对掌由上至下拿捏前臂肌肉，其中以旋前、旋后肌群为主。并对所触肌束行拨筋手法，施力需深透。点压合谷、内关、大陵等穴以通络止痛。后以理筋手法于前臂掌侧理顺肌筋。然后术者双手分别把持前臂下端和手掌背侧施以聚合手法，双手向腕关节聚拢数次，最后以运摇手法环转腕关节数次。

急性损伤时多伴有下尺桡关节的损伤和错缝，此时应尽早使之复位。具体方法为患者伤肢屈肘，掌心向下，在稳定牵引下背伸腕关节，同时双手拇指缓缓用力向掌侧按压尺骨头复位，再将两手分别置于伤腕尺桡两侧合抱腕关节，用力合挤桡骨茎突和尺骨小头，使两骨合拢。然后在手法固定下缓缓运摇、旋转伤腕。复位后再以拇指从上向下理顺肌筋数遍。

2.辨证施治

（1）急性期

治法：活血化瘀、消肿止痛。

内服方：内服2号方，或内服丹七止痛胶囊。

外用药：外用2号方散剂外敷；疼痛剧烈者可加外用1号方散剂；新伤瘀血化热者可加外用3号方；肿痛较重者可加白及、蟹壳粉少许；隔日1换；或外贴丹归肿痛贴、僧登消肿膏。

（2）慢性期

治法：接骨续筋、舒筋通络。

内服方：关节松弛或乏力者可内服5号方，还可酌加肉苁蓉、远志以固肾强筋；关节酸软疼痛、屈伸不利者可酌加羌活、防风、桂枝、木瓜以散寒祛风，燥湿温经；酸胀、冷痛者口服寒湿筋痛胶囊。

外用药：外用12号方散剂外敷；肌肉、肌腱僵胀疼痛或关节不利者加外用13号方散剂；隔日1换；或外贴舒筋通络药贴、宝根续筋膏；同时配合上肢熏洗散辅助治疗，熏洗时加入适量的舒筋通络药酒，以上肢熨烫散熨烫患处。

3. 固定 用弹力绷带或护腕固定腕关节2~3周。

4. 其他治疗

（1）针灸治疗：多采用电针治疗。以神门、养老穴加阿是穴为主，辨证配穴。以泻法为主，隔日治疗1次，时间20分钟。

（2）物理治疗：冲击波、超短波、微波等疗法及红外线照射（配合丹归肿痛药酒），可根据患者情况每日予以单项或多项选择性治疗。

（3）注射治疗：可选用曲安奈德5~10mg加1%利多卡因2ml于痛点注射，注意避免将药物注入三角软骨盘内。

【功能锻炼】

急性期在不诱发疼痛的基础上做握拳动作，期间避免腕部支撑或旋转动作。恢复期或劳损患者做腕关节屈伸、握拳增力动作。

【预防】

加强腕部肌力练习，青少年学生不宜从事负重过多的腕部训练。翻、撑、倒立时，注意避免失误造成的损伤，训练前需做好准备活动。

三、下尺桡关节损伤

下尺桡关节由桡骨远端尺侧缘和尺骨小头关节面组成。桡骨远端尺侧缘的前后侧各有一条韧带，附于尺骨远端尺侧的前后缘，称下尺桡背侧韧带和下尺桡掌侧韧带。两者较松动，借尺骨小头与桡骨尺侧缘之间的三角纤维软骨盘连接，组成关节囊。下尺桡关节的稳定，主要靠这两条韧带与三角纤维软骨盘维持。

【损伤机制】

为配合舞蹈训练“毯子功”中小翻、踺子、倒立等动作，若腕部背伸位着地过猛，受到旋转、剪式应力，或长期作前臂回旋活动，均可导致下尺桡关节损伤（分离）。

【临床表现】

腕部有局限性肿胀、压痛，前臂旋前或旋后活动受限，且伴有疼痛，偶有弹响，腕关节背伸时下压尺骨小头疼痛加重。下尺桡关节被动活动度增加，指压尺骨小头有浮动感或异响。

【诊断】

1.症状 腕部出现肿胀、疼痛，损伤严重者可见皮下淤斑，腕关节旋转活动受限，可伴见尺骨小头高凸。

2.体征 下尺桡关节被动活动度增加，指压尺骨小头有浮动感或异响。横向挤压下尺桡关节可有空虚感。

3.辅助检查

（1）X线检查：一般无明显异常，个别X线正位片可见尺桡骨远端关节间隙增宽，侧位片示尺骨小头有前或后轻度移位。正位片上若于尺骨茎突基底部发现小骨折，提示三角纤维软骨复合体撕脱伤。

（2）MRI与磁共振血管造影（MRA）结合对评价三角纤维软骨复合体的完整性有重要价值。

【治疗】

1.手法治疗

手法要点：对伴有骨折或关节错缝者在手法治疗时应避免使用牵抖及提弹手法，以免加重损伤。手法治疗时损伤初期以丹归止痛药酒为介质，以活血化瘀、消肿止痛。损伤中后期以舒筋通络药酒为介质，以舒筋通络、通利关节。

患者取坐位，术者一手握住患肢伤手，将患臂平伸，掌心向下；另一手拇、食两指分别捏住桡骨远端掌背侧，视尺骨小头移位情况沿顺时针或逆时针方向环转腕关节，同时用卡挤法将尺骨小头向桡侧和掌侧或背侧挤压靠拢。复位后应无浮动感，患者自觉症状减轻。其余手法同"腕关节扭挫伤"治疗方法。

2.辨证施治

（1）损伤初期

治法：活血化瘀、消肿止痛。

内服方：内服2号方或丹七止痛胶囊。

外用药：外用2号方散剂外敷；疼痛剧烈者可加外用1号方散剂；新伤瘀血化热者可加外用3号方；隔日1换；或外贴丹归肿痛贴、僧登消肿膏。

（2）损伤中期

治法：和营止痛、舒筋通络。

内服方：内服3号方；筋骨酸软乏力者可加狗脊、黄精。

外用药：外用5号方散剂外敷；关节滑膜仍有肿胀者可加外用8号方散剂，隔日1换；或外贴舒筋通络药贴、宝根续筋膏。

（3）损伤后期

治法：补益气血、通利关节。

内服方：内服9号方；筋骨酸软乏力者可加狗脊、黄精；关节酸软疼痛、屈伸不利者可酌加羌活、防风、桂枝、木瓜以散寒祛风，燥湿温经。

外用药：外用13号方散剂外敷；肌肉、肌腱僵胀疼痛或关节不利者加外用12号方散剂；隔日1换；同时配合上肢熏洗散辅助治疗，熏洗时加入适量的舒筋通络药酒，以上肢熨烫散熨烫患处。

3.固定　损伤严重时需将腕部固定于轻度尺偏掌屈位，并在尺骨小头处加一压垫以促使尺骨小头向掌或背侧复位。2周后改用弹力绷带或护腕固定。

4.其他治疗

（1）针灸治疗：多采用电针治疗。以神门、养老穴加阿是穴为主穴，辨证配穴。以泻法为主，隔日治疗1次，时间20分钟。

（2）物理治疗：磁疗、超声波、微波等疗法，可根据患者情况每日予以单项或多项选择性治疗。

【功能锻炼】

参见"腕关节扭挫伤"功能锻炼。

【预防】

加强腕部肌力练习，青少年学生不宜从事负重过多的腕部训练。翻、撑、倒立时，注意避免失误造成的损伤，训练前需做好准备活动。

四、腕管综合征

本病又称腕管狭窄症，是周围神经卡压中最常见的一种。是由于正中神经在腕管中受压而引起的以手指麻木、疼痛、无力为主要表现的综合征。腕管系腕掌侧横韧带与腕骨所构成的骨-韧带隧道。通过腕管的有拇长屈肌腱与4个手指的指浅、深屈肌腱及正中神经。正中神经居于浅层偏桡侧，处于腕骨外韧带、腕骨间韧带与腕横韧带之间，因此在任何使腕管受压或其内容物增多、增大的原因都可导致正中神经受压。

【损伤机制】

在舞蹈训练中，由各种剧烈活动或慢性劳损所造成的腕部软组织损伤、脱位、骨折等，可使腕横韧带肥厚。腕管中组织出血、腱鞘发炎增粗或管内肿瘤等因素也可造成管腔狭窄，较为敏感的正中神经首先受到刺激或压迫而出现本病。在诸多病因中以腱鞘炎致病率最高，其次为类风湿关节炎。桡骨远端骨折与正中神经的卡压密切相关。

各种不同病因所致的腕管综合征，其发病机制基本相同。病变的严重程度与正中神经在腕管内卡压的时间与程度有关。病变初期正中神经水肿、充血，逐渐由于压迫性缺血而造成神经纤维化，神经轴突压缩和髓鞘消失，最后神经组织转变为纤维组织，神经内管消失并被胶原组织代替，成为不可逆改变。

【临床表现】

主要为正中神经受压症状。患者桡侧3个半手指感觉异常，出现蚁行感、麻木、刺痛，夜间加剧，温度增高时加重，活动或甩手后可减轻。冬季患手发冷、发绀，手指活动不便，病程较长者大鱼际肌可萎缩。腕部的不适可向前臂、肘部甚至肩部放射。患者举手取物可使手部麻木加重。症状加重可使手部精细动作受限，如难以织毛衣、拿硬币等。慢性腕管综合征起病缓慢隐匿，根据病因不同，分为病理型腕管综合征与动力型腕管综合征。前者有明确的病因，临床表现较为典型；后者以青年、体力劳动者居多，发病无性别差异，症状多为暂时性，较隐匿，经休息或非手术治疗后可缓解，无明显的夜间痛醒史。桡侧3个半手指麻木疼痛的发生多与重复某种动作或从事某种职业有关。

【诊断】

1.症状与体征 以桡侧3个半手指疼痛、麻木、感觉减退和大鱼际肌萎缩为临床表现，多见于中年妇女，尤其伴有夜间痛醒史者更应高度怀疑此病。屈腕试验（Phalen's Test）阳性，即腕关节极度掌屈，1分钟后自觉正中神经单一支配区麻木加重者为阳性征。可双侧对比，也可在屈腕时，检查者拇指压迫患者腕部正中神经分布部位，1分钟后麻木加重者为阳性。叩击试验阳性，即用手指轻叩腕部掌侧正中，如出现正中神经支配区异常感觉者为阳性征。

2.辅助检查

（1）电生理检查：包括肌电图、运动神经传导速度检查。对于双侧同时出现的腕管综合征，电生理检查还应包括双侧尺神经的对比检查。有报道称约8%的腕管综合征患者肌电图表现为正常。

（2）影像学检查：腕部的X线、MRI检查可明确部分病因，但并非必须检查，且最好同时进行颈椎的影像学检查以排除双侧颈神经卡压。

（3）超声检查：可见正中神经进入腕管处增粗肿胀，其内血流信号增强。正中神经横截面积大于12mm²时可提示腕管综合征。

（4）实验室检查：可有助于明确病理型腕管综合征的病因，如结缔组织疾病、甲状腺疾病、肾脏疾病、糖尿病等。

3.鉴别诊断

（1）颈椎病：神经根型颈椎病的临床表现易与周围神经卡压的症状相混淆，第6~7颈椎神经根受压会出现手部桡侧的麻木、疼痛、感觉减退，但不应出现鱼际肌萎缩，也无夜间痛醒史，但可伴有颈部不适。颈椎的影像学诊断有助于两者鉴别。

（2）旋前圆肌综合征：一般无夜间痛醒史，有前臂近端的疼痛和压痛，有屈指无力、前臂旋前肌力下降等。肌电图检查有助于两者鉴别。

（3）糖尿病的神经损害：糖尿病出现神经损害为手、足部的手套、袜套样感觉减退或异常，主要是神经末梢受损所致，运动方面损害则不明显。

（4）正中神经返支卡压综合征：有鱼际肌萎缩，正中神经返支入肌点处有压痛，局部可有小神经瘤，拇指活动功能受限但感觉功能正常。

【治疗】

1.手法治疗

手法要点：手法治疗时急性期以丹归肿痛药酒为介质，以行气活血、消肿止痛。慢性期以舒筋通络药酒为介质，以活血通络、舒筋除痹。

（1）综合手法：患者取坐位，术者一手握住伤手，使患肢旋后并掌侧在上，另一手用拇、食指指尖按摩、揉拨、理顺手腕掌侧肌筋，同时点揉外关、阳溪、鱼际、合谷、劳宫及阿是穴等，然后将患手在轻度拔伸下，缓缓旋转。轻柔屈伸腕关节数次，术者双手握持患腕，在适当牵引力下做高频抖动，力度以不产生神经刺激症状为度。牵抖数次后依次提弹手指，理顺肌筋。施术者一手于患手五指相扣，背伸展筋数次，背伸角度仍然以不产生神经刺激症状为度。最后以腕关节为中心施以聚合手法。

（2）束悗疗法：于上臂中段寻找肱动脉搏动点，拇指腹将其按压至肱骨上，待患者肘部及前臂皮肤变色、自觉闷热为止，持续约30秒，然后突然松开，反复施术2~3次。

2.辨证施治

（1）急性期

治法：活血化瘀、消肿止痛。

内服方：内服2号方。

外用药：外用2号方散剂外敷；疼痛剧烈者可加外用1号方散剂；隔日1换；或外贴丹归肿痛药贴、僧登消肿膏。

（2）慢性期

治法：活血通络、舒筋除痹。

内服方：内服5号方或寒湿筋痛胶囊；关节酸软疼痛、屈伸不利者可酌情加羌活、防风、桂枝、木香以散寒祛风，燥湿温经。

外用药：外用12号方散剂外敷；肌肉酸胀麻木，局部疼痛或游走性疼痛者加外用13号方散剂；隔日1换；或外贴舒筋续断药贴、宝根续筋膏。可配合上肢熏洗散熏洗腕关节，在临熏洗前可加白酒5~10g于药汤内搅匀，先熏后洗。

3.其他治疗

（1）局部封闭：可用曲安奈德10mg加1%利多卡因2ml于腕管内注射。在腕掌横纹处与环指轴线相交处，或掌长肌的尺侧处进针，向桡侧以45°穿入腕横韧带。局部封闭后24~48小时症状可有加重，尔后减轻。每周治疗1次，4~6次为1个疗程。

（2）针灸治疗：运用近部选穴取外关穴、合谷穴，加电针治疗。外关穴属手少阳三焦经络穴，又是八脉交会穴之一，交阳维脉，故可舒筋通络，化瘀止痛。合谷为手阳明大肠经原穴，可开关节而疏风通痹，行气血，通经络。

（3）物理治疗：冲击波、超短波、微波治疗，可根据患者情况选择性每日予以单项或多项。

【功能锻炼】

参见“腕关节扭挫伤”功能锻炼。

【预防】

加强腕部肌力练习，青少年学生不宜从事负重过多的腕部训练。翻、撑、倒立时，注意避免失误造成的损伤，训练前需做好准备活动。

五、腕腱鞘囊肿

腕腱鞘囊肿多发生于关节或腱鞘附近的组织疏松处，以腕关节背侧多见。此囊肿可为单房性，有时也可为多房性。囊肿的外膜为纤维结缔组织，内膜白而光滑，囊内为白色胶状液体，有时囊肿可与腱鞘和关节相通。

【损伤机制】

多与劳累或外伤有关，如腕背伸动作过多，或在做倒立、小翻及踺子等动作，腕关节长时间处于骤然翻腕负重、极度背伸的情况，腕部肌腱在腱鞘内反复滑动、摩擦、挤压而致气血郁聚不散，逐渐形成内含胶状液体的囊状肿物——腱鞘囊肿。形成腱鞘囊肿的原因有三个：①关节囊或伸肌肌腱滑膜鞘向外突出形成囊性疝状物；②关节囊或腱鞘黏液样变性；③与关节囊或肌腱滑膜鞘无关，仅为结缔组织囊肿样变性。

中医学将本病称为“聚筋”或“筋瘤”，系筋膜外伤，邪气所居，郁滞运化不畅，水液积聚于骨节经络而成。多因患部关节过度活动、反复持重、劳伤经筋，以致气血津液运行不畅，凝滞筋脉。

【临床表现】

腕关节背侧露出半球形的小包块，表面光滑，与皮肤无粘连，小如豆大，皮色不变，按之柔软有波动感，平时多无疼痛，只在腕部背伸或极度背伸与劳累时有酸痛感。

进行倒立或有腕关节负重、背伸动作的训练时，腕部常可受到摩擦、挤压外力，易形成囊肿，未消散前又感受风寒湿邪，由于寒凝气聚，可逐渐形成硬韧的肿块。硬韧的囊肿如再反复受伤及受寒，日久可在腕背侧形成一坚硬肿块，虽推之可移，但坚韧不散，背伸疼痛，手腕遇冷则疼痛增加，酸胀乏力。

【诊断】

1. 症状

（1）多无明显外伤史，发现局部球形肿物，初期多无疼痛，偶尔由于压迫邻近的肌腱与神经而产生疼痛，逐渐增大时可有膨胀感。

（2）局部皮肤紧张，囊肿生长缓慢。

2.体征

（1）可有局部压痛。

（2）可出现握减力减弱、手部疼痛。

（3）触之光滑、质韧，边界清楚，基底固定。

3.辅助检查

（1）X线检查：可见局部球形软组织阴影。

（2）超声检查：可于皮下见包膜完整的液性暗区，内部回声均匀。包膜内无血管影及神经影等。

4.鉴别诊断

（1）脂肪瘤：通常好发于躯干、四肢及腹腔等部位，其中以手部常见。脂肪瘤和周围组织之间边界清楚，其质地较软，生长缓慢，大多数体积较小。其中，纤维成分较多的脂肪瘤又称脂肪纤维瘤，血管丰富的脂肪瘤又称血管脂肪瘤，具体性质的鉴别需手术后行病理检查确定。

（2）神经瘤：临床上通常指发生于神经鞘组织的肿瘤，多数位于四肢、腋窝锁骨、颈部等，属良性肿瘤，生长缓慢，切除后一般无复发。肿物所在处常可造成其神经支配的肢体远侧出现麻木、疼痛、感觉过敏等症状，压迫瘤体（受累神经）时可引起支配区出现麻木疼痛。

【治疗】

1.手法治疗

手法要点：对囊壁较薄者，可做指压法。将手腕尽量掌屈，使囊肿更为高突和固定，术者用拇指压住囊肿顶点，其余四指托住腕掌侧，在极度掌屈的同时加大拇指按压力量挤破囊壁。此时囊肿内黏液破壁而出，散入皮下，囊肿即消失。再用按摩、揉筋手法散肿活血，促进囊液消散与吸收，局部用弹力绷带加压包扎1~2天。在施用手法挤压囊壁前，应先判断囊壁硬度是否适合该法，切不可粗暴强行挤压囊壁，避免造成新的损伤。手法治疗时以舒筋通络药酒为介质，以消瘀散结，舒筋通络。

2.辨证施治

治法：消肿散结。

内服方：病程较短者可用内服1号方，病程较长者若外感风寒之邪，关节酸软疼痛可内服7号方，以通经散寒祛痛。

外用药：

（1）病程较短，囊肿未按压破裂者外用2号方散剂外敷，已按压破裂者以外用2号方加外用8号方及透骨草、商陆等中药（打粉）外敷局部，并可在囊肿处加压垫包扎固定，隔日1换。

（2）病程较长，按压不破者，以外用8号方散剂加海藻、昆布、土鳖虫等中药（打粉）外敷，以软坚散结。

（3）囊肿坚硬，遇冷疼痛者以外用13号方散剂外敷，可加压垫包扎固定。

3.针刺治疗 对囊壁厚、囊内容物张力不大者，可用三棱针点刺治疗。用三棱针刺入肿块，起针后在肿块四周加以挤压，可使囊肿内容物挤入皮下，部分胶状黏液可从针孔中挤出，待无液体可挤出后用消毒敷料加压包扎，以减少复发。

【功能锻炼】

可做手指屈伸与腕关节掌屈、背伸及环转活动，以滑利关节，在不产生疼痛的情况下做腕背伸活动，如滚拳动作，以利于囊肿消散及避免复发。

【预防】

进行需腕关节负重、背伸的运动前要做好准备活动，以免腕背腱鞘被挤压、磨损。囊肿未消散前伤腕宜避风寒，以免寒凝气滞导致囊肿硬韧不散。

六、桡骨茎突腱鞘炎

该病又称桡骨茎突狭窄性腱鞘炎。拇长展肌腱与拇短伸肌腱经桡骨茎突时，形成一尖锐角度，肌腱在桡骨茎突处穿过由韧带覆盖且具有滑膜层的腱鞘。拇长展肌腱常有分裂的肌腱束，因此易造成腱鞘内相对狭窄。

【损伤机制】

由于腱鞘内相对狭窄，加之拇指活动度较多、较大，故容易间接摩擦，造成劳损或引起创伤。因此腱鞘可发生损伤性炎症，导致肌腱、腱鞘发生水肿、肥厚，管腔变窄，肌腱在管内滑动困难而产生相应的症状。

【临床表现】

腕关节桡侧疼痛，持重时乏力且疼痛加重（疼痛也可向手或前臂扩散），拇指软弱无力，腕部在做各种动作如拇指外展、伸屈时疼痛加剧。检查时可见患侧桡骨茎突处有一结节状微小隆起，扪之约如豌豆大小，压痛明显，握拳尺偏试验阳性。

【诊断】

1.症状

（1）起病缓慢，无明确外伤史。腕关节桡骨茎突部肿胀隆起，疼痛，疼痛可向手或前臂传导。

（2）腕关节活动受限。

（3）持物无力，拇指背伸乏力，腕部及拇指活动时疼痛加重。

2.体征

（1）桡骨茎突处有轻微肿胀，局部触痛明显。

（2）可触及局部硬结，拇指外展活动时可触及骨擦感。

（3）握拳尺偏试验阳性。

3.辅助检查

（1）X线检查：一般无明显异常表现。病程较久者桡骨茎突处可见轻微脱钙或腱鞘组织钙化影。

（2）超声检查：可见局部腱鞘增厚、增粗且呈低回声影。

【治疗】

1.手法治疗

手法要点：由于病位表浅，故治疗时不宜手法力度过重，避免过度刺激加重炎症反应。手法治疗时以舒筋通络药酒为介质，以舒筋通络、散寒除痹。

术者一手托住患手，另一手于腕部桡侧痛处及其周围从上向下（肱桡肌至腕部桡侧）行拨筋、揉筋及理筋手法，并由上至下对拇长展肌与拇短伸肌进行揉拨。点按手三里、阳溪、合谷等穴。使前臂做旋转动作，同时术者另一手拇指对向揉拨肌腱数次。再在轻度拔伸下行运摇手法将患手缓缓旋转及伸屈。最后用拇、食二指捏住患手拇指末节，施用提弹法，将患手拇指向远心端突然牵拉提弹，常可有弹响声，通过以上手法理顺肌筋。

2.辨证施治

治法：舒筋通络、散寒除痹。

内服方：内服7号方。

外用药：外用13号散剂外敷，隔日1换；或外贴舒筋续断药贴、宝根续筋膏。

3.其他治疗

（1）针灸治疗：采用围刺法以行气活血，祛邪通络，舒筋止痛。取阳溪为主穴，配合谷、曲池、手三里、列缺、外关等穴，得气后接电针仪加强刺激，留针15分钟，隔日治疗1次。

（2）封闭疗法：可选曲安奈德5~10mg加1%利多卡因2ml于局部注射，以注入腱鞘内为佳。

（3）物理治疗：超声波、冲击波治疗，红外线照射（配合舒筋通络药酒加温筋除痹药酒），可根据患者情况选择性每日予以单项或多项治疗。

（4）针刀疗法：于痛点顺拇长展肌或拇短伸肌肌腱走行进针刀，达骨面后，稍退针刀，纵行切开，疏通分离，再横向推移，松解肌腱数次。应注意避开桡动、静脉及桡神经浅支。

【功能锻炼】

锻炼时主要以腕部拉伸和肌力锻炼为主。可做腕背伸牵拉及握拳增力动作。

【预防】

同"腱鞘囊肿"预防方法。

七、手舟骨骨折

手舟骨是最大的一块腕骨，本病常发生于青壮年，多为间接暴力造成。手舟骨骨折约占腕骨骨折的71.2%。手舟骨位于近侧列腕骨之外侧，近端紧接桡骨远端的关节面，其内侧与月骨借韧带紧密相连，远端与大、小多角骨相邻。在腕部骨折中，手舟骨骨折较多见，但存在一定的漏诊。

手舟骨按其骨折折线的不同解剖部位可分为手舟骨结节部骨折、腰部骨折、近端骨折，其中腰部骨折最为多见，约占手舟骨骨折的70%。由于手舟骨的营养血管从结节部及腰部进入，血流方向由远而近地分布（图7-6）。因此结节部骨折因营养血管未受损伤，故较易愈合，而腰部及近端骨折容易出现迟缓愈合甚至不愈合，极易导致无菌性坏死。按骨折时间可分为新鲜骨折与陈旧性骨折。

由于手舟骨四邻有韧带加固，又无强大张力的肌肉附着，故骨折很少移位，但由于本身血供较差，可能发生骨折不愈合或无菌性坏死。

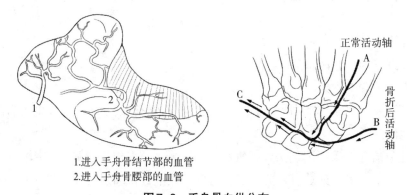

1.进入手舟骨结节部的血管
2.进入手舟骨腰部的血管

图7-6 手舟骨血供分布

【损伤机制】

手腕用力支撑或跌倒时手掌撑地，使腕关节突然向桡侧偏且过度背伸，手舟骨被挤压于桡骨下端（图7-7），使手舟骨被锐利的桡骨关节面背侧缘或茎突缘切断，由于手舟骨大部分为关节软骨覆盖，血供较差，故易发生迟缓愈合、不愈合或无菌坏死。

由于手舟骨骨折极少移位，部位位置较深，常被漏诊、误诊。损伤后常按腕部扭挫伤治疗，做舞蹈托举等动作时疼痛增加，才又继续治疗，故应根据既往史和症状及早进行X线检查以确诊，以免贻误病情与延误治疗，造成手舟骨骨折不愈合或无菌性坏死。

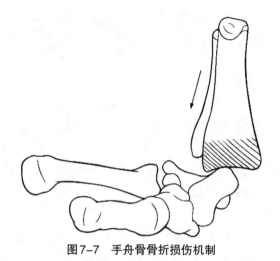

图7-7 手舟骨骨折损伤机制

【临床分型】

按骨折部位分类（图7-8）。

1.**手舟骨结节部骨折** 因有关节囊及韧带附着，多为撕脱性骨折。结节部有滋养血管进入，供血至远侧1/4~1/3的手舟骨，鲜有不愈合者。

2.**手舟骨远侧1/3骨折** 手舟骨远端血液循环较好，多能正常愈合，但时间稍长。

3.**手舟骨腰部骨折** 最常见。滋养血管由腰或其远侧入骨，供血至近侧2/3~3/4的手舟骨。血管入骨，远侧骨折愈合多无问题。若近侧骨折，于骨内逆行至近端的血管必有损坏，手舟骨近端血液循环不良，愈合所需时间较长且有30%的骨折部分不愈合。

4.**手舟骨近侧1/3骨折** 由手舟骨腰部入骨的逆行血管随之断裂，手舟骨近端没有血液供应，常见骨折不愈合或近端缺血坏死。

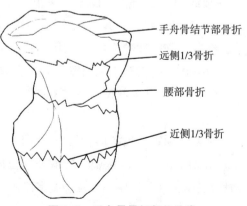

手舟骨结节部骨折

远侧1/3骨折

腰部骨折

近侧1/3骨折

图7-8 手舟骨骨折部位分类

【临床表现】

伤后局部轻度疼痛，手腕桡侧鼻烟窝处肿胀、压痛，腕关节功能明显受限，腕关节乏力，背伸、旋转时疼痛明显。腕关节桡偏、屈曲拇指和食指、叩击掌指关节时可引起疼痛，早期X线检查可无明显骨折征象，1~2周后应复查1次，以便排除隐而不显的骨折征。

【诊断】

1.症状 多有明显外伤史，伤后局部轻度疼痛，腕关节乏力，背伸、旋转时疼痛明显。

2.体征 手腕桡侧鼻烟窝处肿胀、压痛，腕关节功能明显受限。腕关节桡偏、屈曲拇指和食指、叩击掌指关节时可引起疼痛。

3.辅助检查

（1）X线检查：常规拍摄腕关节正、侧位和手舟骨轴位X线平片。对于症状明显而X线片未见明显骨折的患者，可于1~2周后骨折断端部分吸收时复查。

（2）对于X线片无法明确的骨折线，且高度怀疑骨折的患者可进一步行CT检查。

【治疗】

1.手法治疗适应证 新鲜骨折患者首先采用手法整复。

2.整复要点 由于手舟骨骨折属关节内骨折，且因部位不同，易发生缺血而延迟愈合或不愈合，故手法不宜粗暴，更应重视固定，以保持断端的稳定和血供。

3.手法复位 手法复位前点揉或毫针针刺患侧外关、曲池、手三里等穴以缓解疼痛。手舟骨骨折很少移位，一般不需整复。若有移位时，患者取坐位，助手固定前臂，取前臂轻度旋前位，术者一手拇指置于阳溪穴，另一手握住患者手掌，在拔伸牵引下使患者腕关节轻度尺偏，然后以拇指向掌侧、尺侧按压移位的骨折远端，再使腕关节回到轻度桡偏背伸位，即可复位。

4.固定方法 以塑形夹板或高分子石膏托固定腕关节。在鼻烟窝部位放棉球作固定垫，使腕关节伸直而略向桡偏，拇指处于对掌位。固定范围包括前臂下1/3、腕关节、掌指关节及拇指指间关节，新鲜及陈旧性骨折均可采用。亦可用短臂高分子石膏托将腕关节固定于背伸25°~30°、尺偏10°、拇指对掌和前臂中立位。固定时间应根据骨折情况而定，结节部骨折一般约6周可愈合，其余部位骨折需3~6个月，可根据骨折愈合情况适当延长固定时间。

桡斜形骨折应腕背伸、尺偏位固定，尺斜形骨折应腕背伸、桡偏位固定；横形骨折应采用腕中立位固定。手舟骨结节部骨折以腕中立位或桡偏位固定，不可尺偏位固定。因尺偏位固定会使结节部骨折受腕关节桡侧副韧带及桡腕掌侧韧带的牵拉而分离，使骨折不易愈合。

5.**药物治疗**

（1）新鲜骨折

1）损伤初期

治法：活血化瘀、消肿止痛。

内服方：内服2号方或丹七止痛胶囊。

外用药：外用2号方散剂外敷；可加白及、蟹壳粉促进骨折愈合；疼痛剧烈者可加外用1号方散剂；有新伤瘀血化热者可加外用3号方；隔日1换。

2）损伤中期

治法：接骨续筋、舒筋通络。

内服方：内服3号方；筋骨酸软乏力者可加狗脊、黄精。

外用药：外用5号方散剂外敷；可加白及、蟹壳粉促进骨折愈合，关节滑膜仍有肿胀者可加外用8号方散剂，隔日1换。

3）损伤后期

治法：补益气血、通利关节。

内服方：内服9号方及强筋壮骨丸；可酌加砂仁、白术、黄精、紫河车以健脾胃、益气血；筋骨酸软乏力者可加狗脊、黄精。关节酸软疼痛、屈伸不利者可酌情加羌活、防风、桂枝、木瓜以散寒祛风，燥湿温经。

外用药：外用14号方散剂外敷；隔日1换；可配合上肢熏洗方熏洗腕关节，在临熏洗前可加白酒5~10ml于药汤内搅匀，先熏后洗。

（2）陈旧性骨折

治法：活血化瘀、续筋接骨。

内服方：内服5号方或祛痛强筋丸。

外用药：外用9号方散剂和外用7号方散剂各半混合外敷，并酌情加象皮、白及、蟹壳粉、接骨木等中药（打粉）促进骨折愈合；如伤后感寒、伤腕酸软疼痛者可酌情加入外用13号方。

6.**其他治疗**

（1）针灸治疗：按"经脉所过，主治所及"取患侧曲池、手三里，按"左病取右，右病取左"取健侧太渊、鱼际，直刺进针，深度为0.5~0.8寸。早期配以合谷、血海、三阴交等穴，中晚期取肾俞、悬钟、列缺等穴。早期使用电针，以活血化瘀止痛，每日治疗1次，同时可配合灸法，以温经通络；中晚期用温针灸，以温通经络、祛寒除湿，隔日治疗1次。

（2）埋针：太渊、手三里、合谷。患者可配以曲池穴，以增消炎镇痛之效。

（3）穴位注射：将复方当归注射液于内关、外关穴注射，每穴常规注射1ml。

（4）手舟骨骨折若治疗不当易导致手舟骨坏死或愈合不良，可选用冲击波治疗、灸法配合磁疗促进骨痂生长，晚期配合中药熏洗和烫熨疗法等以舒筋活络、滑利关节。

【功能锻炼】

1.骨折早中期　在外固定保护下行握拳练习；行肩、肘关节的屈伸活动，以预防腕关节、肩关节、肘关节的粘连、挛缩。

2.解除外固定后　进一步加强手指抓握锻炼，如握拳增力以及其它手指灵活性锻炼。进行增加腕关节屈伸及前臂旋转功能的锻炼，如"弹指""云手"动作。

【预防】

1.在训练前做好准备活动，使肢体灵活，以减少损伤。

2.注意加强腕部肌力练习。

3.必要时可戴护腕做"托举""倒立"等动作。

4.少儿做托举、倒立等动作时间不宜过长、过猛，更不宜反复、单一重复此类动作。

八、月骨脱位

月骨脱位在腕骨脱位中最为常见，腕骨近侧列由手舟骨、月骨、三角骨构成突起的关节面，月骨居中间，呈半月形，掌侧宽而肥大，背侧狭窄，月骨较易脱位。在月骨与桡骨远端前、后两面有桡月韧带相连，营养血管经过此韧带进入月骨，以维持其正常的血液供应。当月骨脱位导致桡月韧带损伤时，可能会引起月骨缺血性坏死。

【损伤机制】

由于月骨掌侧宽而肥大，背侧狭窄，月骨与桡骨下端之间仅有桡月韧带相连，如跌倒时手掌撑地，腕部极度背伸，或舞蹈的托举动作中，重心后移，翻腕坐肘，使月骨被桡骨下端和头状骨上下挤压向掌侧冲破关节囊而脱位。若月骨向前旋转小于90°，脱于桡骨下端的前部，其凸面朝后，凹面朝前，由于存在掌侧血供，月骨一般不发生缺血性坏死。若月骨向前翻转超过90°，甚至达到270°，出现月骨凹面向后，凸面向前，此时桡月背侧韧带断裂，桡月掌侧韧带扭曲或断裂，月骨血液供应部分受阻甚至中断，可发生月骨缺血性坏死。

【临床表现】

腕掌侧明显肿胀，皮肤皱褶和凹陷消失，关节屈伸受限。腕掌中部隆突，质地较硬且有压痛，若直接压迫使肌腱张力增大，则手指不能伸直，呈腕背伸的被动体位。月骨脱位也可能压迫正中神经而出现正中神经卡压症状，握拳时第3掌骨头明显塌陷。

【诊断】

1.症状　有明确外伤史。腕部掌侧隆起、肿胀、疼痛，压痛明显，活动受限。

2.体征 握拳时第3掌骨头明显塌陷，叩击该掌骨头时腕部疼痛。如压迫正中神经，可出现正中神经卡压症状。因月骨向掌侧突出，压迫屈指肌腱可使手指不能完全伸直。

3.辅助检查 X线正位片可显示脱位的月骨呈三角形（正常月骨应为四边形），且投影与头状骨下端重叠。X线侧位片显示月骨脱向掌侧，半月形凹面也转向掌侧，头状骨的头端已不在月骨凹形关节面上，而位于月骨的背侧。

4.鉴别诊断 临床主要与月骨周围腕骨脱位和经舟骨月骨周围腕骨脱位鉴别。

（1）月骨周围腕骨脱位：临床主要表现为腕部疼痛、肿胀、压痛明显，腕关节向各方向活动障碍，叩击第2~4掌骨头时，腕部发生疼痛。腕部X线正位片显示腕骨向桡侧移位，有时诸骨重叠导致影像不清。侧位片可见月骨与桡骨远端仍保持正常解剖位置关系，头状骨及其他腕骨向背侧或掌侧移位。

（2）经舟骨月骨周围腕骨脱位：主要症状为腕部疼痛，肿胀以桡侧为甚，鼻烟窝压痛明显，腕部功能障碍。X线片显示腕部结构位置关系紊乱，月骨和头状骨的关节间隙增宽，月骨和手舟骨远端与桡骨保持正常位置关系，其他腕骨和手舟骨远端向背、桡侧移位。有时可合并桡、尺骨茎突骨折。

【治疗】

1.手法治疗适应证 适用于新鲜脱位，一般情况下手法复位多可成功。

2.整复要点 手法整复前应先判定有无正中神经卡压及损伤，或在整复中患者诉正中神经支配区域出现神经压迫症状则应停止复位，避免损伤神经。

3.手法复位 患者取坐位，前臂取中立位，一助手固定前臂近端，术者一手牵拉手掌至腕部背伸，做对抗牵引，用另一手四指固定前臂背侧部向掌侧用力，当桡骨下端和头状骨间隙拉开后，同时将腕部由背伸改为掌曲，拇指向背侧方向推挤月骨远端，听到明显弹响声或者触及滑动感，见腕掌侧突起的月骨消失后，即已复位。（图7-9）

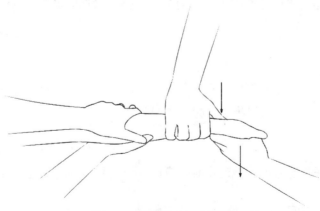

图7-9 月骨脱位手法整复

4.固定 在掌侧月骨脱位处放置一棉压垫，用弧形掌背侧夹板或高分子石膏托板将腕关节固定于掌屈30°~40°位。1周后改为中立位，再固定2周。

5.药物治疗

（1）损伤初期

治法：活血化瘀、消肿止痛。

内服方：内服2号方或丹七止痛胶囊。

外用药：外用2号方散剂外敷；疼痛剧烈者可加外用1号方散剂；有新伤瘀血化热者可加外用3号方；隔日1换。

（2）损伤中期

治法：接骨续筋、舒筋通络。

内服方：内服3号方；筋骨酸软乏力者可加狗脊、黄精。

外用药：外用6号方散剂外敷，隔日1换。

（3）损伤后期

治法：补益气血、强筋健骨。

内服方：内服9号方及祛痛强筋丸。

外用药：外用14号方散剂外敷；肌肉、肌腱僵胀疼痛或关节不利者加外用12号方散剂；隔日1换；可配合上肢熏洗方熏洗腕关节，在临熏洗前可加白酒5~10ml于药汤内搅匀，先熏后洗。

6.其他治疗

（1）针灸治疗：按"经络所过，主治所及"原则取患侧曲池、手三里，按"左病取右，右病取左"理论取健侧太渊、鱼际，直刺进针，深度为0.5~0.8寸。早期取合谷、血海、三阴交为配穴，中晚期取肾俞、悬钟、列缺为配穴。早期辅以电针治疗，以活血化瘀止痛，每日治疗1次，同时可用灸法温经通络，隔日治疗1次；中晚期用温针灸，温通经络、祛寒除湿，隔日治疗1次。

（2）物理治疗：损伤初期可用磁疗消肿化瘀，去除外固定后予以红外线照射、中药熏洗、蜡疗等治疗。

【功能锻炼】

待疼痛减轻后练习手指屈伸活动，疼痛消失后练习腕屈伸及前臂旋转活动，如握拳增力、滚拳等动作。应注意以不加重腕部疼痛为度。

【预防】

在做小翻、托举等极度伸腕动作时，应注意动作要领，以免造成损伤。

九、掌指、指间关节扭伤

掌指、指间关节的扭挫伤较为常见，在舞蹈、戏曲演员中尤易发生。手指借掌指关节与手掌相连。掌指关节间（拇指掌指关节除外）除有关节囊包绕外，还有侧副韧带加强（掌侧副韧带又称掌板）。手指间关节的关节囊构造与掌指关节的相似。

【损伤机制】

掌指关节与指间关节两侧有副韧带加强，限制了以上两组关节的侧向活动，当掌指关节屈曲时侧副韧带紧张，而指间关节的侧副韧带则在手指伸直时紧张，屈曲时松弛。因此，任何使手指发生侧倾或过伸、扭转的外力，如演员接物，小翻动作、手指触地时，均可造成损伤。

【临床表现】

伤后关节剧痛、肿胀，常呈近伸直位，但不能伸直，手指活动受限，局部可有淤斑。指间关节侧副韧带损伤时，可出现一侧疼痛，并有侧向活动受限及倾斜畸形，X线检查可排除骨折、脱位。

【诊断】

1.症状

（1）有明确外伤史。

（2）指间关节剧烈疼痛，并迅速肿胀。

（3）手指活动受限，常于伸直位强直。

（4）并发脱位时，可有明显畸形；半脱位时，常伴有软骨面塌陷，并可轻度偏斜成一定角度。

2.体征

（1）患指指间关节压痛明显。

（2）被动侧向活动时疼痛加重。

（3）指间关节侧副韧带断裂时，指间有侧向异常活动。

3.辅助检查　X线检查有助于排除是否伴有骨折或腹位。超声检查有助于快速了解侧副韧带损伤程度。

【治疗】

1.手法治疗

手法要点：应在排除骨折后行手法治疗。手法应轻柔而和缓。手法治疗时以丹归止痛药酒为介质，以活血化瘀、消肿止痛。陈旧伤以舒筋通络药酒为介质，以舒筋通络、滋血生力。夹杂风寒湿邪者以温筋除痹药酒为介质，以散寒祛风、除痹止痛。

术者拇指点揉合谷穴解痉止痛，后以拇、食指夹持患指尺桡侧和掌背侧，从受伤关节近端向远端理顺肌筋，理筋、揉筋数次。持患指远端柔和地拔伸和屈伸受伤关节，以患者不感到疼痛为度。

2. 辨证施治

（1）急性损伤

治法：消肿止痛、活血祛瘀。

内服方：内服2号方或丹七止痛胶囊。

外用药：外用2号方散剂外敷，隔日1换；如瘀血化热，局部灼热疼痛者，可加外用5号方散剂混合外敷；韧带损伤可于散剂中酌加象皮、白及。

（2）陈旧伤

治法：舒筋通络、滋血生力。

内服方：内服4号方或祛痛强筋丸。

外用药：外用13号方散剂外敷，温热外敷效果更佳；隔日1换。

3. 其他治疗

（1）固定：对于较重的韧带损伤，使用指骨铝条固定患指，将患指屈曲40°~50°，半握拳位固定2~3周。

（2）物理治疗：根据患者情况选择性每日予以超声波、微波、红外线照射（配合丹归肿痛药酒）等治疗，可选择单项或多项。

【功能锻炼】

待进入损伤中后期，患指疼痛及肿胀已明显缓解后，可行主动握拳、弹指、运指活动。

【预防】

同"腕关节损伤"预防。

第八章 头颈部损伤

第一节 脑震荡

脑震荡指头部受到外界暴力的撞击之后，大脑神经细胞和神经纤维受到震荡而引起的中枢神经系统暂时性功能障碍，出现短时间意识丧失、近事遗忘等临床症候群。这是最轻的原发性颅脑损伤，可以单独发生，也可以与其他颅脑损伤并发，如与脑挫裂伤或颅内出血合并存在。如治不及时或治疗不当，可造成脑震荡后遗症。

【损伤机制】

戏剧、舞蹈的跳、转、翻、旋等动作失误，演员头部撞击到地面或其他物体上，使脑部受到震荡，致使气血震激，气机逆乱，升降失常，脑窍壅闭，猝然昏厥，出现意识丧失。

【临床表现】

主要症状为伤后立即出现短暂性昏迷和近事遗忘，但持续时间一般不长，可短至数秒钟、数分钟，一般不超过半小时。在意识清醒后，出现头痛、头昏、恶心、呕吐、近事遗忘（对受伤当时情况及受伤经过不能记忆，但对受伤前的事情能清楚地回忆）等主要症状。另外，尚有耳鸣、心悸、失眠、噩梦、情绪不稳等症状。部分患者还会在一段时间内留有头痛、眩晕、健忘、失眠、周身乏力、情绪不稳、烦躁易怒等后遗症。

【诊断】

1.症状

（1）有明确外伤史。

（2）伤后即刻出现昏迷，一般不超过半小时，意识清醒后神志正常，但存在近事遗忘。

（3）清醒后可有头痛、头晕、目眩、耳鸣、恶心、呕吐等症状。

2.体征 神经系统检查无阳性体征，在意识障碍期间体温、呼吸、脉搏、血压可出现异常，清醒后恢复正常。

3.辅助检查 脑脊液检查和头部CT检查无异常。

4.鉴别诊断

（1）脑挫裂伤：半数脑挫裂伤患者的昏迷时间也在半小时以内，且无神经系统阳性体征，可通过脑脊液检查相鉴别。脑挫裂伤存在血性脑脊液，而脑震荡在排除穿刺损伤出血的情况下脑脊液检查正常。

（2）颅内血肿：颅内血肿可与脑震荡合并存在，但颅内血肿会加重昏迷，或清醒数小时后再度昏迷。颅内小血肿鉴别困难，头部CT检查可进行鉴别。

【治疗】

1.急症救护

（1）应立即将患者平卧于空气流通的安静环境处，取头低足高的位仰卧，使头部处于稍过伸位，以保持呼吸道畅通，并注意保暖。

（2）对昏迷不醒者，可掐人中、合谷、上星、百会等穴，以通关开窍，苏厥醒神。

（3）如昏迷不醒，出现瞳孔散大、不对称，血压下降，频繁呕吐及神经系统阳性体征，脉象缓弱者应立即转送有条件的医院救治。

2.手法治疗

对诊断明确者，急性期亦可采用手法治疗，术者用双手掌或手指先在患者头部从上而下进行梳理、按摩、揉动。将手指微屈并拢，手掌呈空心状，以手腕自然下垂之力叩击头部，有节奏地从上向下、由四周向中间在损伤处轻叩。此手法较轻柔，能起到活血化瘀、醒脑开窍、行气通络、宁志安神的作用，以促进头皮血液循环，改善颅内供血供氧，恢复脑部损伤。在患者清醒后，可根据头部大小，以20cm宽，2~3m长的轻软布料叠3~4层围于头部，即如帽沿状（松紧以既不下塌又可环绕移动为度）从枕部围至前额（或从前额至后枕），布料两头扭拧成一股绳，松紧适度，术者一手握于绳上距头部1/3米处，将其拉直，一手握柳木（或泡桐木）木杖，缓缓轻击该绳，借以轻缓有节奏地震颤，对因伤震动脑海者可起到解痉镇痛、活血通络的作用。使绳环绕头部前后左右行移动震击，更利于整个脑部气血流畅，可通络镇痛，醒脑复苏。此为蒙医学正骨术之"震脑术"，旨在"以震治震"。对有头皮血肿者，可以拇指在血肿顶端向四周轻轻揉推，以推破血肿囊壁，消肿止痛，散瘀生新。对头痛、头晕者，可取太阳、上星、百会、合谷、风池等穴点揉；恶心、呕吐者，可取内关、足三里等穴点揉。

3.辨证施治

（1）昏迷期：损伤后患者昏迷。

治法：开窍通闭、活血醒脑。

内服方：内服1号方去当归、黄芪，加朱砂、麝香，煎汤灌服或以醒脑开窍散吹鼻。

（2）苏醒期：患者已渐复苏，尚有头痛、头昏、胸闷、呕吐等症状。

治法：升清降浊、安神解郁。

内服方：升清降浊散，用法同内服1号方。

（3）恢复期：意识恢复，尚有头昏、健忘、目眩者。

治法：和营通窍、安神宁志。

内服方：内服2号方加天麻、钩藤、菊花、石决明、远志、茯神，用法同内服1号方；或益智健脑丸。

4.后遗症处理 除手法治疗外，应遵医嘱，妥善休息，坚持做好头部保健按摩操。勤梳、多梳头皮，内服益智健脑丸等。可多食用黑芝麻、核桃，以健脑补脑。

【预防】

1.伤后注意休息，不宜过早训练，应积极配合治疗与自我保健。

2.训练前做好准备活动。学习新、难技巧动作时要精力集中，注意动作规范。做好健康教育，增强防范头部外伤的意识，随时检查场地卫生是否合格，以免发生严重损伤。

第二节 颈椎小关节错缝

颈椎小关节因扭转外力而引起关节微小移动，不能自行复位者可出现功能障碍。既中医所指"骨错缝、筋出槽"。清代《医宗金鉴·正骨心法要旨》说："旋台骨，又名玉柱骨，即头后颈骨三节也，一名天柱骨……一曰打伤，头低不起，用端法治之；一曰坠伤，左右歪邪，用整法治之；一曰仆伤，面仰头不能垂，或筋长骨错，或筋聚，或筋强骨随头低，用推、端、续、整四法治之。"描述了第3~5颈椎小关节错缝的病因、症状和治疗方法。

颈椎上承重量较大的头颅，下接活动较少的胸椎，除第1、2颈椎无椎间盘、椎间孔且结构形状特异外，其余颈椎形状结构都相同。其上、下小关节突关节面近似水平位，略呈倾斜状，而且小关节囊及韧带松弛，构成了颈部能前屈、后伸、侧屈、旋转，可做多轴性的活动，且活动范围大，但同时也具有不稳定性。若头部突然屈曲或扭转，容易发生颈椎小关节错缝，其中以颈椎下段为好发部位，常见于舞蹈的甩头、留头动作有误，戏剧、杂技、体操的空翻动作失误，或演员从高处落下，颈部屈曲头顶触地等。

【损伤机制】

在舞蹈旋转类动作中，常需要头颈部留头、甩头相配合，以增加旋转的助力。但由于颈椎的解剖结构特点，使其具有灵活性与不稳定性。因此，用力过猛、失控，使颈部发生超越生理范围的活动，或动作不协调（留头时间不够，甩头过早、速度过快，与身体旋转动作不协调）会造成颈部扭伤或颈椎小关节错缝。或由于训练中准备活动不足或动作失误，颈部突然变换转动方向，都将会造成颈部两侧肌力不均衡，出现一侧颈部肌群准备不足，应激力较差，导致该侧颈椎间隙增大，肌群收缩时可将滑膜推入已经增大的椎间隙中。当颈椎位置复原时，恰好将被推入的滑膜"卡住"，出现颈椎小关节滑膜嵌顿。

【临床表现】

伤后颈部疼痛，活动受限，尤以旋转活动受限明显。扭伤小关节处疼痛较重，如有小关节错缝或滑膜嵌顿，则为剧痛。头向健侧偏斜，有时需用手托住颈部以缓解疼痛。如有神经根受压者，常伴有颈神经根刺激症状，出现肩部、上肢放射痛或麻木无力。有明显外伤史，伤椎局部压痛，常见于第4、5颈椎棘突部，用手指在棘突旁相对触摸检查时，手指感觉伤椎棘突向伤侧偏歪，患侧颈部肌肉痉挛。

【诊断】

1.病史 有颈部过度前屈、过度扭转的外伤史，或长期低头工作。

2.体征 颈部强直或偏歪，项韧带及两侧有压痛点。有时可查及颈部斜方肌及胸锁乳突肌有僵硬痉挛感。患者肩胛角内侧或肩上方有触痛，肩胛冈上缘有时可触及硬韧索状物。可触及颈椎棘突偏歪，偏离棘中线。

3.辅助检查 颈椎X线检查常摄正位、侧位、斜位、开口位片。有时可见颈椎生理弧度消失，伤椎椎体轻微前移、前倾和棘突偏歪，有明显征象者数量较少。

（1）正位

1）棘突：取直尺，将大多数棘突连成一线，偏移中线3mm具有诊断意义。此时棘突移位方向就是复位时头的旋转方向。

2）枢椎棘突呈"山"字形，尖处应在齿突内，若在其外侧则有诊断意义。判断是第1颈椎还是第2颈椎移位，需看大多数椎体的位置。

3）双侧小关节间隙不对称，一侧有一侧无，提示椎体旋转或侧移。

4）寰枢关节错位，可见寰齿间隙不对称，寰齿间隙显示一侧宽一侧窄，寰枢关节的"八"字影不对称，此时椎体向窄侧旋转，棘突向宽侧旋转。

5）同一椎体间隙呈一侧宽一侧窄，提示颈椎侧倾。

（2）侧位

1）椎体双边征：椎体上下缘有两条"边"，提示有椎体旋转移位。

2）小关节突双突征：关节突出现两条"边"，提示椎体有旋转移位。

3）椎体后缘连线在某处中断，不呈连续的弧线，提示椎体有前后移位。X线片上的病理部位与实际患处较吻合。其他一些X线片征象，可能未必是患者目前的致病部位。

4）椎间隙狭窄：提示该处存在椎间盘退变。

5）椎管矢径<11mm，考虑脊髓受压；<8mm可确诊为脊髓型颈椎病。

【治疗】

1.手法治疗

手法要点：颈部血管、神经丰富，结构精细而复杂，附着的大小肌肉有14块之多，故颈部手法操作宜轻柔缓慢。待颈部肌肉松缓、疼痛减轻时，再施旋转、摇晃、端提、牵引之法。然后根据瘀肿疼痛消减情况而重按轻寻，刚柔相济，辨证施术，以减少患者痛苦，而不致因手法粗暴造成新的损伤。部分患者因疼痛呈保护性姿势，拒绝他人触碰且害怕手法治疗，在此类患者颈部肌肉未主动放松的情况下尽量减少使用旋扳类手法，避免加重损伤。手法治疗时，急性期以丹归肿痛药酒为介质，以行气活血、解痉止痛。慢性期以舒筋通络药酒为介质，以舒筋活血、温筋除痹。

（1）点穴法：患者取坐位，术者立于背后，以拇指点揉阿是穴（颈部痛处）、大椎、风池、肩井、缺盆、曲池、手三里、合谷等穴，以解痉止痛。

（2）舒筋法：以两手拇指或示、中、环指指腹沿胸锁乳突肌、斜方肌、上棘肌及其他项后肌群等从上向下按摩、理筋、揉筋、拨筋，结合夹脊振筋手法，调整筋位，松解颈部肌筋，以利于施用整复手法。

（3）巧用"寸劲"：术者以双手拇指从两侧托住患者头颈部，双手四指扣托下颌，拇指在后顶住枕部，以轻缓手法前屈、后伸、左右侧屈及环转颈部，当头已可旋转于最大限度时，头稍后伸，在保持向上端托牵引颈部的同时，双腕巧施"寸劲"，多可听到复位的弹响声。

（4）有滑膜嵌顿者，在施手法（3）时多能随着关节张力及关节间隙的增大，被嵌顿的滑膜大多能随之自动解脱出来，颈部疼痛可立即缓解。嵌顿部位在手法旋屈头部时大多顺势向健侧旋屈，椎间隙加大，更利于松解嵌顿。

2.辨证施治

（1）急性期

治法：活血化瘀、理气定痛。

内服方：内服2号方或丹七止痛胶囊。

外用药：外用2号方散剂外敷，可酌加天麻、钩藤；双侧胸锁乳突肌痉挛疼痛明显者可在颈椎两侧以外用13号方散剂外敷；隔日1换；或外贴丹归肿痛药贴、僧登消肿膏。

（2）慢性期

治法：舒筋通络、温经除痹。

内服方：内服7号方，可酌加骨碎补、续断。

外用药：由于颈椎承重负荷大，活动频繁，容易疲劳，在伤痛减轻后，可配合外用12、13号方散剂；或外贴舒筋续断药贴、宝根续筋膏。

3.其他治疗

（1）针灸治疗：①急性期，电针配合运动疗法，先刺远端穴位后溪、悬钟，持续捻转行针，嘱患者慢慢活动颈项，一般疼痛可立即缓解。再以颈百劳为主穴，配以局部腧穴。风寒袭络者，加风池、合谷；气血瘀滞者，加内关、阿是穴；②慢性期，取风池、颈夹脊穴、阿是穴，得气后在颈部施以灸法。颈肩部可配合火罐、走罐治疗。

（2）物理治疗：以中频治疗施于颈肩部以缓解肌肉痉挛，消除局部炎症。

（3）牵引治疗：仰卧位，颈部垫枕高约5~10cm，上牵引套与床面呈15°角，分别固定于枕部及下颌部，牵引重量为2~2.5kg，每天治疗2次，每次30~40分钟。若牵引期间患者症状加重，应及时停止，休息或调整牵引力线或重量。

【功能锻炼】

在伤痛缓解后，每日早晚用双手搓揉颈部至局部发热。缓慢地做颈部前屈、后伸、左右侧屈等各方位活动及"回头望月"动作。同时有意识地用力做伸颈、缩颈等动作，以静力和动力性练习增强颈部肌力，也可起到增加颈椎关节稳定性的作用。

【预防】

训练和演出前，做好充分准备活动，加强颈部肌群锻炼，严格掌握技术要领，动作配合协调。做旋转类动作要精力集中，以免因旋转时动作顺序有误，用力大小及速度快慢掌握不好而发生损伤。

第三节　颈部软组织损伤

颈部韧带与椎间关节本较松弛，其关节面又近似水平面，又由于颈椎部位活动频繁，活动方向与范围较大，能做前屈、后伸、左右侧屈及左右旋转等多轴性运动。因此，突然扭闪容易发生扭伤。如反复损伤或伤后复感风寒湿邪，可导致肌肉劳损。落枕而致的颈项疼痛，性质与扭伤相近，二者均是颈部软组织损伤。

【损伤机制】

在训练中，如准备活动不足或气温较低，神经肌肉兴奋性尚未提高，不能适应较大的动作幅度和较快的动作频率，在旋转类动作的高速运动中，留头时间不够，甩头时间过早，身体旋转动作不协调时，均可发生颈部软组织损伤，也称为侧向"挥鞭样"损伤。如颈部的侧屈、头部的"转脸"是胸锁乳突肌、斜方肌、颈棘肌等一侧收缩的结果，头部的后仰等也与胸锁乳突肌、斜方肌密切相关，故在颈部猛力旋转，颈部肌群突然收缩时，首先容易损伤这些肌肉。又如长期反复练某一个颈部动作，使相应的颈部肌群长时间处于紧张状态而得不到调节，日久可导致颈部筋肉疲劳，气血循环不畅，舒缩活动失调，出现慢性颈部软组织劳损。夜间睡眠时枕头过高或过低，颈部肌肉或小关节着力不平衡，可使颈部一侧软组织发生急性损伤，出现"落枕"。

【临床表现】

颈部突然感觉疼痛，不敢活动，尤以旋转侧屈受限明显，重者除疼痛肿胀较剧外，还可出现颈部强直，向左或右侧偏。在颈部可触及肿块或条索状硬结，压痛明显。还可伴有发热、畏寒、头痛，脉洪大、舌腻口苦、大便秘结等。急性扭伤者，常有明确的留头、甩头动作不协调或用力过猛的外伤史，劳损则多无明显的外伤史。因患处肌肉痉挛、水肿激惹神经根者，可出现手臂麻木、疼痛、感觉减退或过敏。落枕可有颈部肌肉明显挛缩；复感风寒者可有颈部肌肉酸胀疼痛，头颈部沉重，转动不利等症状。

【诊断】

1.症状　颈部疼痛，活动受限，尤以旋转、侧屈受限明显，重者除疼痛肿胀较剧外，可出现颈部强直，向左或向右侧偏。

2.体征　颈部僵直，有明显触痛点，可触及肿块或条索状硬结。

3.辅助检查

X线检查：多无明显阳性体征，需排除骨折、脱位和其他疾病等。个别病程较长者可见颈椎生理弧度改变。

【治疗】

1.手法治疗

手法要点：颈部血管、神经丰富，结构精细而复杂，故颈部手法宜轻柔缓慢。在颈部肌群松缓，或疼痛减轻时，再施旋转、摇晃、端提、牵引之法。根据瘀肿疼痛消减情况而重按轻寻，刚柔相济，辨证施术，减少患者痛苦。损伤初期手法治疗时以丹归肿痛药酒为介质，以活血化瘀、消肿止痛。损伤后期以舒筋通络药酒为介质，以舒筋通络、温筋除痹。

（1）点穴法：患者取坐位，术者立于背后，以拇指或中指点揉风池、风府、肩井等穴以解痉镇痛、舒筋通络。

（2）舒筋法：以双手于两侧胸锁乳突肌行理筋、拨筋、揉筋手法。再用双手拇指顺颈棘肌行揉筋、拿捏、提弹手法，沿颈椎棘突两旁夹脊振筋，以松解痉挛，调整筋位。

（3）以食指、中指、无名指或手掌的大、小鱼际肌按摩患处，或掌根推、揉、拿捏胸锁乳突肌、斜方肌或其他颈部肌筋。用力先由小到大，节奏由慢到快，再由大到小，节奏由快到慢，直至结束。

手法治疗后，可嘱患者缓慢转动颈部，以观察手法治疗效果。必要时可重复上述手法。损伤初期手法宜轻柔，损伤后期手法可稍重。

2.辨证施治

治法：活血化瘀、消肿止痛。

内服方：内服2号方；有颈肩部麻木酸胀，肢臂游走疼痛者，可配合内服7号方或丹七止痛胶囊。

外用药：

（1）损伤初期以外用2号方散剂加外用5号方散剂外敷；或用丹归肿痛药贴、僧登肿痛膏外贴。

（2）损伤后期以外用12号方散剂外敷，或外贴舒筋续断药贴、宝根续筋药膏。

（3）颈肩部麻木酸胀，肢臂游走痛者，可酌情用外用13号方散剂外敷；有条索状硬结者酌加海藻、昆布等以软坚散结。

3.其他治疗

（1）针灸治疗：急性扭伤患者可使用电针舒经止痛，取阿是穴、天柱、风池、肩井等穴，每天治疗1次，每次20分钟。可于阿是穴、风池等穴埋线治疗。疼痛剧烈者可采用穴位注射，使用当归注射液1ml于痛点注射。对于颈部肌肉痉挛、酸痛者可使用温针灸治疗。

（2）物理治疗：可选用红外线照射、蜡疗、中药塌渍、烫熨等疗法以活血通络。

【功能锻炼】

伤痛缓解后，每日早晚用双手搓揉颈部，以局部发热为度。缓慢地做颈部前屈、后伸、左右侧屈等方位的活动及"回头望月"动作。同时有意识地用力做伸颈、缩颈动作，以静力和动力性练习增强颈部肌力，增加颈椎关节稳定性。

【预防】

1.做好充分准备活动，尤其是气温较低时更要事先活动好肌肉关节。

2.掌握好旋转动作留头、甩头的动作要领，旋转速度要由慢到快。"起法儿"时不能过速、过猛，以免损伤。

3.训练时精力集中，避免动作失误，更不能反复或长时间练习某一动作，易致一侧颈部肌群损伤。

4.睡眠时注意调整枕头至高度合适，以免落枕。

第四节　颈椎病

颈椎病是指因颈椎间盘本身及其周围组织出现退行性变，刺激或压迫邻近血管、神经、脊髓而产生的一系列临床综合征，本病又称颈椎综合征。中医学多称之为"眩晕""项强""颈筋急""颈肩痛"等。本病多见于中老年人，男性发病率略高于女性，近年来发病率有上升的趋势，且发病年龄逐年减小。

颈椎活动范围较大，可做前屈、后伸，左右侧屈、旋转等多轴性活动。颈部韧带与椎间关节较松弛，其关节面近似水平位，因而稳定性相对较差下，故易出现劳损或损伤。随着年龄增大，颈椎间盘及其周围组织易出现退行性病变，可导致颈椎病。舞蹈的甩头、留头等动作容易导致颈部损伤，再由于长期反复练习某一动作或为保持形体姿势，也易造成颈肌劳损而加速颈椎退变。因此，年轻演员中患本病者亦不鲜见，颈椎病是舞蹈演员的常见病之一。

【病因病机】

1.一般认为，随着年龄的增长，颈部发生退行性改变，颈椎骨质增生是导致颈椎病的主要原因。

2.颈部劳损或损伤可影响颈椎的稳定性，导致韧带松弛，加速颈部椎间盘、周围组织的退行性病变，继而出现颈椎病。

3.颈椎损伤可直接或间接导致颈椎骨质增生或退变，出现颈椎病的临床症状如头昏、耳鸣、恶心、呕吐、手不能持物等。

4.颈椎易向后滑移、关节韧带松弛、关节囊内滑膜宽松等特点也是潜在的发病因素。当颈椎关节及其周围组织反复受到牵拉，或随着年龄增长，颈椎间盘发生萎缩，关节间隙变窄，关节囊更加松弛，颈椎易滑脱或因外力发生半脱位，则椎间孔更加狭窄，从而产生血管、神经压迫症状。

5.颈部多露于衣外，演员、学生训练后汗出当风，肌腠空虚，抵抗风寒能力下降，风寒外邪易于乘虚侵袭，引起痹阻经络，出现颈部怕凉、僵硬、疼痛等症状，甚至出现肢臂放射性麻木、酸胀、疼痛，遇阴雨天气症状加重。风寒侵袭，痹阻经络，也是颈椎退变的因素之一。

6.颈部的钩椎关节在两侧将椎间盘与椎间孔互相隔开，可避免纤维环和脊髓突入椎间孔，但关节相应地可以导致椎间孔狭窄，如遇外伤或在颈椎逐步退变中，均可导致椎动脉血液循环受阻或神经受压，出现颈椎综合征。

所以，从艺术形体的角度，颈椎病除颈椎退行性改变这一自然生理原因外，颈椎解剖、生理功能的特殊性，以及外伤、训练不科学、疲劳、风寒侵袭等也是颈椎病的重要病因。颈椎病患者又容易发生其他颈椎及其周围软组织损伤，二者可互为因果。

【临床分型】

根据不同病变受累部位及伴随症状分为：颈型颈椎病、神经根型颈椎病、脊髓型颈椎病、椎动脉型颈椎病、交感神经型颈椎病、混合型颈椎病。

【临床表现】

1.**颈型颈椎病** 颈部酸胀、疼痛不适，颈肩部肌肉僵硬，颈部活动不利，可偶有疼痛放射至上臂。

2.**神经根型颈椎病** 肩臂部疼痛，呈持续性或阵发性，多为针刺样、烧灼样疼痛。可在神经根分部区域出现疼痛和麻木，多呈放射性。皮肤可有感觉过敏或减弱。病程长者可出现上肢肌力下降。

3.**脊髓型颈椎病** 颈部疼痛明显，常表现为一侧或双侧下肢行走不稳，无力或下肢麻木，行走时可有踏棉感。病程长或脊髓压迫严重者可出现上肢症状，主要为一侧或双侧上肢麻木、肌力减退，难以完成手部精细动作。

4.椎动脉型颈椎病 多表现为头痛、头晕，可因颈部旋转症状加重，可伴有耳鸣、视物模糊、恶心等症状。颈部旋转过快时偶有猝倒，随后可自行清醒并立即起身。

5.交感型颈椎病 表现为头痛或偏头痛，可伴有恶心、呕吐、视物模糊、视力下降、听力减退等症状。部分患者还可出现心律失常、血压升高、胃肠不适等症状。

6.混合型颈椎病 具有两型或两型以上颈椎病的临床表现。

【诊断】

1.颈型颈椎病 颈型颈椎病也称局部型颈椎病，是指具有头、肩、颈、臂的疼痛及相应的压痛点，但臂丛神经牵拉试验阴性、旋颈试验阴性。X线检查未出现椎间隙狭窄等明显的退行性改变，但可有颈椎生理曲线改变，椎体间不稳定及轻度骨质增生等变化。

2.神经根型颈椎病

（1）具有较典型的根性激惹症状（麻木、疼痛），且范围与颈部脊神经所支配的区域相一致。

（2）叩顶试验、臂丛神经牵拉试验阳性。

（3）辅助检查：影像学所见与临床表现相符合。X线检查显示上下关节突及椎体增生退变所致椎间孔变小，钩椎关节增生，颈椎椎体旋转及滑脱等，可致神经根受到牵拉、压迫。CT检查显示椎间盘突出，侧隐窝狭窄。

（4）鉴别诊断：排除颈椎外病变如胸廓出口综合征、腕管综合征、肘管综合征、肩周炎等所致的以上肢疼痛为主的疾患。

3.椎动脉型颈椎病

（1）曾有猝倒发作，并伴有颈性眩晕，多伴有明显交感神经症状。

（2）旋颈试验阳性。

（3）辅助检查：X线片显示节段性不稳定或枢椎关节骨质增生。MRI检查对判定脊髓状态以及两侧横突孔有无变异、是否对称、内径有无差异等具有重要意义。椎动脉造影或数字减影椎动脉造影（DSA）有助于进一步诊断。

（4）鉴别诊断：排除眼源性、耳源性眩晕，排除椎动脉I段（进入第6颈椎横突孔以前的椎动脉段）和椎动脉Ⅲ段（出颈椎进入颅内以前的椎动脉段）受压所引起的基底动脉供血不全。

4.交感神经型颈椎病 交感神经兴奋，临床表现为头昏、偏头痛、颈枕部疼痛、心率加快、血压升高、肢体肿胀及发凉等；交感神经抑制者可见头昏眼花、流泪、心动过缓、血压偏低、胃肠蠕动增加等症状。叩顶试验阳性、臂丛神经牵拉试验阴性、旋颈试验阴性。X线片显示颈椎有失稳或退变。椎动脉造影阴性。

5.脊髓型颈椎病

（1）出现颈脊髓损害的表现。以慢性进行性四肢瘫痪为特征，早期单侧或双侧下肢发紧、麻木、疼痛、僵硬、发抖、乏力，步态不稳、有踏棉感；手部肌肉无力、持物易落、精细动作失灵；重则小便潴留或失禁；四肢肌力可增高，腱反射亢进，可出现病理反射（Hoffmann征、Babinski征阳性）。

（2）辅助检查：X线片显示椎体后缘骨质增生、椎管狭窄。影像学检查（CT、MRI）证实存在脊髓压迫。

（3）鉴别诊断：排除肌萎缩侧索硬化症、脊髓肿瘤、脊髓损伤、多发性末梢神经炎等。

6.混合型颈椎病

（1）多见于中老年人。同时具有两型或两型以上颈椎病的症状和体征。

（2）辅助检查：X线检查可见广泛性骨质增生，钩椎关节增生，椎间孔及椎间隙变窄，项韧带钙化等。根据临床表现可行颈部CT、MRI、经颅多普勒超声（TCD）等检查进一步确诊。

【治疗】

1.手法治疗

手法要点：颈椎病多以神经、血管受累而产生症状，因此在治疗时根据不同类型手法操作也有所不同。如脊髓型颈椎病禁施重手法，手法宜轻柔，不宜扳旋及左右摆动头部或颈部；椎动脉型颈椎病禁施重手法旋扳，且应旋扳头部而非颈部；神经根型颈椎病手法治疗时应避免极度的颈部屈伸和患侧侧偏；交感型颈椎病往往不单独出现，多为混合型颈椎病，因此在手法治疗时需根据症状，结合其他型颈椎病的治疗手法。

手法治疗时夹杂风寒湿邪者以温筋除痹药酒为介质，以散寒祛风、除痹止痛。疼痛较重且发病较急者以丹归肿痛药酒为介质，以行气活血、消肿止痛。肝肾不足型及气血亏虚型者以强筋壮骨药酒为介质，以温经散寒，强筋健骨。病程长且反复发病者以舒筋通络药酒为介质，以行气活血、舒筋通络。

（1）颈型颈椎病：患者取坐位，术者以双手四指指腹，由轻到重再到轻，自上而下，沿双侧胸锁乳突肌、斜方肌及颈部周围肌群进行螺旋式按摩。拇指指腹点揉风池、肩井、阿是穴以解痉止痛。双手拇指指腹交叉揉按，沿颈椎棘上、棘间韧带和颈部肌筋进行分筋理筋；以手掌小鱼际推拿、滚揉肩胛提肌、斜方肌、菱形肌、冈上肌等以放松肌筋；再用双手拇指顺颈棘肌进行推揉，沿颈椎棘突两旁行夹脊振筋手法，以松解痉挛，调整筋位。

（2）神经根型颈椎病：颈肩部肌筋放松治疗同颈型颈椎病，配合点揉肩井、天宗、阿是穴以解痉止痛。其后使用旋扳手法调整颈椎小关节不良位置，松解粘连以及释放神经挤压。

1）端提旋扳法：患者取坐位，术者立于身后，双手拇指置于耳后头颈部，余四肢扶于下颌部。嘱患者放松，先屈伸、旋转头颈部数次使患者适应手法，并同时了解颈部活动受限程度。后持续稳定地端提牵引头部，以松解关节及肌肉痉挛。待患者颈部无保护性抵抗力后，在左右旋转头部的同时使头部后伸（上颈段神经根受压使颈部轻度后伸，下颈段则加大后伸角度），当左右旋转到最大角度时，术者双腕施以"寸劲"加大旋转角度。术者应以手腕控制旋转角度，避免以躯干转动去带动患者头颈部旋转。这样可使旋扳颈部时操作更为精准且安全性更高。此时多可听见"咔哒"声，术者操作时不可为追求此声而加大旋转角度或多次重复此手法。

2）卧位旋扳法：患者取卧位，助手立于足端，双手把持足踝固定下肢。术者立于头端，双手托扶患者颈枕部，掌根扶于头侧。缓缓将头颈部抬离床面，并施以向前上的拔伸力，拔伸阻力达到最大后顺势牵抖颈部2~3次，再左右摇摆头颈部2次，后使颈部分别行顺时针和逆时针环转各两圈，此时可感知患者颈部活动度，为后续施术奠定基础。此时术者手位不变，使头颈部左旋并处于后伸位（上颈段神经根受压使颈部轻度后伸，下颈段则加大后伸角度），当左旋转到最大角度时，术者双腕施以"寸劲"加大旋转角度（术者应以手腕控制旋转角度，须避免以躯干转动去带动患者头颈部旋转）。此时多可听见"咔哒"声。后向右旋完成同样手法1次，回正头颈部于中立位，将头颈部再左偏至最大角度后施加"寸劲"，此时同样可听见"咔哒"声，以同法完成右偏1次，最后托于颈后的手指以揉筋法放松颈肩部肌肉。

3）对于神经根型颈椎病伴上肢疼痛、麻木的患者可对患侧上肢行牵抖法和束悗疗法。牵抖法时患者取坐位，术者双手持患侧手腕，将上肢外展后做数次高频小幅度抖动，力量以不导致患者身体偏歪为度。抖动上肢数次后突然加大外展角度并双手持腕部向下施加牵抖力量，以达到疏通上肢经络，开郁行痹之效。束悗疗法为束悗腋动脉、肱动脉。患者取坐位或卧位，施术前选择性点压肩髃、曲池、少海、曲泽、手三里、内关、鱼际、合谷、列缺等穴。以使肘部及前臂肌肉得以放松；然后令患肢外展90°，由锁骨中点到肘窝中点连线稍下部寻找腋、肱动脉，拇指腹将其按压于肱骨上，至肘部及前臂皮肤变色并自觉闷热为止，持续时间大约30秒，然后突然放开，反复2~3次。此法可宣通气血，改善上肢神经症状。

（3）椎动脉型颈椎病：患者取坐位，术者以双手四指指腹，由轻到重再到轻，自上而下，沿双侧胸锁乳突肌进行螺旋式按摩。拇指指腹点揉大椎穴，以活血通络。双手拇指指腹交叉揉按，沿颈椎棘上、棘间韧带和颈部肌筋进行分筋理筋或夹脊振筋；以手掌小鱼际推拿、滚揉肩胛提肌、斜方肌、菱形肌、冈上肌等以放松肌筋。患者改仰卧位，术者立于头端，双手置于枕下及颈后部，手掌托住头部向头顶方向随呼吸缓慢做一张一弛型牵引，手法宜轻。同时维持过伸位做头部左右旋转，幅度以患者无头晕症状为度，旋转速度宜缓慢，以此法缓解颈部血管痉挛，改善缺血症状。

（4）交感神经型颈椎病：患者取坐位，术者以双手四指指腹，由轻到重再到轻，自上而下，沿双侧胸锁乳突肌、斜方肌及颈部周围肌群进行螺旋式按摩。双手拇指指腹交叉揉按，沿颈椎棘上、棘间韧带和颈部肌筋进行分筋理筋或夹脊振筋；以手掌小鱼际推拿、搎揉肩胛提肌、斜方肌、菱形肌、冈上肌等以放松肌筋。以双手拇指点揉双侧风池穴以解痉止痛，后点揉第2、5、7颈椎双侧横突前内侧，其中以第2颈椎（梭状神经节）、第7颈椎（星状神经节）节段为治疗重点，以缓解交感神经节附近肌痉挛和缺血症状。交感神经兴奋者点揉时手法不宜过重，且点揉时间应适当缩短，交感神经抑制者则相反。

施卧位侧扳法，患者取仰卧位，术者立于头端，双手托扶于患者头枕及颈部，掌根扶于头侧。随呼吸缓慢牵拉头颈部数次。其后在过伸位将颈部做左右偏斜动作，了解侧偏最大活动度。到侧偏最大角度时双手手腕施以"寸劲"加大角度，手腕同时控制好摆动幅度，此时多可听见"咔哒"声，术者此时不可为追求此声而加大侧偏角度或多次重复此手法。

（5）脊髓型颈椎病：该型颈椎病要求手法治疗轻缓，禁止使用扳旋类手法，治疗以放松肌筋，改善脊髓压迫为目的。

患者取坐位，术者坐于背侧，以双手四指指腹，由轻到重再到轻，自上而下，沿双侧胸锁乳突肌、斜方肌及颈部周围肌群进行揉筋、理筋。双手拇指指腹交叉揉按，沿颈椎棘上、棘间韧带和颈部肌筋进行分筋理筋。再用双手拇指顺颈棘肌进行推揉，沿颈椎棘突两旁行夹脊振筋手法，以松解痉挛，调整肌筋位置。

患者改仰卧位，术者一手掌托于头枕部，另一手横置于患者下颌部。双手同时随呼吸缓慢拔伸颈部，术者拔伸时患者缓慢吸气，放松回缩颈部时患者呼气。可重复拔伸3~5次。此过程中如出现原症状加重则应停止手法治疗。

2.辨证施治

（1）由于长期低头工作形成劳损，或因职业需要快速或过力旋转头颈而产生的损伤未彻底治愈而转为慢性损伤，积久形成颈椎综合征者，使用内服7号方或寒湿筋痛胶囊，以外用12号方散剂外敷或外用12号、13号方散剂各半混合外敷。或外贴羌独双乌除痹药贴、草附蠲痹膏。如已有上述慢性损伤而又遇外伤诱发，疼痛较重，则可先按新伤处理，缓解后再按旧伤治疗。

（2）随着年龄增长，肝肾不足，或因伤致气血虚损，是颈部退变的内在因素。为了延缓退变，祛痛强筋及增强抗病能力，健脊固肾，可内服祛痛强筋丸或以外用9号方散剂酌加羌活、防风、川芎、白芷（以上打粉）混合外敷，或外贴归芪健骨药贴、六仲养骨膏。

（3）有颈部血管神经受压，甚至颈后小关节紊乱等症状者，可使用内服3号方，去方中独活、牛膝，加姜黄、羌活、桂枝；以外用11号方散剂加羌活、姜黄、桂枝（以上打粉）外敷。

（4）累及脊髓、神经者，可用内服5号方及外用12号方散剂，内外用药均去独活，加羌活、姜黄与三髓（猪、牛、羊脊髓）共用。外用散剂可将三髓焙干研末，白酒浸泡24小时后与外用12号方混合外敷，或外贴归芪健骨药贴、六仲养骨膏。

（5）病后复感风寒湿邪者，可用内服7号方或羌归蠲痹胶囊及外用12号散剂外敷，或外贴草附蠲痹膏、羌独双乌除痹药贴。

3.其他治疗

（1）针灸治疗

1）神经根型颈椎病：取风池、颈夹脊穴，毫针常规针刺，得气后在颈部以内置燃烧艾条的双孔灸盒艾灸，伴有上肢麻木疼痛者，取肩髃、曲池、内关、合谷等穴，疼痛严重者加电针，麻木严重者用温针治疗。

2）脊髓型颈椎病：取风池、颈夹脊穴，毫针常规针刺，得气后在颈部以内置燃烧艾条的双孔灸盒艾灸。出现慢性进行性四肢瘫痪症状者，上肢取肩髃、曲池、内关、合谷，下肢取髀关、伏兔、阳陵泉、足三里、悬钟，加用电针。

3）椎动脉型颈椎病：主穴取风池、百会、第4颈椎以上的颈夹脊穴，得气后于颈部艾灸。后头部晕痛者配以风府、脑户、后顶、玉枕等穴；头顶部晕痛者取百会、四神聪；前额晕痛者配以神庭、阳白、眉冲、曲差、太阳等穴；两侧晕痛者配以头维、悬颅、曲鬓、率谷、天冲、太阳等穴，配穴均用电针连续波治疗20分钟。

4）交感神经型颈椎病：取风池、百会、颈夹脊穴，得气后在颈部艾灸。伴头痛或偏头痛者可配以风池、风府、玉枕、太阳、悬颅、翳风，远端可取后溪、昆仑；伴恶心、呕吐者可配以内关、合谷、足三里；伴眼部症状者可配以睛明、四白、阳白、太阳、头维、头临泣；伴耳鸣、听力下降者可取翳风、听宫、听会、耳门；伴心血管症状者可配以内关、郄门、膻中、心俞、巨阙。

（2）牵引治疗：仰卧位，头颈部套上牵引套，牵引套分别固定于枕部及下颌部，与床面呈15°交角，颈部垫枕高约10cm，牵引重量为2~3kg，每天治疗2次，每次30~40分钟。若牵引期间患者症状加重，应及时停止牵引，调整牵引角度或重量，直至痛感消失。

（3）物理治疗：配合火罐、烫熨、中药熏洗、蜡疗、中频等疗法消炎止痛，缓解肌肉痉挛，松解粘连。

（4）穴位注射：选取阿是穴、风池、风府、天宗等穴以复方当归注射液或维生素B_{12}注射液每穴注射1ml，每周治疗1~2次，3次为1个疗程。注射时应回吸后无血再注射，以免刺入血管引起不良反应。

（5）小针刀治疗：本法适用于颈型及神经根型颈椎病，大多数患者的症状可得到缓解。操作时宜在棘间、棘旁的压痛点、可触及结节及条索处、肌肉痉挛处行棘间韧带和头夹肌松解。亦可在痛点较明显处行棘间、椎板间黄韧带松解。对项背部筋膜、颈项肌肌腱处的痛点也可行松解。由于颈部解剖关系复杂，神经血管丰富且重要，针刀操作时一定要仔细、稳妥、定位准确以免造成不必要的损伤。

【功能锻炼】

颈椎病患者需要适当调整低头及伏案时间。日常须积极地进行颈部功能锻炼，调整颈椎和周围软组织的位置关系，缓解对脊髓及神经根的病理刺激，改善血液循环，松弛痉挛肌肉，增强肌力和颈椎的稳定性，以缓解症状。在颈椎病的急性发作期应以静为主，动为辅；在慢性期以动为主，可做颈部静力抗阻、"左顾右盼""回头望月"、"以头书米"等动作。但椎动脉型颈椎病患者不宜做颈部的旋转运动。

【预防】

1.运动前做好准备活动，预防头颈部快速过力旋转时受伤，损伤后需及时有效治疗，以免转为慢性损伤而影响颈部组织，形成颈椎病。

2.适当培补肝肾，益气活血，强固肌筋，以适应颈部各项活动，预防与延缓颈椎病。

3.工作时避免长时间固定于某一体位（如长时间伏案工作）。

4.颈部损伤后或脑血流图检查有供血不足者应服活血化瘀、通络温经、增强血液循环及扩张血管的药物，以改善供血，缓解病情与预防病情加重。

5.适当做颈部各个方位的活动，如前俯后仰、左右侧屈及环转等活动，增强血液循环与颈部肌筋弹力，调节颈部各环节的应力关系，改善颈部血管神经受压情况，增强颈部肌力与关节的稳定性。保持颈部的正常活动功能，延缓退变过程，以预防和缓解颈椎病。

6.颈部劳损及退变后慎避风寒，以免痹阻经络，加重症状。

7.经常在颈部两侧自我按摩推拿，以自己左手4指从上向下推揉右侧胸锁乳突肌或以右手推揉左侧胸锁乳突肌，并可以左右手拇指、食指拿捏对侧胸锁乳突肌，以活血养筋，增长肌力，预防损伤。

第九章 躯干损伤

第一节 胸大肌损伤

胸大肌位于胸壁前部浅层肌，呈薄片状，起自锁骨内侧、胸骨和上6对肋软骨及腹直肌鞘前层，这3部分肌纤维向外聚合成腱性组织，彼此交叉扭转，止于肱骨大结节嵴。当上臂下垂至中立位时，其腱性组织处于交叉位置；当上臂外展上举时，则上下腱束伸展分开，交叉解脱，这一特殊结构保证了上臂外展及上举时均衡地伸展用力。它的主要功能是使肱骨内收、内旋，同时也参与肩关节的后伸、上举及屈肩等活动。肩关节是活动范围最大、最灵活的关节之一，因此在训练动作中被动或强力活动肩关节时容易拉伤胸大肌。

【损伤机制】

当骤然扩胸或伸臂挡物时，如舞蹈训练的扳肩、压肩及旋转动作，双臂迅速打开、外展，增加旋转助力（如扳、压外力粗暴，以及双臂打开时用力过猛），使肌纤维在拉长状态下收缩不均衡，造成先收缩的部分胸大肌纤维受力过大而撕裂。在疲劳状态下训练或准备活动不充分时，肌纤维应激力较差也可引起胸大肌的突然剧烈收缩而遭致拉伤。另外，胸部被人或物体撞击也可引起胸大肌挫伤。

【临床表现】

伤后在肩、胸部有明显的疼痛（胸部可能无固定痛点），影响肩关节活动，咳嗽、深吸气时伤处疼痛明显。如系挫伤，局部有肿胀、疼痛、淤斑等症状。

【诊断】

1.症状 多有明确的外伤史。伤后在肩、胸部有明显的疼痛（胸部可能无固定痛点），影响肩关节活动，咳嗽、深吸气时伤处疼痛明显。

2.体征 查体时胸部压痛明显，肌纤维伤处可触及粗涩感，上臂抗阻内收时疼痛明显。

3.辅助检查

（1）X线检查：多无明显异常。

（2）MRI检查：有助于了解胸大肌损伤程度。

（3）超声检查：可了解损伤范围及血肿程度。

【治疗】

1.手法治疗

手法要点：行按摩及揉筋、理筋手法时应顺胸大肌肌纤维而行，手法力度以患者耐受为度。手法治疗时以丹归肿痛药酒为介质，以活血化瘀、理气定痛。

（1）舒筋法：患者取坐位，垂肩使胸部肌肉放松。术者立于患侧，以食、中指顺肋间隙，由内向外按摩、理筋、揉筋，推揉痛处。再用拇、食指提弹腋前缘及胸大肌的肌腱组织，以舒理气机，活血镇痛。

（2）点穴法：用拇指或中指，以指代针点揉中府、云门穴。

（3）通筋法：手掌大、小鱼际在伤处，由内向外进行振颤性按摩，以调整肋肋部细小肌纤维；或嘱患者咳嗽时，使手掌呈空心状，拍击胸部，以调理气机，疏通经络，顺理肌筋，祛瘀止痛。

（4）运筋法：疼痛缓解后，术者可一手扶住伤侧肩部，一手握住伤侧肘、腕关节，运摇肩臂，促进血液循环，以免疼痛影响肩臂功能。

2.辨证施治

治法：活血化瘀、理气定痛。

内服方：内服6号方或丹七止痛胶囊；如咳嗽疼痛明显，胸肋部窜痛，可加陈皮、半夏、桔梗、杏仁理气祛痛。

外用药：外用11号方散剂外敷；疼痛剧烈者可加外用1号方散剂；隔日1换；或外贴丹归肿痛药贴、僧登消肿膏。

3.其他治疗

物理治疗：可予以TDP、微波治疗、蜡疗等以消炎、散瘀、止痛。

【功能锻炼】

可做深呼吸与扩胸运动，以及肩臂外展、外旋及上举转体等各个方位的活动，但活动不宜强求，应量力而行，循序渐进。

【预防】

训练前后要做好充分热身，使肌肉处于良好的功能状态，疲劳时应严格控制训练量和动作幅度。扳压肩训练忌用粗暴用力，配合旋转动作时要动作协调，忌用急速猛力外展，以免拉伤胸大肌。

第二节 胸部迸伤

胸部迸伤是指外力伤及胸壁软组织、胸膜和胸腔内组织器官（如心、肺、呼吸道等），引起气血、经络和脏腑的损伤。本病多发于青壮年或重体力劳动者。

【损伤机制】

舞蹈、戏剧、杂技中的托举、翻腾等动作，由于动作急骤，负荷较大，若做动作时屏气或呼吸不协调，气骤于胸内而不得宣通消散，导致胸腔内压突然增高，呼吸道内的气体可突破薄弱处，因而引起肺泡、胸膜、毛细血管破裂，严重者甚至可引起小支气管破裂，并发气胸、纵隔气肿、皮下气肿。个别患者胸部肌纤维还可出现部分断裂。重体力劳动者挑抬重物时屏气且用力过猛，亦可导致本病。

【临床表现】

轻者仅有肺泡破裂，可出现胸闷，胸部隐痛，疼痛范围广而深，疼痛区域模糊。深呼吸与咳嗽时疼痛加重。重者若肺泡破裂的同时还合并支气管破裂，患者可出现气胸，不敢深呼吸，咳嗽、打喷嚏时剧烈疼痛，甚至出现呼吸困难，转侧不利。如伴毛细血管破裂，患者可出现咯血。有胸膜破裂者，患处可触及皮下捻发感，并可听到捻发音。

【诊断】

1.病史 有明确的突然用力屏气或负重时呼吸不协调。

2.症状与体征 呼吸深度减弱，频率加快，深呼吸时疼痛加重。以胁肋部窜痛为主。有胸膜破裂者，于患处可触及皮下捻发感，并可听到捻发音。

3.辅助检查

X线检查：轻者无异常改变，如损伤较重合并有气胸者，可显示有不同程度的肺萎缩及纵隔积气等征象。

【治疗】

1.手法治疗

手法要点：治疗前需准确判别有无气胸及血气胸，损伤严重者暂不宜实施手法治疗。手法治疗时以丹归肿痛药酒为介质，以活血化瘀、理气定痛。急性疼痛缓解后以舒筋通络药酒为介质，以理气止痛、舒筋通络。

（1）点穴法：损伤较轻者取坐位。术者立于或坐于患侧，以指代针点揉中府、云门及阿是穴以解痉镇痛。

（2）振筋法：以食、中指指腹顺肋间隙从内向外以轻手法做振颤性按摩，以顺理肌筋，舒畅气机，活血祛痛。无明显气胸及血气胸者，可用手掌大、小鱼际由内向外做振颤性按摩。亦可使手掌呈空心状，在患者呼吸平和时嘱患者咳嗽，术者同时拍击胸部，此为"内振"，以调理气机，击通经络，顺理肌筋，祛瘀止痛。

2.辨证施治

治法：行气活血、祛瘀止痛。

胸部内伤有伤气伤血之分，一般遭受直接暴力以伤血为主，胸部迸伤以伤气为主。但气血相辅相成，有气先伤而后及于血，亦有血先伤而后及于气，出现气血两伤。临证治疗时，应注意辨证论治。

内服方：内服6号方。如伤气重者，可加木香、枳壳以舒理气机；如伤血者可加延胡索、三棱以活血化瘀。如伤后着凉，内服方中须加散寒解表、止咳化痰药，以免因气机内阻，肺气失宣，导致咳嗽、喷嚏，增加伤痛。

外用药：外用11号方散剂外敷，隔日1换；缓解期可外贴舒筋续断药贴、宝根续筋膏；可用绷带固定胸部，以减轻疼痛并利于损伤修复。

3.针灸治疗 疼痛出现在乳头以上部位取支沟穴；疼痛出现在乳头以下取阳陵泉，用强刺激手法。再根据疼痛部位选取相应的背俞穴，发病3天内用电针治疗，3天后用温针治疗，疼痛局部可用艾灸。还可针刺外关以宽胸理气，活血通经。治疗时采用毫针常规针刺，得气后，体壮者采用强刺激手法，年老体弱者进针后采用轻刺激手法，均留针30分钟，每日治疗1次。

【功能锻炼】

患者在伤情稳定，疼痛缓解后，可进行由浅入深的呼吸锻炼与扩胸运动。合并有气胸、血胸者应卧床休息，不可过早活动，以免加重伤情。

【预防】

做负荷较大的动作时，要注意呼吸节律，动作要与呼吸协调一致，精力集中，气顺力达，不宜过于强力负重，屏气用力。平时多加强肺活量的训练，如长跑、游泳等，增加肺泡韧性。

第三节　腹肌拉伤

腹部肌肉较厚，可分为两侧的扁阔肌（腹外斜肌、腹内斜肌和腹横肌）和中间的腹直肌。腹直肌为位于腹白线两侧的纵行长肌，以3个肌齿起于第5、6、7肋软骨的外侧及胸骨的剑突，向下变窄增厚，止于耻骨嵴和耻骨联合，位于腹部阔肌腱构成的腱鞘中。两侧的扁阔肌，由浅至深，为腹外斜肌、腹内斜肌、腹横肌。腹外斜肌以8个肌齿起于下8根肋软骨的外侧，肌纤维斜向前上方。腹内斜肌位于腹外斜肌的深面，起自腹股沟韧带的外2/3、髂嵴和腰背筋膜，肌纤维由后下方斜向前下方，后部肌束止于下3根肋骨，中间纤维向前延续为腱膜，至腹直肌外缘分为前后两层，包绕腹直肌面，止于腹白线。腹横肌在腹内斜肌的深面，以6个肌齿起自下6根肋软骨的内侧、腰背筋膜深层、髂嵴内侧唇及腹股沟韧带外1/3，肌纤维横行向前，延续为腱膜，穿过腹直肌后面，参与组成腹直肌鞘后壁。

腹肌是保护内脏的"韧带"，是屈腰的主动肌，它的收缩能给腹腔脏器增加压力，维持腹腔脏器在正常位置上，防止器官下垂，并在做动作时配合腰肌稳定身躯，将脊柱重量向上提起，所以腹肌在舞蹈运动中起到很重要的作用。

【损伤机制】

几乎每个舞蹈动作都离不开腰腹部肌肉、筋膜、韧带协调的配合，以完成前屈、后伸、侧屈、旋转等各个方向的活动。腰背肌筋众多，又有腰椎支撑，而腹部则依赖肌肉、肌腱等纤维组织支撑。故为配合腰部做各个方向的动作或反复过多地收腹，常可拉伤腹直肌。如腹部肌肉力量不足，在用力做中国舞“快踹燕”及芭蕾舞的Développé ballotté、Pas ballotté等类似动作时，可拉伤一侧或两侧腹肌。若在准备活动不充分或过度疲劳时，在过力做前屈、后伸、旋转等各个方向的活动或动作失误时，均易造成腹直肌，一侧或两侧腹内、外斜肌拉伤。

【临床表现】

反复收腹或骤然挺腹，常拉伤腹直肌起点处；旋转、变身、伸腿、控腿等舞姿或动作不协调，常扭伤或拉伤腹内、外斜肌。拉伤后腰部旋转、后伸以及咳嗽均可引起腹部疼痛，但多无明显或固定痛点；拉伤较重时腹壁紧张、拒按，仰卧起坐时疼痛，仰卧直抬腿时也可牵扯腹肌拉伤处而产生疼痛。

【诊断】

1.病史 有明确腹肌损伤史。

2.症状与体征 腹部疼痛，但多无明显或固定痛点。拉伤较重时腹壁紧张、拒按，仰卧起坐时疼痛，仰卧直抬腿时也可牵扯腹肌拉伤处而产生疼痛。

3.辅助检查 X线检查无明显异常。

【治疗】

1.手法治疗

手法要点：术者双手或一手施腹部按摩手法时，一定要与患者呼吸协调配合，要在患者腹直肌放松状态下进行，手法轻重疾徐要随患者呼吸节律而进行。呼气时从上向下、由内向外顺推，吸气、咳嗽或腹肌紧张时术者双手暂停上移，因此时推揉不利于活血祛瘀、理顺气机，反会阻隔气机、加重损伤。手法治疗时急性期以丹归肿痛药酒为介质，以行气活血、消肿止痛。慢性期以舒筋通络药酒为介质，以和营续筋、活血通络。

患者仰卧，肌肉放松，术者以双手拇指或手掌于痛处从上向下，由内向外行按摩、理筋、揉筋手法，先轻后重，由浅及深，再由重到轻至结束。拇指点按中脘、气海及肓俞穴以解痉止痛。腹直肌拉伤，先从上到下按摩，再向外下揉筋、理筋；腹内、外斜肌扭、拉伤则先向外下按摩、理筋、揉筋，并拿捏、提弹腹内、外斜肌，再顺腹直肌纤从上向下按摩，以祛瘀、理气、镇痛。

2.辨证施治

（1）急性期

治法：行气活血、祛瘀止痛。

内服方：内服6号方或丹七止痛胶囊。

外用药：外用11号方散剂外敷；疼痛位置固定者可以外用2号方散剂外敷；隔日1换；腹部胀痛、排便不畅者可于腹部用生军枳茴散行烫熨治疗，以促进气机通畅；或外贴丹归肿痛药贴、僧登消肿膏。

（2）恢复期

治法：舒筋通络、续筋强筋。

内服方：内服5号方或祛痛强筋丸；伤后感寒，出现感冒咳嗽者内服散寒、止咳、理气类中药。

外用药：外用12号方散剂外敷；肌肉、肌腱僵胀疼痛或有条索者加外用13号方散剂；隔日1换；可外贴舒筋续断药贴、宝根续筋膏。

3.物理治疗 急性期可选超短波、微波治疗，红外线照射；恢复期可配合烫熨治疗。可根据患者情况每日选择性予以单项或多项治疗。

【功能锻炼】

1.循序渐进地做Port de bras及涮腰（图9-1）动作，以活动腰腹肌筋。

2.疼痛减轻后逐步做仰卧起坐，以活血理气，增加肌力。

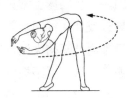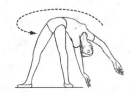

图9-1 涮腰动作示意图

【预防】

1.训练前做好准备活动，忌过力收缩腹肌及猛力旋转变身；训练结束时应做好放松活动。

2.做旋转、变身及伸、控腿动作时，要配合协调，精力集中，不做骤然挺腹动作。

3.疲劳时做跳跃及旋转动作要特别留心，以免动作失控，扭伤、拉伤腹肌。

4.循序渐进地进行腰腹肌锻炼，增长肌力，预防损伤。

第十章　腰部损伤

腰部损伤系指由于不同性质的致伤因素，引起腰部（或累及下肢）产生不同程度腰腿疼痛的临床症候群。腰部损伤在舞蹈损伤中较为常见，占舞蹈损伤发生率的第2位（16.9%）。此病在普通人群中也很常见，是临床上常见的损伤性疾病。有效地防治腰部损伤，对完成舞蹈训练计划，提高技术水平和表演艺术均有重要意义。

《金匮翼》曰："盖腰者，一身之要，屈伸俯仰，无不由之。"腰部由5块腰椎骨形成支柱，位于活动很少的胸椎下面，固定于骨盆的骶骨之间，是脊柱负重量最大、活动多且较灵活的部位，支持着人体上半部的重量，维持多种运动的姿态平衡。它能做前屈、后伸、侧屈、旋转等各个方向的活动，是躯干活动的枢纽，起着协调身体各部位运动的作用。舞蹈的每一个动作几乎都离不开腰部的支撑与负荷，离不开腰部对应力的调节与缓冲，也离不开腰部肌肉、筋膜、韧带、小关节突、关节囊、滑膜、椎间盘等组织的协调配合。所以，在舞蹈训练或演出中，由于强力扳压、旋扭、疲劳失控或动作错误等因素，均易发生损伤，并常可出现综合征。

腰部损伤病因较多，损伤、感受风寒湿邪为外因，解剖结构、先天发育异常、生活习惯不良或脏腑虚衰为内因，两者又常常互相影响，互为因果，故临床上常见腰部损伤经久不愈，形成慢性损伤或劳损。有的随着年龄的增长会导致或加速椎间盘等组织的早期退行性改变，形成骨质增生。劳损后，脊柱的生物力学机制内外平衡失调，形成力学上的薄弱环节，稍受外力又可转化为急性损伤，导致恶性循环。虽然舞蹈损伤中外伤是主要原因，但如新伤失治，或舞蹈训练中致伤的错误动作未及时纠正，也容易形成"训练–损伤–治疗–再训练–再损伤"的恶性循环。因此，医生一定要进行临场征兆性诊断，深入训练场与舞台勤于观察，发现错误动作的致伤症结，与症状诊断相结合，全面了解，综合分析，弄清损伤机制，因人因伤而治，才能达到有效防治。

第一节　急性腰扭伤

腰椎周围有许多肌肉、韧带等软组织，对维持体位，增强脊柱稳定、平衡和灵活性均起着重要作用。急性腰扭伤是指因腰部肌肉不协调收缩引起的腰部肌肉、筋膜撕裂及腰椎小关节扭伤，以腰部疼痛、活动受限为主要症状的一类症候群。属中医学"腰痛""伤筋"范畴。急性腰扭伤好发于下腰部，因其前面只有松软的腹腔，周围无骨性结构保护，故在运动中易受损伤。损伤可涉及肌肉、筋膜、韧带、关节囊、腰骶关节及骶髂关节等，受伤组织可为单一组织，也可同时多组织受损。

急性腰扭伤是常见病，多发生于青少年或体力劳动者，舞蹈演员、学生在训练中粗暴扳腰、踢压后腿及翻身、变身等动作均易造成急性腰扭伤。其病理变化过程主要为损伤后组织出血、水肿和吸收修复。组织损伤多为参差不齐的撕裂伤，出血可呈散在点状或产生血肿，相邻组织产生渗出性炎症，导致水肿。在肌肉或腱膜损伤的同时，由于损伤的代谢产物的刺激及周围末梢神经受到激惹，可使局部肌肉处于痉挛状态。此时肌纤维不停收缩，以致代谢产物不断堆积，加之静脉血回流受阻、淤血增加，从而加剧了上述病理过程。中医病机为气滞血瘀、经络受阻、不通则痛。

本节将分别介绍腰部各类组织损伤的诊断与治疗。

一、急性腰肌筋膜扭伤

腰部的主要肌肉可分为背侧肌群、前侧肌群和外侧肌群。背侧肌群可分为三层：浅层为背阔肌下方的肌腱部，中层为竖脊肌，深层为多裂肌、回旋肌。肌位于椎体的棘突和横突之间，起伸直腰部的作用，一侧竖脊肌收缩可使脊柱侧弯或旋转。前侧肌群为腹内、外斜肌和腹直肌。外侧肌群中腰大肌起自第12胸椎和腰椎椎体的侧面、椎间盘和横突根部，向下伸延并和髂肌会合成为髂腰肌，止于股骨小粗隆。腰方肌起自髂嵴和髂腰韧带，向上止于第12肋和腰椎横突，可侧屈脊柱。

腰部筋膜可分为前、中、后三层，前层覆盖于腰方肌的前面，又名腰方肌筋膜，起自腰椎横突的前面和腰椎椎体的基底部。中层附于腰椎横突，向上附于第12肋，向下附于髂嵴后层最厚处，向上与胸部的深筋膜相连，内侧附于横突棘肌和棘上韧带，在竖脊肌外侧缘的前、中、后三层相连于腹横肌腱膜。腰背筋膜有保护肌肉和加强腰部支撑力的作用。

由于腰部肌肉与筋膜在运动功能上是一个整体，当肌肉损伤后，出现的紧张和痉挛势必影响到筋膜，筋膜损伤产生的炎症、水肿、粘连，又可累及肌肉，故腰部肌肉、筋膜损伤常同时出现。其损伤多发生在竖脊肌和腰背筋膜的附着部。又由于腰部肌肉、筋膜和腰部韧带有着相互协调与代偿的作用，当人体腰部前屈约45°时，以竖脊肌收缩为主；当腰部前屈至90°左右时，竖脊肌则松弛不再用力，这时主要以腰部韧带来维护躯干的屈曲体位，故腰部肌肉、筋膜和韧带的损伤三者之间有着互为代偿的因果关系。

【损伤机制】

本病主要由于腰部突然受到牵拉、扭闪等间接外力而引起。

在舞蹈训练中，有不少动作需要运用腰部的屈伸、旋转和负重来完成。若在下腰时，粗暴地强力扳压腰背部，或拧腰、甩腰等突然旋转变身动作完成不慎，致使腰部肌肉强烈收缩而引起肌肉和筋膜的过度牵拉，甚至出现撕裂。舞蹈损伤中常见的致伤原因有以下几个方面。

1.准备活动不充分，肌肉及神经尚未兴奋，应激力较差，当腰部肌肉、筋膜骤然急剧收缩时造成扭伤或撕裂。如舞蹈动作"拧旋子"（图10-1）要求躯干在前倾的同时腰部拧旋，借拧旋之力将身体腾空起来。又如在翻、转身与跳跃类动作中，都需要借助腰部肌肉、筋膜的收缩来完成，此类动作错误或失控可导致腰部肌肉、筋膜损伤。

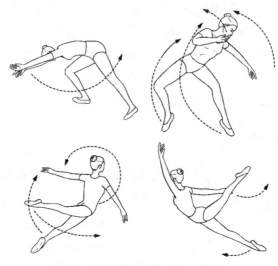

图10-1 "拧旋子"动作示意图

2.在做扳压腰部、下腰等辅助训练时，学生为避免疼痛，与扳压外力"较劲"；或遭粗暴强力扳压，可导致竖脊肌急剧收缩产生腰部肌肉、筋膜的损伤。做甩腰动作时，脊柱腰段要进行较大幅度的后伸，若姿势不正确，如双膝强直、脚尖立起，就可因大腿后侧肌肉的紧张、牵拉，影响骨盆向后旋转，腰背筋膜不能缓冲张力而被拉伤。

3.由于腰背部因某种原因有不适或疼痛，或训练后疲劳，腰部肌肉、筋膜、韧带的支持和加固作用减弱，这时作用于腰部的较重负荷、腰部肌肉的急剧收缩都可造成腰部损伤。

4.腰部用力姿势不当。例如托举动作，对演员的腰部力量要求较高，若被托举者距离托举者较远，托举者需伸长双臂，增长了力臂，因杠杆作用加大了托举者腰部肌肉、筋膜的负担，容易引起腰部的损伤。

5.腰部肌肉、筋膜与韧带有着相互协调、代偿的作用。如腰部韧带损伤后，弯腰时的支持力量势必减弱，就需要由肌肉、筋膜来代偿，也容易导致肌肉、筋膜损伤。

6.当弯腰提拿重物或久蹲突然起立时，腰部肌肉强烈收缩，可引起腰部肌肉和筋膜的损伤。

【临床表现】

受伤后，轻者疼痛轻微，尚能完成日常活动，次日症状可出现加重；或受伤后即感腰部一侧或两侧剧烈疼痛，不能伸直，活动受限，活动后疼痛加剧，腰部呈强直状。严重者不能起床，深呼吸、咳嗽、打喷嚏甚至深呼吸时都可使疼痛加剧。疼痛多位于下腰部，有时可累及一侧或两侧臀部及大腿后侧。

【诊断】

1.症状 腰部活动受限，尤其是前屈受限。行走时常用手支撑腰部，卧位时难以翻身。

2.体征 压痛点即受伤之处，竖脊肌和腰方肌拉伤后，在弯腰和侧屈时疼痛，可在脊柱两旁触及肿硬痉挛的肌肉，且压痛点明确，以第3腰椎横突压痛最为明显。做腰部抗阻背伸时可引发疼痛。腰大肌拉伤后在伸髋和直腿屈髋时腰部疼痛，腰部无明显压痛点，做髂腰肌抗阻屈髋时可引发腰部疼痛。拾物试验阳性，直腿抬高试验阴性。

3.辅助检查 X线检查一般无明显异常，有时可有脊柱腰段生理性前曲消失或轻度侧弯。

【治疗】

1.手法治疗

手法要点：治疗时手法力度应适中，以患者耐受程度为限，不宜强刺激而加重疼痛。手法治疗时急性期以丹归肿痛药酒为介质，以活血化瘀、理气定痛。慢性期以舒筋通络药酒为介质，以舒筋活血、祛痛强筋。

（1）舒筋法：患者取坐位，因伤不能保持坐位者可取俯卧位，放松腰部肌肉，术者以双手拇指或手掌，自胸椎至腰骶部两侧由上而下或斜下（外开）进行轻手法按摩、揉筋、理筋，以理顺肌筋，缓解痉挛，宣通气血。

（2）点穴法：以指代针，点揉至阳、中枢、命门、三焦俞、肾俞、关元、腰痛穴、阿是穴等，以疏通经络，缓痉止痛。

（3）通筋法：双手拇指可顺脊柱棘突两侧由上而下夹脊振筋，亦可沿足太阳膀胱经自上而下进行点揉、推按；或用手沿腰椎至腰骶、臀大肌，由上而下，先轻后重地进行按摩、拿捏、提弹，以活血行气，舒展肌筋，防止粘连。

2.辨证施治

（1）急性期

治法：活血化瘀、理气定痛。

内服方：内服1号方或丹七止痛胶囊。

外用药：损伤局部瘀肿、屈伸不利者以外用2号方散剂外敷；如有撕裂者加外用5号方散剂；隔日1换；或外贴丹归肿痛药帖、僧登消肿膏。

（2）恢复期

治法：舒筋通络、续筋强筋。

内服方：内服5号方或祛痛强筋丸。

外用药：反复拉伤者以外用2号方及外用4号方散剂外敷；如有条索状硬结者以外用5号方散剂外敷；如兼风寒湿邪者可酌情加量使用外用12号方散剂；隔日1换；或外贴舒筋续断药贴、宝根续筋膏；同时以腰背熨烫散和腰背熏洗散辅助治疗，熏洗时加入适量的舒筋通络药酒。

3.其他治疗

（1）针灸治疗：先局部取穴，选取阿是穴、肾俞、腰阳关、命门、关元、委中等穴。多采用强刺激，留针3~5分钟，每日治疗1次。

后远端取穴，针刺腰痛穴（手背第2、3或4、5掌骨之间，当腕横纹与掌指关节中点处，一手两穴），大幅度强刺激，留针15~20分钟，每隔5分钟捻转提插1次，在针刺过程中配合腰部缓慢运动。针刺双侧外关穴，强刺激，留针15~20分钟，每日治疗1次。

（2）物理治疗：急性损伤以卧床休息为主，1周后进行蜡疗、红外线照射、超短波、冲击波、中药熏洗及烫熨等治疗。理疗不宜过早，以免增加损伤组织出血渗出，不利于康复。

（3）穴位注射：该疗法可以改善局部微循环，解除肌肉痉挛、缓急镇痛。常使用复方当归注射液，可沿竖脊肌选取夹脊穴和阿是穴注射。每穴注射0.5~1ml，每3~5日注射1次，共注射3~4次。

【功能锻炼】

疼痛缓解后即可做腰部前屈、后伸、侧屈及旋转活动。锻炼腰背肌力，特别是竖脊肌，可做Port de bras舞蹈动作，以恢复腰部功能。随着病情好转，活动幅度可逐渐增加，可进一步在保护下进行下腰练习，以利于松解粘连及恢复软组织弹性。

【预防】

训练前做好准备活动，加强腰背肌力量锻炼，增加小关节稳定性，使关节囊保持一定的紧张度。掌握正确的技术要领，合理安排训练量。青少年学生平时应注意坐姿、站姿，平素可佩戴护腰，以预防损伤。

二、急性腰部韧带扭伤

腰部的主要韧带有前纵韧带、后纵韧带、黄韧带、棘间韧带、棘上韧带、横突间韧带及脊椎各关节囊韧带。临床上常见的腰部韧带损伤主要见于棘上韧带、棘间韧带和髂腰韧带。腰部韧带损伤属中医学"伤筋"范畴。

腰部韧带的主要作用是限制椎骨间的过度活动。正常情况下腰部肌肉保护韧带免于遭受过度的外力牵拉，若韧带处于紧张状态而肌肉力量不足时，韧带易被拉伤，甚至断裂。

棘上韧带为自上而下纵行的架于各椎骨棘突之上的索状纤维结缔组织，韧性坚强，但多数终止于第4腰椎。由于在腰骶部此韧带缺如，形成了薄弱区，而腰部活动范围较大，活动频繁而又复杂，故该区域容易损伤。

棘间韧带则连于相邻的两棘突之间，纤维较短，韧性较棘上韧带薄弱。由于腰部的屈伸动作，棘间韧带经常遭受牵拉和挤压，所受应力最大。以第4、5腰椎以及第5腰椎与骶椎之间的韧带损伤较多见。

髂腰韧带最为坚强，有限制第5腰椎过度前屈和保护椎间盘的作用，但腰部运动时，腰骶关节受力最大，尤其是当腰部完全屈曲时，竖脊肌完全放松，整个脊柱的稳定性由韧带来承担。若姿势不良或过度弯腰，超过了韧带的弹性范围，可导致韧带损伤。

【损伤机制】

1.舞蹈基训与演出中，演员腰部活动最多，往往需要椎骨间过度活动，做一些超过生理活动范围的动作，故腰部韧带损伤时有发生。一般情况下，棘上韧带损伤以上腰段及胸椎段多见，而棘间韧带损伤以下腰部为多。其原因在于，下腰部虽有较强的髂腰韧带，但棘间韧带较薄弱，腰骶关节又处于活动较多的腰椎与固定的骶椎的交界处，是脊椎结构中的运动枢纽，又是负重及应力的集中处，再加上解剖结构变异较多（如隐性脊柱裂、腰椎骶化、骶椎腰化等），故容易拉伤。

2.准备活动不够，或因竖脊肌损伤未愈，或因训练过度，疲劳后做屈曲活动，此时由于竖脊肌已无力起保护作用，整个拉力负荷直接转移到韧带上，极易造成棘上、棘间韧带损伤。如Grand port de bras动作，向前弯腰动作太快太猛，或姿势不正确，未能很好地利用屈膝、屈髋、向前旋转骨盆来完成动作，均易损伤韧带。

3.舞蹈的跳、转、翻、变身动作中，在肩胸部未旋转前强行旋转腰部，则易引起横突间和髂腰韧带损伤。

4.弯腰扛抬重物，如腰肌突然失力或姿势不正确，使腰部成为负荷杠杆，腰骶部成为承重支点，各种不平衡的力都容易损伤棘上、棘间韧带及其他腰骶部软组织。

5.直接外力将腰部突然压弯，压力直接作用于背部使腰部前屈，或腰部直接接受外力挫伤，均可造成腰部韧带损伤。此类损伤往往较重，多合并骨折、脱位或神经损伤。

【临床表现】

受伤时患者自觉腰部有清脆响声或撕裂样感觉，随即局部剧痛，呈断裂样、刀割样疼痛，少数可出现局部淤斑及肿胀，坐卧困难，起床和翻身时疼痛加剧。

【诊断】

1.**症状**　腰部疼痛明显，肌肉痉挛，活动受限，前屈时疼痛增加。可伴有下肢放射性疼痛，腰部自觉乏力，不能支撑身体。

2.**体征**　在腰椎棘突与棘突间有明显的压痛，可触及剥脱感及松软感，严重者可触及棘突间距离增宽。在脊柱两侧有压痛，部位较深者多系横突间韧带或黄韧带损伤。如髂腰韧带拉伤，若痛点在髂嵴后部与第5腰椎间的三角区，则其压痛位置较深，屈曲旋转脊柱时疼痛加剧。

3.辅助检查

（1）X线检查：一般韧带损伤者可无异常表现。棘上、棘间韧带撕裂者其棘突间距可增大，亦可排除骨折、脱位等情况。

（2）MRI检查：有助于诊断韧带损伤程度。

4.临场征兆性诊断 舞蹈基训与演出中，若准备活动不充分，或因过度训练导致腰部肌肉、组织疲劳，易导致损伤。舞蹈的跳、转、翻、变身动作中，在肩胸部未旋转变身前，强行旋转腰部而变身、翻身，易引起韧带损伤。

【治疗】

1.手法治疗

手法要点：对韧带完全断裂者不宜施弹拨手法，只能用轻手法按摩、理筋、揉筋。整个操作过程中，应轻柔、稳妥，以不增加损伤为原则。手法治疗后宜卧硬板床休息，腰部可用棉垫及护腰固定，以起到保护和支持作用。手法治疗时急性期以丹归肿痛药酒为介质，以活血化瘀、理气定痛。慢性期以舒筋通络药酒为介质，以舒筋活血、续筋强筋。

患者取坐位，可用按摩、理筋、揉筋手法于腰部由上向下或斜下，由轻到重，再由重到轻施术，以松解腰部肌肉痉挛。用一手拇指在患椎棘上韧带或棘间韧带处进行拨筋（拨动方向与韧带垂直）。其后用双手拇指以夹脊法沿脊柱从上向下振颤式滑动揉按，以顺筋通络。可配合指针点揉腰痛穴、阿是穴、委中穴以解痉镇痛。

2.辨证施治

治法：行气活血、祛瘀止痛。

内服方：内服2号方或丹七止痛胶囊；伤后胸闷不舒、大便秘结、疼痛剧烈者使用内服4号方，以疏理气机，化瘀止痛；缓解期可内服祛痛强筋丸。

外用药：损伤韧带未完全断裂者以外用2号方和外用3号方散剂外敷，如完全断裂者以外用5号方散剂外敷；反复拉伤者可以外用4号方散剂外敷；隔日1换；缓解期可外贴舒筋续断药贴、宝根续筋膏；选用腰背熨烫散和腰背熏洗散辅助治疗，熏洗时加入适量舒筋通络药酒；有腹痛便秘者，可用生军枳茴散烫熨腹部，以宽中导滞、理气定痛。

3.其他治疗

（1）针灸治疗

1）急性期：多采用电针治疗，取患部夹脊穴及阿是穴为主穴。每日治疗1次，时间30分钟。疼痛剧烈者可取腰痛穴，常规针刺，留针10~15分钟，期间嘱患者活动腰部。

2）缓解期：多采用温针治疗。取患部夹脊穴、阿是穴、受累棘上韧带所在脊柱节段相对应的督脉上的腧穴。留针20分钟，隔日治疗1次。

（2）物理治疗：可予以TDP、微波治疗、蜡疗等以消炎、散瘀、止痛。

【功能锻炼】

急性腰扭伤后应当适当卧床休息，有利于缓解腰肌痉挛，减少充血水肿，减轻疼痛。后期在不引起疼痛加重和增加损伤的前提下，辅以适当的旁腰、拱桥或"飞燕点水"等动作锻炼。

【预防】

平时加强腰背肌力量锻炼，做剧烈活动或扛抬重物前要事先做好准备活动，训练后要做腰部放松活动。在扳、压腰等腰部被动活动中，应根据个体差异，根据训练者腰部的柔韧度循序渐进地进行。

三、急性腰椎关节扭伤

脊柱的关节结构较为复杂，既有椎间盘连结的椎体间关节，也有椎体后部上下关节突形成的小关节。椎体间关节有纤维环包绕。小关节由滑膜与关节囊包绕，属磨动关节。其关节面的排列在腰部为矢状位排列，故能做较大的屈伸、侧屈及旋转等联合动作。若腰部后伸过猛、幅度过大，容易造成小关节损伤或错位。若关节囊松弛，活动范围较大，有时容易发生滑膜嵌顿。第5腰椎与第1骶椎构成的腰骶关节承受较大的负重，是活动的腰椎与固定的骶椎的接合部，活动时所受应力过大，也容易损伤。此外，骶骨与髂骨构成的骶髂关节，是重量下达与地面反作用力上传的转折处，是传导力量的微动关节，也容易发生损伤，现分述如下。

（一）急性腰椎间关节损伤

在人体站立时，腰椎两侧的小关节和腰椎间盘形成三角结构利于负重及稳定。当脊柱前屈时，椎间盘负重增大；脊柱后伸时两侧小关节负重增大。如脊柱后伸过猛，幅度过大，容易造成小关节损伤。脊柱旋转时，则一侧小关节张开，另一侧小关节变窄，如劳动、运动时旋转姿势不正确，肌肉力量不够或平衡失调、失控，容易引起腰椎小关节损伤与错位，又称为腰椎小关节紊乱。

【损伤机制】

1.舞蹈训练与演出中，若准备活动不充分，腰部肌肉兴奋性不够，不能适应腰部剧烈活动，特别是脊柱后伸用力过大，容易引起腰椎间关节损伤。

2.腰部肌肉力量差，或疲劳失控导致腰部肌力下降，控制能力差，突然或连续做躯干屈伸、旋转动作，如舞蹈的拧、旋、变身等动作，均易引起损伤。

3.身体姿势不正确，如从事重体力劳动者，长期弯腰或侧弯腰，易发生腰椎间关节损伤。又如舞蹈的拧、倾动作及控后腿舞姿，若稍有不慎，容易引起腰椎椎体偏向一侧，出现一个或多个腰椎后关节紊乱。

4.患有腰肌劳损、腰椎间盘突出症者，常有一侧腰肌痉挛，腰部两侧肌肉力量不对称，将椎体拉向肌肉痉挛一侧，引起腰椎后关节错缝，或因肌肉保护性痉挛，使某一椎体位置偏斜，形成腰椎后关节紊乱。

5.做舞蹈大跳动作时，若重心后移或腰背肌没有收紧，腰椎前凸，跳落动作不正确等均容易损伤腰椎间关节。

【临床表现】

腰部肌肉痉挛、僵直，可伴有臀部及下肢放射痛。腰部一侧或两侧酸胀疼痛。患者多以一只手或双手叉腰支撑腰部，或一只手支撑膝部，以减少腰部负重和活动，咳嗽与打喷嚏时腰痛加重。

【诊断】

1.症状　患者多有腰部扭、挫、旋转伤等外伤史，腰部一侧或两侧酸胀、疼痛，当做旋转、翻身动作体位改变时，疼痛加重或剧痛。

2.体征　腰部平直僵硬，前倾或可向一侧偏斜，腰肌紧张痉挛，腰骶部活动受限。第5腰椎到第1骶椎节段有明显棘突压痛和叩击痛，可伴有臀部及下肢放射痛。骨盆旋转试验和腰骶部被动过伸过屈试验阳性。

3.辅助检查　X线检查可见腰椎前凸消失，椎间隙左右不等宽，小关节旋转，有时可见腰椎小关节畸形。

4.征兆性诊断　准备活动不充分，舞蹈动作不规范，动作幅度过大，若稍有不慎，容易引起腰椎椎体偏向一侧。腰部肌肉力量差，两侧肌力不对称，突然或连续做屈伸、旋转动作时容易引起腰部损伤。做舞蹈大跳动作时，若出现重心后移或腰背肌没有收紧、腰椎前凸等，容易致伤。

【治疗】

1.手法治疗

手法要点：施术应稳、准、巧、快，且力度精准。整复关节错缝时应出其不意，尽量减轻患者的疼痛和恐惧感。手法治疗时急性期以丹归肿痛药酒为介质，以活血化瘀、消肿止痛。慢性期以舒筋通络药酒为介质，以舒筋活节、祛痛强筋。

（1）基础手法：患者取坐位，双臂伏于椅背上或取俯卧位，术者以指代针点揉阿是穴、中枢、命门、肾俞等，以解痉镇痛，通经活络。再以双手拇指从上向下或斜下顺脊柱两侧按摩、擦揉，并沿棘突两侧夹脊振筋，散瘀活络，通经祛痛。

（2）旋转复位法：在上述手法的基础上，患者取站位一助手环抱患者双膝固定，术者以双臂从患者背后伸入其腋下，缓缓屈伸患者身躯，视其腰椎后关节疼痛情况，以适当力量顺势向上牵引，同时旋转其腰部，既松解腰部，又可乘势旋转矫正小关节错缝。

（3）捏腹推顶法（图10-2）：患者取坐位，术者双手呈半握拳状，拿捏两侧腹外斜肌并用力提弹，利用患者收腹挺腰上引和腹压增加的力量，使患椎小关节间隙张开，夹在其间的滑膜得以解脱出来，同时迅速用双手拇指顺势推顶患椎，使小关节位置得以调整，症状多能立即缓解。

（4）正背推顶法（图10-3）：一助手在前，患者同向站在其后，术者同向站在患者背后，助手将患者背起，使患者双脚离地，持续30秒左右，再逐渐将患者放下，待患者双脚刚接触地面时，患者此时最为放松，术者顺势用双手拇指推顶患椎，常有推动感，患者症状多能立即缓解。

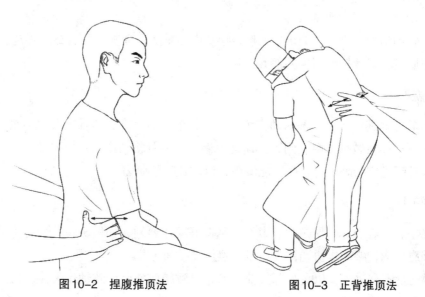

图10-2 捏腹推顶法　　　　　图10-3 正背推顶法

2.辨证施治

（1）急性期

治法：行气活血、祛瘀止痛。

内服方：内服3号方或丹七止痛胶囊；疼痛减轻后可用内服6号方。

外用药：外用2号方散剂外敷；疼痛减轻后以外用7号方散剂外敷；隔日1换；或外贴丹归肿痛药贴、僧登消肿膏。

（2）缓解期

治法：舒筋活节、强筋壮骨。

内服方：内服9号方；损伤时间较长可用内服7号方，并可酌加骨碎补、续断以强壮筋骨，促进组织恢复；腰部酸软疼痛、屈伸不利者可酌加羌活、防风、桂枝、木香以散寒祛风，燥湿温经。

外用药：外用5号方散剂外敷，并可酌加狗脊、杜仲以强壮筋骨，增强腰椎肌肉支撑能力。损伤时间较长者可以外用2、4号方散剂各半外敷；肌肉僵胀疼痛或关节不利者加外用13号方散剂；伤后兼挟风寒湿邪者以外用2、13号方散剂混合外敷；隔日1换；或外贴舒筋续断药贴、宝根续筋膏。

3.其他治疗

（1）针灸治疗

1）局部取穴：选取阿是穴、肾俞、腰阳关、命门、关元、委中等穴，多采用强刺激，留针3~5分钟，每日治疗1次。

2）远端取穴：针刺腰痛穴，强刺激，留针15~20分钟，每隔5分钟提插捻转1次，在针刺过程中配合腰部缓慢运动。针刺双侧外关穴，强刺激，留针15~20分钟。

3）温针：损伤后期可取肾俞、腰阳关以温经通络、强筋壮骨。留针15~20分钟，每日治疗1次。

（2）物理治疗：可予以TDP、中频治疗及中药熏洗、烫熨等以消炎、散瘀、止痛。

（3）固定：佩戴护腰固定腰部1~2周。

【功能锻炼】

循序渐进地进行Port de bras动作练习，以松解腰肌痉挛，增强腰背肌力量。在无疼痛的情况下，逐渐做幅度由小到大，速度由慢到快的涮腰动作，以增强腰椎关节的稳定性。做仰卧起坐或俯卧位背伸肌功能锻炼，以增长腰腹肌力。

【预防】

1.做好准备活动，增加腰背肌力。要掌握好动作要领，如做旋转、变身等动作，要头、颈、肩、胸、腰动作协调，以免扭、挫伤腰椎间关节。

2.运动量不宜过大，以免腰部负荷过重，导致腰肌疲劳而致动作失控，扭挫损伤腰椎关节，甚至出现错缝。

3.避免粗暴地扳、压腰部及做强度较大的涮腰动作。

4.在腰背肌未活动开，注意力不集中时，避免骤然做腰部后伸及旋转、扭、拧动作。

（二）腰椎滑膜嵌顿

腰椎后关节又称关节突关节，由邻近两椎骨上椎骨的下关节突与下椎骨的上关节突构成。周围包有薄而紧的关节囊，属微动关节，能增强脊柱的稳定性，防止椎体滑脱，但不能承重。关节囊外层是厚而坚韧的致密纤维结缔组织，内层是薄而柔软的疏松结缔组织。滑膜层向关节腔内突出形成皱襞，是关节腔的恢复层，与关节功能密切相关。在舞蹈的基训和表演中，腰部骤然做过伸或猛力的拧、旋动作，可产生下腰部急性腰椎后关节滑膜嵌顿。此病在临床上较多见，从事体力劳动者及运动员，舞蹈、戏剧、杂技演员等尤为多见。本病患者男性多于女性，损伤多发生在腰骶关节。本病是腰部隐性损伤中疼痛最剧烈的损伤之一。

【损伤机制】

1.当腰部突然扭闪，或在弯腰的同时旋转腰部，均可导致腰椎后关节间隙张开，使关节内呈负压而吸入松软的滑膜，当腰椎返回正常位置时，滑膜来不及退出而被嵌顿于小关节间隙中，形成挤压症状，产生腰背肌痉挛和剧烈疼痛。如舞蹈的拧、旋动作，要求腰部前屈，身体前倾，同时身体要旋转腾空起来，由于腰骶关节在前屈的同时旋转，腰椎后关节后缘间隙张开，关节囊的滑膜被吸入而嵌顿在内，落地后直立身体时，因滑膜嵌顿，可立即产生剧痛。又如在腾空时被外力撞击下腰部，造成下腰部晃动，一侧腰椎后关节后缘的间隙张开，滑膜亦可被吸入嵌顿。

2.训练运动量大或过于劳累，肌肉疲劳，肌力减弱，对脊柱活动特别是拧、旋动作难以控制，容易发生腰椎后关节滑膜嵌顿。

3.腰部有伤，未治愈前，腰肌力量薄弱，脊柱主要承重部位（如腰骶关节）要承受较大负荷，由于肌力不足，脊柱正常活动或在弯腰和旋转的联合动作中，容易失去控制而发生腰椎后滑膜嵌顿。

4.由于关节囊滑膜层薄而柔润，为疏松结缔组织构成，并常形成皱襞，故当外力作用于椎间关节，使关节腔拉开时，腰部滑膜容易嵌入。

5.黄韧带是椎间关节的组成部分之一。腰部的黄韧带较肥厚，黄韧带因伤或病变增厚时，亦可形成皱襞，也容易突入关节腔内形成嵌顿。

【临床表现】

滑膜嵌顿后，滑膜的血管和神经受到挤压，立即产生剧痛，腰部活动受限。嵌入节腔的血管破裂，充血水肿。由于滑膜长时间被挤压，血液循环受阻，滑膜本身充血、水肿，影响关节活动，腰部不敢直立，全身肌肉陷入紧张状态（以竖脊肌较明显）甚至产生痉挛。移动上下肢可引起剧痛，患者站立时髋、膝关节常取半屈位，两手扶膝以支撑躯干，有时疼痛可牵扯到臀部及大腿后侧。卧位翻身及咳嗽均可引起疼痛。

【诊断】

1.**症状**　多有明显的腰部扭伤、闪伤或屈曲旋转腰部致伤等外伤史。腰部呈僵直屈曲位，后伸活动明显受限，患者腰部难以直立，甚至被迫卧床，不敢翻身。

2.**体征**　可触及患椎棘突偏歪，竖脊肌、臀肌痉挛，患处疼痛明显，多见于第4、5腰椎或第5腰椎与第1骶椎的棘突旁。

3.**辅助检查**　X线检查有时可见后关节排列方向不对称，小关节旋转，或有腰椎后突或侧弯，椎间隙左右宽窄不等。

4.**征兆性诊断**　准备活动不充分，腰部肌肉未活动开；动作不规范，幅度过大，如舞蹈动作的拧、倾及控后腿等动作，若稍有不慎，容易引起椎体偏向一侧。腰部肌肉力量差，两侧肌力不对称，突然或连续做屈伸、旋转动作时容易受伤。做舞蹈大跳动作，若重心后移或腰背肌没有收紧，容易致伤。

【治疗】

1.手法治疗

手法要点：施术应稳、准、巧、快，且力度应精准。患者多因疼痛而呈强迫体位，故在解除滑膜嵌顿时应出其不意，尽量减轻患者的疼痛和恐惧感。手法治疗时急性期以丹归肿痛药酒为介质，以活血祛瘀、消肿止痛。缓解期以舒筋通络药酒为介质，以舒筋活节、祛痛强筋。

（1）综合手法：患者可取坐位，双臂伏于椅背上，术者以双手拇指或手掌，自胸椎至腰骶部两侧由上而下或由上而斜下进行轻手法按摩、理筋、揉筋，再用双手拇指按压患部棘突两旁，夹脊振筋，以顺理肌筋，缓解痉挛，调整筋位。审视痛点和病椎，分析嵌顿程度，确定旋腰复位的手法。

（2）点穴法：以指代针点揉腰痛穴及合谷穴，以解痉镇痛，通经活络。点揉力度以患者有酸胀感为度，急性腰痛均可选用此穴。同时用双手拿捏提弹腹外斜肌，以放松腰腹肌肉。

（3）捏腹推顶法：术者双手掌环抱于患者腰两侧，四指在前，拇指在后抵于病椎棘突两侧。在上述手法基础上，以双手四指向内捏住腹外斜肌，起到一定刺激作用，借患者本能的反射性收腹挺腰上引之势，双手拇指顺势推顶病椎，这样多能立即解除滑膜嵌顿，恢复小关节紊乱。若患者身体肥胖，术者双手不能环抱腰部，可采用正背推顶复位法，亦可起到同样的作用。

（4）端提侧旋法：患者取坐位，术者双手托住其两腋下，或以两前臂架于其腋下，将患者上身向上托提，减轻滑膜嵌顿，减少疼痛。再以双臂扶住患者缓缓前俯后仰或左右侧屈，力所能及地在无疼痛或疼痛轻微的情况下反复进行，趁患者不注意时急速上提其躯干，从而松解嵌顿，有时被嵌滑膜即可恢复原位，疼痛立即减轻。若患者因疼痛而精神紧张，在察觉术者上提时用力对抗，或一侧滑膜嵌顿较紧，上提手法无效时，可用药酒先按摩推揉伤处，后采用旋转手法解脱嵌顿。其方法为，患者仍取坐位，术者双手托住患者腋下，缓缓左右旋转腰脊，趁患者不注意时用力急速向健侧旋转，幅度可适当加大，有时可听到滑膜嵌顿解除的弹响声，此后疼痛顿减。但旋转手法要根据患者体质及嵌顿程度，要适当、慎重，切忌粗暴。

2.辨证施治

（1）急性期

治法：行气活血、祛瘀止痛。

内服方：丹七止痛胶囊或内服3号方，并酌加朱砂、延胡索、三七以祛瘀镇痛。

外用药：外用2号、13号方散剂外敷，疼痛缓解后可改外用2号方散剂外敷；隔日1换；或外贴丹归肿痛药贴、僧登消肿膏。

（2）缓解期

治法：舒筋活节、强筋壮骨。

内服方：内服9号方或祛痛强筋丸，并酌加狗脊、肉苁蓉与续断以增加肌力，促进关节的修复与稳定。

外用药：在外用2号方散剂的基础上加用杜仲、巴戟天、五加皮以固肾、强筋、健腰；如伴有风寒湿邪者可改用外用12号方散剂；隔日1换；或外贴舒筋续断药贴、宝根续筋膏。

3.牵引治疗　对于疼痛较剧，因紧张而无法配合手法治疗的患者，可先行腰椎牵引，以解痉止痛和松解关节，再行手法治疗。牵引重量为6~8kg，每次30分钟，每日治疗2次。

4.其他治疗

（1）针灸治疗：选取额部的腰痛穴，该穴位于前额正中，印堂上1.5寸，采用捻转法，出现针感时即可出针。单侧腰痛使用平刺法，不行针，对于疼痛较重的患者，可以留针，以活血化瘀，止痛消肿。另可取手背部的腰痛穴，在第2、3掌骨及第4、5掌骨之间，当腕横纹与掌指关节中点处，一手两穴。此处可留针，行针10~15分钟，期间嘱患者活动腰部，疼痛可得到缓解，腰部活动范围也可增大。缓解期，取阿是穴、肾俞、腰阳关、委中、昆仑等穴，针刺得气后，在腰部施以灸法配合治疗，留针30分钟。

（2）物理治疗：急性期可配合蜡疗、中频治疗；缓解期可配合中药熏洗、熨烫等方法。

【功能锻炼】

参见"急性腰椎关节损伤"功能锻炼。

【预防】

加强腰腹肌力量锻炼，使滑膜不易进入关节腔，以减少或避免滑膜嵌顿。

（三）腰骶关节损伤

腰骶关节是脊柱的主要负重关节，是活动性较大的腰椎与固定的骶骨的交接处，承受的应力较大。其承受身体上半部重量，并由此处传递到骶髂关节再传至下肢。骶骨与腰椎间有34°~42°的腰骶角，腰骶角越大则剪力越大，越不易维持平衡（第5腰椎有从骶骨向前滑动的趋势）。腰骶关节的后关节面界于冠状位和矢状位之间的斜面，而其腰椎后关节面又接近矢状位，这两处的关节面不在同一平面，又将影响力的传导，所以腰骶关节损伤较多见。

腰骶关节先天性变异较多，如隐性脊柱裂、腰椎骶化、骶椎腰化，易成为薄弱环节，容易发生损伤。

【损伤机制】

1.从头颈、躯干沿脊柱向下传递的重力，绝大部分是作用在第5腰椎和第5腰椎与第1骶椎之间，此作用力的方向是由后上向前下。当外力作用于脊柱而达于第5腰椎时，第5腰椎有向前滑动的趋势，若再有腰椎峡部裂，与关节脱离的椎体在外力作用下就更容易向前滑脱，损伤腰骶关节。

2.在腰部前屈运动中，运动幅度主要是由腰椎关节来控制的，因其灵活性大，坚固性相对小，所有舞蹈、戏剧中的拧、旋动作及后伸、后翻与压腿、扳腰及各种后腿舞姿等无不增加腰骶部的负荷，因而容易发生损伤。

3.第5腰椎向前凸，第1骶椎向后凸，椎间隙前部受前纵韧带的限制，不易张开，故椎间隙后部易变窄，再加上运动中所承受的压力，椎间关节的功能就会由稳定脊柱进而变为承重受压，容易引起腰骶关节损伤。

4.由于腰椎关节呈矢状位，旋转力较差，在弯腰、转身、变身等动作中，特别是在弯腰旋转腾空动作中，如动作不协调或肌力疲劳失控，均容易扭伤腰骶关节。

【临床表现】

腰部肌肉紧张，无法久坐、久站，适当进行腰部活动后症状可减轻。

【诊断】

1.**症状** 有急性腰扭伤史，腰骶部疼痛明显，屈伸活动受限，久站、久坐后疼痛加重，严重者可感臀部及下肢放射痛。

2.**体征** 局部组织处于紧张状态，肌肉痉挛。直腿抬高试验阴性，腰骶关节有压痛和深部叩击痛，过伸试验阳性。

3.**辅助检查** X线检查多无明显异常，有时可见第5腰椎椎体向前轻度滑脱，或有腰椎骶化、骶椎腰化、隐性脊柱裂等。

【治疗】

1.**手法治疗**

手法治疗时急性期以丹归肿痛药酒为介质，以活血化瘀、祛痛强筋。缓解期以舒筋通络药酒为介质，以舒筋活节、强筋壮骨。

（1）点穴法：患者取坐位或俯卧位，以指代针点揉腰骶部疼痛处，再点揉肾俞、腰阳关，如疼痛放射至臀部及下肢者可点揉环跳、委中、承山等穴，以解痉止痛。

（2）舒筋通筋法：以双拇指在腰骶关节部按摩，从胸椎、腰椎两侧向下至骶椎理筋、揉筋，以解痉祛瘀镇痛。后以空掌于腰骶部拍打，以激发经气、通经止痛。

（3）运筋法：经上述手法后，患者取坐位，术者双臂从患者腋下抬提其上身至离开坐位，并趁势做适当摇晃，可减轻腰骶关节疼痛，对有小关节错缝者又可松解挤压，利于错缝复位。患者若为俯卧位，术者可一手掌按于背部，另一手按于臀部，行交叉搓揉，理顺关节肌筋。

2.辨证施治

（1）急性期

治法：行气活血、祛痛强筋。

内服方：丹七止痛胶囊或内服2号方。

外用药：外用2号、4号方散剂外敷，疼痛缓解后可只以外用2号方散剂；隔日1换；或外贴丹归肿痛药贴、僧登消肿膏。

（2）缓解期

治法：舒筋活节、强筋壮骨。

内服方：强筋壮骨丸或内服5号方，并酌加狗脊、肉苁蓉与续断等中药以增加肌力，促进关节的修复与稳定。

外用药：在外用2号方散剂的基础上加用杜仲、巴戟天、五加皮（以上打粉）以固肾强筋健腰；如夹有风寒湿邪者可改用外用12号方散剂；隔日1换。

3.其他治疗

（1）针灸治疗：①急性期多采用电针治疗，以局部阿是穴及腰椎夹脊穴为主，每日治疗1次，时间30分钟；②缓解期多采用温针治疗，以腰椎部的夹脊穴及膀胱经穴位为主，补泻兼施，隔日治疗1次，时间30分钟。

（2）牵引治疗：于骨盆行俯卧位牵引，腹部垫枕。牵引重量约6~8kg，每天2次，每次30分钟。

（3）固定：佩戴护腰固定保护腰部1~2周。

【功能锻炼】

损伤较重者待疼痛减轻后方可锻炼，具体可参考腰椎关节损伤的锻炼方法，同时配合倒退行走以及立腰起蹲动作。在开始锻炼还可用护腰保护腰部，1~2周后去除护腰。

【预防】

加强腰背肌锻炼，增加关节稳定性。若学生训练量过大、腰骶关节负荷过重，要在训练后需用外用2号方加外用4号方以药酒调匀按摩，以消除疲劳。

（四）骶髂关节损伤

骶髂关节是脊柱与下肢连接的枢纽，是躯干与下肢的桥梁，是骨盆后弓的主要组成部分，也是力量传递的缓冲区域。无论是由躯干和上肢通过脊柱向下传递的力量，还是由地面作用于人体的反作用力，到达脊柱时，必然要通过骶髂关节与髋关节。骶髂关节由骶骨和髂骨的耳状关节面互相构成。它的前后方都有坚韧的韧带加固，几乎没有活动性，称之为微动关节。骶骨顶端向下，底部向上，前部较宽，后部较窄。骶骨在躯体重力的作用下有向前方滑脱的趋势，其周围有韧带固定，如骶髂骨间韧带、骶髂后长韧带、骶髂后短韧带、骶髂前韧带、髂腰韧带等，加固骶髂关节以保持稳定，所以一般情况下此处较少损伤，但在艺体工作者及重体力劳动者中不鲜见。

【损伤机制】

1.由于骶骨有向前下滑脱的趋势，周围必须有坚强韧带加固。在练习踢、压后腿等动作时，如踢抬高、过猛，由于髋关节前方髂股韧带的限制，骨盆会被牵拉向前下旋转。在骨盆转动时，腰骶部承受的应力必然会波及到骶髂骨关节面，如过度转动，会引起骶髂关节的研磨性损伤及本身已较紧张的韧带损伤。

2.舞蹈中后腿舞姿需腰背肌及骨盆上所有肌肉用力收紧，如"倒踢紫金冠""鹤立式"等动作都需要抬高后腿，需腰背肌用力控制，如腰背肌力不足，容易引起骨盆晃动，导致骶髂关节损伤。又如在"大跳"动作落地时失控或重心不稳，骨盆可受到由下向上传导的暴力冲击，从而挫伤骶髂关节。

3.球类运动员及重体力劳动者，骶部或臀部易遭到向前、向后，或从后向前的旋转暴力，均易挫伤一侧骶髂关节或造成半脱位。

4.舞蹈旋转及变、翻身动作不规范、不协调，以及运动员掷铁饼时腰髋突然扭转，均可损伤骶髂关节，拉伤其关节囊和周围韧带等。

5.通过仰卧位扳压髋部来增加髋关节外开度及"开胯"，若学生护痛扭动身体，也可损伤骶髂关节。

【临床表现】

伤后立即感到一侧腰部和骶髂关节剧痛，不敢转身，站立或行走时可伴有放射性下肢痛，咳嗽、打喷嚏时骶髂部疼痛。

【诊断】

1.**病史** 有明确外伤史。

2.**症状** 腰部僵硬，可有腰臀部肌肉痉挛腰部侧弯。坐位屈伸脊柱时疼痛不明显，站立屈伸时疼痛剧烈。

3.**体征** 骶髂关节可有肿胀，局部压痛明显。骨盆挤压与分离试验阳性。

4.**辅助检查** X线检查无特异表现，仅在半脱位时，正位片左右两侧骶髂关节不对称，斜位片可见患侧关节间隙增宽或髂骨上移。

【治疗】

1.手法治疗

手法要点：手法治疗时急性期以丹归肿痛药酒为介质，以活血化瘀、祛痛强筋。慢性期以舒筋通络药酒为介质，以舒筋活节、强筋壮骨。

（1）扭挫伤较轻者取坐位，肌肉放松，术者双手拇指从腰椎至骶尾部按摩、揉筋、理筋，以大鱼际肌按揉伤侧骶髂关节肿痛处，以活血祛瘀镇痛。

（2）以指代针，点揉阿是穴及肾俞、关元、八髎等穴，以去瘀镇痛。

（3）如有骶髂关节骨间错缝或半脱位者，患者取俯卧位，术者可以一手按压伤侧的骶部向前，另一手握伤侧膝关节向后上搬，两手同时交错用力使伤侧髋关节过伸，常可听到响声，提示已复位。

2.辨证施治

（1）急性期

治法：行气活血、祛痛强筋。

内服方：内服2号方或丹七止痛胶囊；瘀肿消退后加内服5号方。

外用药：外用2号方散剂外敷，疼痛缓解后可加外用4号方、5号方散剂；隔日1换。

（2）缓解期

治法：舒筋活节、强筋壮骨。

内服方：内服9号方或强筋壮骨丸，并酌加狗脊、肉苁蓉与续断等中药以增加肌力，促进关节的修复与稳定。错缝复位后内服5号方，酌加骨碎补、五加皮等；有风寒湿邪者可酌加羌活、防风、桂枝、木香以散寒祛风，燥湿温经。

外用药：在外用4号方散剂外敷的基础上加用杜仲、巴戟天、五加皮（以上打粉）以固肾强筋健腰；如夹有风寒湿邪者可改用外用12号方散剂；隔日1换；或外贴舒筋续断药贴、宝根续筋膏。

3.其他治疗

（1）针灸治疗

1）急性期：多采用电针治疗，以局部阿是穴及腰椎部夹脊穴为主，常规针刺。每日治疗1次，时间30分钟。

2）缓解期：多采用温针治疗，以腰椎部夹脊穴及膀胱经穴位为主，常规针刺，补泻兼施，隔日治疗1次，时间30分钟。

（2）固定：以护腰固定腰部2周。

（3）物理治疗：急性期可配合中频治疗；缓解期可配合中药熏洗、中药熨烫、蜡疗等方法。

【功能锻炼】

加强腰背肌力量锻炼，循序渐进地练习踢、抬后腿，如"探海"动作，促进损伤组织修复。

【预防】

1.做舞蹈动作及重体力劳动前事先做好准备活动，兴奋腰背肌，保持关节稳定。

2.踢、抬后腿时不宜过高过猛，拧、旋动作要注意技术要领，以免扭伤骶髂关节，避免出现关节错缝或半脱位。

第二节　慢性腰部损伤

一、腰肌劳损

腰肌劳损是导致腰痛的最常见疾病，又称为功能性腰痛。通常没有明确的外伤史，起病隐匿。本病对生产劳动和生活影响较大，故应积极进行防治。本病由长期下蹲、弯腰工作，腰背部经常过度负重、过度疲劳，工作时身体姿势不良，或腰部先天性发育异常等因素所致。亦可因腰部急性损伤治疗不及时、治疗不当或反复受伤迁延为腰肌劳损。

【损伤机制】

1.《素问·宣明五气篇》曰："久视伤血，久卧伤气，久坐伤肉，久立伤骨，久行伤筋，是谓五劳所伤。"若舞蹈演员反复训练某单一动作，则日久积劳，导致筋失濡养、血瘀气滞。腰部肌肉、韧带、后关节囊等经常受到牵拉性损伤，日积月累可出现肥厚、纤维化以及腰部筋膜无菌性炎症，使其弹性降低、力量减弱。局部组织气滞血瘀，经络不通，有时可压迫或刺激神经，出现臀部及下肢牵扯性或放射性疼痛。

2.亦有患者在腰部急性扭挫伤之后，未能获得及时而有效的治疗，或存在反复的轻微损伤，可导致肌肉、筋膜发生粘连，迁延为腰肌劳损。

3.腰椎有先天性畸形或生理性缺陷者，如腰椎骶化、骶椎腰化、腰椎峡部裂、骶椎隐裂等，以及由于各种因素所致的胸腰段脊柱畸形，如腰椎压缩性骨折脱位所致的腰椎后凸畸形等，都可引起腰背部肌力平衡失调，亦可造成腰部肌肉、筋膜的劳损。

【临床表现】

腰部隐痛反复发作，劳累后加重，休息后减轻。弯腰困难，持久弯腰时疼痛加剧，适当活动或变换体位、叩击按揉腰部后疼痛可减轻。平卧时垫高腰部能减轻症状，腰部活动功能多无障碍。

【诊断】

1.**症状**　长期腰痛隐痛，时轻时重，经常反复发作。休息后减轻，劳累后加重，适当活动或变动体位时可减轻，不能持久弯腰工作，若勉强弯腰则腰痛加剧。常喜用双手捶腰，以减轻疼痛，少数患者有臀部和大腿后上部肌肉胀痛。兼有风寒湿邪者，腰痛与天气变化有关，阴雨天腰痛加剧。

2.体征

（1）肌肉僵硬：患侧腰部多见肌肉紧张僵硬，双侧肌肉高低不等。

（2）压痛：仔细寻找压痛点对判断病变组织结构位置有重要意义。一侧或两侧竖脊肌处、腰椎横突处、髂嵴后部或骶骨后面腰背肌止点处可有压痛。

（3）功能障碍：脊柱外观正常，俯仰活动多无障碍，病情严重时疼痛较重，活动稍有受限。

（4）神经系统检查：神经系统检查多无异常，直腿抬高试验阴性。

3.辅助检查

（1）X线检查：有时可见脊柱生理曲度的改变，如腰椎侧弯、腰前凸度减小或消失；或见第5腰椎骶化、第1骶椎腰化、隐性脊柱裂等先天性异常；或见骨质增生。

（2）超声检查：腰肌组织排列紊乱，受损肌肉逐渐发生纤维化和瘢痕化，肌肉声像图可见不均匀的高或低回声。

【治疗】

1.手法治疗

手法要点：手法治疗时以舒筋通络药酒为介质，以行气活血、舒筋通络。夹杂风寒湿邪者以温筋除痹药酒为介质，以散寒祛风、除痹止痛；肝肾亏虚者以强筋壮骨药酒为介质，以强筋健骨。

（1）舒筋法：患者取坐位或俯卧位，术者以手掌掌根沿竖脊肌自上而下按摩。在腰肌有硬结处，以掌根先轻后重向外下揉筋，力度可稍大，以活血理气、散结祛痛。在肿硬减轻后，患者取坐位或俯卧位，术者双手拇指顺脊柱两侧竖脊肌从上向下揉筋、理筋、拨筋，然后用拇指指腹在脊柱两侧交叉揉拨棘间韧带，再用手掌小鱼际肌从上向下揉擦棘上韧带。揉推、揉拨时间可稍长，以理顺肌筋、韧带，可活血祛痛及增进肌肉力量和韧带弹性。

（2）通筋法：陈旧性损伤多属虚证，伤后感受寒湿，痹阻经脉，腰部僵胀疼痛。除以上述手法揉推外，还须以双手掌根向外向下推揉腰部肌肉，以活血祛瘀、散寒除湿，增长肌力，保护韧带；并以聚合、提弹、拍打手法作用于患处以激发经气、祛风散寒、活筋通督。

（3）综合手法：腰部僵胀酸痛，支撑乏力，以指针点揉督脉及膀胱经穴，如肾俞、志室、气海、命门、腰眼等穴，以除痹固肾，强健腰脊；以按摩、擦揉、搓腰手法改善腰部肌肉血液循环；沿胸椎向下施以夹脊振筋法以调整筋位，改善肌筋弹性。

2.辨证施治

治法：行气活血、舒筋通络。

内服方：反复损伤、疼痛明显者内服5号方，如肿硬明显可酌加海藻、昆布；伤后感寒、寒凝气滞，腰肌肿硬或有条索状硬结者内服7号方或寒湿筋痛胶囊。肝肾亏虚者内服强筋壮骨丸。

外用药：损伤初期疼痛明显者以外用2号方散剂外敷，或外贴丹归肿痛药贴、僧登消肿膏；反复损伤、疼痛明显者以外用5号方散剂外敷，或外贴舒筋续断药贴、宝根续筋膏；腰肌肿硬或有条索状硬结者以外用13号方散剂外敷；肝肾亏虚者外贴归芪健骨药贴、六仲养骨膏。

3.其他治疗

（1）针灸治疗：温针灸，足太阳经取肾俞、大肠俞、气海俞，督脉取腰阳关，病痛局部取阿是穴，以疏通经络，调和气血，营卫和而病邪去，针刺用提插捻转手法，以出现酸麻胀痛感为宜。在患部置五行大灸架行灸法治疗，每次30分钟，隔日治疗1次。

（2）物理治疗：①腰部用红外线照射，辅以药酒局部湿敷，损伤初期选用丹归肿痛药酒，夹杂风寒湿邪者选用温筋除痹药酒，反复损伤者选用舒筋通络药酒。每日治疗1次，每次30分钟。烫熨治疗：选用腰背烫熨散，烫熨包加热后于患处反复揉擦，直至烫熨包冷却后停止操作。每次治疗1次。③熏洗治疗：选用腰部熏洗散，于腰部熏洗治疗，每日或隔日治疗1次。

（3）注射治疗：①痛点封闭：可用曲安奈德注射液20mg加1%利多卡因1~2ml于疼痛局部注射，每5~7天注射1次，2~3次为1个疗程，必须准确浸润病变组织，否则影响治疗效果；②穴位注射疗法：用复方当归注射液2ml或维生素B_{12}注射液0.5ml做穴位注射，2~3天注射1次，5次为1个疗程。采用局部和循经取穴，穴位可分为2~3组交替注射。

（4）小针刀治疗：常规消毒后，于痛点进针刀，刀口与肌纤维纵轴平行，进针至骨面做纵向和横向剥离。

（5）牵引治疗：行俯卧位（腹部下垫枕）骨盆间断牵引，牵引重量为6~8kg，每日治疗2次，每次30分钟。

【功能锻炼】

1."五点"拱桥式：患者用头部、双肘及双足作为支撑点，使背部、腰部、臀部及下肢呈弓形撑起。

2."三点"拱桥式：患者用头顶、双足支撑，全身呈弓形撑起，腰背尽量后伸。以上动作需仰卧在较硬平面上进行。

3."飞燕点水"式：第一步，患者仰卧，双上肢置于体侧，抬头挺胸，两臂后伸，使头、胸及双上肢离开床面；第二步，体位同第一步，双膝关节在伸直的同时后伸下降，并尽量向上翘起，两下肢也可先交替后伸翘起，而后再一同后伸；第三步，头颈胸及两下肢同时抬高，双臂后伸，整个身体呈反弓形，如"飞燕点水"。

4.可配合倒退行走以及直腰下蹲动作。

【预防】

急性腰部损伤时应积极治疗，避免转为慢性。可做涮腰、旁腰、"飞燕点水"等动作增强腰背肌肌力，改善腰背肌筋膜弹性。

二、第3腰椎横突综合征

第3腰椎横突综合征，是以第3腰椎横突部明显压痛为特征的慢性腰痛，亦称第3腰椎横突周围炎，或第3腰椎横突滑囊炎，属腰肌筋膜劳损。由于第3腰椎居腰椎之中心，活动度大，且横突较长，呈水平位伸出，所受应力大，劳损机会多，故易产生腰痛累及臀部。本病多见于青壮年，尤以体力劳动者最为多见。

【损伤机制】

1.腰背肌筋膜为人体内最坚固的筋膜之一，腹横肌行于腰方肌外缘时移行于腰背肌筋膜，附于横突末端。腹横肌与腹壁其他肌肉组成"腹压肌"以维持腹内压，故腹内压的变化可以通过腹横肌影响腰椎横突末端。此外，腰方肌可牵拉肋骨使脊柱侧弯，腰大肌可协助腹直肌前屈脊柱。由此可知，附着于腰椎横突的肌肉、筋膜、韧带，特别是在横突最长的第3腰椎横突处，所承受的牵拉力及杠杆作用力较大，故损伤的机会较多。

2.做舞蹈的旋转变身或跳跃转身等动作，如准备活动不充分，腰肌力量差，容易扭伤附着在第3腰椎横突末端的软组织，特别是在做快速或猛力旋转变身动作时容易造成牵拉损伤。

3.在圆、屈、拧、倾等舞蹈动作的变换中，腰椎横突末端软组织反复受到牵拉，逐渐形成劳损，或急性损伤处理不当，可转为慢性损伤。

4.第3腰椎横突末端附近有腰丛神经的股外侧皮神经通过。由于外伤后软组织会出现撕裂、出血、肌肉紧张、痉挛，刺激或压迫神经和血管，导致神经损伤，出现第3腰椎横突周围乃至臀、大腿后外侧出现疼痛或其他症状。

【临床表现】

腰部一侧或两侧疼痛，晨起、弯腰或劳累后加重，久坐后直立起身困难，活动后略减轻，疼痛可累及臀部及大腿，有时可放射到腹部。有个别患者因轻微外力即可出现扭伤，引起急性腰痛，甚者生活不能自理。

【诊断】

1.**症状** 以腰部慢性、间歇性酸胀、疼痛乏力为主要症状。酸痛部位广泛，但不能指出具体的疼痛点，腰部容易疲劳。单一姿势难以持久维持，劳累后腰部症状明显加重。

2.**体征** 慢性期无明显体征；急性发作时，腰部肌张力增高，运动功能受限，第3腰椎横突的顶端有压痛，呈结节或条索感；下肢腱反射、皮肤感觉、肌力正常，直腿抬高试验阴性。

3.辅助检查 X线检查一般无明显异常，有时可见第3腰椎横突过长或左右不对称，或横突尖部略有高密度影。

4.征兆性诊断 舞蹈的旋转变身或跳跃转身等动作，如准备活动不充分，腰肌力量差，容易扭伤附着在第3腰椎横突末端的软组织，特别是在快速或猛力旋转变身时，容易造成此处的牵拉伤。

5.鉴别诊断

（1）腰椎间盘突出症：本病除腰痛外，尚伴患侧坐骨神经痛，呈阵发性，直腿抬高试验阳性，出现患处棘旁压痛。

（2）腰椎肿瘤：中老年腰痛患者，若疼痛进行性加重，有夜间疼痛，经对症处理后不能缓解者，应高度警惕本病。脊髓、马尾部肿瘤者，可伴有大小便失禁、马鞍区麻木刺痛、双下肢瘫痪等。

（3）腰椎结核：本病主要表现为腰痛伴低热、贫血、血沉增快、消瘦等。拾物试验阳性；X线检查可见骨质破坏，腰大肌脓肿。

【治疗】

1.手法治疗

手法要点：重点在第3腰椎横突处施术，施以揉筋、拨筋手法，解除粘连和筋结。手法治疗时损伤初期以丹归肿痛药酒为介质，以活血化瘀、消肿止痛。反复损伤者以舒筋通络药酒为介质，以行气活血、舒筋通络；夹杂风寒湿邪者以温筋除痹药酒为介质，以散寒祛风、除痹止痛。

（1）点穴法：患者取俯卧位或坐位，术者先以指针点揉痛处（阿是穴），再以拇指指腹向患处外下侧揉筋。由于第3腰椎横突附着的肌肉筋膜较多，揉筋手法应由轻到重，范围由近及远，并可以大、小鱼际推揉，以宣通气血，解痉止痛。疼痛放射至臀、腿部者指针点揉臀部环跳穴，拨动肌筋，并从上向下推揉腿部肌筋，以活血祛瘀、理筋镇痛。

（2）通筋法：如有瘀滞粘连，肌肉出现痉挛或条索状硬结，手法由轻到重进行拨筋、揉筋，时间可稍长，范围可顺肌肉、肌筋走行的方向，以祛瘀导滞、通络镇痛、松解粘连。

2.辨证施治

治法：行气活血、通络止痛。

内服方：损伤初期使用内服2号方或丹七止痛胶囊；缓解期使用内服5号方或祛痛强筋丸。

外用药：损伤初期，瘀肿疼痛者以外用2号方散剂外敷；第3腰椎横突疼痛明显者以外用4号方散剂外敷；第3腰椎横突可触及硬结疼痛者以外用5号方散剂外敷；伤后感寒或伴有腰部酸胀疼痛者以外用12号方散剂外敷。

3.其他治疗

（1）针灸治疗：使用针刺配合艾灸，在患侧第3腰椎横突尖进针，针尖抵至第3腰椎横突尖端，提插捻转使之得气，再以此为中点上下左右各旁开1~1.5cm针刺，得气后，盖上内置燃烧艾条的方形灸盒施灸，留针30分钟，使热传导至腧穴以消炎止痛。

（2）物理治疗：中药熏药、烫熨，微波治疗、红外线照射，可根据患者情况每日选择性予以单项或多项治疗。

（3）封闭治疗：在压痛点以曲安奈德注射液20mg加1%利多卡因3~5ml注射，每周注射1次，2~3次为1个疗程。要求注入部位准确，注射时操作者先以左手拇指准确扪及横突尖端，右手将针头沿拇指尖刺入2~3cm，有骨性感觉后，再将药物注入，如果注射点准确，注入药物后弯腰疼痛及压痛点即可消失。

（4）针刀治疗：在超声引导下，于第3腰椎横突周围的肌筋膜处做剥离松解。可触及条索状硬节者，于硬节处做横向剥离。

【功能锻炼】

参见"腰肌劳损"功能锻炼。

【预防】

1.做好准备与放松活动，掌握好动作要领，动作协调配合，避免在舞蹈旋转、变身等动作中牵拉损伤。

2.治疗期间宜少做旋转、变身及控后腿等动作。

3.治疗期间注意保暖，以免风寒侵袭，气机瘀滞，导致肌肉粘连产生硬结。

4.伤后应及时、正确治疗，以免迁延为慢性损伤。

三、腰背部肌筋膜炎

肌筋膜炎又称纤维织炎，主要根据发生部位分型。腰背部肌筋膜炎是一种常见的腰背部慢性疼痛性病症，主要由于损伤或感受风寒湿邪而引起的腰背部肌肉、筋膜、肌腱、韧带等软组织的无菌性炎性病变，并伴有一定的临床表现。多见于中年以上、长期缺少肌肉锻炼和经常遭受潮湿寒冷者。因腰背部有丰富的白色纤维组织，如筋膜、肌膜、韧带、肌腱、骨膜和皮下组织等，故易患本病。本病属中医学"痹病""腰痛"范畴。

【损伤机制】

1.病因

（1）损伤是本病最常见的病因。急性损伤如骨及关节扭闪伤、挫伤后，未能及时治疗或治疗不当，使局部软组织粘连，进而形成一个或数个激痛点。亦可由于慢性劳损，如长期弯腰工作、姿势不良等造成组织水肿、粘连，而产生类似于急性损伤的症状。

（2）由于居住环境潮湿、冒雨涉水、冷热交错等原因，以致风寒湿邪侵袭人体；如人遇疲劳或急性损伤而使机体免疫功能下降时，风寒湿邪更易侵袭人体，致使软组织代谢失调，易发生粘连挛缩而产生症状。

（3）当肌肉痉挛时，由于局部毛细血管极度收缩，从而使肌肉处于缺血、缺氧的状态，这时如肌肉能在较短时间内恢复松弛，循环改善，则预后良好。如肌肉痉挛过久，又未得到及时处理，则大量炎性不断刺激局部组织，产生相应的病理变化。

（4）体内长期存在炎性灶和某些病毒性感染已被认为与此病的发生有关。

2. 病机 本病特点为颈、肩、腰、臀等部位均可被侵犯，有特定的痛点，按压时有"一触即发"的特点，产生剧烈疼痛，并向肢体远处传导，故称其为"激痛点"，这是本病所特有的现象。激痛点好发于肌筋膜附着处或肌肉、肌腱的交界处。位于肌肉处的激痛点，其疼痛传导距离较近，这可能是由于肌肉组织较为敏感，刺激后可发生强烈收缩所致。这类神经传导并不符合神经解剖分布，但可伴有自主神经症状，如肢体发凉、内脏痛等。对激痛点做封闭治疗后疼痛可立即消失，有时效果是长期的。患者对气候环境变化敏感，可出现肌肉痉挛，受累区肌筋膜常出现渗出液积聚、软组织粘连和增生，有时可形成皮下条索条状物。中医学认为本病多由风寒湿邪侵袭人体所致，造成人体腠理开阖不利、卫外不固，风寒湿邪袭至腰部，留于经络，致使局部气血痹阻而发为本病。由于感邪性质的不同，临床表现各有特点，风邪偏盛者疼痛呈游走性，寒邪偏盛者则疼痛剧烈，湿邪偏盛者多麻木重着。

【临床表现】

病前多有外伤、疲劳、感受风寒湿邪等。主要症状为患处疼痛，表现为隐痛、酸痛或胀痛，腰部皮肤麻木，与天气变化有关，每逢阴雨天气加重。患处畏寒，受凉后腰痛加重，得暖则缓。有时疼痛部位走窜不定，或劳累后诱发。急性者起病急骤，疼痛剧烈伴有肌痉挛，腰部活动受限。疼痛可放射至臀部及大腿，但不过膝，可持续数周至数月，进而自愈或转为慢性。慢性起病者多无明显诱因。

【诊断】

1. 病史 有外伤、受寒、劳累史，疼痛反复发作。

2. 体征 急性或疼痛剧烈者，患者可处于强迫体位，腰部僵直，活动受限。患处的激痛点、痛性筋结或筋束是本病的常见体征，应仔细触摸寻找。按压激痛点时，有一触即发、疼痛剧烈、疼痛可向远端放射的特点。激痛点常位于腰方肌外缘、髂嵴后部、臀大肌起点处以及横突尖端等。

3.辅助检查 X线检查无特异性变化，常有腰椎生理曲度变直或消失，重者可见腰椎侧弯或增生。

4.鉴别诊断

（1）腰椎结核：较腰背肌筋膜炎少见。其疼痛特点为持续性进行性加重，无缓解期。患者因肌肉痉挛而活动受限，躯干呈僵硬性后伸，拾物时尽量屈膝屈髋下蹲以避免弯腰，晚期可出现寒性脓肿。

（2）腰椎小关节紊乱：可有腰骶部疼痛，并引起相应肌肉痉挛，但其压痛点较局限，压痛点多位于患椎棘突外缘小关节处。X线斜位片可确定腰椎小关节位置关系，X线正位片可见两侧的小关节不对称；局部封闭治疗时疼痛不消失，亦不随天气变化而加重。

（3）强直性脊柱炎：多发于青年男性，腰骶部疼痛多呈进行性加重。常伴有腰肌萎缩及腰骶部强直，晨僵明显，X线检查可供判断。

（4）腰肌劳损：本病常有外伤史和劳累史，发作症状与劳累明显有关，无激痛点，休息后疼痛可缓解。

【治疗】

1.手法治疗

手法要点：手法治疗时力度应适中，不可过多强刺激，避免加重炎症反应。手法治疗时损伤初期以丹归肿痛药酒为介质，以活血化瘀、消肿止痛。反复损伤者以舒筋通络药酒为介质，以行气活血、舒筋通络；夹杂风寒湿邪者以温筋除痹药酒为介质，以散寒祛风、除痹止痛。

（1）通筋法：患者取坐位或俯卧位，术者以手掌掌根沿竖脊肌自上而下或斜下按摩，并以拇指理筋、揉筋，拿捏、提弹肌筋，以擦法继续向下沿臀部、大腿后侧、外侧逐一理顺臀部、股后侧及外侧肌群。在腰臀部有皮下硬结处，以拇指先轻后重向外下揉筋、拨筋，施力可稍大，再以拇指指腹横拨硬结处，以活血理气，散结祛痛。

（2）点穴法：以指针点揉督脉及膀胱经穴，如肾俞、大肠俞、志室、气海、命门、腰眼等穴，以除痹固肾，强健腰脊。

（3）运筋法：患者改为仰卧位，术者一手持患侧腘窝，另一手持踝关节，使下肢极度屈髋屈膝，屈曲至最大角度时适当加压保持该体位数秒，以患者腰臀部有牵拉感即可。后将下肢做髋部环转运摇手法，以顺时针及逆时针方向各转数圈。再逐渐将下肢伸直，伸膝位抬高下肢以牵拉臀部及股后侧肌群，以患者能耐受为度。最后以牵抖法放松下肢结束治疗。以上牵拉及旋转手法治疗为一个组合，单次治疗可重复3~5次。

2.辨证施治

治法：行气活血、舒筋通络。

内服方：反复损伤、疼痛明显者内服5号方，伤后感寒、寒凝气滞，腰肌肿硬或有条索状硬结者内服7号方或寒湿筋痛胶囊；肝肾亏虚者内服强筋壮骨丸。

外用药：损伤初期疼痛明显者以外用2号方散剂外敷，或外贴丹归肿痛药贴、僧登消肿膏；反复损伤、疼痛明显者以外用5号散剂外敷，或外贴舒筋续断药贴、宝根续筋膏；腰肌肿硬或有条索状硬结者以外用13号方散剂外敷；肝肾亏虚者外贴归芪健骨药贴、六仲养骨膏。

3.其他治疗

（1）针灸治疗：温针灸，取足太阳膀胱经肾俞、大肠俞、气海俞等穴，督脉取腰阳关，病痛局部取阿是穴，以疏通经络，调和气血，营卫和则病邪去。针刺用提插捻转手法，出现酸麻胀痛针感为宜，在患部置五行大灸架行灸法治疗，每次30分钟，隔日治疗1次。

（2）物理治疗：中药熏洗、烫熨、微波治疗、红外线照射配合患处涂擦药酒（气滞血瘀型选用丹归肿痛药酒，寒湿痹阻型选用温筋除痹药酒），可根据患者情况每日选择性予以单项或多项治疗。

（3）封闭治疗：可选用曲安奈德5~10mg加1%利多卡因2ml于痛点注射。

（4）小针刀治疗：在体表上找到痛点，于痛点进针，有酸胀痛感时行交叉切刮、提插松解数次，直到针下有松动感后出针，再行创口加压止血。

【功能锻炼】

参见"腰肌劳损"功能锻炼。

【预防】

注意保暖，避免局部受凉。

四、腰椎关节劳损

腰椎关节结构复杂，椎间关节有椎间盘缓冲震荡，椎体后部是上、下关节突形成的小关节，以此关节来限制腰椎的后伸及旋转幅度。腰骶关节为躯体与骨盆的唯一骨性连接点，同样也是骨盆唯一承受躯干及上肢重量的关节，在日常生活及训练中极易因姿势不当、力量不足或反复进行类似动作而造成慢性损伤。加之部分学生因腰骶部存在先天骨性结构异常，为日后出现慢性劳损留下了隐患。

【损伤机制】

1.后伸腰时，腰椎后部小关节处于咬合状态，负重力大。所以，后伸腰幅度及力度过大时，腰椎小关节容易损伤。当长期反复做腰后伸动作，腰椎小关节经受反复挤压、摩擦，容易导致关节劳损而出现疼痛。

2.腰部活动多、承重大，第5腰椎向前凸，第1骶椎又向后突，形成了一个前宽后窄的倾斜关节面。为了维持这个具有承重功能而稳定性较差的关节面，腰骶关节部肌肉经常处于用力收缩状态，肌肉容易疲劳，日积月累形成劳损，腰骶关节部出现酸胀疼痛。

3.腰骶关节前宽后窄，椎间隙相互接近，在舞蹈、戏剧的跳跃类动作中，腰椎关节是承重的主要部位，其椎体后部小关节在收缩与放松的过程中，相互挤压冲击，出现反复损伤，而易造成慢性伤痛。

尤其是青少年学生，骨骼尚处于发育阶段，椎骨与椎板上下关节突相连处的峡部尚未骨化，在训练中如反复受到上述挤压冲击，可产生腰椎峡部裂。峡部裂也有先天性的，无论是先天缺陷还是后天损害，均易形成慢性腰痛。

4.由于骨结构上的变异，如隐性脊柱裂、腰椎骶化或骶椎腰化，所形成的关节面较薄弱，难以承受正常腰骶关节的承重量，常导致腰骶关节慢性腰痛。腰椎骶化或骶椎腰化，使骶髂关节可部分参与腰骶关节的活动，从而破坏了骶髂关节的完整性与正常活动，故易在腰骶或骶髂关节部引起疼痛。再遇腰椎骶化，应力不平衡，可引起腰椎骨关节炎而导致慢性腰痛或放射痛。

【临床表现】

平素腰痛不明显或不剧烈，既往可有受伤史，或有腰椎骶化、骶椎腰化而形成假关节，或存在椎弓峡部不连或隐性脊柱裂等变异，学生大量训练后腰部疼痛可加重，肌肉痉挛，腰部成"板状"，如再勉强活动或训练，可出现腰痛不支，疼痛可向臀部及下肢放射。

【诊断】

1.症状 训练量大、负荷重及长期训练疲劳后可引起慢性腰痛，痛点多不局限，休息后疼痛可缓解。腰骶部肌肉紧张，腰部活动不利。腰部屈伸及旋转时可见疼痛加重。

2.体征 腰椎小关节劳损者患椎棘突旁有压痛点，脊柱过伸试验阳性，即患者取坐位，检查者一手置于痛点椎体棘突平面顶住腰部，另一手置于肩部并向后扳拉肩部使腰后伸，此时腰部出现疼痛者为阳性。腰骶关节慢性劳损者腰骶部肌肉紧张，局部有压痛及叩击痛，并可向臀部及下肢放射，腰骶关节挤压试验阳性，即患者俯卧位，检查者一手压于腰骶部，另一手扶患者双腿上抬，使腰骶关节呈过伸位，腰骶部出现疼痛则为阳性。

3.辅助检查 X线及CT检查可了解有无骨骼结构上的异常，如隐性脊柱裂、腰椎骶化或骶椎腰化等。对于损伤病程较久的患者可见腰椎生理弧度减小，双侧腰椎小关节间隙不等宽或增生，腰骶关节间隙变窄或腰椎前滑。

【治疗】

1.手法治疗

手法要点：治疗手法由轻到重，多补少泻，缓慢按摩。施术时以舒筋通络药酒为介质，以舒筋活节、强筋健骨。

（1）腰椎小关节劳损者：患者取坐位，双臂伏于椅背上或取俯卧位，术者以指代针点揉阿是穴、中枢、命门、肾俞等穴，以解痉镇痛，通经活络；再以双手拇指从上向下或斜下顺脊柱两侧按摩、擦揉并沿棘突两侧夹脊振筋，以舒筋活节，通经祛痛；沿胸椎向下直至腰骶部，施以夹脊振筋法以调整筋位，改善肌筋弹性。

（2）腰骶关节劳损者：患者取坐位或俯卧位，以指代针取阿是穴（腰骶部疼痛处）点揉，再点揉肾俞、腰阳关。如放射至臀部及下肢者可点揉环跳、委中、承山等穴，以解痉止痛；以双拇指在腰骶关节部按摩，再从胸椎、腰椎两侧向下理筋、揉筋至骶椎部位，以解痉祛瘀镇痛；后以空掌于腰骶部拍打，以激发经气、通经止痛。

2.辨证施治

治法：舒筋活节、强筋健骨。

内服方：根据损伤情况，选用内服5号或9号方，亦可共同使用；或内服强筋壮骨丸，天气变化诱发疼痛者可服寒湿筋痛胶囊。

外用药：以外用12号、13号方散剂各半外敷；或外贴归芪健骨药贴、六仲养骨膏；隔日1换。

3.其他治疗

（1）针灸治疗：温针灸，足太阳膀胱经取肾俞、大肠俞、气海俞，督脉取腰阳关，病痛局部取阿是穴，以疏通经络、调和气血，营卫和而病邪去，针刺用提插捻转手法，以出现酸麻胀痛针感为宜。在患部置五行大灸架行灸法治疗，每次治疗30分钟，隔日1次。

（2）物理治疗：①腰部红外线照射，辅以药酒涂擦患处，以舒筋通络药酒为主，夹杂风寒湿邪者选用温筋除痹药酒，每日治疗1次，每次30分钟；②烫熨治疗：选用腰背烫熨散，烫熨包加热后于患处反复揉擦，直至烫熨包冷却后停止操作，每次1次；③熏洗治疗：选用腰部熏洗散于腰部熏洗治疗，每日或隔日治疗1次。

（3）注射治疗：①痛点封闭，可用曲安奈德注射液20mg加1%利多卡因1~2ml于痛点注射，每5~7天治疗1次，2~3次为1个疗程，必须准确注射浸润病变组织，否则影响效果；②穴位注射疗法：用复方当归注射液2ml或维生素B_{12}注射液0.5ml于穴位注射，2~3天治疗1次，5次为1个疗程。可采用局部和循经取穴，穴位可分为2~3组，交替注射。

（4）牵引治疗：行俯卧位（腹部下垫枕）骨盆间断牵引，牵引重量6~8kg，每日治疗2次，每次30分钟。

【功能锻炼】

参见"腰肌劳损"功能锻炼。

【预防】

参见"腰肌劳损"预防。

五、腰椎韧带劳损

在腰部活动中，腰部肌肉可保护韧带免于遭受过度的牵拉外力，但当肌肉收缩力量不足时，则限制椎骨过度活动的韧带常处于紧张状态，容易损伤、劳损，甚至撕裂。因各脊椎棘突上的棘上韧带和棘间韧带，形成韧带联合，故常同时损伤。

【病因病机】

棘间韧带纤维短而薄弱，在腰部屈伸活动中所受应力最大，第4、5腰椎和第5腰椎与第1骶椎间的韧带较易受伤。由于反复牵拉，积久劳损，或治疗不及时、不彻底，又易形成慢性劳损。

髂腰韧带虽较坚强，有限制腰部前屈和保护椎间盘的作用，但当腰部完全屈曲时，在受力最大的竖脊肌处于放松的情况下，整个脊柱的稳定性要由韧带承担，由于姿势不正确或过度弯腰，超过了韧带的弹性范围，亦可造成韧带损伤，如反复损伤又未治疗彻底，势必导致韧带劳损。

【临床表现】

腰部疼痛程度大多不严重，疼痛性质以酸、胀痛为主，屈伸腰部时疼痛较明显，卧位休息后疼痛可明显缓解。降温或受凉后疼痛症状多见加重，痛处遇热后症状可减轻。

【诊断】

1.症状 腰部韧带遭到反复牵拉，在腰部韧带附着区（如棘上、棘间及髂嵴后部等）疼痛，腰部前屈活动多或训练量大时则疼痛增加，腰部功能尚可达到正常范围。

2.体征 腰部酸胀疼痛，腰部前屈时加重，但休息后疼痛减轻。若棘上、棘间触之有剥离感，脊椎两侧疼痛较深者多系横突间韧带或黄韧带损伤。如棘上、棘间韧带有断裂者，其棘突间距离可增宽。

3.辅助检查

（1）MRI检查：有助于了解韧带损伤程度。

（2）超声检查：棘上、棘间韧带既往有撕裂损伤者，可见不规则回声，损伤较重者可见软组织瘢痕影。

【治疗】

1.手法治疗

手法要点：韧带附着处疼痛明显，拨筋、揉筋手法应轻。治疗时以舒筋通络药酒为介质，以舒筋通络、滋血生力；天气变化时症状明显者则以温筋除痹药酒为介质，以散寒除湿、通络除痹。

患者取坐位或俯卧位，术者沿脊柱两侧从上向下轻揉、缓推竖脊肌，然后用双拇指指腹在脊柱两侧交叉揉拨棘间韧带，再用小鱼际肌从上向下推揉棘上韧带。揉推、揉拨时间可稍长，以理顺肌筋、活血祛痛及增进肌肉力量和韧带弹性。

以指针点揉督脉及膀胱经腧穴如肾命、志室、气海、命门等穴，以除痹固肾，强健腰脊，促进损伤韧带康复。

2.辨证施治

治法：舒筋通络、滋血生力。

内服方：内服5号方或祛痛强筋丸；腰部僵胀、酸痛明显者使用内服7号方。

外用药：外用5号方散剂外敷。韧带有撕裂或附着处疼痛明显者，以外用5号及6号方散剂各半外敷；腰部僵胀、酸痛明显者则加外用12号方散剂；痹阻督脉，阴雨天疼痛加重，腰脊乏力者，加敷外用13号方散剂并酌加肉苁蓉、狗脊、续断等以健腰固肾，增强肌力；或外贴舒筋续断药贴、宝根续筋膏。

3.其他治疗

（1）红外线照射：辅以药酒，以舒筋通络药酒为主，夹杂风寒湿邪者选用温筋除痹药酒。每日治疗1次，每次30分钟。

（2）烫熨治疗：选用腰背烫熨散，烫熨包加热后置于患处反复揉擦，直至烫熨包冷却，停止操作，每次治疗1次。

（3）中药熏洗治疗：选用腰部熏洗散于腰部熏洗治疗，每日或隔日治疗1次。

【功能锻炼】

1.循序渐进地进行Port de bras练习，以活动腰部肌肉、韧带与关节，增长肌力，增加韧带的弹性。

2.俯卧位抬头挺胸，双臂上举，双腿后抬，以锻炼腰背肌力。

【预防】

1.训练前做好准备活动，训练中避免强力弯腰，以免加重损伤程度。

2.增强腰部肌力锻炼是预防、治疗和保护腰部韧带、减少损伤的重要手段。

3.急性韧带损伤后应控制训练量及强度，并及时治疗。

4.注意保护腰部，勿受凉，以免寒湿凝滞，痹阻督脉而转为慢性劳损。

第三节　腰椎间盘突出症

腰椎间盘突出症是由椎间盘发生退行性病变之后，在外力的作用下，纤维环部分或全部破裂，单独或连同髓核、软骨板向外突出，刺激或压迫窦椎神经和神经根、脊髓或血管等组织，从而出现腰痛，一侧下肢或双下肢麻木、疼痛等一系列临床症状。

本病是骨科常见病，是腰腿痛的最常见原因。本病多发于第4~5腰椎或第5腰椎与第1骶椎之间的椎间盘。舞蹈演员长年累月地进行腰部活动，腰椎间盘突出症时有发生。

　　腰椎间盘突出症可属中医学"腰痛""痹病""痿症"范畴。从《内经》的经典论述到历代医家对腰痛、痹证的认识，中医认为其病因为外伤劳损与感受风寒湿邪，导致营卫失调、气血经络受损；或由肝肾不足，外邪乘虚而入，导致气血瘀阻。其中，巢元方的《诸病源候论》中对此病的论述较全面："凡腰痛病有五。一曰少阴，少阴肾也，十月万物阳气伤，是以腰痛。二曰风痹，风寒著腰，是以痛。三曰肾虚，役用伤肾，是以痛。四曰臀腰，坠堕伤腰，是以痛。五曰寝卧湿地，是以痛。"又曰："劳损于肾，动伤经络，又为风冷所侵，血气击搏，故腰痛也。阳病者，不能俯，阴病者，不能仰，阴阳俱受邪气者，故令腰痛而不能俯仰。"这些论述较全面地概括了腰痛的病因和病机，具体论述肾与外邪侵入、劳损外伤在腰痛发病中的关系。腰椎间盘突出症的病因是肝肾不足、风寒湿邪、过劳或跌扑损伤。

【损伤机制】

　　1.腰椎间盘具有承载负荷的功能，支持人体一半以上的体重，在脊柱中起着连接、稳定、缓冲与增加脊椎灵活性的作用，并能维持与控制舞蹈动作中的正确体态与舞姿。随着年龄的增长，腰部承担的积累性负荷和舞蹈者长年累月的腰部活动（有时是急骤剧烈的运动）使腰椎盘间不断受到挤压、牵拉、扭转、磨压等外力的刺激，导致腰椎间盘发生退变，逐渐失去弹性，继之椎间隙变窄，周围韧带松弛或产生断裂，这是形成椎间盘突出的内在因素。

　　2.在腰部前屈、扭转或突然变换体位时形成的剪力，以及劳损引起的纤维环破裂，或风寒湿邪引起的肌张力增高，均会使椎间盘内压升高，从而形成腰椎间盘突出的外因。

　　3.舞蹈跳跃时结合翻、变身及旋转等动作，腰椎间盘的前缘和后缘是受力重点，由于腰椎间盘前厚后薄，因此椎间盘内压力前缘大于后缘，故后缘或侧后缘是纤维环的薄弱区，所以腰椎间盘在旋转变身动作不协调或受到重力挤压时容易自此处突出。又如舞伴间托举动作配合不好，重心后移或力量不够，托举者后仰，腰前凸程度加大，腰骶关节负荷加大，可导致腰骶关节椎骨间椎间盘突出。

　　4.腰椎后纵韧带从第1腰椎起向下逐渐变窄，至腰骶连结处的后纵韧带已变得只有其原宽度的一半左右，该部分较薄弱，且第5腰椎和第1骶椎椎间盘后方两侧又无韧带保护，所以椎间盘髓核破裂突出容易发生在后外侧。腰椎的椎间孔从上向下逐渐变小，而腰椎脊神经根从上向下又逐渐增粗。第5腰椎神经根部较粗，因此该部位椎间盘突出时，很容易压迫第5腰椎神经根，而其又是坐骨神经的重要组成部分，所以往往导致坐骨神经支配区域内出现不同程度的麻痹症状。

　　5.演员在中年以后，由于训练或活动减少，腰背肌力量减弱，容易导致脊柱不稳，加上椎间盘出现韧性下降、脆性增加等退行性改变，也增加了椎间盘损伤的机会。

【疼痛机制】

有关腰椎间盘突出症的疼痛机制学说主要有三种。

1.机械性压迫学说 很多学者认为神经根遭机械压迫是引起腰背痛、坐骨神经痛的主要原因。牵拉的神经根常呈紧张状态，不及时复位将出现神经炎症和水肿，导致神经内张力增高，使神经功能障碍逐渐加剧。脊神经有丰富的神经外膜，包绕在神经束外。神经外膜由弹性胶原和脂肪组成，因而具有弹性缓冲作用，可使神经不易受到机械性损伤。在神经外膜的里层，尚有一层神经束膜，此膜有化学屏障功能，能防御外来的化学刺激，从而使神经免受化学损伤。但神经根的神经外膜极不发达，弹性缓冲作用和化学屏障功能较弱，容易招致机械性和化学性损伤。因此在椎间盘突出中，神经根损伤极为常见。

2.化学性神经根炎学说 虽然神经根机械受压是引起疼痛的重要原因，但并不能以此完全解释椎间盘的源性疼痛和体征。Murphy和Rothman等提出，正常神经受压并无疼痛发生，只有炎症神经受压时才引起疼痛。椎间盘突出附近的神经根常有充血、水肿、炎症变化，这种炎性神经根非常敏感，术中稍一触及即可引起严重疼痛。造成神经根炎的原因，主要是椎间盘髓核经纤维环裂口突出，沿椎间盘和神经根之间的通道扩散。髓核中的蛋白多糖复合体对神经根有强烈的化学刺激性，如经大量炎性物质（例如组胺）的释放，神经根又无神经束膜化学屏障，因此会产生化学性神经根炎。炎症时，多种化学介质能诱使神经外膜、内膜以及神经束膜处，有大量载有组胺的肥大细胞出现，导致神经和窦椎神经中有大量炎性白蛋白。此改变可增加神经内压力，引起局部缺血和电解质紊乱，因而刺激神经根和窦椎神经，可引起此神经支配区疼痛。同时，此局部变化还可破坏正常神经的生化传导，形成"人工突触"，使功能活跃的其他脊神经与痛觉传入纤维发生短路，从而引起急性腰椎间盘突出症。

3.自身免疫学说 Gertzbein等通过大量动物实验和临床研究，提出了"椎间盘自身免疫病"的发病机制学说。椎间盘髓核是体内最大的无血管封闭的结构组织，与周围循环无接触，其营养主要来自软骨终板的弥散作用，故人体髓核组织被排除在机体免疫机制之外。当椎间盘病损后，髓核即突破纤维环或后纵韧带，在修复过程中新生血管长入髓核组织，髓核触发机体免疫作用，髓核基质里的蛋白多糖复合体便成为抗原，机体受到这种持续的抗原刺激之后，就会产生自身免疫反应。由于免疫反应，一个节段的椎间盘突出还可引起其他节段的椎间盘变性和疼痛。

【临床分型】

根据突出的方向和部位分类。髓核可向各个方向突出，有前方、侧方、后方、四周和椎体内突出（Schmorl结节）。其中以后方突出最多，且后方突出在椎管内可刺激或压迫神经根与马尾神经，引起严重的症状和体征。临床上常把后方突出又分为中央型和旁侧型，其中后者最多，少数位于椎间孔或其外侧的分型称为远（极）外侧型。

（1）旁侧型突出：突出位于椎间盘的后外侧，即后纵韧带外侧缘，突出物压迫神经根，引起根性放射性疼痛，多为一侧突出，少数为双侧突出，根据突出物顶点与神经根的位置关系，把旁侧型突出又分为肩上型、腋下型和根前型。①肩上型：髓核突出位于神经根的外前方（肩部），将神经根向内后侧挤压，临床表现为根性放射痛，脊柱向健侧弯、向患侧突，如向患侧弯则疼痛加重。②腋下型：髓核突出位于神经根的内前方（腋部），将神经根向后外侧挤压。临床表现为根性放射痛，脊柱向患侧弯、向健侧突，如向健侧弯则疼痛加重。③根前型：髓核突出位于神经根前方，将神经根向后侧挤压。临床表现为严重的根性放射痛，脊柱生理前凸消失，前后活动均受限；脊柱多无侧弯畸形或出现交替性侧弯畸形。髓核突出的位置与神经根关系是可变化的，症状体征也相应发生变化。

（2）中央型突出：髓核从椎间盘后方中央突出，压迫神经根并通过硬膜囊压迫马尾神经，引起神经根和马尾神经损害的症状和体征，一般以偏中央突出较多，正中央突较少。①偏中央型：髓核突出位于椎间盘后方中央偏于一侧（左或右），主要压迫一侧神经根及马尾神经，或两侧均受压，一侧较重而另一侧较轻。②正中央型：髓核突出位于椎间盘后方正中央，一般突出范围较大，纤维环完全破裂，髓核和纤维环碎块脱出，聚集在后纵韧带下或进入硬膜外腔，甚至到达硬膜囊内，致使两侧神经根和马尾神经广泛受压。临床表现为下肢瘫痪和大小便功能障碍，也有髓核突出较局限者，仅压迫马尾神经，引起大小便功能障碍和鞍区感觉障碍，并无神经根刺激和压迫症状。

【临床表现】

曾有腰部外伤史或慢性劳损史，腰椎间盘突出的主要症状是腰痛伴坐骨神经痛，疼痛常局限于一侧或两侧腰骶部，有局限性深压痛，并可向患侧下肢放射。咳嗽、喷嚏及用力排便时均可使疼痛加重，步行、弯腰、伸膝、起坐等可牵拉刺激到神经根的活动亦可加重疼痛，屈髋、屈膝、卧床休息时疼痛减轻。下肢出现放射性疼痛的时间不一，有的在腰部损伤后同时出现，有的初期仅腰痛，数天后或数周后才感到下肢放射痛或坐骨神经痛，或伴有下肢大、小腿及足部感觉异常。

【诊断】

1.症状

（1）腰部畸形：症状轻者可无改变，症状重者姿态拘谨，腰椎平直或侧凸，伴肌紧张，腰部活动受限。严重者身体前倾而将患部突向一侧，出现跛行。脊柱侧弯是一种保护性反应，如在神经根外侧髓核突出，上身向健侧弯曲，腰椎向患侧弯曲可松弛受压的神经根，突出物在神经根内侧时，上身向患侧弯曲，腰椎向健侧弯曲可缓解疼痛。

（2）压痛点：在椎间盘突出间隙相对应的棘突间旁侧有局限性压痛点，并伴有向小腿或足部的放射痛，压痛与放射痛点极为重要，对诊断和定位均有重要意义。急性期此体征较显著，而慢性期则不明显。如让患者取站立腰过伸位检查，易出现压痛与放射痛，放射痛的部位与神经根支配区域相一致。

（3）下肢肌肉萎缩伴肌力下降：视受损神经根部位的不同，其所支配的肌肉可出现肌力减弱及肌萎缩征。L_{4-5}椎间盘突出，踇背伸力减弱；$L_5 \sim S_1$椎间盘突出，小腿三头肌萎缩，肌力亦可减退但不明显，提踵无力；L_{3-4}椎间盘突出，影响股四头肌，伸膝无力（表10-1）。

表10-1　受累神经根支配区感觉、运动和反射改变

椎间盘突出部位	受累神经根	疼痛及感觉损害部位	肌力改变	反射异常
L_{3-4}	L_4	大腿前内侧、膝前侧、小腿内侧	股四头肌、髋内收肌	膝反射减弱或消失
L_{4-5}	L_5	大、小腿后外侧，踇趾，足背	臀中肌、踇长伸肌、趾长伸肌、趾短伸肌	无异常
$L_5 \sim S_1$	S_1	外踝，足外侧，足跟，第3、4、5趾	臀大肌、腓骨长短肌、小腿三头肌	跟腱反射减弱或消失

3.体征　各种物理检查较多，在临床常用的有以下几种，临床体格检查中不需面面俱到，要有侧重点地进行检查，以获取重要临床信息，为做出早期诊断提供依据。

（1）直腿抬高试验（Laseque征）：患者取仰卧位，检查者将患肢置于轻度内收、内旋位，保持膝关节完全伸直位，一手扶住足跟抬高患肢，当出现坐骨神经痛时为阳性，并记录下肢抬高的度数。

（2）直腿抬高加强试验（Bragard征）：是在直腿抬高试验阳性的基础上的进一步检查，对判断是否为神经根处病变有较大意义。患者仰卧，将患肢直腿抬高到一定的程度而出现坐骨神经痛。然后将抬高的患肢略降低，以使坐骨神经痛消失，此时将踝关节被动背伸，当又出现坐骨神经痛时为阳性。

（3）健肢抬高试验（Fajersztajn征）：直腿抬高健侧肢体时，健侧神经根袖牵拉硬膜囊向远端移动。从而使患侧的神经根也随之向下移动，当患侧椎间盘突出在神经根的腋部时，神经根向远端移动受到限制则引起疼痛。如突出的椎间盘在肩部时则为阴性。检查时患者仰卧，当健侧直腿抬高时，患侧出现坐骨神经痛者为阳性。

（4）仰卧挺腹试验：患者仰卧，做挺腹抬臀的动作。使臀部和背部离开床面，出现患肢坐骨神经痛者为阳性。

（5）股神经牵拉试验：患者取俯卧位，患肢膝关节完全伸直。检查者上提伸直的下肢使髋关节处于过伸位，当过伸到一定程度时，出现大腿前方股神经分布区域疼痛者为阳性。此用于检查L_{2-3}和L_{3-4}椎间盘突出的患者。但近年来亦有人用于检测L_{4-5}椎间盘突出的病例，其阳性率可高达85%以上。

（6）屈颈试验（Lindner征）：患者取坐位或半坐位，两下肢伸直，此时坐骨神经已处于一定的紧张状态。然后向前屈颈而引起患侧下肢的放射性疼痛为阳性。

（7）颈静脉压迫试验（Naffziger征）：座位压迫双侧颈静脉1~3分钟，出现腰疼或下肢放射性疼痛为阳性。

4.辅助检查

（1）X线检查：应常规摄X线正、侧位片。X线正位片可显示腰椎侧凸情况，侧位X线片可见腰椎生理前曲减少或消失情况，病变的椎间隙可能变窄，相邻椎体边缘有骨赘增生。X线检查对腰椎间盘突出症的诊断只作为参考，其重要性在于排除腰椎其他病变，如结核、肿瘤、骨折、腰骶先天畸形等。

（2）CT检查：CT可清晰地显示腰椎间盘突出的部位、大小、方向等，以及神经根、硬膜囊受压移位的情况；同时还可以显示椎板及黄韧带增厚、小关节增生退变、椎管及侧隐窝狭窄等情况，对本病的诊断有较大的价值。

（3）MRI检查：较CT能更清晰、全面地观察到突出的髓核与脊髓、马尾神经、脊神经根之间的关系。但MRI的断层间隔大，不如CT扫描精细。腰椎间盘突出症的病理变化在MRI中T_1像上显示前后纵韧带与椎体骨皮质蛛网膜下隙和脑脊液示低信号强度，椎间盘脊髓、神经示中等信号强度，硬膜外脂肪、椎体骨髓显示高信号强度，病变韧带与骨皮质两者难以区分；T_2像显示椎间盘髓核、内层纤维环脑脊液示高信号强度，外层纤维环示低信号强度，硬膜外脂肪和椎体松质骨显示中等信号强度。经MRI检查的患者有1/3以上显示多个椎间盘病变，但并非具有所有的相应临床表现，因此在诊治上必须将临床表现和影像学表现结合起来考虑，要找到和临床表现相一致的病灶。

（4）肌电图检查：通过测定不同节段神经根所支配肌肉的肌电图，根据异常肌电位分布的范围，判定受损的神经根，再由神经根和椎间孔的关系推断神经受压的部位，对腰椎间盘突出的诊断具有一定的意义。

【治疗】

1.手法治疗

手法要点：治疗前需先判别椎间盘突出位置，对于施用旋扳类手法尤为重要，避免因旋扳方向错误加重神经根挤压。在旋扳时也应找准病椎位置，以保证治疗效果。手法治疗时力度应适中，不可过多强刺激，避免加重疼痛和损伤。手法治疗时损伤初期以丹归肿痛药酒为介质，以行气活血、通络止痛；反复损伤者以舒筋通络药酒为介质，以舒筋通络、祛痛强筋；夹杂风寒湿邪者以温筋除痹药酒为介质，以温筋除痹、强筋壮骨。

（1）综合手法：患者疼痛较轻可取坐位，上身或双臂可伏于椅背上以放松肌肉，如疼痛剧烈，甚至不能站立者，可取俯卧位。术者以指针点揉肾俞、关元、环跳与委中、承山、太溪、昆仑等穴，以活血通络，解痉止痛。术者双手拇指从脊柱两侧由上而下行理筋手法，以活血通络祛痛，松解因疼痛而形成的肌紧张。在施用揉筋和夹脊振筋手法中，审视病椎椎间盘突出部位与方向。后术者双手在腰部进行滚动摇晃，其滚动摇晃角度由小到大，一般30°~50°，以松解关节，加大腰椎间隙，以利于突出的髓核还纳。

（2）下肢过伸法：患者取俯卧位，一助手按压固定背部。以右侧腋下型突出为例，术者一手按住腰骶部，拇指抵于病椎棘突偏歪处。另一手则持健侧大腿，缓缓向左后上方过伸扳抬活动。此时拇指顺势推顶病椎棘突偏歪回位，此法可重复3~5次，术者指下常可有错动感，患者疼痛顿觉减轻。然后再施以按摩、揉筋，以活血化瘀、解痉止痛，改善局部充血水肿。肩上型突出施术则方向相反，为扳抬患侧下肢。

（3）斜扳法：同样以右侧腋下型突出为例，患者侧卧取健侧在上，健肢屈膝屈髋，患肢伸直位。术者立于患者身后面，一手扶其肩部，一手固定于髂骨后外缘，术者两手轻缓交错用力（肩部向后，髋部向前）以松解肌筋，趁患者不注意时快速交错用力加大斜扳角度，使突出的椎间盘即时还纳。常可听到"咯噔"响声，患者疼痛立觉减轻。但手法要恰当稳妥，不能粗暴。肩下型突出患者则体位相反，取患侧在上，健侧在下。

（4）牵拉颤腰旋扳法：患者取俯卧位，大腿上段垫高，使腰部呈后伸位。助手一立于患者前方，双手握持患者腋窝。助手二、三立于患者足后，分别握持患者左右踝向远端拔伸牵拉，并使双下肢抬离床面。术者双手掌重叠，置于腰骶部做有节奏的向下按压，力量由轻到重，节奏逐渐增快、幅度逐渐增大，并根据年龄及病情决定按压次数，每次按压力量以患者能够承受为度，切忌用力过猛过大。以腋下型右下肢放射痛为例，此时助手二、三松手，术者右手拇指推顶于椎间盘突出节段棘突，左手持左大腿下段抬起并向后方旋扳，右手拇指顺势向对侧推顶患椎棘突，常可闻及关节弹响声。此法的目的在于增大腰椎间隙并活动小关节，利于小关节复位和突出的髓核吸入回纳。

（5）束恍疗法：下肢有麻木症状者可束恍股动脉。患者取仰卧位，在髂前上棘和耻骨结节连线中点至大腿内侧中、下1/3交界处寻找股动脉搏动处，用拇指或中指将其按压在耻骨上约40~50秒，由轻到重直至足背动脉逐渐微弱，腿部皮肤颜色改变，此时突然放开手指，可有热流感向下肢放射，重复操作3次。

2.辨证施治

治法：行气活血，通络止痛。

内服方：急性疼痛期使用内服2号方或丹七止痛胶囊，1周后使用内服2号方加狗脊、肉苁蓉。突出物还纳后使用内服2、3号方各半。恢复期使用内服5号方加肉苁蓉、狗脊、杜仲以健腰强脊，或使用强筋壮骨丸。反复发作者可使用内服5号方加肉苁蓉、狗脊、苍术、肉桂，以温阳固肾，散寒除湿。

外用药：急性疼痛期使用外用2号方散剂外敷，酌加乳香、没药以通经镇痛；1周后以外用2、3号方散剂各半外敷。突出物还纳后以外用5号方散剂外敷以强筋续筋，促进修复纤维环。后期及恢复期以外用4、12号方散剂外敷以健腰固肾，散寒除湿，祛痛强筋。同时选用腰背熨烫散健腰固肾、通利关节，以腰背熏洗散熏洗患处，作为辅助治疗。

3.其他治疗

（1）牵引治疗：在腰椎间盘突出症的治疗中，骨盆牵引是一项常用的方法，多与其他治疗方法联合应用。牵引可解痉止痛，使椎间隙增大、后纵韧带紧张，有利于突出的髓核向椎间隙回纳，可纠正脊柱小关节紊乱，恢复其正常的生理平衡，松解神经根粘连，放松椎旁肌肉，改善受压组织的血液供应。使患者仰卧于牵引床上，髂腰部缚好牵引带后，以6~10kg的重量牵引，每天牵引2次，每次30分钟。牵引重量及牵引时间可依据患者耐受程度调节。椎间盘脱出患者可采取俯卧位牵引，于腹部垫枕。下肢根性疼痛严重者，可配合患肢牵引，重量6~8kg，每天牵引2次，每次30分钟。

（2）针灸治疗：使用"温九针"，先针刺下极俞、腰阳关、十七椎等穴，再以此三穴为中点向两侧旁开1寸取穴针刺，形成9针，得气后，用五行大灸架行灸法治疗。伴有足太阳膀胱经疼痛麻木者取秩边、承扶、殷门、委中、昆仑；伴有足少阳胆经疼痛麻木者取环跳、风市、中渎、阳陵泉、悬钟；伴有足阳明胃经疼痛麻木者取髀关、伏兔、足三里、条口、解溪；寒湿重者配以腰阳关，血瘀者配以水沟，肾虚者配以命门、三阴交。每次留针30分钟，10次为1个疗程。

（3）物理疗法：物理疗法是腰椎间盘突出症的常用辅助治疗，具有改善局部组织血液循环，促进神经根炎性水肿吸收，止痛和缓解肌肉痉挛，利于腰脊柱运动功能恢复。常用的辅助治疗还有超短波疗法、红外线照射、音频电疗法、中药离子导入及中药熏洗等。

（4）针刀治疗：①治疗点位：患者取俯卧位，寻找压痛点和激痛点。腰椎间盘突出症除了病变棘突旁有深压痛外（多在后关节突周围）。常在下述部位找到压痛点：第4腰椎~第1骶椎棘突旁、臀大肌的骶骨附着点、臀中肌的髂骨附着点、臀小肌的髂骨附着点、髂嵴后缘、股骨中段、髂胫束覆盖区下段、梨状肌体表投影区、腓骨头前下方、腓骨长肌、小腿三头肌等处。以上部位常出现皮下结节、条索及肌肉组织变硬；②针刀松解：皮肤常规消毒后，在上述压痛点进行松解术，每次选择3~4个点即可。松解时硬结用针刀十字松解，条索可用针刀纵行或横行分离，肌肉变硬者以针刀切割，松解部分紧张的筋膜。在病变脊柱节段棘突旁松解，要注意避免损伤神经组织，针刀松解进针点选择在病变间隙（棘突间）水平旁开3~4cm处，刀口线与人体纵轴平行，针体垂直刺入皮肤，探至骨面，即为下位椎体的横突。将针刀略提起离开骨面，将针体向外向后各约45°倾斜，向深部找到骨面后，向内侧紧贴骨面松解至横突根部，以小幅度提插松解，针下有松动感出针。在松解过程中时刻关注和询问患者感受，一旦患者肢体有异常感觉要立即停止操作。如下肢有触电感，可能是针刀碰触到神经根引起。如停止操作症状即消失，可能无实质性损伤，如症状始终存在，可能有神经根实质性损伤，应结束松解术，检查患者肢体感觉、运动功能加以验证。严格按照上述要领操作，绝大数松解术是安全的。在重要部位进行松解术，一定要遵循操作规范。

（5）固定：佩戴护腰固定腰部2~4周。

【功能锻炼】

急性期宜严格卧硬板床休息。恢复期进行康复锻炼可增强腰背及腹部肌力，如练习

"拱桥""飞燕点水"动作；可练习涮腰、旁腰动作增加腰椎活动度；做立腰起蹲动作增加腰骶关节的稳定性。

【预防】

1.做好准备活动，提高肌肉肌力，按动作规范训练，掌握好动作要领，万一动作失误要有自我保护的应急措施。

2.加强腰背肌的力量训练，使之能控制与平衡外力，能承担舞姿变化时加于脊柱的负荷，以防止损伤。

3.避免腰部在垂直压力下做突然扭转的动作。

4.加强锻炼，增强体质，注意保暖，免受风寒湿邪侵袭。延缓腰椎间盘的退行性变，增强椎间纤维环的组织结构，增强对抗外力的作用，从而预防与减少损伤。

第十一章 下肢损伤

第一节 髋部损伤

一、髋关节扭伤

髋关节是人体的承重杵臼关节。双足站立时，每个髋关节承受约1/3的体重，单足站立，髋关节约承受2.4倍体重的重量，最大承重力可达体重的7倍。因而其所附着的肌肉丰厚，骨骼粗壮，关节囊厚而坚韧，关节稳定性能好，故灵活性相对较差。由于舞蹈、戏剧训练时增加了髋关节的负荷，繁难动作有时又超越了髋关节的活动范围及生理极限，因此在训练中均易导致髋关节的扭挫伤。

【损伤机制】

由于股骨头深嵌于髋臼内，加之髂股韧带限制了髋关节的外展、外旋与内收、内旋，因而在舞蹈、戏剧的繁难动作训练中，若准备活动不够，或猛力做前、旁、后踢腿，超越髋部肌肉、韧带的生理负荷与极限时，均可造成髋关节损伤或肌肉、韧带的拉伤、撕裂。如芭蕾舞要求的髋关节"外开"，舞蹈、戏剧的踢、蹁腿等动作，如动作不当或急速剧烈，均可损伤髋关节。再如单腿跳跃起落动作失误，亦可损伤起负重作用的髋关节。摔跤及从高处坠下，也易损伤髋关节。过度屈伸、收展髋关节，或有伤未治彻底又过量训练，又可造成髋关节劳损。在青少年患者中甚至可发生股骨头骨骺一侧或两侧缺血性坏死。

【临床表现】

1.从高坠下，跳跃动作单腿落地不正确导致挫伤时，髋关节囊可出现水肿及关节活动受限。做屈、伸、收、展各个方向活动时疼痛可明显增加，甚至出现体态倾斜跛行。

2.动作急剧，拉伤髂股韧带、股骨头圆韧带，或导致髋部肌纤维发生撕裂，患髋肿胀、压痛，有时患侧下肢可稍长，并出现跛行。

3.反复过量训练与损伤，患侧髋关节疼痛，各方位活动受限，单腿支撑困难，如勉强训练，则肿痛增加。

【诊断】

1.**症状** 有明显外伤史或劳损史。髋关节疼痛、肿胀，患者不敢着地负重行走或见保护性步态，骨盆倾斜。

2.体征 患侧腹股沟部压痛或见肿胀，髋关节前方或臀部外侧疼痛。部分患者肌肉痉挛，可在髋关节前方触及条索，腹股沟处有明显压痛。关节内收、外展、前屈与后伸等活动有不同程度受限。托马斯征阳性，即患者仰卧，当患者双下肢放平到床面时，出现腰椎前突者。又令患者双手紧抱住一侧屈膝的下肢，此时腰椎可贴到床面，对侧下肢不能放平者，表示此侧有病变。

3.辅助检查

（1）X线检查：可见骨盆倾斜而无其他异常，须排除股骨颈骨折、股骨转子间骨折、髋臼发育不良等其他疾病。

（2）MRI检查：可见关节腔积液、肌肉间积液或肌肉、韧带、关节囊不连续信号。

（3）超声检查：韧带或肌腱部分撕裂处可显示为组织内部较清晰的无回声或低回声裂隙，伴有肌肉拉伤时可见局部弥漫回声增高，关节腔内可见积液信号。

【治疗】

1.手法治疗

手法要点：手法治疗时急性期以丹归肿痛药酒为介质，以活血化瘀、消肿止痛。慢性期以舒筋通络药酒为介质，以舒筋活节、强筋壮骨。

（1）点穴法：患者取仰卧位，双腿伸直放松，术者一手握其膝关节，一手以指针点揉髋部痛处（阿是穴）及环跳、髀关等穴，以解痉止痛、活血通经。

（2）运筋法：术者一手握患者伤侧膝关节缓缓上提至屈膝屈髋，一手以小鱼际肌在髋关节上部做半环形按摩，再以拇指施理筋、揉筋法理顺髋部肌筋。再以握膝之手做髋关节屈伸及环状运动，以活血、通络、祛痛。在屈伸髋关节数次后突然伸直下肢，并牵抖下肢数次以调整筋位。

2.辨证施治

（1）急性期

治法：活血化瘀、消肿止痛。

内服：内服2号方或丹七止痛胶囊。

外用药：以外用2号方散剂外敷；疼痛剧烈者可加外用1号方散剂；有新伤瘀血化热者可加外用3号方；肿痛较重者可加外用6号方散剂；隔日1换；或外贴丹归肿痛药贴或僧登肿痛膏。

（2）慢性期

治法：舒筋活节、强筋壮骨。

内服方：内服强筋壮骨丸。关节松弛或乏力者可用内服4号方，可酌加肉苁蓉、续断等以固肾强筋；关节酸软疼痛、屈伸不利者可酌加羌活、防风、桂枝、木瓜散寒祛风，燥湿温经。

外用药：以外用7号方散剂外敷；肌肉、肌腱僵胀疼痛或关节不利者加外用13号方散剂；隔日1换；或外贴宝根续筋膏或舒筋续断药贴；可配合下肢熏洗方熏洗髋关节，在临熏洗前可加舒筋通络药酒与药汤搅匀，先熏后洗。

3.其他治疗

（1）针灸治疗：可于肿痛明显处周围取穴，强刺激后不留针。

（2）物理治疗：冲击波、微波等治疗作用于患处有助于无菌性炎症的缓解，以减轻疼痛。

（3）牵引治疗：行下肢间断牵引，牵引重量6~8kg，每次治疗30分钟，每日2次。

【功能锻炼】

损伤较重者可稍休息，然后做Rond de jambe par terre动作，以活动髋关节。肿痛减轻后可做Denci plié、Grand plié动作，以活动髋关节与增长肌力。循序渐进地做前、旁、后踢腿与髋关节的各种活动及负重锻炼。

【预防】

1.做好训练前的准备活动，跳跃落地动作要正确，以免扭挫伤髋关节。

2.不能长时间或单一做单腿支撑与跳跃动作，尤其在伤痛未治愈前更不宜加重伤髋负荷，以免影响血供，导致股骨头骨骺炎。

二、梨状肌损伤综合征

梨状肌为臀部深层肌肉，起自第2、3、4骶椎前外侧面，经坐骨大孔而止于股骨大粗隆顶部，该肌形似梨子，肌腱细长。此肌与坐骨神经关系密切，由于解剖变异，坐骨神经全部或部分由梨状肌穿过。在梨状肌因伤刺激或压迫坐骨神经时可出现以腰腿痛为主要表现的梨状肌综合征。本病较为常见，在艺术形体专业损伤中也不鲜见。

【损伤机制】

1.由于梨状肌有使大腿外旋与内收的作用，在髋部急剧扭转时，如跌倒时大腿过度外旋，主动或被动牵拉，使梨状肌急剧收缩或收缩不协调，容易拉伤此肌。

2.准备活动不充分，尤其在冬天快速地做髋关节外开动作，容易损伤梨状肌；髋关节突然内收、内旋，也可牵拉损伤此肌；大腿反复地、较长时间地处于内收、内旋位用力踢腿、压腿均易使梨状肌反复受到牵拉刺激而发生损伤，有时合并骶神经损伤。

3.不慎跌倒而臀部先着地也可伤及梨状肌。

4.由于梨状肌变异，使梨状肌在收缩时直接挤压牵拉周围的血管、神经，导致功能性或器质性病变，也可诱发梨状肌综合征。

5.由于梨状肌反复牵拉损伤或损伤程度较重，形成弥漫性肿胀，可直接影响坐骨上、下孔通过的血管神经，而导致不同的血管、神经受挤压症状。

6.外感风寒或伤后复感风寒湿邪，使梨状肌产生痉挛、肥厚、痹阻经脉，而引起臀腿部疼痛麻木。

7.部分女性因慢性附件炎或骶髂关节的病损，波及梨状肌而出现疼痛。

【临床表现】

轻者臀部酸胀、沉重，自觉患肢稍短，轻度跛行，大腿后外侧及小腿外侧有放射性疼痛，有时仅表现为小腿后侧疼痛；重者臀部疼痛并向大腿后外侧和小腿外侧放射、可出现麻木，自觉臀部有刀割样或烧灼样疼痛。跛行明显，少数患者感阴部不适或阴囊有抽痛。严重者双下肢不敢伸直，臀、腿疼痛剧烈，伸直或咳嗽时双下肢窜痛。病久患肢出现肌肉萎缩，大腿后外侧麻木。

【诊断】

1.病史　多数患者有髋关节过度外旋或骤然内收、内旋的扭、闪伤史，或外感风寒湿邪，或有盆腔炎、附件炎等既往史。

2.症状　臀部疼痛伴下肢沿坐骨神经分布区域（大腿后侧、小腿外侧）的放射性疼痛，甚至麻木胀痛，劳累或受风寒湿邪后症状加重，可出现跛行。臀部呈刀割样或烧灼样疼痛，下肢屈曲困难。疼痛严重者，可影响情绪、食欲和睡眠；疼痛还可向腹部放射，用力排便、咳嗽、打喷嚏时，腹压增加，下肢放射痛可加重。

3.体征　腰部无明显压痛，患侧臀肌深处疼痛，可有轻度萎缩，可触到梨状肌处有钝厚、僵硬的条索状硬结，有明显压痛。直腿抬高试验在60°以内疼痛明显，抬举受限，但超过60°疼痛减轻，梨状肌紧张试验阳性。

4.辅助检查　X线检查可排除是否有腰椎间隙变窄，必要时行腰椎部MRI检查以排除腰椎间盘突出症引起的坐骨神经痛。

【治疗】

1.手法治疗

手法要点：急性损伤疼痛剧烈者暂不施手法治疗，避免加重炎症反应。手法治疗时急性损伤以丹归肿痛药酒为介质，以行气活血、消肿止痛。慢性损伤者以舒筋通络药酒为介质，以行气活血、舒筋通络。夹杂风寒湿邪者以温筋除痹药酒为介质，以温筋除痹、散寒止痛。

（1）综合手法：患者俯卧，术者点揉臀部痛点（阿是穴），由于疼痛位置较深，用力可稍重，以活血通络，散瘀祛痛；梨状肌有条索状肿硬肌束者，先以拇指从上向下施拨筋、揉筋、理筋手法；肌束僵硬酸痛者先推揉、拿捏、提弹，然后再以拇指垂直肌纤维弹拨，以解痉祛痛。

（2）点穴法：疼痛较重且向下肢放射者，除局部指针点揉外，可再点揉委中穴；以手掌从上向下，顺大腿后侧、小腿外侧按摩，如有肌肉萎缩者可点揉足三里。

（3）牵拉展筋法：患者仰卧位，术者立于患侧，以展筋手法屈髋伸膝压腿3~5次，以患者疼痛耐受程度为限，后一张一弛牵拉患肢3~5次，最后再行牵抖法放松下肢肌肉。

2.辨证施治

治法：活血止痛、舒筋通络。

内服方：急性损伤可用内服2号方或丹七止痛胶囊；慢性损伤而出现条索状肌束者使用内服5号方，并酌加泽兰、海藻、昆布；症见梨状肌萎缩且劳累、感受风寒湿邪，疼痛增加者使用内服5号方或寒湿筋痛胶囊、祛痛强筋丸。

外用药：急性损伤可以外用4号方散剂外敷，或外贴丹归肿痛药贴或僧登消肿膏；反复拉伤梨状肌而出现条索状肌束者以外用4号方散剂外敷；症见梨状肌萎缩且劳累及感受风寒湿邪，疼痛增加者以外用12号方散剂外敷，同时配合下肢熏洗散辅助治疗，熏洗时加入适量的温筋除痹药酒；以下肢熨烫散熨烫患处。

3.其他治疗

（1）针灸治疗：取健侧臀痛穴（肩峰至腋皱襞连线的中点），配合运动疗法。针刺臀痛穴，持续捻转，嘱患者慢慢活动患侧肢体，一般疼痛可立即缓解。臀痛穴在肩背侧，属平衡针取穴，根据"左病右取，右病左取"取用健侧臀痛穴；配合运动疗法，以通络散寒，祛邪止痛，舒筋活络。取秩边、环跳、承扶、委中、阳陵泉、承山、丘墟、阿是穴等施以温针灸，其中秩边、环跳、阿是穴可深刺3寸以上，每次治疗20分钟。

（2）物理治疗：冲击波、微波治疗，红外线照射配合药酒涂擦患处，气滞血瘀型选用丹归肿痛药酒，寒湿痹阻型选用温筋除痹药酒，可根据患者情况每日选择性予以单项或多项治疗。

（3）注射治疗：可选用曲安奈德5~10mg加1%利多卡因2ml于痛点注射。

（4）小针刀疗法：常规消毒后，针刀垂直于局部皮肤，使刀口线与坐骨神经走行一致，快速刺入皮肤达皮下组织深层，然后缓慢深入，当出现第2个突破感、患者出现明显酸胀感时，表明针刀已至梨状肌病灶部位，此时需将针刀刀体做3~4次"十"字形摆动（钝性摆动剥离，可避免损伤神经、血管），以患者出现较明显的酸胀感即可。

（5）牵引治疗：行下肢间断牵引，牵引重者6~8kg，每次30分钟，每日2次。

【功能锻炼】

做舞蹈基训的前、旁、后擦地动作，活动下肢肌群，再逐步增加踢腿、抬腿动作的高度，速度由慢到快，次数由少到多，以锻炼股后肌筋群，加强血液循环，促进坐骨结节修复。

【预防】

1.做好准备活动，训练时避免过力牵拉髋关节。

2.加强大腿后侧肌群柔韧性训练，避免伤后感受风寒湿邪。

3.掌握动作正确技术要领，合理安排训练量，防止劳损致伤。

4.女演员定期进行妇科检查。

三、缝匠肌损伤

缝匠肌是全身最长的肌肉，起自髂前上棘，向下行经股直肌、股内侧肌前侧，到膝关节内侧，止于胫骨粗隆内侧面的后方，是跨越髋关节和膝关节两大关节的长肌，可屈大腿和小腿，使膝关节内扣。又由于大腿和小腿是人体的主要运动和负重部位，故此肌损伤机会较多。

【损伤机制】

1.在训练中，单腿支撑时突然转体，位于身体后方的髋、膝关节在微屈位上发生了急剧的内旋，使已处于紧张状态的缝匠肌受到旋转暴力的牵拉而发生损伤。

2.芭蕾舞的外开训练中，如髋关节开度不好，髋关节、膝关节不在一水平轴上运动，缝匠肌在紧张状态下运动，稍受外力牵拉就容易发生损伤。

3.做Grand jeté passé动作前，准备活动不足，摆腿用力过猛或落地收缩急促，强力并腿，也易损伤缝匠肌。

【临床表现】

大腿内侧出现皮下淤斑、肿胀，压痛明显。损伤较重者，大腿内侧呈撕裂样痛，有时可触及条索状肌束。肌肉有断裂者可扪及凹陷裂隙，疼痛明显。

【辅助检查】

X线检查无明显异常。

【诊断】

1.**症状** 有外伤史，大腿内侧出现皮下淤斑、肿胀。损伤较重者，大腿内侧呈撕裂样痛。

2.**体征** 大腿前内侧压痛明显，有时可触及条索状肌束，肌肉有断裂者可扪及凹陷裂隙。抗阻屈髋屈膝试验阳性。

【治疗】

1.**手法治疗**

手法要点：治疗中可着重使用振颤性理筋、揉筋手法，此法可调节肌纤维弹性，并理顺肌筋。手法治疗时急性期以丹归肿痛药酒为介质，以活血化瘀、消肿止痛。慢性期以舒筋通络药酒为介质，以舒筋活血、强筋祛痛。

患者取坐位或仰卧位，术者可拇指点揉股骨内侧髁缝匠肌止点处以激发经气、解痉止痛。指针点揉阿是穴以祛瘀镇痛。术者以手掌从上向下沿缝匠肌及股四头肌理筋、揉筋，散瘀祛痛。有条索状肌束者，从上向下用拇指推揉，并施拨筋法、拿捏法弹拨条索状肌束，以软坚散结，祛瘀镇痛。最后术者双手握持踝部，同时以牵抖手法配合下肢内旋，以牵拉缝匠肌。

2. 辨证施治

（1）急性期

治法：活血化瘀、消肿止痛。

内服方：内服2号方或丹七止痛胶囊。

外用药：外用2号方散剂外敷；有红肿热痛者以外用3号方散剂外敷；隔日1换；或外贴丹归肿痛药贴、僧登消肿膏。

（2）慢性期

治法：舒筋通络、祛痛强筋。

内服方：内服5号方；可酌加肉苁蓉、续断等以固肾强筋。

外用药：外用12号方散剂外敷；可触及条索状肌束，僵胀疼痛者以外用5号方散剂外敷；隔日1换；外贴舒筋续断药贴、宝根续筋膏。配合下肢熨烫散熨烫患处以舒筋通络。

3. 其他治疗

（1）针灸治疗：取阿是穴，并以阿是穴为中心进行围刺，辅以电针治疗，每次20分钟，每日1次。

（2）物理治疗：可选微波、红外线照射、蜡疗、烫熨等治疗，可根据患者情况选择性每日予以单项或多项治疗。

【功能锻炼】

循序渐进地做前、旁、后方向的Battement tendu动作。在不出现疼痛情况下，活动的幅度、速度可由小到大、由慢到快，以增加大腿内侧肌群的伸展性。进一步适当做前、旁、后Battement tendu jeté动作，以活动肌筋，增长肌力。

【预防】

1. 做踢旁腿、劈横叉及扳、压腿之前先做好准备活动，放松内收肌群，克服肌肉粘滞性，以预防肌肉拉伤或撕裂。

2. 肌肉拉伤应及时治疗，撕裂伤应在肌纤维断裂修复后再做运动量较大的动作，以免形成慢性劳损。

四、坐骨结节损伤

坐骨结节位于坐骨的后下部，是大腿主要屈肌股二头肌、半腱肌、半膜肌的起点附着处。此三肌共同起于坐骨结节，而分别止于胫骨内侧和腓骨外侧，是跨越髋关节和膝关节的双关节肌，其伸展性和弹性直接影响髋关节与膝关节的运动幅度。当被动牵拉或过猛踢腿、抬腿、压腿时均可拉伤坐骨结节；如外力过大，还可造成坐骨结节撕脱性骨折；不慎跌倒，亦可挫伤坐骨结节。

【损伤机制】

1.训练中准备活动不充分，扳压正、旁腿或踢正、旁腿时，尤其在冬天容易拉伤坐骨结节，结节部骨膜充血疼痛，坐位时压痛。

2.踢、抬，压正、旁腿动作幅度过大，力量过猛，或未循序渐进训练，超越了学生的生理负荷而使大腿后侧肌群被动拉长，学生负痛"斗劲"等均可拉伤坐骨结节。如牵拉过猛，外力过大，可发生坐骨结节撕脱性骨折。

3.被动牵拉或过力踢、抬、压腿，多次轻伤可累积发展为慢性损伤。

4.不慎跌倒，坐骨结节部着地，可造成坐骨结节挫伤或骨裂。

【临床分型】

本病分为急性损伤和慢性损伤。急性损伤，轻者可见坐骨结节肌腱附着处骨膜撕裂，造成骨膜下出血，血肿机化，继而骨化。重者，成人可发生坐骨结节撕脱性骨折，青少年则可能发生骨骺分离。

慢性损伤系坐骨结节长期受股二头肌肌腱牵拉，局部微细损伤积累所致，多表现为坐骨结节肌腱附着部末端出现病理改变。同时还可合并坐骨结节部慢性滑囊炎。

【临床表现】

在踢腿、压腿及控腿时坐骨结节处疼痛，被动扳、压腿时疼痛增加，疼痛位置较深。

【诊断】

1.**症状** 有扳、压腿的外伤史。踢腿、压腿及控腿时坐骨结节处疼痛，被动扳压腿时疼痛增加，疼痛位置较深。

2.**体征** 有骨折者正坐位臀部疼痛，屈髋屈膝时臀部疼痛，伤侧直腿抬高试验阳性。股二头肌收缩抗阻触摸试验阳性，即患者取俯卧位，双下肢伸直，术者一手握住患侧踝关节上部，令患者用力屈曲膝关节，在对抗阻力下屈膝。同时术者以另一手触摸压痛点，坐骨结节部有压痛者为阳性。

3.**辅助检查**

（1）X线检查：有助于了解有无骨折及骨骺分离。

（2）超声检查：急性损伤者可见坐骨结节肌腱附着处低回声血肿影，其后方可见回声增强。慢性损伤者可见肌腱附着点骨皮质不规则改变。

【治疗】

1.手法治疗

手法要点：手法治疗前先明确有无撕脱性骨折。急性损伤局部不宜重手法长时间刺激，易导致骨化性肌炎。手法治疗时急性损伤以丹归肿痛药酒为介质，以活血化瘀、消肿止痛。慢性损伤以舒筋通络药酒为介质，以舒筋通络、祛痛强筋。

（1）点穴法：患者俯卧位，术者以拇指取阿是穴、承扶穴点揉祛痛。慢性损伤可点揉承扶、委中等穴，再从上向下推揉痛处，手法由轻到重，再由重到轻结束。

（2）舒筋法：以拇指从上向下推揉痛处与股后侧肌群，然后以拇指、食指拿捏半腱肌、半膜肌，理顺肌筋，散瘀祛痛；无撕脱性骨折者手法可由轻到重。

（3）运筋法：有撕脱性骨折者，患者俯卧位，术者从下向上推揉坐骨结节下部肌筋，活血祛痛，在骨折处轻手法揉筋以审视骨折移位的位置方向，顺势向上推压使骨折复位。

2.辨证施治

（1）急性损伤

治法：活血化瘀、消肿止痛。

内服方：内服2号方或丹七止痛胶囊。

外用药：外用2号方散剂外敷，损伤较重者以外用5号方散剂外敷；有撕脱性骨折者以外用2号方散剂外敷加白及、蟹壳粉等中药；或外贴丹归肿痛药贴、僧登消肿膏。

（2）慢性损伤

治法：舒筋通络、祛痛强筋。

内服方：内服5号方。

外用药：伤处有硬结者以外用5号方散剂外敷；外贴舒筋续断药贴、宝根续筋膏；配合下肢熨烫散熨烫患处以舒筋通络。

3.其他治疗

（1）针灸治疗：可选取阿是穴、承扶、殷门等穴行电针治疗，每次治疗20分钟，每日1次。

（2）物理治疗：急性损伤可行微波、短波治疗缓解局部炎症；慢性损伤可行烫熨、蜡疗及TDP等治疗改善局部血液循环，促进炎症代谢。

【功能锻炼】

做前、旁、后三个方向的Battement tendu动作，活动下肢肌群，再逐步增加踢腿、抬腿动作的高度，速度由慢到快、次数由少到多，以锻炼股后群肌筋，加强血液循环，促进坐骨结节恢复。

【预防】

1.训练前做好准备活动，冬天尤应活动充分。

2.训练应循序渐进，踢腿、抬腿及扳压正、旁腿动作避免用力过猛。

3.加强大腿后群肌的柔韧性练习，以预防肌肉拉伤。

五、髂前上、下棘损伤

髂前上棘是缝匠肌和阔筋膜张肌的起点附着处。缝匠肌有屈髋、屈膝及内旋膝关节的功能；阔筋膜张肌有屈髋、伸膝和紧张髂胫束的作用。髂前下棘是股直肌的附着点，股直肌有屈髋、伸膝的作用。髂前上、下棘损伤是指其肌肉附着处被拉伤，甚至可发生撕脱性骨折。

【损伤机制】

1.在准备活动不充分的情况下，跑、跳或压前、后腿训练时容易拉伤髂前上、下棘，以髂前上棘损伤多见。

2.猛力向前或向后做踢腿、压腿，或做 Grand battement jeté balancé、"倒踢紫金冠"以及大跳等动作时，肌肉剧烈收缩易损伤髂前上、下棘，后踢腿过猛可造成髂前上棘撕脱性骨折。

【临床表现】

1.有明显踢腿、压腿所致的外伤史，髂前上、下棘肌肉附着处疼痛，髋关节活动受限，做后伸腿动作时疼痛明显。

2.伤处肿胀疼痛，青紫瘀肿，压痛明显，有撕脱性骨折者触诊可扪及骨片，伤侧跛行，常呈屈髋、屈膝的保护性姿态。

【辅助检查】

X线检查可确诊有无撕脱性骨折，慢性损伤由于反复牵拉所致，髂前上棘可有骨质增生。

【诊断】

1.症状 髂前上、下棘肌肉附着处疼痛，伤处肿胀疼痛，青紫瘀肿。

2.体征 髋关节活动受限，做后伸腿动作时疼痛明显。有撕脱性骨折者触诊可扪及骨片，出现跛行，常呈屈髋、屈膝保护性姿态。抗阻屈髋试验阳性。

【治疗】

1.手法治疗

手法要点：治疗前应明确髂前上、下棘有无撕脱性骨折。手法治疗时急性损伤以丹归肿痛药酒为介质，以活血化瘀、消肿止痛。慢性损伤以舒筋通络药酒为介质，以舒筋活血、通络止痛。

患者仰卧，无骨折者术者手法可由轻到重。从上向下，从外向内施以斜下方向的揉筋、理筋手法；有骨折者在轻手法按摩后，推压骨折片向髂棘贴紧，骨折处置压垫加压包扎。患者屈膝屈髋位，术者在髂棘处理筋、揉筋以散瘀祛痛，松解局部粘连。术者蘸药酒用大鱼际或小鱼际在髋关节部按摩，以增强伤处局部组织的血液循环与新陈代谢，更有利于缓解伤处痉挛，活血祛痛。慢性损伤而伤侧大腿后伸受限明显者，手法应由轻到重，可从髂棘向下推揉股四头肌，以祛痛强筋。

2.辨证施治

（1）急性损伤

治法：活血化瘀、消肿止痛。

内服方：内服3号方或丹七止痛胶囊；有撕脱性骨折者伤后3~5日内服4号方。

外用药：外用2号方散剂外敷，损伤较重者以外用5号方散剂外敷；有撕脱性骨折者以外用4号方散剂加白及、蟹壳粉等中药以助接骨续筋；隔日1换；或外贴丹归肿痛药贴或僧登肿痛膏。

（2）慢性损伤

治法：舒筋活血，通络止痛。

内服方：内服5号方或寒湿筋痛胶囊。

外用药：外用5号方散剂外敷；隔日1换；或外贴宝根续筋膏或舒筋续断药贴；同时也可以配合下肢熨烫散和下肢熏洗散治疗。

3.其他治疗

（1）物理治疗：可选蜡疗、微波、红外线照射等治疗，可根据患者情况选择性每日予以单项或多项治疗。

（2）注射治疗：可选用曲安奈德5~10mg加1%利多卡因2ml于痛点注射。

【功能锻炼】

急性损伤者在功能锻炼时屈膝屈髋范围宜小，随着疼痛减轻，腿部活动范围可逐渐加大，循序渐进地做Plié、Battement tendu、Battement tendu jeté、Rond de jambe par terre等训练。逐步恢复踢腿、抬腿、压腿训练。

【预防】

做好准备活动，踢腿、抬腿、压腿训练不应生扳硬压，应循序渐进，尤其是后踢腿动作，其幅度、速度宜逐步增加，以免再次损伤。

六、股骨头骨骺骨软骨炎

本病也称儿童股骨头缺血性坏死、扁平髋、Legg Calvè Perthes病等，是一种慢性损伤性关节病。此病临床多发于少年儿童，其中以3~10岁儿童最为多见，男性多于女性，以单侧多见。中医无此病名，但早有"骨蚀"的描述，并认为"骨蚀"是因素体虚弱，寒胜其热，邪气入筋骨，久留而内着所引起。《医宗金鉴·正骨心法要旨》亦载有："胯骨，即髋骨也……若素受风寒湿气，再遇跌打损伤，瘀血凝结，肿硬筋翻，足不能直行。筋短者，足尖着地，骨错者，臀努斜行。"

该病早期属中医"骨痹"范畴，以风寒湿邪瘀阻经络、气滞血瘀为病因病机。《杂病源流犀烛》载有："筋也者，所以束节络骨，绊肉绷皮，为一身之关纽，利全身之运动者也……人身之筋，到处皆有，纵横无算。"也说明了筋的分布纵横交错，无处非筋，无处不连，筋主束骨，养骨者筋，伤骨者亦筋。筋能束骨，筋强骨壮；骨损筋未伤，骨仍可愈；若筋骨皆伤，血不养筋，骨亦难愈。故何天祥治疗艺术形体损伤提倡从筋论治。

本病初期由于症状隐匿，髋部疼痛较轻，休息后又觉疼痛消失，常被误认为是髋部扭伤，不为医患所重视而延误治疗，有的可因此留下残疾。

【病因病机】

1.由于青少年生长发育的特点，在7岁前上下肢的长度相差不多。至青春期，下肢生长迅速，说明青少年时期下肢承担的体重负荷较大。髋关节又是承重的最主要关节，若受到较重损伤或多次轻微外伤，或训练过度，或引起慢性损伤后未及时有效治疗，以致气滞血瘀，阻碍股骨头骨骺的营养供应而致病。

2.坐卧湿地，或年幼时髋部裸露，感受风冷，气血凝滞，经脉受阻，而致骨痛肌萎。

3.骺板的强度比肌肉、韧带小得多，由于负重或体质较差，韧带松弛（包括小儿因高烧过服寒凉克伐之品而致筋骨萎软松弛），或伴有先、后天髋关节半脱位，股骨头经常与髋臼上缘相互冲撞而致损伤。

4.被误诊为髋关节扭伤，多次粗暴手法牵拉治疗，增加损伤。

【临床表现】

1.**初期** 髋部隐痛、酸痛或疼痛，时发时止，局部无红肿，行走与运动过多后疼痛增加。髋外侧有时肿胀，髋关节外展、外旋功能有轻度障碍，可有跛行，患腿可稍长于健侧。病程较久，患侧臀部可显稍扁而宽，臀线也高于健侧，患腿短约1cm，疼痛呈持续性。此期可无X线征象。

2.**中期** 髋部疼痛时间较长，不能下蹲，患髋屈曲及外展、外旋功能受限，伴跛行，髋部肌肉可有萎缩，股骨粗隆处有叩击痛，患侧股骨头可轻度向外上脱出1/4~1/3，臀部明显扁而宽，患腿短约1cm，天气变化时，患髋局部酸痛。此期X线征象明显，最能协助诊断。

3.**晚期** 上述症状更趋明显与加重，有由一侧而累及双侧，内收肌紧张，膝部也出现疼痛，股骨头塌陷未修复者还可继发为畸形性关节炎，甚至影响行走。部分患者的股骨头塌陷可自行修复。

【诊断】

1.症状　初起病时仅觉髋部不适而无疼痛，疼痛多为轻度或钝痛，有时疼痛为一过性或一过性夜间痛。疼痛部位往往在腹股沟、大腿内侧和膝关节内侧。髋关节过度活动、行走或跑步后疼痛可加重，休息后明显减轻。

2.体征　压痛点多位于髋关节前方的深处，查体时可见患肢短缩。发病初期可见疼痛性跛行步态，即患儿为缓解疼痛所采取的保护性步态，为缩短患肢负重间期。当出现功能性髋内翻畸形时，由于髋外展肌功能紊乱，出现明显的屈德伦堡（Trendelenburg）征。即行走时，健侧骨盆上下起伏，躯干左右摆动。如双侧病变，患儿行走时两侧骨盆交替起落，躯干也同时左右摆动。患髋各方面活动均可受限，尤其是外展、旋内受限更为明显。强迫活动髋关节时可诱发疼痛。

3.辅助检查

（1）X线检查：X线检查是诊断本病的主要手段和依据。通过定期拍摄高质量的双髋正位和蛙位X线片，可动态观察整个病变过程中，病变部位、范围的形态变化，同时可反映出病理改变。结合病理过程的四个阶段，通常将X线表现分为四期。

Ⅰ期（滑膜炎期）：主要表现为股骨头周围软组织肿胀，股骨头轻度向外侧移位，即头、臼距离增宽，但一般不超过2~3mm；关节间隙稍宽，股骨头骨骺呈轻度骨质疏松。

Ⅱ期（缺血坏死期）：主要表现为股骨头骨骺呈现不均匀密度增高，骨纹理消失；如坏死位于前外侧，则蛙位X线片上密度增高部分局限于骨骺的上前外侧，若为骨骺全部坏死，往往呈现扁平状畸形。

Ⅲ期（碎裂或再生期）：主要表现为硬化区和稀疏区相间分布。股骨颈变短、增宽、坏死，股骨头相对应的干骺端出现病变，轻者表现为骨质疏松，重者出现囊性变；骨骺线不规则，或提前闭合。

Ⅳ期（愈合期或后遗症期）：主要表现为骨骺密度趋向一致，但股骨头骨骺明显增大、变形（如卵圆形、扁平状、蘑菇状、马鞍状）；髋关节半脱位；髋臼的形状也随股骨头发生相应改变，如变浅、增大、内侧间隙增宽。

（2）MRI检查：对骨坏死诊断的特异性和敏感性可达95%~99%，对Ⅰ、Ⅱ期股骨头坏死明确诊断尤为适用。典型的MRI改变为T_1像在股骨头内可见蜿蜒状带状低信号，低信号带包绕高或混合信号区，T_2像出现双线征；常规应用冠状位及横断面扫描，能更为精确地估计坏死体积，可另加矢状位扫描，应用钆增强MRI对检测早期股骨头坏死有较高诊断价值。

4.鉴别诊断

（1）髋关节滑膜炎：多与外伤有关，好发于3~9岁儿童。主要表现为髋关节疼痛和跛行，与股骨头缺血性坏死症状相似，早期X线检查亦难以区别。但本病一般经休息、理疗、中药治疗后很快痊愈。

（2）髋关节结核：本病有明显的全身症状，血沉增快，髋关节功能明显受限，可有结核病史或其他脏器结核。X线片早期表现为股骨上端弥散性骨质疏松，继而发展为骨质破坏和关节间隙变窄。

【治疗】

治疗方法主要有以下三方面。①避免负重，恢复髋关节的正常活动，防止股骨头塌陷。②将股骨头完全包容在髋臼内，依靠正常髋臼的塑形和抑制作用，减轻或防止股骨头的继发畸形。③改善股骨头血运，根据辨证选用适当的方剂，促进坏死股骨头血管再生，促进成骨，加快修复。中医治疗适用于本病治疗的全过程，早期起到主导作用，中、晚期起到辅助作用。一般Ⅰ期、Ⅱ期和Ⅲ期早期，可用非手术治疗，Ⅲ期晚期和Ⅳ期可采用手术治疗。

1.手法治疗

手法要点："筋喜柔而恶刚"，重点运用何天祥理筋手法，以点、按、揉、拨等理筋手法，放松关节周围软组织，以改善局部血液循环；拇指点按穴位，以循经取穴和"以痛为输"为主选取相应穴位。

患儿取仰卧位，术者用一手小鱼际在髋关节表面加一定的按压力，围绕关节做顺时针或逆时针环转按摩，着力均匀，缓慢滑动柔摩。配合揉筋、拨筋等手法理顺肌筋，改善血供。施用该手法时可用药酒作为介质，早期选用丹归肿痛药酒，中后期选用强筋壮骨药酒。

如有髋关节半脱位者，在每次局部外敷药物前，术者可一手握患侧小腿向下牵引，一手同时贴于患髋股骨粗隆向关节内推压，复位后即不再牵拉，但应避免髋关节负重和劳累。

2.辨证施治　由于全身症状不明显，局部疼痛时痛时愈，或误诊为"髋关节扭伤"，易被家长忽视，幼年学生又易被认为是训练过多导致，误认为适当调整训练运动量可缓解疼痛，但如不早诊早治，后果严重，故应引起家长重视，保护儿童健康成长。儿童生长发育较为迅速，不宜绝对制动，阻碍血液循环，影响股骨头的血液供应，增加疼痛；注意儿童营养，慎避风冷，侧重局部外治，如以敷药深透肌筋，收取疗效。

（1）内服方：对病程过久，体质虚弱者可服八珍汤或十全大补汤加减，佐以祛风除湿散寒之品，如独活、防风、秦艽、苍术、防己、威灵仙、肉桂等；或辅以温经通脉药物，如小茴香、木香、麻黄、桂枝等。

（2）外用药：慈幼复甦散外敷，隔日1换。

3.其他治疗

（1）卧床休息和牵引：一般采用牵引或单纯卧床休息3~4周，可明显缓解疼痛和增加髋关节的活动范围，这也是进一步治疗的基础，特别是对怀疑为本病而不能立即确诊的患儿尤为重要。这既是治疗又是观察，对患儿有益无害。患儿可行下肢间断牵引，根据患儿年龄及体重牵引重量可为2~4kg，每日治疗1小时，每日2次。

（2）物理治疗：可使用中药塌渍、中药熏洗、TDP等治疗改善局部血供，促进恢复。

【功能锻炼】

本病治疗以活血化瘀、滋血生力、强筋壮骨为主，以改善血液循环和肌筋弹性，可行不负重的锻炼，不绝对制动。故早期鼓励患儿在疼痛减轻后可做Rond de jambe par teme动作，以增加髋、腿部肌力及关节灵活性。疼痛基本消除后，可做Denci plié、Grand plié以及Battement tendu jeté外展动作，以活动关节，促进血液循环，增加血供与肌力，以利于修复。

【预防】

1. 12岁以下儿童髋关节疼痛，时痛时愈或劳累、感受湿邪后疼痛增加者应考虑到本病，及早进行X线检查，明确诊断，以免延误治疗。

2.本病伤后不能负重，甚至应适当制动，以预防病损加重，不利于修复。

3.处于生长发育阶段的儿童，训练强度、频率应适当，不能长期单一训练一侧髋关节，以免增加负荷导致积累性损伤。

4.招生时应仔细做双臀、双髋、双腿的对比检查，检查髋部是否扁平，臀线是否在同一水平线。必要时做X线检查，以免于学生本人及事业造成损失。

七、股四头肌损伤

股四头肌由股直肌、股外侧肌、股内侧肌、股中间肌组成，分别起于髂前下棘及髋臼上缘、大转子根部，股骨粗隆间线内、外侧唇和股骨前面，四肌向下合成一条从前面及两侧包绕髌骨而止于胫骨粗隆的肌腱。股四头肌是人体中最大最有力的肌肉，是维持人体直立的重要肌肉，下肢各种动作的完成都有赖于股四头肌的协调收缩，如跑、跳的起落及半蹲、全蹲，故该肌负荷大，较易疲劳，容易致伤。

【损伤机制】

1.跑、跳、蹲等动作过多，起跑、起跳或落地不正确，股四头肌强力收缩，均容易拉伤此肌。

2.股四头肌位置表浅，容易被挫伤。

3.由于准备活动不够或股四头肌肌力不足，均易造成股四头肌拉伤，特别是股直肌。

4.股四头肌损伤可使肌纤维和其间质发生不同程度的裂变，毛细血管破裂，血管扩张，渗出增加而产生局部组织的水肿，骨膜下出现血肿，甚至形成血肿机化、骨化性肌炎等。

【临床表现】

1.伤后局部肿胀疼痛，皮下淤血，皮肤青紫，局部压痛明显，可出现跛行。

2.有肌纤维断裂者，其撕裂部位可触摸到裂隙，伸小腿力量减弱，伸、屈膝功能差。抗阻力伸膝试验阳性。

3.若治疗不当，血肿肌化变硬可形成骨化性肌炎，疼痛明显，伸、屈膝功能受限。X线检查可见肌纤维的钙化影。

【诊断】

1.症状　伤后局部突然发生疼痛，皮下淤血，皮肤青紫，局部肿胀、压痛明显，可出现跛行，伸小腿力量减弱。

2.体征　有肌纤维断裂者，其撕裂部位可触摸到凹陷或条索感，血肿较大者可触及波动感，抗阻伸膝试验阳性。

3.辅助检查

（1）X线检查：X线可排除髌骨撕脱性骨折或股骨干骨折等。

（2）超声检查：轻度拉伤超声无明显异常，严重者可见局限性的纹理回声失常，不规则的回声减低区，血肿沿肌束扩散。有肌纤维撕裂者可见回声中断，出现低回声的裂隙。

【治疗】

1.手法治疗

手法要点：股四头肌肌肉丰厚，损伤后出血较多。急性期时手法需轻柔，避免加重损伤。手法治疗时力度应适中，应顺筋而行。急性期以丹归肿痛药酒为介质，以行气活血、消肿止痛。慢性期以舒筋通络药酒为介质，以舒筋通络、祛痛强筋。

（1）点穴法：患者可取坐位或仰卧位，术者指针点揉委中、犊鼻、足三里等穴以通经祛痛。

（2）综合手法：术者立于伤侧，急性期以手掌在伤处从上向下按摩、理筋，手法先轻后重，以化瘀、活血、祛痛；慢性期手法可稍重，术手可以拇指与其余四指对掌由近端向远端拿捏股四头肌，也可根据肌筋的松紧度适当行提弹和搓揉股四头肌手法。最后逐步屈伸髋、膝关节，改善关节活动度。

（3）有肌纤维撕裂者，患者仰卧，放松伤肢，术者以双手拇、食指于伤处顺筋，从上向下推拿，以利于肌纤维祛瘀生新，促进愈合。

2.辨证施治

（1）急性期

治法：活血化瘀、消肿止痛。

内服方：内服3号方或丹七止痛胶囊。

外用药：外用2号方散剂或外用4、6号方散剂各半外敷；瘀血化热者以外用3号方散剂外敷；或外贴丹归肿痛药贴、僧登消肿膏；其后以弹力绷带包扎固定。

（2）慢性期

治法：舒筋通络、祛痛强筋。

内服方：内服9号方；有骨化性肌炎者使用内服8号方。

外用药：外用5号方散剂外敷；有骨化性肌炎者以外用5、6号方散剂各半外敷；或外贴舒筋续断药贴、宝根续筋膏；配合下肢熨烫散熨烫患处以舒筋通络。

3.其他治疗

（1）针灸治疗：可选用伏兔、犊鼻、梁丘、风市、中渎、血海、阿是穴等，每次选择4~6穴，中等强度刺激，使局部有麻胀感，留针20~30分钟，每日治疗1次。在损伤疼痛明显处，用梅花针叩击至皮肤潮红并有微量出血后再拔火罐，使其有少量瘀血拔出，止痛效果明显。

（2）物理治疗：急性损伤可行微波、短波治疗缓解局部炎症；慢性损伤可行烫熨、蜡疗及TDP等改善局部血液循环，促进肌筋修复。

【功能锻炼】

进行必要的主、被动关节活动及肌力训练，防止肌肉萎缩、痉挛及关节功能受限。先取仰卧位，伤腿伸直，收缩股四头肌；再扶把做Plié动作。肿痛减轻后逐步做前吸腿及踢腿动作。踢腿高度由低到高，速度由慢到快，以恢复股四头肌肌力。

【预防】

1.事先做好准备活动，合理安排训练量，避免疲劳状态下训练。

2.伤后及早治疗，避免重复受伤导致血肿机化、粘连，形成慢性损伤。

八、股后侧肌损伤

大腿后部肌肉是由股二头肌、半腱肌及半膜肌组成，又称腘绳肌。股二头肌位于大腿后外侧，有长、短两头，长头起于坐骨结节向下延伸，与起于股骨粗隆线外侧唇下部的短头汇合成肌腱止于腓骨小头；半腱肌位于大腿后内侧，下半段全为肌腱，止于胫骨粗隆内侧；半膜肌在半腱肌深面，其上部扁而薄的肌腱几乎占肌肉全长的一半，故名半膜肌。

在跳跃类运动中，足部着地时，此3块肌肉在近端固定下可伸直膝关节，与腓肠肌共同成为股四头肌的协同肌，特别在膝关节处于屈曲135°以上时屈膝的主要肌肉。其远端固定时可拉大腿向后下，使大腿在膝关节处屈曲，如屈膝缓冲动作。本病多见于舞蹈演员及运动员。

【损伤机制】

1.准备活动不够，尤其是冬天扳、压腿或踢正、旁腿时容易拉伤大腿后侧肌群及其起点坐骨结节。

2.正、旁向踢、抬腿力量过猛，幅度过大，超越了身体生理负荷，超越了肌纤维的弹性范围，此股后侧肌容易拉伤。

3.在训练中，股后肌群强烈收缩，如"空翻"时用足踏、跳、蹬地，可造成此肌纤维拉伤。

4.股后肌群与大腿前侧肌（股四头肌）相拮抗，但前者只有后者收缩力量的1/2左右，在共同舒缩运动过程中的不协调，容易造成力量较小的股后肌群损伤。

5.股后肌群外形细长，肌腱部分亦较长，因而收缩度与弹性较小，在未进行准备活动或过力被动牵拉，会拉伤肌纤维或肌腱与肌腹交接处，重者可拉断肌纤维。

6.伤后治疗不及时或多次重复受伤，可积累形成慢性劳损。

7.大腿后侧受外力直接撞击，可使股后肌群直接挫伤。

【临床表现】

1.局部瘀肿疼痛，甚至肿胀发硬，出现跛行。

2.大腿后侧有明显压痛点；如有肌纤维断裂者，疼痛剧烈，伤处可触及凹陷裂隙；如肌肉或肌腱完全断裂，局部可出现"双驼峰"畸形。

3.陈旧性损伤可在伤处摸到肌肉硬结，踢、抬腿时疼痛，功能受限。

【诊断】

1.症状　有急性外伤史，伤时可有拉伤感或声响。伤后局部疼痛，不能继续做跑、跳等运动，轻者跛行，重者腿部屈曲不能行走。大腿后侧肿胀，出现大面积皮下淤斑。

2.体征　伤处压痛明显，肌肉紧张，有时能触及硬结，完全断裂者可摸到膨大的两断端与中间的凹陷。抗阻力屈膝试验阳性，即患者俯卧，尽力屈膝，术者握其小腿用力对抗，在此抗阻力过程中出现疼痛即为阳性。

3.辅助检查

（1）X线检查：多无明显异常。

（2）超声检查：轻度拉伤者无明显异常，严重者可见局限性的纹理回声失常，不规则的回声减低区，血肿沿肌束扩散。有肌纤维撕裂者可见回声中断，出现低回声的裂隙。

【治疗】

1.手法治疗

手法要点：股二头肌肌肉丰厚，损伤后出血较多。急性期时手法需轻柔，顺筋而行，避免加重损伤。手法治疗时急性期以丹归肿痛药酒为介质，以活血化瘀、消肿止痛。陈旧伤以舒筋通络药酒为介质，以舒筋活血、滋血生力。

（1）点穴法：患者取俯卧位，患侧小腿垫高10cm呈微屈膝位，术者立于伤侧，以指针点揉承扶、委中及悬钟，以活血祛痛。

（2）综合手法：急性期术者以轻手法按摩伤处，瘀肿疼痛减轻后手法从上向下可稍重，以散瘀消肿，活血祛痛。双手拇指可沿股二头肌肌间隙由上向下分推两侧肌肉，以理顺肌筋。恢复期患者仍取俯卧位，术者指针点揉承扶、委中及丰隆、足三里等穴，以活血通络，消肿祛痛。后拇指与其余四指对掌由近端向远端拿捏股二头肌或半腱肌、半膜肌，根据肌筋的松紧度适当行提弹手法。后逐步屈伸膝关节，舒缩股后侧肌肉。

（3）肌纤维部分撕裂者揉筋、拨筋、理筋、聚合手法宜轻，术者双手拇指、食指打开，在伤处上下两端顺筋推拿，以促进愈合；肌纤维完全断裂者忌用手法。

2.辨证施治

（1）急性期

治法：活血化瘀、消肿止痛。

内服方：内服2号方或丹七止痛胶囊；瘀肿热痛者使用内服8号方；肌纤维断裂者使用内服4号方。

外用药：外用2号方散剂；有瘀肿热痛者以外用3号方散剂外敷；肌纤维断裂者以外用6号方散剂外敷；或外贴丹归肿痛药贴、僧登消肿膏；后以弹力绷带包扎固定。

（2）陈旧伤

治法：舒筋通络、滋血生力。

内服方：内服4号方或祛痛强筋丸；伤处肌肉僵胀酸痛者、有肿痛硬结者使用内服7号方。

外用药：外用6号方散剂；伤处肌肉僵胀酸痛者以外用12号方散剂外敷；有肿痛硬结者以外用5号方散剂外敷；外贴舒筋续断药贴、宝根续筋膏；配合下肢熨烫散熨烫患处以舒筋通络。

3.其他治疗

（1）针灸治疗：可取阿是穴、承扶、殷门、委中等穴，阿是穴直刺或斜刺并配合电针。

（2）物理治疗：损伤初期可予以磁疗、微波治疗等以减轻炎症反应，缓解疼痛；恢复期可以予以红外线照射以促进组织修复。

（3）手术治疗：股二头肌完全断裂者，应及早做手术修补，术后严格制动伤肢，6周后可去除外固定，进行膝关节锻炼。

【功能锻炼】

患者俯卧位练习屈小腿，肿痛减轻后可做抗阻力练习。伤痛基本消除后做"后蹬力"练习，以活血通络，增加肌力。

【预防】

1.训练前做好准备活动，增加股二头肌、半膜肌肌力，增强大腿屈、伸肌的协调性，以免因肌力不足致伤。

2.检查训练场地与设施布局是否合格，以免发生损伤。

3.伤后注意保暖，以免风寒湿邪侵袭，而致伤部酸肿胀痛。

4.加强医务监督，避免疲劳后继续训练而发生损伤。

九、股内侧肌损伤

股内侧肌包括最浅层的股薄肌及其下方的耻骨肌、长收肌、短收肌及大收肌等5块肌肉。其中大收肌起于坐骨结节，其余4块肌肉起于耻骨上、下支。耻骨肌止于股骨小转子下方，股薄肌止于胫骨粗隆内下方，其余3块肌肉均止于股骨粗隆。股内侧肌是位于大腿内侧的可使大腿内收和屈曲的一组肌肉。

【损伤机制】

准备活动不充分，劈横叉、踢旁腿动作过猛，超越了肌纤维的弹性限度时容易拉伤或撕裂股内侧肌。扳、压旁腿时过力，也可发生损伤。大、小腿伸直位做踊腿动作时，大、小腿极度外展或猛力收缩，长收肌、短收肌及大收肌均可被拉伤，跨越髋、膝关节（双关节）的股薄肌也极易被拉伤。

由于下肢的功能以负重为主，肌力强大，肌腹粗壮，在肌腹与肌腱移行处形成一个相对薄弱区，易于在反复牵拉下致伤。肌腱部分因血液循环较差，致伤后损伤部位的渗血或出血可导致该薄弱区的血肿、纤维变性及断裂、血肿机化、组织粘连、瘢痕挛缩等病理改变。

【临床表现】

外伤后，大腿上段内侧疼痛、肿胀，局部压痛，股内收肌痉挛，髋关节内收、外展活动受限。髋、膝关节稍屈曲、外旋畸形，跛行，脚尖不敢着地。严重损伤者可伤及闭孔神经，大腿内收力量减弱，患肢不能放到健侧腿上。

【诊断】

1.症状　大腿内侧疼痛、肿胀，内收肌痉挛，髋关节内收、外展活动受限。

2.体征　大腿内侧拉伤处肿胀、疼痛，如有肌腹撕裂则撕裂处压痛明显，甚至可扪及凹陷存在。如内收肌起点处拉伤则耻骨下支疼痛，肌腹肌腱相连处损伤则大腿内侧上部（胯根部）压痛明显。皮下淤血（如血肿机化、组织粘连），伤处可触及质地较硬的条索状隆起，大腿主动内收、被动外展均疼痛。内收肌抗阻试验阳性，即患者仰卧，屈膝屈髋，足部放于床上，术者双手放于膝内侧，推膝使双髋外展，嘱患者主动内收，髋部疼痛加剧者为阳性，"4"字试验阳性。

3.辅助检查

（1）X线检查：可排除股内收肌起始部位的撕脱性骨折，晚期发生骨化性肌炎时，可显示内收肌有钙化影。

（2）超声检查：轻度拉伤超声无明显异常，严重者可见局限性的纹理回声失常，不规则的回声减低区，血肿沿肌束扩散。有肌纤维撕裂者可见回声中断，出现低回声的裂隙。

【治疗】

1.手法治疗

手法要点：股内收肌群肌肉丰厚，损伤后出血较多。急性期时手法需轻柔，避免加重损伤。该损伤多在大腿内侧上部处，肌腱拉伤后易形成粘连，而非肌腱撕裂伤，故治疗时应注意此点。急性损伤以丹归肿痛药酒为介质，以行气活血、消肿止痛。慢性损伤以温筋除痹药酒为介质，以舒筋通络、祛痛强筋。

（1）点穴法：患者取坐位或仰卧位，术者立于伤侧，一手握定伤肢膝部，一手以指针点揉痛处（阿是穴）及阴廉、足五里、血海等穴，以活血化瘀，通经祛痛。

（2）综合手法：指针点揉后，术者仍以一手握定伤侧膝关节，一手拇、食指提弹内收肌，再于伤处以拇指顺腹股沟从上向下拨筋、理筋、揉筋、拿捏股内收肌肌腱，以掌根沿股内侧肌从上向下推揉，以散瘀祛痛。最后术者双手握持踝部，以牵抖及展筋手法调整和理顺股内收肌肌筋。

（3）慢性损伤点揉、推拿、提弹股内收肌手法同上，如有条索状硬结者，手法可由轻到重，次数可由少到多。

2.辨证施治

（1）急性损伤

治法：活血化瘀、消肿止痛。

内服方：内服2号方或丹七止痛胶囊。

外用药：外用4号方散剂外敷；损伤较重或有撕裂者以外用6号方散剂外敷；或外贴丹归肿痛药贴、僧登消肿膏。

（2）慢性损伤

治法：舒筋通络，软坚散结。

内服方：内服5号方或寒湿筋痛胶囊；股内侧肌有条索状硬结者，可加海藻、昆布以软坚散结。

外用药：反复拉伤、慢性劳损者以外用5号及9号方散剂外敷；反复拉伤肌腱导致肿胀者可以外用12号方散剂外敷；外贴舒筋续断药贴、宝根续筋膏；配合下肢熨烫散熨烫患处以舒筋通络。

3.其他治疗

（1）针灸治疗：可取阿是穴、曲骨、阴廉、急脉、横骨等穴，阿是穴直刺或斜刺，配合电针，每次留针20分钟，每日1治疗次。

（2）物理治疗：损伤初期可予以磁疗、微波治疗以减轻炎症，缓解疼痛。中期可以予以中频、冲击波、红外线照射等治疗以促进组织修复。

（3）注射治疗：股内收肌起点部位疼痛者，可用醋酸强的松龙0.5ml加2%普鲁卡因2ml于局部注射，1周注射1次，3次为1疗程。

【功能锻炼】

急性损伤者以休息为主，疼痛及血肿明显缓解后可行屈、伸髋练习。后期锻炼主要以恢复内收肌肌力为主，如练习Rond de jambe par terre、Battement fondu动作。

【预防】

1.做踢旁腿、劈横叉及扳、压腿之前先做好准备活动，放松内收肌，克服粘滞性，以预防内收肌拉伤或撕裂。

2.肌肉拉伤应及时治疗，撕裂伤应在肌纤维断裂修复后再做大运动量动作，以免形成慢性劳损。

第二节　膝部损伤

膝关节是人体中最大、结构最复杂的关节，又是灵活性差、稳定性好的负重关节。舞蹈的跳、转、翻、旋等动作离不开膝关节，膝关节损伤占舞蹈损伤中的第3位，其解剖特点及容易发生损伤的部位论述如下。

【解剖要点】

1.膝关节是股骨与胫骨、股骨与髌骨构成的2个关节，共有1个关节腔。

2.膝关节腔外有内、外侧副韧带加固，关节腔内有交叉韧带加固，还有内、外侧半月板增加关节的稳定性，并可缓冲震荡。

3.此关节腔较大，关节囊广阔，关节周围有大面积的滑膜囊分泌大量滑液以润滑关节，所以关节损伤后可波及滑膜，造成水肿。

4.正常股骨内侧髁比外侧髁约长1.7cm，形成膝关节约6°~10°的外翻角，以适应重力的传递。大于此角者为膝外翻，小于此角者为膝内翻。

5.内侧的韧带与内侧半月板相连，外侧的韧带不与半月板相连，但有髂胫束加强，故其内侧的韧带常与内侧半月板等结合并发生损伤。

6.关节负荷较大，只能在一个平面上做屈伸运动与很小的内、外旋运动，不能侧向运动，运动范围受到一定制约，所以损伤容易发生。

一、膝内侧副韧带损伤

膝内侧副韧带损伤为膝关节最常见的损伤，有研究显示约占膝关节韧带损伤的

46.3%。膝内侧的副韧带呈宽而扁的三角形，分前后两段，共3束纤维，分为前纵部、后上斜部和后下斜部，起于股骨内上髁，止于胫骨内侧髁及胫骨体的内侧面，能阻止膝关节外翻或胫骨外旋，以保持膝关节的稳定性。内侧副韧带的3束纤维分别与关节囊融合，部分还与内侧半月板相连接，因而损伤时易导致复合伤。由于正常人膝关节有约6°~10°的外翻角，外力也容易从外侧冲击膝关节。在舞蹈动作中，如髋关节开度不好，以膝、足外旋代偿外开幅度，在跳跃落地时，膝部前跪、膝关节外翻，均容易扭伤、拉伤膝内侧副韧带，故此韧带损伤机会较多。

【损伤机制】

1.当膝关节完全伸直时，上述3束纤维均处于紧张状态，膝关节完全屈曲时，内侧副韧带的前纵纤维紧张。当膝关节半屈曲时，内侧副韧带处于松弛状态，此时稍受外力，膝内侧副韧带即易损伤。膝外侧容易受到外力冲击，使膝过度外翻、外展，因内侧副韧带的功能是阻止膝外翻、外展，故膝内侧副韧带容易损伤。

2.当膝关节在半屈位时，小腿突然外展、外旋，或者小腿和脚固定，大腿急剧内收、内旋，均可损伤内侧副韧带。如髋关节开度不好，以膝关节、踝关节旋外代偿，造成小腿旋外体态，重心稍不稳定，身体晃动，在蹲、跳、旋转等动作中均容易拉伤内侧副韧带以及交叉韧带。

3.膝关节在半屈位时韧带松弛，运动范围增大，但在膝部肌肉、韧带疲劳乏力时，因膝关节的外翻角，在跳跃落地时地面给予小腿外展力量，故容易损伤内侧副韧带。

4.膝外翻者在承重与跳跃落地时，内侧副韧带紧张，稍受外力，内侧副韧带容易发生损伤。

5.如髋关节开度不够，做舞蹈跳落动作时髋、膝、踝关节未在一条直线上，尤其是连续跳落时，双膝易向前伸，向前内侧划圈。连续次数较多容易拉伤膝内侧副韧带，甚至波及交叉韧带或内侧半月板。

【临床分型】

按损伤程度可分为3度。Ⅰ度损伤：有少量韧带纤维撕裂，伴局部压痛但无关节不稳；Ⅱ度损伤：有更多的韧带纤维断裂，并伴有更严重的功能障碍和关节反应，伴有轻到中度的关节不稳；Ⅲ度为表层和深层内侧副韧带完全撕裂。

其中Ⅲ度损伤根据关节不稳定的程度又可分为3度：Ⅰ度，屈膝30°应力试验时，关节面分离0~5mm；Ⅱ度，屈膝30°应力试验时，关节面分离5~10mm；Ⅲ度，屈膝30°应力试验时，关节面分离10mm以上。

【临床表现】

膝内侧压痛、肿胀、皮下淤血，小腿外展或伸直膝关节时疼痛明显。膝内侧副韧带撕裂或合并有关节囊撕裂、交叉韧带与内侧半月板损伤者，局部触痛敏感，膝关节肿痛明显，功能受限，关节失稳，不能行走。

【诊断】

1. 症状 患侧局部附近肿胀、皮下淤血、局部压痛，膝关节活动障碍，呈半屈曲位，主动、被动活动均不能完全伸直。单纯的内侧副韧带损伤不出现关节肿胀、积液，只合并有腘肌腱、外侧关节囊或后交叉韧带的损伤时才出现。

2. 体征

侧方应力试验：膝关节屈曲30°位和完全伸直位（0°位）分别进行，对比健侧，如有超出正常范围的活动，示阳性。检查者一只手握住伤肢踝部，另一手掌的大鱼际顶住膝上部的外侧，强力外展小腿，如内侧副韧带部分损伤，则该试验伸直位呈阴性而屈曲30°位呈阳性；如完全断裂，则在不同角度下均有异常的内收活动度伴疼痛。如膝关节在伸直位有明显的被动外展活动，为内侧副韧带断裂合并交叉韧带损伤。

3. 辅助检查

（1）X线检查：双膝关节正位X线片，当膝关节内侧间隙增宽但不超过10mm时，为内侧副韧带部分断裂；间隙增宽大于10mm时则为侧副韧带完全断裂，当合并交叉韧带损伤时，X线片可示膝关节处于半脱位。膝关节被动外展，X线片提示伤膝内侧关节间隙增大，是内侧副韧带断裂的征象。

（2）MRI检查：对于内侧副韧带损伤的确诊及判断损伤程度均有较大价值。

（3）超声检查：有助于快速诊断韧带撕裂伤，撕裂伤可见回声中断，出现低回声的裂隙。

【治疗】

1. 手法治疗

手法要点：Ⅲ度损伤韧带损伤较重，且已出现关节不稳，故在治疗时不宜使用牵抖和运摇类手法，避免加重关节失稳。手法治疗时损伤初期以丹归肿痛药酒为介质，以活血化瘀、消肿止痛。急性疼痛缓解后以舒筋通络药酒为介质，以舒筋活节、祛痛强筋。

（1）点穴法：患者取坐位或仰卧位，伤腿伸直或稍屈曲，放松肌筋，术者以手指点揉血海、阴陵泉、风市、三阴交、足三里等穴以解痉祛痛。

（2）综合手法：术者以拇指从上向下沿大腿内侧至膝内侧做理筋、拨筋、揉筋手法，手法宜轻柔缓和，有频率地顺筋而行，以调理肌筋、理顺肌筋。再缓慢屈伸膝关节，活动数次。局部手法不宜过频、过重。后再从上向下推揉和提弹股内侧肌及半腱肌、半膜肌及小腿后侧肌群，既解痉祛痛，又促进血液循环，恢复肌筋弹性。再以双手分别把持膝关节内侧远、近两端，行聚合手法，以增加局部血液循环。中后期可于损伤局部行梅花指叩击手法，以激发经气、舒筋通络。

2. 固定

Ⅰ度损伤：仅针对症状治疗，可戴护膝固定保护膝关节；Ⅱ度损伤：以高分子托板固定2~3周，下地行走时需扶拐；Ⅲ度损伤：以高分子托板固定4~6周，行走时扶拐，早期可进行不负重的功能锻炼。

（1）急性期如关节有明显积液（或积血），应在严格无菌操作下抽出积液，以弹力绷带加压包扎并行股四头肌舒缩锻炼。

（2）高分子托板固定：将膝置于20°~30°屈曲位，用高分子托板固定（不包括足踝部）1~2周，1周后可带高分子托板下地行走（扶拐），2周后去除固定，练习膝关节屈伸活动，注意锻炼股四头肌。

3.辨证施治

治法：行气活血、续筋通络。

内服药：损伤初期使用内服2号方或丹七止痛胶囊；中后期使用内服3号方或祛痛强筋丸。

外用药：有韧带撕裂伤者以外用2、5号方散剂混合外敷；或外贴舒筋续断药贴、宝根续筋膏。内侧副韧带损伤较重或伴有关节囊与半月板损伤者以外用5号方散剂外敷，并可酌加骨碎补、续断、土鳖虫以祛瘀生新，续筋接骨；夹杂风寒湿邪者可以外用17号方散剂外敷；中后期配合下肢熨烫散和下肢熏洗散治疗。

4.其他治疗

（1）针灸治疗：早期取阿是穴、阴陵泉（患侧）行快速针刺。后取尺泽（健侧），常规针刺治疗，留针并配合患膝运动；中后期取阿是穴，配合梁丘、血海、膝关、膝阳关、足三里及内、外膝眼，以温针治疗，每日治疗1次。

（2）物理治疗：微波、红外线照射、中频、冲击波等治疗，可根据患者情况每日选择性予以单项或多项治疗。

【功能锻炼】

1.在不痛的情况下，循序渐进地做舞蹈Battement tendu jeté、Rond de jambe par terre动作，以增强下肢肌力与关节的稳定性。

2.做Demi plié与吸腿、抬腿动作练习，锻炼大、小腿肌力，在疼痛减轻与撕裂修复后可做Battement fondu训练，进一步锻炼膝、腿肌力，以减少损伤。

3.肌肉撕裂伤未治愈前，忌腿部外展、外旋训练，以免再次损伤膝内侧副韧带。

【预防】

1.平时注重加强膝关节力量的训练，如Plié训练。

2.加强大腿肌肉力量训练，以增加膝关节的稳定性。

二、膝外侧副韧带损伤

膝关节外侧副韧带位于膝关节中轴线的后方，起于股骨外上髁的外侧，止于腓骨小头外侧，腘肌腱嵌于外侧副韧带与外侧半月板之间，浅面为股二头肌肌腱，三者之间有滑膜囊相隔。膝完全伸直时此韧带紧张，与髂胫束一起限制膝关节的内翻活动，当膝关节屈曲时则该韧带松弛，膝关节才有一定的内翻活动。由于髂胫束、股二头肌肌腱与膝外侧副韧带也共同止于腓骨小头外侧，限制小腿内收，再加上对侧下肢的保护，故膝外侧副韧带损伤较少，常合并腘肌腱、外侧关节囊或后交叉韧带损伤。

【损伤机制】

1.直接暴力作用于膝关节外侧，引起关节极度内翻，使膝外侧副韧带被过度牵拉受伤。

2.当屈膝时，凡使小腿急剧内收、内旋（膝内翻），或是使大腿急剧外展、外旋的强大暴力，可使膝外侧副韧带受到过度牵拉致伤。

3.舞蹈Grand fouetté entournant、Fouetté（45°）等有旋转后支撑腿屈膝站立（半蹲）的动作，当直立旋转动作不协调时，身体旋转过快，小腿转速不够，造成屈膝过程中小腿先旋内，再旋外，这时容易拉伤膝外侧副韧带与前交叉韧带。

【临床分型】

按损伤程度可分为3度。Ⅰ度损伤：有少量韧带纤维撕裂，伴局部压痛但无关节不稳；Ⅱ度损伤：有更多的韧带纤维断裂，并伴有更严重的功能障碍和关节反应，伴有轻到中度的关节不稳；Ⅲ度为表层和深层内侧副韧带完全撕裂。

其中Ⅲ度损伤根据关节不稳定的程度又可分为3度：Ⅰ度，屈膝30°应力试验时，关节面分离0~5mm；Ⅱ度，屈膝30°应力试验时，关节面分离5~10mm；Ⅲ度，屈膝30°应力试验时，关节面分离10mm以上。

【临床表现】

膝外侧压痛、肿胀、皮下淤血，小腿内收或伸直膝关节时疼痛明显。膝外侧副韧带撕裂或合并有关节囊撕裂，后交叉韧带损伤者可见关节肿胀。

【诊断】

1.**症状** 膝关节外侧副韧带损伤或断裂，多发生在止点处，多数伴有腓骨小头撕脱性骨折，故主要症状为膝关节外侧局限性疼痛。外侧副韧带损伤时，腓骨小头附近肿胀、皮下淤血、局部压痛。单纯的外侧副韧带损伤不出现关节肿胀、积液，只有合并有腘肌腱、外侧关节囊或后交叉韧带损伤时才出现。外侧副韧带损伤时，膝关节活动障碍，应注意有无腓总神经损伤。如合并腓总神经损伤，可出现足下垂及小腿外侧下1/3感觉丧失。

2.**体征** 压痛点多在腓骨小头或股骨外侧髁处。韧带紧张试验阳性、侧方应力试验阳性。当膝关节伸直位时试验阴性，屈曲30°位为阳性时，表示膝关节外侧副韧带断裂合并外侧关节囊、韧带后1/3、弓状韧带损伤；当伸直位和屈曲位30°均为阳性时，表示膝关节外侧副韧带合并交叉韧带断裂；当伸直位阳性，屈曲位阴性时，表示单纯外侧副韧带松弛或断裂。

3.辅助检查

（1）X线检查：当膝关节外侧副韧带损伤时，双膝关节内收位X线片可见关节外侧间隙增宽，合并交叉韧带损伤时关节外侧间隙增宽更为明显。

（2）MRI检查：对于侧副韧带损伤的确诊及损伤程度的判断均有较大价值。

（3）超声检查：有助于快速诊断韧带撕裂伤，撕裂伤可见回声中断，出现低回声的裂隙。

【治疗】

1.手法治疗

手法要点：Ⅲ度损伤时韧带损伤较重，且已出现关节不稳，故在治疗时不宜使用牵抖和运摇类手法，避免加重关节不稳。手法治疗时损伤初期以丹归肿痛药酒为介质，以活血化瘀、消肿止痛。急性疼痛缓解后以舒筋通络药酒为介质，以舒筋活节、祛痛强筋。

以拇指从上向下沿大腿外侧至膝外侧做理筋、拨筋、揉筋手法，手法宜轻柔缓和，有频率地顺筋而行，以调理肌筋、理顺肌筋，再缓慢屈伸膝关节，活动数次。局部手法不宜过频、过重。术者从上向下推揉和提弹股外侧肌、阔筋膜张肌及小腿后侧肌群，既解痉祛痛，又促进血液循环。最后双手分别把持膝关节外侧远近两端，行聚合手法，以增加局部血液循环。中后期可于损伤局部行梅花叩击手法，以激发经气、舒筋通络。

2.固定

Ⅰ度损伤：仅对症治疗，戴护膝固定保护膝关节；Ⅱ度损伤：高分子托板固定2~3周，下地行走时需扶拐；Ⅲ度损伤：以高分子托板固定4~6周，行走时需扶拐，早期进行不负重的功能锻炼治疗。

（1）急性期如关节有明显积液（或积血），应在严格无菌操作下抽出积液，以弹力绷带加压包扎并行股四头肌舒缩锻炼。

（2）高分子托板固定：将膝关节置于20°~30°屈曲位，用高分子托板固定（不包括足踝部）1~2周，1周后可带高分子托板下地扶拐行走，2周后去除固定，练习膝关节屈伸活动，注意锻炼股四头肌。

3.辨证施治

参见"膝内侧副韧带损伤"辨证施治。

4.其他治疗

（1）针灸治疗：早期取阿是穴、阴陵泉（患侧）行快速针刺。后取尺泽（健侧），常规针刺留针并配合患膝运动；中后期取阿是穴，配合梁丘、血海、膝关、膝阳关、足三里及内、外膝眼，以温针治疗，每日治疗1次。

（2）物理治疗：微波、红外线照射、中频、冲击波等治疗，可根据患者情况每日选择性予以单项或多项治疗。

【功能锻炼】

参见"膝内侧副韧带损伤"功能锻炼。

【预防】

参见"膝内侧副韧带损伤"预防。

三、膝交叉韧带损伤

膝关节交叉韧带属关节内韧带。前交叉韧带起于胫骨髁间隆起前部和内、外侧半月板前角，股骨止点位于股骨侧外侧髁内侧面的后半部分；后交叉韧带起于胫骨髁间隆起与外侧半月板的后端，向前上止于股骨内侧髁的外侧面，两韧带相互交叉。

前交叉韧带防止胫骨向前移位，控制膝关节过伸、旋转、伸膝侧向活动。后交叉韧带限制胫骨后移、旋转、伸膝位侧向活动及膝过伸。由于膝交叉韧带位于关节腔深部，周围有其他韧带与肌腱保护，单独损伤较少见，只有遭受严重暴力时才易受伤，常合并侧副韧带和半月板损伤，及关节内软骨骨折。

【损伤机制】

1.膝关节处于过度伸直位时，股骨下端前面或胫骨上端突然受到外力，使股骨向后错位或胫骨向后脱位，可发生交叉韧带损伤。

2.膝关节急剧下蹲或猛烈弯曲，胫骨平台的髁间隆起可压迫前交叉韧带致伤。如在膝屈曲位，胫骨被猛推向后，或小腿固定时躯干重心急速前移，又可造成后交叉韧带损伤。

3.舞蹈基训压正腿时，压膝过伸，容易撕裂关节囊后部，如重力压在大腿，易拉伤前交叉韧带；若重力压在小腿，易伤后交叉韧带。舞蹈旋转变身如Grand fouetté entournant、Fouetté（45°）等动作中有旋转后支撑腿屈膝站立，在直立旋转动作不协调时，身体旋转过快，小腿转速不够，造成屈膝过程中小腿先处于先旋内再旋外的动作过程，容易拉伤前交叉韧带及外侧副韧带。

【临床表现】

患者关节腔内有撕裂感，膝关节迅速肿胀，关节腔积液。肌肉紧张，活动受限，疼痛剧烈，膝软无力，关节不稳。单纯损伤疼痛稍轻，复合损伤症状严重。

【诊断】

1.**症状** 患者自觉关节腔内有撕裂感，膝关节迅速肿胀，关节腔积液，肌肉紧张，疼痛剧烈，活动受限，膝软无力，关节不稳。

2.体征 急性前交叉韧带损伤可见膝关节肿胀，浮髌试验阳性，膝关节呈保护性轻度屈曲位，前抽屉试验（Anterior Drawer Test，ADT）阳性，Lanchman试验阳性（即屈膝10°~15°位的抽屉试验）。急性后交叉韧带损伤可见膝关节肿胀、疼痛，塌陷试验阳性、后抽屉试验（Posterior Draw Test，PDT）阳性。患者屈膝90°推拉小腿上部，可测得胫骨有过度的向前或向后的活动度，但手法宜轻，宜在肌肉放松情况下进行，不能为了检查而增加损伤。

3.辅助检查

（1）X线检查：将正常情况下与膝关节应力情况下的X线片进行比较，其移动度相差超过0.5cm者有诊断意义。

X线检查显示膝关节间隙增宽，后交叉韧带胫骨附着点撕脱性骨折时可显示胫骨髁后部有撕脱骨折块。后推应力位的膝侧位X线片，较健侧膝侧位X线片比较，向后移位5mm以上者为后交叉韧带断裂。

（2）MRI检查：为膝关节韧带损伤的首选检查方式，可清楚地显示韧带损伤部位及程度，诊断率较高。

（3）关节镜检查：多于探查治疗联合使用，可见交叉韧带断裂端出血、小血块凝集或附带骨折片。

【治疗】

1.手法治疗

手法要点：损伤手法治疗适用于韧带部分撕裂的患者。损伤早期以丹归肿痛药酒为介质，以活血化瘀、消肿止痛。损伤中期以舒筋通络药酒为介质，以行气活血、舒筋通络。损伤后期以强筋壮骨药酒为介质，以温筋散寒，强筋健骨。

（1）损伤早期：患者取坐位或仰卧位，患膝稍屈曲，放松肌筋。于膝关节周围施以轻柔按摩类手法，以掌根局部按摩，可促进肿胀消散、吸收。后术者以拇指点揉血海、阴陵泉、风市、三阴交、足三里穴，以解痉祛痛。

（2）损伤中期：该期患者疼痛和肿胀已明显缓解，因固定下肢肌肉已开始萎缩、肌力下降。故该期手法治疗应注意维持肌肉弹性，改善血液循环，预防关节粘连。患者取坐位或仰卧位，术者以鱼际肌环绕髌骨按摩膝关节，再从上向下推揉和提弹股四头肌。后改为膝微屈位或俯卧位，再推揉和提弹股内侧肌及半腱肌、半膜肌及小腿后肌群，既解痉祛痛又促进血液循环，防止肌肉萎缩。术者再以双手分别把持膝关节远近两端向髌骨聚拢，行聚合手法，以改善局部供血。

（3）损伤后期：该期部分患者已出现关节粘连、活动受限。故手法治疗以改善关节活动度为目的。但在做松解及展筋等手法时禁止粗暴，以患者耐受为度，避免造成再次损伤。患者取仰卧位，术者以鱼际肌绕髌骨揉擦膝关节，并以推揉和拿捏手法由上至下放松大腿和小腿肌群。后逐渐屈伸膝关节数次，以了解膝关节活动受限程度，待肌肉放松后行关节松动手法。

1）屈膝活节手法：患者仰卧位，患膝自然放松，术者立于患侧，一手握患侧踝关节，令其屈膝屈髋90°，另一手握拳，以屈肘前臂中立位置于患膝腘窝处，利用杠杆原理，抬前臂使患膝加大屈曲度，同时握踝关节的手做运摇法，使膝关节做被动回旋运转活动。

2）过伸加压展筋手法：术者立于患侧，令膝关节自然伸直放松，两手掌聚合于膝关节上下，向下加压震颤膝关节，力度适宜，令膝关节达到过伸5°~10°左右，此动作迅速且连续地进行10次左右，双手下压时用力，回收时不用力。

3）提拉松筋手法：一助手双手掌固定患者骨盆，术者立于患侧，以双手环抱于膝下，拇指在前其余四指在后，做屈膝拔伸，在屈膝达到80°~90°时，迅速用环抱膝后侧的四指向上提拉膝关节，同时两手掌大鱼际向下用力压胫骨平台，此动作要求连续，施以寸劲。

以上3种松动手法须先了解关节受限程度，从而掌握手法力度，并根据患者耐受程度而施用，不可强行实施。

2.固定

高分子托板固定：将膝部置于20°~30°屈曲位，用高分子托板固定（不包括足踝部）2~3周，去除固定后，练习膝关节屈伸活动，注意锻炼股四头肌。

3.辨证施治

治法：行气活血、续筋通络。

内服药：损伤初期内服2号方或丹七止痛胶囊；中后期内服3号方或祛痛强筋丸；后期兼夹风寒湿邪者内服7号方。

外用药：有韧带撕裂伤者以外用2、5号方散剂混合外敷；或外贴舒筋续断药贴、宝根续筋膏；韧带损伤较重或伴有关节囊与半月板损伤者以外用5号方散剂外敷，并可酌加骨碎补、续断、土鳖虫以祛瘀生新，续筋接骨；夹杂风寒湿邪者可以外用17号方散剂外敷；中后期配合下肢熨烫散和下肢熏洗散治疗。

4.其他治疗

（1）针灸治疗：取何氏围髌穴（鹤顶穴，内、外膝眼，髌底内、外角斜下45°及髌尖），较单一毫针针刺作用明显加强，以行气活血、祛邪通络、舒筋止痛，得气后平补平泻，每次30分钟；急性期用电针每日治疗1次，缓解期用温针隔日治疗1次。

（2）物理治疗：微波、红外线照射、蜡疗等，可根据患者情况每日予以单项或多项选择性治疗。

【功能锻炼】

具体训练方法可参照膝关节侧副韧带损伤。但在训练中需注意前交叉韧带损伤后，早期不宜做充分的伸膝练习或单独训练股四头肌，因其可使胫骨前移，增加新愈合韧带的张力。腘绳肌是膝关节基本功能的稳定器，因此在前交叉韧带损伤后应重点训练腘绳肌，而后交叉韧带损伤后股四头肌的训练更为重要。

【预防】

1.平时加强膝关节力量训练，如 Plié、马步站桩等动作。

2.加强大腿肌肉力量训练，以增加膝关节的稳定性。

四、膝关节半月板损伤

半月板损伤为膝关节的常见损伤，半月板损伤约占膝关节损伤的23%，发生率仅次于内侧副韧带损伤。半月板为膝关节内位于胫骨平台上，嵌于股骨内、外侧髁与胫骨平台之间的盘状纤维软骨组织，呈半月形。其外缘肥厚，附着于关节囊的内面；内缘薄而游离，上面凹陷，吻合于股骨内、外侧髁弧形的关节面；下面平坦与胫骨平台相适应，能调和股骨和胫骨内、外侧髁的关节形状，缓冲震荡与保护关节面。半月板表面被覆滑膜以润滑关节，减少摩擦，增加关节的灵活性。

为适应关节运动和负重，当膝关节由屈到伸时，内、外侧半月板都向前运动，反之即都向后运动。当小腿旋转或小腿固定而大腿旋转时，半月板一前一后，运动方向相反。如果大腿动作突然改变，半月板来不及滑移时，就可出现各种类型的挤压伤。

诚如《素问·五脏生成》篇所言："诸筋者皆属于节。"在功能方面，筋表现为一种力的作用，一方面固定关节和骨架结构，以保持稳定；另一方面通过弹性纤维的伸缩而带动骨骼、关节进行活动。因此，何天祥在膝关节半月板损伤的治疗中强调"从筋论治"，以强筋束骨为原则，恢复并增加膝关节支持韧带及肌肉的力量，可增强膝关节的稳定性，避免膝关节再损伤。

【损伤机制】

1.膝关节在屈伸过程中，小腿固定，大腿突然旋转或内翻时，由于人体重力作用线通过膝关节，产生研磨及撕裂的力量，容易伤及关节内未迅速滑移的半月板。内侧半月板后角面积较大，又与内侧副韧带相连，故内侧半月板损伤多见。

2.膝内、外翻位在承重与跳跃落地时，内、外侧半月板可因挤压致伤。

3.膝关节在屈曲位跳起、落地时，若落地时足未落平，或踝关节力量不够，落地不稳，控制能力差，在落地时膝关节上端股骨髁突然向内旋转，下端胫骨向外翻，造成身体内旋，膝关节屈曲、外展，如Grand jeté、Grand pas de chat等动作落地不稳，外侧半月板可被股骨外侧髁与胫骨平台外侧挤压致伤；又如Jeté passé跳跃动作，膝关节在半蹲状态下发力起跳，若落地时半蹲动作不正确，如膝关节有内、外翻或旋转，可挤压或研磨损伤内或外侧半月板。

4.长期在某一固定体位训练或活动，致使股骨、胫骨或其他组织对半月板频繁摩擦、牵拉，造成长时间的机械性刺激，或膝关节在长期超负荷下活动，造成积累性劳损或使半月板组织变性、产生微小的断裂。如舞蹈基训中膝关节长期处于半屈位下扭转，产生的摩擦或牵拉均可导致半月板劳损或产生微小的断裂。

5.半月板损伤多伴有并发损伤，如与内侧半月板相连的内侧副韧带、关节、关节软骨面的损伤。

6.根据半月板的血液供应情况分为三区：距离关节囊、滑膜相连的边缘部分3mm以内为绝对血管区，称作红区；3~5mm为相对有血管区，称作红-白区；超过5mm为绝对无血管区，称作白区。有无血液供应决定着半月板损伤后的修复能力，越是血液供应丰富则越容易修复。因此除边缘部分损伤后可自行修复外，半月板破裂后多不能自行修复。

【损伤类型】

1.**退变型**　多发生于40岁以上人群，常伴有关节间隙变窄。

2.**水平型**　多自半月板游离缘向滑膜缘的水平撕裂，形成上、下两层。其症状常由其中一层在关节间隙中滑动而引起。

3.**放射型（斜形，鸟嘴形）**　为沿周缘走向排列的环行纤维断裂，当此放射裂或斜裂延伸至滑膜缘时，则半月板的延展作用完全丧失，大大影响到载荷的正常传导。

4.**纵型（垂直形，桶柄形）**　可以是全层的，也可以仅涉及股骨面或胫骨面，多靠近后角。其纵长如>1.5cm，则属于不稳定者，即"桶柄"，易向中间滑动，常与前交叉韧带断裂合并发生。

5.**横型**　自游离缘横向断裂，多位于体部。如断裂延伸至滑膜缘，则环形纤维会完全断裂。

6.**前、后角撕裂型**　易由横型断裂演变为部分边缘撕裂而形成较大的游动。

7.**边缘撕裂型**　前、后角附着部完整，游离的半月板甚至可滑移至髁间窝形成交锁，常合并有前交叉韧带断裂。

8.**混合型**

多种撕裂形式并存，通常与高龄退变有关。

【临床表现】

1.**损伤初期**　膝关节肿胀疼痛明显，屈伸膝关节时剧痛，膝关节功能障碍。

2.**损伤中期或慢性期**　由于半月板的异常活动刺激滑膜，常出现关节积液，活动增多则积液愈多。

3.**损伤后期**　膝关节肿胀疼痛可有减轻，但在内（外）侧关节间隙处有固定的压痛点，下蹲到90°时疼痛明显，再深蹲疼痛更剧，股四头肌可出现萎缩，患膝乏力，屈伸受限。膝关节常有异物"卡塞"感，影响屈伸活动，此为关节交锁（Cocking）；但稍加揉摩或轻轻晃动，"卡塞"现象又自行消除，是为"解锁"。陈旧性损伤可反复出现交锁、解锁症状。

【诊断】

1.症状

（1）疼痛：损伤初期屈伸膝关节时剧痛，此时疼痛是因半月板损伤后牵扯周围滑膜引起。疼痛特点是固定在损伤的一侧，随活动量增加疼痛加重，部分患者疼痛不明显。

（2）交锁（Cocking）：活动时关节突然"卡住"不能屈伸。此现象多在慢性期出现，缓缓摇摆旋转膝关节或在术者帮助下可"解锁"，解锁后往往会有滑膜肿胀。

（3）弹响声：膝关节屈伸活动时可有半月板弹响声。

（4）肌肉萎缩：半月板损伤制动1~2周后，可见不同程度的股四头肌萎缩。

2.体征

（1）对于长期半月板损伤的患者，可见股四头肌萎缩。损伤侧的关节间隙压痛明显，压痛点多于半月板的损伤部位相吻合。

（2）半月板旋转挤压试验（McMurray-Fouche Test）：对急性期患者由于疼痛难以完成，但对慢性期患者为最常用，且有一定诊断价值。具体方法为，术者一只手握患者足部，另一只手扶膝上，使小腿外展内旋，然后将膝由极度屈曲缓缓伸直，如关节间隙处有响声（听到或手感到）和（或）疼痛，即表明内侧半月板损伤；也可反方向进行，外侧痛响，即外侧半月板损伤。屈曲90°位阳性提示半月板体部损伤；近伸直位阳性提示前角损伤，近最大屈膝位提示后角损伤。

（3）研磨试验（Appley Test）：患者俯卧位，膝关节屈曲90°，助手将大腿固定，术者双手握患侧足部，沿小腿纵轴向下加压并旋转小腿，使股骨与胫骨关节面之间发生摩擦，半月板撕裂者可引起疼痛。若外旋位产生疼痛，表示内侧半月板损伤；若内旋位产生疼痛，表示外侧半月板损伤。

（4）半月板前角挤压试验：膝全屈，操作者一只手拇指按压膝关节间隙前缘（半月板前角处），另一只手握小腿由屈至伸，出现疼痛为阳性。

（5）半月板摇摆试验：患者仰卧，膝伸直或半屈，术者一只手托患膝，拇指缘放在内或外侧关节间隙，压住半月板缘，另一只手握足部并内外摇摆小腿，使关节间隙开大缩小数次，如拇指感到有鞭条状物进出滑动于关节间隙，或感到响声或患者感到疼痛，即表示该半月板损伤。

3.辅助检查　半月板损伤依靠病史及临床检查多可做出较正确的诊断，但仍存在一定的误诊率。对于怀疑半月板损伤的患者，MRI为首选的检查手段，该检查能发现一些关节镜难以发现的后角撕裂及半月板变性。

【治疗】

1.手法治疗

手法要点：手法治疗时损伤初期以丹归肿痛药酒为介质，以行气活血、消肿止痛；损伤中期以舒筋通络药酒为介质，以舒筋活节、祛痛强筋；损伤后期以强筋壮骨药酒为介质，以滋血生力、强筋壮骨。

（1）点穴法：患者取坐位或仰卧位，术者以指代针点揉血海、阳陵泉、风市等穴，以散瘀去痛，按揉足三里穴以强筋祛痛。

（2）舒筋法：术者用鱼际肌绕髌骨轻揉膝部，并以手拇指在上、其余四指在下，于腘窝处揉筋、理筋，以活血通络，祛瘀镇痛。肿痛初期手法宜轻，如瘀肿严重者可少用或不用手法。

（3）屈膝旋转伸膝推顶手法：术者一手握患侧小腿，另一手拇指顶于患侧关节间隙，在屈膝旋转的同时拇指推顶伤侧半月板，再伸膝常有滑动弹性感，此时半月板得以复位。

（4）通筋法：肿胀消除后术者以双手分别把持膝关节远近两端向髌骨聚拢，行聚合手法，以改善局部血供。可适当进行膝关节的被动屈伸活动。疼痛明显缓解后，术者可持患肢踝关节向下牵抖，幅度不宜过大，以滑利关节、理顺肌筋，防止关节粘连。

2.固定

高分子托板固定：将膝置于20°~30°屈曲位，用高分子托板固定（不包括足踝部）1~2周。

3.辨证施治

（1）损伤初期

治法：活血化瘀、消肿止痛。

内服：内服2号方或丹七止痛胶囊；瘀肿减轻后使用内服3号方。

外用药：损伤初期瘀肿严重，瘀血化热疼痛剧烈者当急以外用2号方散剂酌加血竭、大黄等中药（打粉）外敷，以逐瘀、消炎、祛痛；或外贴丹归肿痛药贴或僧登消肿膏。

（2）损伤中期

治法：舒筋活节、祛痛强筋。

内服药：内服3号方或祛痛强筋丸。

外用药：外用5号方散剂外敷；半月板血供较少，在瘀肿消减后以外用3、5号方散剂外敷，以促进撕伤软骨修复，并可加骨碎补、蟹壳粉；或外贴舒筋续断药贴、宝根续筋膏。

（3）损伤后期

治法：滋血生力、强筋壮骨。

内服：内服5号方或祛痛强筋丸。

外用药：损伤后期以外用4号方散剂加紫河车（打粉）外敷，还可加狗脊、怀牛膝以接骨强筋，兼有风寒湿邪者以外用4、12号方散剂外敷。外贴舒筋续断药贴或六仲养骨药贴；配合下肢熨烫散熨烫患处及下肢熏洗方熏洗患处以舒筋通络、活利关节。

4.其他治疗

（1）针灸治疗：取"膝六针"，即鹤顶、阳陵泉、血海、足三里及内、外膝眼等穴，以疏通局部气血。阳陵泉是八会穴之筋会，主治筋病，血海养血活血，足三里通经活络、消炎止痛。或取何氏围髌穴（鹤顶穴，内、外膝眼，髌底内、外角斜下45°及髌尖等处），先刺激髌骨上半弧形，松解股四头肌的紧张，后刺激髌尖处所在的髌骨下半弧形，消除髌下脂肪垫无菌性炎症，松解粘连。针刺得气后平补平泻，再配合使用温灸仪，隔日治疗1次，每次30分钟。

（2）物理治疗：超声波、微波、红外线照射配合药酒，损伤初期选用丹归肿痛药酒，损伤后期选用舒筋通络药酒，可根据患者情况每日予以单项或多项选择性治疗。

（3）牵引治疗：采用小腿皮套牵引，牵引重量为5~6kg，每天2~3次，每次30~40分钟，牵引时腘窝处垫枕增高，使膝关节轻度屈膝10°~30°，根据患肢疼痛程度的具体情况决定，牵引疗程一般为2周，以解痉止痛、松解关节囊，利于肿胀消退和改善关节腔循环。

【功能锻炼】

1.在瘀肿疼痛消减后，首先要加强股四头肌锻炼，预防股四头肌萎缩，增加肌肉力量与膝关节的稳定性。肌力锻炼以静力性锻炼为主，如马步、站桩等。恢复膝关节活动后可行坐位足底"滚瓶"练习以滑利关节。

2.其余参考膝内、外侧副韧带损伤的功能锻炼方法。

【预防】

1.在膝关节屈曲、旋转机制下受伤的膝关节，呈剧烈肿痛，未确诊前应按半月板损伤治疗，宜暂停训练与重体力劳动。

2.要加强股四头肌的力量训练，以保证关节的稳定性。训练前要充分热身，提高关节的灵活性，以预防损伤。

3.在疲劳情况下忌大运动量训练，以免疲劳失控，落地不稳、动作不正确，造成膝关节扭伤。

4.治疗间期，锻炼应循序渐进，以利于损伤组织修复与功能早日恢复。

五、髌骨软化症

本病又称为髌骨软骨软化症，是因髌骨关节面局限性软骨软化或纤维化而发生的软骨裂隙病变。本病是膝关节的常见病之一，患病人群中女性多于男性。

髌骨的主要作用是保护膝关节在半屈位的稳定性，防止膝关节异常的内收、外展以及前后错动。膝关节的伸膝范围至135°以上时，除股四头肌外还有股二头肌、半腱肌、半膜肌、腓肠肌等4块肌肉参与伸膝活动，此时髌骨关节面所承受的压力最大，磨损也更大，是引起本病的主要原因。

【病因病机】

1.训练量过大，造成局部肌肉负担过重，容易破坏膝关节各方面的均衡能力，迫使相连的骨关节面不能按正常轨迹活动，导致髌骨和股骨关节面间相互异常错动、磨损和撞击。

2.在舞蹈基训中，膝半蹲位下多次反复屈伸扭转动作较多，如训练量过大，致使髌骨与股骨相应关节面相互异常错动、摩擦、撞击，容易致伤。尤其青少年时期骨骺未坚，长期磨损容易造成髌骨软化症。

3.由于被摩擦撞击损伤，影响了髌骨软骨对营养物质的吸收，促使软骨逐渐变性、肿胀、龟裂，甚至出现软骨缺损、剥脱，形成"关节鼠"，导致滑膜充血及肥厚，患膝肿痛。

【临床表现】

早期患者自觉膝软、膝痛，只在大量运动训练后或半蹲、上下楼梯时疼痛明显，休息后疼痛可减轻或消失。本病未及时治愈症状可逐渐加重，膝关节做任何动作均感疼痛，若合并滑膜发炎，则肿胀、疼痛明显。

【诊断】

1.症状 本病患者膝部多有外伤史或劳损史，髌骨深面间歇性疼痛。主要症状是膝关节髌骨后疼痛，程度轻重不一，一般平地走路症状不明显，上下楼梯者或下蹲、下跪时疼痛加重，疼痛主要出现于半蹲位，膝部乏力。

2.体征 髌骨压痛明显，髌骨压磨试验阳性，抗阻力伸膝时疼痛。髌骨关节面可有不平感，下蹲试验阳性。少数患者有关节积液，积液明显时可有浮髌试验阳性。术者以一手轻轻放在患膝髌骨上，主动或被动屈伸膝关节，常能发现摩擦音来自髌骨下面，这是髌骨软化的主要症状。患膝伸直，下压髌骨，并使之上下或内外移动，可觉察到压痛及粗糙感。

3.辅助检查

（1）X线片检查：早期无改变，晚期可见到髌骨与股骨关节间隙变窄，髌骨软骨下骨质硬化及边缘外生骨疣，或有"关节鼠"。

（2）CT检查：对诊断股骨髁发育不良及髌股关节排列紊乱有诊断价值，可作为X线诊断的补充手段。

（3）MRI检查：可显示早期软骨病变，其结果更接近软骨的实际病理改变，有较高的诊断价值。

【治疗】

1.手法治疗

手法要点：手法治疗时力度应适中，不可过多强刺激。手法治疗时以强筋壮骨药酒为介质，以滋血生力、强筋壮骨。兼夹风寒湿邪者以温筋除痹药酒为介质，以活血祛风、散寒除湿。

（1）以指代针点揉血海、阳陵泉、犊鼻、伏兔、足三里等穴，以活血祛痛。在膝部轻揉缓摩，环绕髌骨按摩，使髌骨在水平位上滑动，松解髌骨周围的组织，减轻髌骨、股骨之间的压力与刺激。

（2）术者手呈钳形，用拇、食、中指捏住股四头肌腱或髌骨做揉筋、拿捏、理筋手法数分钟。再以拇指沿髌骨周缘行刮拨、推压手法数次，以髌骨区松快发热为度。

（3）最后施以聚合手法，术者以双手分别把持膝关节远近两端，行聚合手法向髌骨聚拢，以增加局部血液循环。

2.辨证施治

治法：行气活血、续筋通络。

内服方：病程短者使用内服5号方，病程较久者使用内服1号方。

外用药：以外用3、5号方散剂外敷以促进撕裂软骨修复，并可加骨碎补、蟹壳粉；兼有风寒湿邪者以外用4、12号方散剂外敷；病程较久者可外贴归芪健骨药贴或六仲养骨膏以强筋健骨；可配合下肢熏洗方熏洗。

3.其他治疗

（1）针灸治疗：取何氏围髌穴（鹤顶穴，内、外膝眼，髌底内外角斜下45°及髌尖等处），先刺激髌骨上半弧形，松解股四头肌的紧张，后刺激髌尖处所在的髌骨下半弧形，消除髌下脂肪垫无菌性炎症，松解粘连，针刺得气后平补平泻，再配合使用温灸仪，隔日治疗1次，每次30分钟。

（2）物理治疗：烫熨、蜡疗、超短波、红外线照射等治疗，可根据患者情况每日选择性予以单项或多项治疗。

【功能锻炼】

加强股四头肌力量训练，循序渐进地做Plié练习，可先双手扶把，再单手扶把，然后再到中间。增强膝关节的稳定性，以适应膝关节的训练负荷。

【预防】

参考膝关节半月板损伤的"预防"部分。

六、膝关节创伤性滑膜炎

膝关节创伤性滑膜炎是急性创伤或慢性劳损所致的关节滑膜的无菌性炎症，为骨科的常见病。如急性期未及时有效控制，约有12.6%的患者会形成顽固性、反复发作的慢性滑膜炎。膝关节是人体最大的关节，其关节囊广阔而松弛，关节囊内有滑膜覆盖，是人体最大的滑膜腔。其滑膜起于关节软骨边缘，然后反折而贴于关节纤维层内面，故与髌上囊相通。滑膜血管丰富，分泌滑液润滑关节软骨面以减少摩擦，增加关节活动范围，还可吸收营养，排除代谢产物。当膝关节遭受直接、间接暴力导致滑膜损伤时，可出现滑膜充血、水肿等症状。

【损伤机制】

1.负重超越生理负荷，较大强度或长时间屈伸、扭转膝关节，使滑膜与关节间产生牵拉、摩擦、挤压等刺激，导致滑膜出现充血、水肿、渗出分泌增加等无菌性炎症反应。

2.膝关节受外力致伤，如扭伤、骨折、韧带断裂等也可引起滑膜充血、水肿、疼痛。

3.膝关节长期负重引起慢性劳损，也可导致滑膜炎。

4.局部滑膜炎未得到及时治疗或重复受伤，可波及整个滑膜，出现滑膜增生、肥厚、血管翳变、纤维机化甚至引起粘连逐渐形成慢性滑膜炎。

【临床表现】

1.**急性期**　关节迅速肿胀、疼痛，局部皮温上升，关节积液可达40~50ml，浮髌试验阳性，膝关节屈曲功能受限。

2.**慢性期**　关节肿胀时显时消，与负重、训练量密切相关，训练后膝关节肿大，休息后消减，呈持续性钝痛，膝关节软弱乏力，功能受限。

【诊断】

1.**症状**　患者有膝关节外伤史或慢性劳损史，膝关节疼痛、肿胀、活动受限，膝眼及髌上囊饱满或隆起。

2.**体征**　膝关节肿胀，膝眼及髌上囊松软、有囊性感；浮髌试验阳性；滑膜破裂出血，关节穿刺可有血性渗出物；慢性期穿刺多有淡黄色透明液体。

3.**辅助检查**

（1）X线检查：有助于了解有无骨折。

（2）超声检查：示关节腔内积液。

【治疗】

1.**手法治疗**

手法要点：急性炎症期不宜行手法治疗，以免手法刺激加重炎性渗出。手法治疗时急性期以丹归肿痛药酒为介质，以活血化瘀、消肿止痛。慢性期以舒筋通络药酒为介质，以行气活血、舒筋通络；夹杂风寒湿邪者以温筋除痹药酒为介质，以散寒祛风、除痹止痛。

（1）点穴法：患者取坐或仰卧位，术者以指代针点揉血海、阳陵泉、犊鼻、伏兔、足三里等穴，以活血祛痛。后一手握其小腿，一手沿髌骨周缘作环状按摩或揉擦，手法要轻。急性期水肿、血肿严重者可暂不行手法按揉。

（2）舒筋法：慢性滑膜炎患者仍取坐或仰卧位，术者沿髌骨周缘按摩或揉擦，手法由轻到重，再由重到轻至结束。

（3）慢性损伤由训练过量或者劳累及重复受伤所致，肿胀严重、疼痛明显者仍暂忌手法按揉。

2.辨证施治

（1）急性期

治法：活血凉血、消肿止痛。

内服方：红肿热痛者使用内服8号方，症状缓解者使用内服2号方。

外用药：外用8号方散剂外敷；红肿热痛者以外用3号方散剂外敷；或外贴丹归肿痛药贴、僧登肿痛膏。

（2）慢性期

治法：滋血生力、舒筋活节。

内服方：内服5号方；有酸软疼痛者内服祛痛强筋丸。

外用药：酸软疼痛者先以外用12号方散剂外敷；肿痛消减后以外用15号方散剂外敷，并可加外用9号方散剂；同时配合下肢熏洗散辅助治疗，熏洗时加入适量的舒筋通络药酒；以及下肢熨烫散熨烫患处。

4.其他治疗

（1）针灸治疗：选取内膝眼、犊鼻、足三里、鹤顶、血海、阿是穴。用电针连续波，电流大小以患者耐受为度，留针30分钟。

（2）物理治疗：可配合红外线照射、微波及超短波治疗以促进血液循环，减轻无菌性炎症，缓解疼痛。

（3）关节穿刺：关节肿胀明显且张力较大时可进行关节穿刺抽吸积液。无菌操作下，在髌骨外上缘行关节穿刺术，将积液抽净，以弹力绷带加压包扎。

（4）牵引治疗：采用小腿皮套牵引，以松解关节囊压力，利于血肿吸收。牵引重量为5~8kg，每天2~3次，每次30~40分钟，牵引时腘窝处垫高，使膝关节轻度屈膝10°~30°（根据患肢强直的具体情况决定），牵引疗程一般为1~2周。

【功能锻炼】

1.滑膜炎急性期，患处红肿热痛，严重者应休息。减轻后可取坐位，伤肢足掌踏于圆球或玻璃瓶上做向前向后滚动，以不负重的屈伸膝关节，以舒活筋血，散瘀消肿。

2.肿痛减轻，循序渐进地练习半蹲、全蹲动作，以恢复膝关节功能。

【预防】

1.训练前做好准备活动，训练后适当做放松活动。

2.训练量要适当，不能长期过劳，以免转为慢性滑膜炎。

3.伤后注意保暖，以免风寒湿邪侵袭，病久不愈，发生粘连、增生等病变。

七、胫骨结节骨骺炎

本病又称胫骨结节骨软骨病，又称Osgood-Scalatter病，本病多发生于10~16岁的青少年，是常见的运动损伤。

【损伤机制】

胫骨结节是强有力的股四头肌肌腱附着处，股四头肌肌腱借骨骺软骨与胫骨上端连结。青少年骨骺软骨尚未骨化，在膝关节的反复屈伸运动中，例如舞蹈和戏剧演员、学生在训练中股四头肌频繁、紧张地收缩，使胫骨粗隆骨骺部损伤，或直接受到碰撞致伤。如中国舞"盘鼓舞"的跪地动作，可使骨骺血液循环受阻，气血受损，从而形成胫骨结节骨骺炎。

【临床表现】

1.本病多发生于10~16岁的青少年，尤以经常进行跳跃训练及剧烈运动者多见。

2.胫骨结节部高突隆起，在剧烈运动或碰撞后疼痛增加。

3.本病初起时疼痛不重，高肿不明显，休息后疼痛缓解，后因剧烈运动、大量训练或劳累可反复发作。

【诊断】

1.**症状**　胫骨结节处疼痛，跑跳活动时疼痛明显，休息后疼痛感可有所减轻，严重者可见红肿热痛。

2.**体征**　胫骨结节处肿胀，局部触痛明显。

3.**辅助检查**　X线检查可见胫骨结节骨骺密度增高，严重者可有碎裂及舌状翘起，疼痛可持续数月或数年。

【治疗】

1.手法治疗

手法要点：胫骨结节部红肿热痛明显者不宜行手法治疗。手法治疗时以丹归肿痛药酒为介质，以活血化瘀、消肿止痛。急性疼痛缓解后以舒筋通络药酒为介质，以舒筋活血、祛痛强筋。

胫骨粗隆部因碰撞损伤者可轻揉缓摩以散瘀、消肿、祛痛。以指针点揉足三里、阳陵泉、阴陵泉以活血祛痛。施聚合手法改善局部循环，促进骺板修复。

2.中药治疗

治法：行气活血、祛瘀止痛。

内服方：胫骨粗隆部已有骨骺炎又被碰撞致疼痛加重者使用内服3号方；胫骨结节

高肿疼痛，经X线检查发现胫骨粗隆碎裂者内服5号方。

外用药：胫骨结节反复拉伤高肿疼痛，甚至有碎裂者以外用6号方散剂外敷；患处红肿明显者以外用3号方散剂外敷；肿痛缓解后可配合下肢熏洗方熏洗患处，在临熏洗前可加舒筋通络药酒5~10g与药汤搅匀，先熏后洗。

3.其他治疗

（1）针灸治疗：选穴主要为阿是穴，配合电针轻刺激；每次治疗20分钟，每日1次。

（2）物理治疗：超声波、微波、蜡疗等治疗以促进血液循环，减轻无菌性炎症，缓解疼痛。

（3）西药治疗：可予以双氯芬酸、醋氯芬酸等非甾体抗炎药以消炎止痛。

【功能锻炼】

恢复期间避免剧烈活动，鼓励患者积极进行下肢肌肉舒缩及关节屈伸活动，如"绷勾增力""滚蹬"等动作，防止肌肉萎缩，双手扶把杆做Plié练习以保持膝关节的灵活性，增加胫骨结节部位的血供。

【预防】

1.训练前先做好准备活动，正确地训练跳跃运动，以免剧烈牵拉胫骨结节部致伤。

2.肿痛严重者应减轻训练量或停止训练。

八、胫腓骨骨膜炎

本病好发于跑跳过多或训练不当的舞蹈演员、学生与运动员，尤以青少年多见。由于运动中小腿肌肉长期处于紧张状态，肌肉反复牵扯易致胫腓骨骨膜损伤。

【损伤机制】

1.演员、学生在跑跳或跳跃落地过程中，足用力后蹬，小腿肌肉长期处于紧张状态，肌肉反复牵扯甚至撕裂胫腓骨骨膜。骨膜中有丰富的血管，长期肌肉牵拉使血管扩张、充血、水肿，导致骨膜下瘀血，瘀血化热，进而出现胫腓骨骨膜炎。

2.跳跃落地，如足尖、足掌、足跟未按顺序有缓冲地落下，则身体重力与地面反作用力的焦点主要集中在胫骨前侧弯曲处。如此反复作用，胫骨前面弯曲最大处容易引起应力性损伤，发生疲劳性骨膜炎，甚至出现骨折。如训练场地过硬，则更易发生上述损伤。

3.动作不正确，或由于训练量增加，增大了局部负荷时，也易发生本病。

4.胫骨骨膜瘀血，血肿机化，可形成骨膜增厚。

5.学生身体素质较弱，肌肉容易疲劳，神经系统调节功能较弱，也易发生骨膜炎。

【临床表现】

1.疼痛多在胫骨内侧缘中1/3或下1/3处及腓骨外侧下端。轻者症状不明显，训练后出现疼痛，休息后减轻；重者训练时疼痛，训练后加重，疼痛多为隐痛、牵扯痛甚至刺痛，出现跛行。

2.做屈膝、提足跟、踮足尖或跃起蹬地动作时疼痛明显。

3.胫腓骨局部骨膜炎处可触及骨面有粗糙不平感，瘀血化热者可出现红肿热痛。

4.骨膜炎后期，由于骨膜长期反复受到刺激，引起骨质发生变化，形成新的骨质，在胫骨局部可触及豆状硬结。

【诊断】

1.**症状** 轻者症状不明显，训练后疼痛，休息后减轻；重者训练时疼痛，训练后加重，疼痛多为隐痛、牵扯痛甚至刺痛，出现跛行。做屈膝、提足跟、踮足尖或跃起蹬地动作时疼痛明显。

2.**体征** 压痛点多在胫骨内侧缘中1/3或下1/3处及腓骨外侧下端。胫腓骨局部骨膜炎处可触及粗糙不平感，瘀血化热者可出现红肿热痛。在胫骨局部可触及豆状硬结。

3.**辅助检查** X线检查早期可无异常，晚期可见骨膜增生，骨皮质增厚，并可确诊有无骨折。

【治疗】

1.手法治疗

手法要点：患处肿痛明显者不宜手法治疗。手法治疗时以丹归肿痛药酒为介质，以活血化瘀、消肿止痛。急性疼痛缓解后以舒筋通络药酒为介质，以舒筋活血、祛痛强筋。

（1）点穴法：患者仰卧位，术者以拇指点揉足三里、阴陵泉、承山等穴以解痉止痛。

（2）舒筋法：术者以小鱼际轻柔地由上至下沿骨面推揉，来回数次。腓骨骨膜炎以理筋法、拨筋法对踇长屈肌、腓骨长短肌由上至下松解肌筋紧张。胫骨骨膜炎则对比目鱼肌、趾长屈肌及胫骨前肌行理筋法、拨筋法进行松解。治疗中避免强刺激手法。

2.辨证施治

（1）急性期

治法：活血化瘀、消肿止痛。

内服方：内服2号方或丹七止痛胶囊；如有瘀血化热，皮肤灼痛者可加茜草、生大黄。

外用药：外用2号方散剂外敷；有红肿热痛者以外用3号散剂外敷；隔日1换；或外贴丹归肿痛药贴、僧登消肿膏。

（2）慢性期

治法：舒筋活血、祛痛强筋。

内服方：内服8号方。

外用药：外用4号方散剂外敷；有皮下硬结者外敷外用5号方散剂；隔日1换；外贴舒筋续断药贴、宝根续筋膏；配合下肢熨烫散熨烫患处以舒筋通络。

3.其他治疗

（1）针灸治疗：选穴主要为足三里、阳陵泉、阴陵泉、三阴交、承山、昆仑等穴，配合电针轻刺激，每次治疗20分钟，每日1次。

（2）物理治疗：超声波、微波、蜡疗、熏洗等治疗以促进血液循环，减轻无菌性炎症，缓解疼痛。

（3）西药治疗：可予以双氯芬酸、醋氯芬酸等非甾体抗炎药止痛。

【功能锻炼】

屈伸踝关节与足趾，再练立半足尖与全足尖，以增进血液循环、消肿祛痛。再练Plié动作以增长肌力并逐步增加训练量。

【预防】

1.减少训练量，不突然加大训练量，正确掌握跳跃动作要领，以免骨膜被长期反复牵拉致伤。

2.不在硬场地训练跳跃动作。

3.训练后按摩小腿肌肉，以放松肌肉，消解疲劳。

九、小腿三头肌损伤

小腿三头肌由腓肠肌内侧头、外侧头和比目鱼肌组成。腓肠肌位于小腿后面浅层，内侧头起于股骨内上髁，外侧头起于股骨外上髁，两头向下，形成一个肌腹。肌腹在中部形成肌腱，其肌腱与附于腓肠肌内的比目鱼肌肌腱结合向下，止于跟骨结节，即人体最大的肌腱——跟腱。

小腿三头肌可使足跖屈、旋外并可屈小腿，伸直膝关节，是维持人体直立的重要肌肉，是人体完成跳跃动作的有力肌肉。外力作用下小腿肌肉过度收缩或拉长时均易损伤此肌，且在舞蹈演员、运动员中多见。

【损伤机制】

1.训练前准备活动不充分，支配肌肉活动的神经系统未兴奋，动作协调性差，故在跑跳骤然用力收缩时容易损伤。

2.长时间训练或连续比赛，小腿三头肌疲劳，再做跑跳及跳落训练，导致疲劳失控，发生损伤。

3.冬天肌肉温度低，若未充分热身，肌内僵硬、弹性差，在起跑、跳落中猛烈收缩时，容易致伤。

4.在起跑或起跳下肢用力蹬地及跳跃落地的一瞬间，小腿三头肌需急速强力地收缩，若常过猛用力，超越了肌纤维所能承受的张力而易被拉伤，且常伤在肌腹与肌腱交接处。

5.股四头肌与小腿三头肌共同完成伸膝动作，肌在伸膝的肌肉收缩过程中，小腿三头肌肌力远不如股四头肌，常易被股四头肌强力收缩而拉伤。

6.若小腿三头肌损伤后又感受风寒湿邪，经脉阻滞，血脉不通，可致小腿三头肌肌肉痉挛、僵胀、疼痛，如再强力收缩，更易发生损伤。

【临床表现】

伤处多在小腿中部肌腹、肌腱交汇处，也有肌腹肿痛者。训练起踵、膝关节伸直蹬地、跳起足尖落地等动作时疼痛加重，常疼痛位置较深，可出现跛行；伤后日久感受风寒湿邪，血脉不通，伤处可有索状硬条或硬结；小腿三头肌痉挛；足跖屈和屈曲小腿时均疼痛明显。

【诊断】

1.**症状**　小腿被挫伤或在起跳及落地的一瞬间，由于强力收缩而造成损伤。直接暴力损伤者小腿后方疼痛、肿胀，全足负重时疼痛加重。劳损者肿胀不明显，小腿后侧深层疼痛，久行久立后疼痛明显，伸膝时疼痛加重，被动牵拉或主动收缩小腿后部肌肉时感觉损伤部位疼痛。踝关节屈伸运动受限，步行困难，不能用前足着地行走。

2.**体征**

（1）压痛：直接暴力损伤后压痛明显，严重者可有皮下淤血，若肌肉肌腱断裂可触及凹陷。

（2）功能障碍：直接损伤者步行功能障碍，踝关节屈伸运动受限，行走时膝关节保持在伸直位，多为伤肢在前，健侧在后。

（3）提踵试验阳性：肌腱断裂者提踵试验阳性。小腿乏力，不能正常行走，不能单腿以足趾点地立起。

3.**辅助检查**

（1）X线检查：可排除骨折，有时可见腓肠豆骨增生。损伤严重时，可见肿胀的软组织影。

（2）超声检查：轻度拉伤超声无明显异常，严重者可见局限性的纹理回声失常、不规则的回声减低区，血肿沿肌束扩散。有肌纤维撕裂者可见回声中断，出现低回声的裂隙。

【治疗】

1.手法治疗

手法要点：小腿三头肌较丰厚，损伤后疼痛剧烈且肿胀明显者手法需轻柔，避免加重损伤。手法治疗时早期以丹归肿痛药酒为介质，以活血化瘀、消肿止痛。后期以舒筋通络药酒为介质，以舒筋活血、祛痛强筋。

（1）点穴法：患者取坐位或俯卧位，双腿伸直，术者一手握住伤侧足踝并微屈膝关节，另一手指点揉委中、承山及阿是穴，以散瘀镇痛。

（2）舒筋法：术者以拇指沿腓肠肌肌纤维走形由上至下推理肌腹，直至跟腱。手法力度应适中，以不引起明显疼痛为度。损伤后期有时可触及条索硬结，可行拨筋、揉筋手法。以缓慢手法使足背伸，以恢复肌筋弹性和力量，但切不可粗暴施术。最后术者以拿捏手法由上至下轻柔缓和地拿捏小腿肌肉，并根据患者的耐受程度，以拇指与食、中指呈钳形揉捏肌腹。

2.辨证施治

（1）损伤早期

治法：行气活血、祛瘀止痛。

内服方：内服3号方或丹七止痛胶囊。

外用药：外用4号方散剂外敷；红肿热痛者以外用8号方散剂外敷；或外贴丹归肿痛药贴、僧登消肿膏。

（2）损伤后期

治法：和营生新、舒筋通络。

内服方：内服5号方；小腿三头肌可触及条索硬结及痉挛者内服6号方。

外用药：外用6号方散剂外敷；小腿三头肌可触及条索硬结及痉挛者以外用13号方散剂外敷；外贴舒筋续断药贴、宝根续筋膏；配合下肢熨烫散或下肢熏洗散，以舒筋通络。

3.其他治疗

（1）针灸治疗：选穴主要为足三里、阳陵泉、阴陵泉、三阴交、承山、昆仑等穴，急性损伤配合电针轻刺激，慢性损伤配合温针灸治疗，每次治疗20分钟，每日1次。

（2）物理治疗：可配合红外线照射、微波及超短波治疗以促进血液循环，减轻无菌性炎症，缓解疼痛。

（3）注射治疗：慢性损伤可选用曲安奈德5~10mg加1%利多卡因2ml于痛点注射。或以复方当归注射液1ml于痛点局部注射。

【功能锻炼】

先做勾足、绷足动作，肿痛稍减后再做起踵、立半足尖、立足尖等动作，以解痉祛痛，逐步增强肌力，并可做Plié练习，以增强肌力，通利膝踝关节。

【预防】

1.训练与比赛前做好准备活动，使肌肉兴奋以适应训练与比赛要求，防止受伤。冬天更应事先做好准备活动，以免肌肉僵硬而受伤。

2.训练或比赛后应做放松活动，解除肌肉紧张，促进乳酸代谢，使肌肉易于消除疲劳，恢复弹性，利于下次训练并预防受伤。

3.小腿三头肌痉挛、有条索硬结者，训练前后可以舒筋通络药酒按摩推拿，以增加肌肉弹性，消结解痉，以预防及减少受伤。

4.伤后注意保暖，以免因局部寒凝气聚出现硬结与痉挛。

第三节　踝部及足部损伤

"千里之行，始于足下"，人体的跑、跳、走等各项运动是用足蹬地，地面对人体产生反作用力，引起躯干向前上方的加速度而完成的。在跑跳动作落地的一瞬间与蹬地起跑、起跳，地面产生反作用力时，踝关节首先受到冲击，而跑、跳又是人体各项运动中不可缺少的动作。许多舞蹈动作与舞姿都要依靠足的起落来完成。在舞蹈动作中对足的使用，远超过了其自然范围，足和踝关节可承受来自整个体重的巨大的力量。踝关节的功能以负重、支持为主，其运动形式也仅限于沿冠状轴做背屈、跖屈运动和轻微的侧方运动，属于屈戌关节，每侧踝关节在双足站立时各负重1/2的体重。但人体活动更多的是两足交替承受体重。因此在身体处于动态的情况下，踝关节的载荷变化很大。如舞蹈学生一天的基训量中，蹲、跳、落下等动作约使踝关节负重240~320kg。如单腿起落，则负重还要成倍增加。又因踝关节的关节窝内相嵌着前宽后窄的距骨滑车，当踝关节跖屈（舞蹈的立足尖）时，距骨较窄的后部进入了关节窝，距骨体与关节窝的间隙增大，因而活动度大，关节松动，可有一定的侧向活动，但此时踝关节的稳定性降低，稍受外力，则可引起踝关节损伤。根据我们的统计，舞蹈损伤中踝部损伤占第一位，约占舞蹈损伤的30%。

各种不同的运动姿势最终都是足部着地，使距骨与胫骨形成一体，针对跟骨的内（外）翻运动，由于踝关节本身不容许内（外）翻运动，这时就要靠内（外）侧副韧带来起到限制并稳定踝关节的作用。但是，一旦力的作用超过了踝关节所承受的稳定极限与强度时，就可导致踝关节损伤。软组织损伤的形变主要取决于外力作用和局部组织内应力两个因素的相互作用，在外力的作用下，人体内应力的集中处往往是产生病损的地方，而踝关节有以下功能解剖特点：①外踝长于内踝；②外侧副韧带较内侧副韧带薄弱；③踝关节为下肢较大的关节，负重大、活动多；④足跖屈时距骨体前部较宽，其后部较窄部分进入关节内，因而踝关节不稳；⑤由胫、腓骨下端所构成踝关节的踝穴，并非完全坚固，腓骨下端可以向上或向外有少量活动；⑥胫前肌强于第三腓骨肌，因此足部内翻之力大于外翻之力。故从解剖学和生物力学的角度分析，踝关节多在跖屈内翻位扭伤。

足踝损伤中常见踝内外侧副韧带损伤、足踝其他韧带损伤、跟腱损伤、胫骨后肌损伤、踝关节扭伤、跖趾关节损伤及踇（趾）囊炎等等。其中以踝外侧副韧带损伤多见。但需要注意的是，虽然踝关节损伤中影像学仅见韧带损伤，但由于踝关节的结构特点，常伴有关节错缝。故在治疗时应考虑此点，宜尽早施行手法对关节错缝进行整复，以"骨正筋柔"，使关节恢复正常位置。

一、腓骨远端骨折

腓骨远端、胫骨与距骨构成踝关节，胫骨远端称内踝，腓骨远端称外踝。踝关节骨折在青壮年及文体工作者中常见，发病率占关节内骨折的首位，约占全身骨折总数的3.92%，其中单纯外踝骨折约占50.8%。

【损伤机制】

1.做跳跃动作时，从高处落地，如足在内翻位，足的外侧缘着地，暴力使足过度内翻，容易造成腓骨远端（外踝）撕脱性骨折。

2.尤其是大跳动作落地时，足后跟未着地，踝关节处于跖屈位，后缘较窄的距骨进入踝关节内，此时关节松弛，如足内翻落地或落地时重心失稳，足内翻跌倒，常可造成腓骨远端骨折。

3.行走或跳跃落地，足内侧踩在高凸物上，使足突然内翻跌倒，亦可造成腓骨远端骨折。

4.由于足的屈肌力量大于伸肌，在跃起腾空中足自然跖屈内翻，劳累或训练过量，足踝疲劳，从高处落下时疲劳失控，足踝内翻跌倒，亦可发生外踝撕脱性骨折。

【临床表现】

踝部瘀肿，压痛明显，功能受限。外踝可有骨擦音，内踝由于受内翻距骨的撞挤，亦肿痛明显。

【诊断】

1.**症状**　有明显外伤史，踝部瘀肿、疼痛，无法正常行走活动。

2.**体征**　外踝触痛明显，可触及骨擦感。部分外踝骨折合并内侧副韧带损伤的患者，内踝下有明显触痛。踝内外翻活动受限。

3.**辅助检查**　X线检查可见骨折线及有无移位情况。应力位X线片显示内侧三角韧带间隙>4mm，且大于胫距关节间隙1mm以上即可诊断有内侧三角韧带深层撕裂，对于可疑的骨折线可行CT检查以明确诊断。

【治疗】

1.手法治疗

（1）点穴法：手法复位前点揉或毫针针刺健侧太溪、解溪、踝痛穴以缓解疼痛。

（2）手法整复：踝部为负重关节，结构精细，故手法复位多以术者一人操作，因指感确切、施术灵活，故便于调整、心手合一，结合牵抖瞬间复位法，一气呵成。且踝部骨折手法要细腻、轻柔，切不可施用暴力，以免造成新的损伤或进一步加重关节失稳。

患者取坐位，术者一手托其足跟部，一手握足掌，轻缓屈伸踝关节，然后使足外翻，在外翻时术者握足背之手的拇指、食指顺势向上推挤，使腓骨远端骨折片向近端镶紧，如有移位也顺势纠正，再移正足背。手法固定片刻后再敷药，并将踝关节固定在90°中立位，以棉条压垫及纸壳固定。

2.药物治疗

（1）损伤初期

治法：活血化瘀，消肿止痛。

内服方：内服3号方或丹七止痛胶囊；如瘀血化热、踝关节红肿灼痛者使用内服8号方。

外用药：外用1号方散剂外敷；有红肿灼痛者以外用3号方散剂外敷。

（2）损伤中后期

治法：接骨续筋、舒经通络。

内服方：内服5号方或强筋壮骨丸。

外用药：外用6号方散剂外敷，并酌加大血藤、木通、伸筋草等中药（打粉）外敷，以通利关节。

3.固定方法　骨折整复后，于外踝下放弧形或U型棉垫，以强力绷带或踝套固定1~2周。

4.其他治疗

（1）针灸治疗：因患处常有外固定，无法直接治疗，以"左病取右、右病取左"取健侧阳陵泉、昆仑、太溪、解溪等穴，直刺或向下斜刺0.8~1.2寸。早期以消肿止痛、活血化瘀为主，配以足三里、三阴交；中晚期以活血生新、续筋接骨、补肝肾、益气血为主，配以肾俞、太溪。早期用电针，活血化瘀止痛，每日治疗1次，同时可行单纯灸法治疗，以温经通络，隔日治疗1次；中晚期用温针以温通经络、祛寒除湿，隔日治疗1次。

（2）皮内针：足三里、三阴交、太冲等穴埋针，术后患者可配以曲池穴以增消炎镇痛之效。

（3）平衡穴治疗：踝痛穴，位于前臂掌侧，腕横纹正中偏桡侧，采用左右交叉取穴，以提插手法行针导气，以出现放射性针感或食、中指麻木感，即正中神经分布区域产生针感为宜，起到镇静安神、消炎止痛的作用。

（4）物理治疗：损伤初期配合磁疗以促进消炎、活血；损伤中后期加强踝关节活动，并配合中药熏洗和烫熨疗法以舒筋活络、滑利关节，加速骨折愈合，恢复关节活动。

【功能锻炼】

1.踝关节的功能恢复至关重要，所以在不痛的情况下要及早锻炼，初期可屈伸脚趾，后期适当屈伸踝关节，可坐位做"滚蹬"动作，以在骨折愈合的同时促进功能恢复。

2.骨折愈合后患者取坐位，在踝关节不负重的情况下，逐步用力勾足、蹦足（背伸、跖屈）及起踵；后期再做Plié动作，以恢复踝关节肌力平衡与稳定性。

【预防】

1.做好准备活动，保持踝关节能有力地控制好跳跃落地动作。

2.大量训练或疲劳情况下忌做大跳等剧烈活动，以免跳跃落地时重心偏移，导致足踝内翻骨折。

二、踝关节外侧副韧带损伤

踝关节韧带损伤在日常生活及舞蹈训练中较为多见，发病率在各关节韧带损伤中占首位。由于外踝比内踝长，内侧副韧带坚强，因而踝关节内翻活动范围比外翻大。当踝关节跖屈时关节松动，踝关节的关节囊前后面松弛，故踝关节稍受外力即容易损伤，而且多发生在踝外侧副韧带。

【损伤机制】

踝关节在跖屈位，使距骨发生内收、内旋，使踝关节内翻的暴力均可导致踝外侧副韧带损伤。走凸凹不平的地面，下台阶，下楼梯，或跳跃下落，若足部是跖屈位着地，若身体平衡失调，踝关节摇扭，使足呈内翻位，即可发生外侧副韧带被过度牵拉而损伤。轻者扭伤瘀肿，重者可有断裂，内踝与手舟骨可发生撞击伤，甚至合并外踝撕脱性骨折或踝关节脱位。

【临床表现】

踝关节肿胀，外踝部压痛明显，活动受限。严重者也可足背肿胀，足外侧可见大片淤斑，走路跛行。

【诊断】

1.**症状** 踝关节疼痛、肿胀，足内翻、旋后活动受限，严重者足背也出现肿胀，足外侧可见大片淤斑，走路跛行。

2.体征 内翻易伤及距腓前韧带，也可波及跟腓韧带。足被动内翻时疼痛加重，内踝亦有肿痛。握前足使足被动内翻，若活动度超过正常范围，或距骨在两踝间旋转角度增大，为韧带完全断裂的表现。距腓前韧带损伤的压痛点在外踝前下方，跟腓韧带损伤的压痛点在外踝尖偏后下约1cm处；足旋后试验阳性，距上关节前抽屉试验阳性。

3.辅助检查

X线检查：排除是否伴有骨折。在应力下拍足内翻位X线片，能见距骨前面倾斜，距上关节外部前面增宽。

MRI检查：对于诊断及了解韧带断裂程度有较高价值。

超声检查：韧带撕裂者可见韧带连续性部分中断，出现低回声的裂隙。

【治疗】

1.手法治疗

手法要点：急性损伤、局部瘀肿较甚者手法需轻柔，避免加重损伤。踝部扭伤较重者多伴有关节错缝，此时应及时手法复位。错缝纠正后有利于减轻关节内压力，使"出槽之筋"回位以缓解疼痛，并可保持肌筋于正常解剖位置上修复。手法治疗时损伤初期以丹归肿痛药酒为介质，以活血化瘀、消肿止痛。恢复期以舒筋通络药酒为介质，以舒筋通络、祛痛强筋。

（1）综合手法：对单纯的踝部伤筋或部分肌腱撕裂者，初期使用理筋手法。患者取平卧位，术者先以理筋类手法放松小腿肌肉，以消除因疼痛导致的肌肉紧张。后指针点揉昆仑、解溪、内庭、丘墟等穴，或点揉对侧阳池穴以行气止痛。

韧带撕裂的同时多伴有关节轻度错缝，此时需手法复位，以达"骨正筋柔"。术者一手托住足跟，另一手握住足掌，缓缓做踝关节的背伸、跖屈及内翻、外翻动作，同时审视疼痛与关节活动角度的关系和关节错缝的位置。拇指指腹置于外踝下损伤处，双手施以适当的向下牵引力做背伸、跖屈、环转活动以松解关节。环转关节的同时，外踝下拇指顺势于患处揉理肌筋，保持牵引力，握足掌之手突施"寸劲"，跖屈、背伸踝关节至最大角度，此时可闻及关节弹响声，提示踝关节错缝已纠正。伴有下胫腓关节间隙改变者，术者双手掌心相对持于内外踝处，轻轻向中间施加挤压。纠正错缝后，术者用拇指沿受损韧带走行方向理顺肌筋，尽量消除凹凸感。最后于踝部施以聚合手法，以消瘀散结、滑利关节。于外踝尖下置半环形棉垫，并以弹力绷带缠绕固定，以加强关节稳定性，利于组织修复。何天祥认为此处使用软固定有助于关节支撑和稳定，利于韧带修复。

（2）舒筋及通筋法：恢复期或陈旧性踝关节扭伤者，术者先以理筋、揉筋及拨筋法放松小腿前外侧肌群。已血肿机化、产生粘连使踝关节功能受损的患者，则可牵引摇摆、牵抖屈伸踝关节，对已粘连的韧带用弹拨揉捻手法，以解除粘连，恢复功能。

2.辨证施治

（1）损伤初期

治法：行气活血、祛瘀止痛。

内服方：内服2号方或丹七止痛胶囊；瘀肿疼痛减轻后内服3号方。

外用药：外用2号方散剂加血竭、土鳖虫、三棱、莪术等中药（打粉）外敷，以破瘀通络；瘀肿疼痛减轻后以外用3号方散剂外敷。

（2）恢复期

治法：舒筋通络、滋血生力。

内服方：内服5号方酌加续筋强筋中药以增强足弓力量；或服用祛痛强筋丸。

外用药：外用3、4号方散剂各半外敷；有寒湿侵袭者以外用4、12号方散剂外敷；可配合下肢熏洗方熏洗踝关节，在临熏洗前可加药酒与药汤搅匀，先熏后洗。

3.其他治疗

（1）针灸治疗：取足三里、承山、昆仑、解溪、丰隆、丘虚等穴。损伤初期以电针治疗，恢复期以温针治疗，每次治疗20分钟，每日1次。

（2）物理治疗：微波、红外线照射、蜡疗，可根据患者情况每日选择性予以单项或多项治疗。

（3）软固定：急性损伤患者一旦确诊韧带撕裂，则须于足中立位固定，限制活动，同时辅以弧形棉垫压于外踝尖下，以弹性固定的方式稳定踝关节，利于恢复。关节稳定伴轻微撕裂者固定1~2周，韧带部分撕裂伴关节不稳者固定2~3周。

【功能锻炼】

1.患者取坐位或卧位，在不负重的情况下活动踝关节，屈伸旋转活动范围由小到大，次数由少到多，速度由慢到快，促进血液循环，消肿祛痛。

2.站立时，在患侧不痛的情况下活动踝关节，逐步练习下蹲活动。

3.坐位屈膝，患足踩圆球或玻璃瓶向前后滑动（屈伸），以锻炼踝关节屈伸功能。

4.肿痛消减后再做踝泵运动和Plié练习，以恢复负重、弹跳能力。

【预防】

1.韧带撕裂、断裂伤未恢复前，不能急于活动，以免遗留韧带松弛，导致关节酸软，稳定性差，踝部功能经久不能完全恢复。

2.跳落姿势要正确，要有控制、有缓冲，屈膝下蹲按足尖、足掌、足跟顺序下落，减缓地面冲击力及保持足踝位置正确，以减少损伤。

3.注意身体重心，在起落的瞬间保持身体平衡，以免落地时侧偏或侧倒造成损伤。

4.加强腿部、足踝部肌力锻炼，以增加控制能力，减少损伤。

三、踝关节内侧副韧带损伤

踝关节内侧韧带损伤的发病率远低于外侧韧带。内侧副韧带略呈三角形，起于内踝，呈扇形向下止于足舟骨、距骨及跟骨，分深浅两层。浅层为跟胫韧带、胫舟韧带、胫弹簧韧带及胫距浅韧带，深层为距胫后韧带及距胫前韧带。此三条韧带均起于内踝，可增加其稳定性。目前研究认为深层韧带对于保持关节稳定性优于浅层。由于扇形面积较宽，可以承受较大暴力，所以内侧副韧带一般不易受伤，当然在踝关节极度外翻的情况下，内侧副韧带受到剧烈牵拉也可致伤。如舞蹈的跳跃动作落地时，足踝乏力、失控，落足不稳，容易造成外翻暴力，损伤内侧副韧带。

【损伤机制】

踝关节在跖屈位，使距骨发生旋前、踝关节外翻的暴力均可导致踝内侧副韧带损伤。内侧副韧带较坚韧，损伤率远低于外侧副韧带。但内侧副韧带一旦发生损伤，一般都伴有一定程度的踝关节不稳，常合并下胫腓联合损伤和腓骨下段骨折。

【临床表现】

踝关节肿胀，内踝下压痛明显，活动受限。严重者也可足背肿胀，足内侧可见大片淤斑，走路跛行。合并下胫腓联合损伤者可见内外踝间距增宽。

【诊断】

1.症状 踝关节疼痛、肿胀，足外翻、旋前活动受限；严重者足背也可肿胀，足内侧可见大片淤斑，走路跛行。

2.体征 内侧副韧带损伤压痛点位于内踝前下方或内踝尖下方；足旋前试验阳性，握前足使足被动外翻，活动度超过正常范围，或距骨在两踝间旋转角度增大，是韧带完全断裂之征。

3.辅助检查

X线检查：排除是否伴有骨折。在应力下拍足外翻X线片，可见距骨前面倾斜6°~10°，距上关节前外侧增宽；伴下胫腓联合损伤者X线片可见下胫腓关节间隙增宽。

MRI检查：对于诊断及了解韧带断裂程度极有价值。

超声检查：韧带撕裂者可见韧带连续性部分中断，出现低回声的裂隙。

【治疗】

1.手法治疗

手法要点：急性损伤且局部瘀肿较甚者手法需轻柔，避免加重损伤。踝部扭伤较重者多伴有关节错缝，此时应及时手法复位。错缝纠正后有利于减小关节内压力，使"出槽之筋"回位以缓解疼痛，并可保持肌筋于正常解剖位置上修复。手法治疗时损伤初期以丹归肿痛药酒为介质，以活血化瘀、消肿止痛。恢复期以舒筋通络药酒为介质，以舒筋活血、祛痛强筋。

（1）对单纯的踝部伤筋或部分肌腱撕裂者，初期使用理筋手法。患者取坐位或平卧位，术者先以理筋类手法放松小腿肌肉，以消除因疼痛导致的肌肉紧张。后指针点揉昆仑、解溪、内庭、丘墟等穴，或点揉对侧阳池穴以行气止痛。

韧带撕裂的同时多伴有关节轻度错缝，此时需手法复位，以达"骨正筋柔"。术者一手托住足跟，另一手握住足掌，缓缓做踝关节的背伸、跖屈及内翻、外翻动作，同时审视疼痛与关节活动角度的关系和关节错缝的位置。拇指指腹置于内踝下损伤处。双手施以适当的向下牵引力做背伸、跖屈、环转活动以松解关节。环转关节的同时，内踝下拇指顺势于患处揉理肌筋，保持牵引力下，握足掌之手突施"寸劲"，跖屈、背伸踝关节至最大角度，此时可闻及关节弹响声，提示踝关节错缝已纠正。伴有下胫腓关节间隙改变者，则术者双手掌心相对持于内外踝处，轻轻向中间施加挤压。纠正错缝后，术者用拇指沿受损韧带走行方向理顺肌筋。最后于踝部施以聚合手法，以消瘀散结、滑利关节。于内踝尖下置半环形棉垫，并以弹力绷带缠绕固定，以加强关节稳定性，利于组织修复。何天祥认为此处使用软固定有助于关节稳定，利于韧带修复。

（2）恢复期或陈旧性踝关节扭伤者，术者先以理筋、揉筋及拨筋法放松小腿前外侧肌群。已血肿机化、产生粘连使踝关节功能受损的患者，则可牵引摇摆、牵抖屈伸踝关节，对粘连韧带用弹拨揉捻手法，以解除粘连，恢复功能。

2.辨证施治

（1）损伤初期

治法：行气活血、祛瘀止痛。

内服方：内服2号方或丹七止痛胶囊；瘀肿疼痛减轻后内服3号方。

外用药：外用2号方散剂加血竭、土鳖虫、三棱、莪术等中药（打粉）外敷，以破瘀通络；瘀肿疼痛减轻后以外用3号方散剂外敷。

（2）恢复期

治法：舒筋通络、滋血生力。

内服方：内服5号方酌加续筋强筋中药以增强足弓力量；或服用祛痛强筋丸。

外用药：外用3、4号方散剂各半外敷；有寒湿侵袭者以外用4、12号方散剂外敷；可配合下肢熏洗方熏洗踝关节，在临熏洗前可加药酒与药汤搅匀，先熏后洗。

3.其他治疗

（1）针灸治疗：取足三里、承山、昆仑、解溪、丰隆、丘虚等穴。损伤初期以电针治疗，恢复期以温针治疗，每次治疗20分钟，每日1次。

（2）物理治疗：微波、红外线照射、蜡疗，可根据患者情况每日选择性予以单项或多项治疗。

（3）软固定：急性损伤患者一旦确诊韧带撕裂，则须于足中立位固定，以限制活动，同时辅以自制弧形棉垫压于外踝尖下，以弹性固定的方式稳定踝关节，利于恢复。关节稳定伴轻微撕裂者固定1~2周，韧带部分撕裂伴关节不稳定者固定2~3周。

【功能锻炼】

1.患者取坐位或卧位，在不负重的情况下活动踝关节，屈伸旋转活动范围由小到大，次数由少到多，速度由慢到快，促进血液循环，消肿祛痛。

2.站立时，在患侧不痛的情况下活动踝关节，逐步练习下蹲。

3.坐位屈膝，患足踩圆球或玻璃瓶向前后滑动（屈伸），以锻炼踝关节屈伸功能。

4.肿痛消减后再做踝泵运动和Plié练习，以恢复负重、弹跳能力。

【预防】

1.韧带撕裂、断裂伤未修复前，不能急于活动，以免遗留韧带松弛，导致关节酸软，稳定性差，踝部功能经久不能完全恢复。

2.跳落姿势要正确，要有控制、有缓冲，屈膝下蹲按足尖、足掌、足跟顺序下落，减缓地面冲击力及保持足踝位置正确，以减少损伤。

3.注意身体重心，在起落的瞬间保持身体平衡，以免落地时侧偏或侧倒造成损伤。

4.加强腿部、足踝部肌力锻炼，以增加控制能力，减少损伤。

四、跟腱损伤

跟腱由小腿后肌群浅层腓肠肌和比目鱼肌的肌腱组成，是人体最强韧的肌腱。其功能是站立时固定踝关节，防止身体前倾，并协调、参与负重、奔跑、跳跃等活动，故跟腱损伤时，下肢活动及其功能均受影响。急性跟腱断裂好发于跟骨结节上2~5cm的范围内（即跟腱的中段），此处为跟腱最狭窄段，也是跟腱薄弱区，可延伸至跟腱的上段和下段。

【损伤机制】

1.演员在跳跃动作蹬地的一瞬间猛然提起足跟，踝关节在极度背伸的情况下跟腱容易断裂。如舞蹈的大跳或跳、转、翻与戏剧的蹑子接后手翻等难度较大的动作，对小腿三头肌要求很高，此时小腿三头肌除承受人体体重外，还要承受由于快速运动所形成的地面对人体的反作用力，这种爆发式的收缩是跟腱断裂的主要原因。

2.曾有跟腱慢性损伤史，或患有跟腱炎，跟腱弹性减弱，在跟腱突然收缩的活动中受到过度牵拉，可引起跟腱部分或全部断裂。

3.冬季气温低，热身不充分，肌肉肌腱在僵硬的情况下，做猛烈收缩动作，也易损伤跟腱。

4.疾病或疲劳状态下训练，跟腱也容易受伤。

5. 跟腱处于紧张状态时，踝关节后侧受外力冲击亦可造成跟腱断裂。

【临床表现】

受伤当时自觉小腿后部似木棍击痛，立即丧失站立能力，有时可听到断裂声。如损伤外力大，可伴有跟骨结节撕脱性骨折。跟腱不完全断裂者局部肿胀，走动时因疼痛出现跛行，但没有凹陷。完全断裂者跟腱上有明显凹陷。踝关节跖屈受限，而背伸时因已失去跟腱的约束，背伸活动较健侧增加。

【诊断】

1. 症状　跟腱不完全断裂者局部肿胀，走动时因疼痛出现跛行；完全断裂者在受伤当时，自觉小腿后部似木棍击痛，立即丧失站立能力，有时可听到跟腱断裂声。

2. 体征　完全断裂者跟腱上有明显凹陷。足抗跖屈阻力减弱，提踵试验阳性，小腿三头肌挤压试验阳性。

3. 辅助检查　超声以及MRI检查均显示跟腱缺乏连续性，根据跟腱断端间隙，判断跟腱是部分撕裂还是完全断裂，为选择非手术治疗提供了依据。

【治疗】

1. 手法治疗

手法要点：手法治疗适用于跟腱部分撕裂者。手法治疗时急性损伤以丹归肿痛药酒为介质，以活血化瘀、消肿止痛。急性疼痛缓解后以舒筋通络药酒为介质，以续筋通络、滋血生力。

患者取俯卧位，术者指针点揉昆仑、跗阳、太溪等穴以解痉止痛。然后患足跖屈，术者一手握其小腿，一手以拇、食指置于跟腱两侧从上向下先轻揉按摩理筋，再从腓肠肌至跟腱向下推拿、拿捏，以松解小腿肌肉，理顺肌筋，理筋复位，忌做踝背伸动作。伴有撕脱性骨折者应推挤骨折片使之紧贴跟骨，加小压垫及弹力绷带固定。

2. 固定

用高分子托板或支具将足踝固定于跖屈位，使跟腱断端靠近，直至肌腱愈合。首次固定时采用超膝固定，使膝关节屈曲约45°、踝关节跖屈30°位；2~3周后更换为小腿固定，仍保持踝关节跖屈30°位，此期间暂不宜负重行走；再固定2周后去除外固定，开始进行改善步态、小腿肌力和踝关节功能的练习，鞋内后跟垫高可减轻跟腱背伸应力。

3. 辨证施治

（1）损伤初期

治法：行气活血、祛瘀止痛。

内服方：内服2号方或丹七止痛胶囊；瘀肿疼痛减轻后使用内服3号方。

外用药：新伤以外用2号方散剂外敷；瘀肿消减后以外用3、4号方散剂外敷；或外贴丹归肿痛药贴或僧登肿痛膏。

（2）恢复期

治法：滋血生力，强筋壮骨。

内服方：内服5号方或祛痛强筋丸。

外用药：外用4号方外敷；有撕脱性骨折者以外用5号方散剂外敷；兼杂风寒湿邪者以外用12号方散剂外敷；或外贴舒筋续断药贴或宝根续筋膏；可配合下肢熏洗方熏洗踝关节，在临熏洗前可加药酒与药汤搅匀，先熏后洗。

4.其他治疗

（1）物理治疗：予以红外线照射、蜡疗及烫熨等治疗改善局部血液循环，促进组织愈合。

（2）手术治疗：若跟腱完全断裂，则应采取手术缝合及跟腱修补术治疗。

【功能锻炼】

该病功能锻炼应遵循"晚负重"的原则。伤后4周可开始适当进行小幅度的踝关节屈伸活动，4周之内以维持股四头肌和小腿三头肌肌力的静力性锻炼为主。4周后可开始坐位做踝泵运动、"绷勾增力"动作，逐步加强小腿肌力练习。

【预防】

1.跳跃运动前要做好准备活动，冬天更应重视准备活动，以免因跟腱僵硬导致损伤。

2.疲劳或已有跟腱炎等陈旧性损伤及患处外感风寒湿邪者不宜做过猛的跳跃运动。

五、跟腱炎

本病是指跟腱周围组织炎，由于踝关节的过度屈伸，跟腱被反复牵拉而引起的无菌性炎症。演员、运动员易发生本病，此病易致跟腱断裂，应引起高度重视。

【病因病机】

1.由于跟腱是致密的结缔组织，血液供应较差，损伤后恢复缓慢，在损伤未治愈前，专业训练或跑跳又使跟腱被反复牵拉，常易引起本病。

2.由于跟腱的功能是站立时固定踝关节，防止身体前倾，奔跑、起跳、足尖落地时均需小腿三头肌猛力收缩，使跟腱不断受到牵拉，当踝关节过度屈伸或跑跳用力过猛均可引起跟腱炎。

3.长期训练，跟腱被反复牵拉，容易疲劳，也易损伤跟腱。跟腱周围组织被反复牵拉磨损，即使微细损伤，日积月累也可形成慢性炎症。

4.跟腱周围组织受凉或冬天训练时热身活动不充分，跟腱僵硬，弹性差，若跟腱再受到过力牵拉，反复损伤，不但易患本病，且遇跑跳爆发式收缩还可发生跟腱部分或完全断裂。

5.因外力直接撞伤跟腱，由于跟腱组织血供差，恢复慢，跟腱水肿、血肿日久可出现纤维变性，腱周肥厚粘连、质硬，常可累及跟腱下滑囊受损发炎。

【临床表现】

急性发作时可见跟腱周围肿胀、压痛，踝关节的屈伸可引起疼痛。有时可触发捻发音，足蹬地时疼痛明显。病程长者可出现跟腱周围变硬，踝关节由屈伸疼痛变成屈伸受限，疼痛可能减轻，但踝关节的活动不便，上下楼梯时更觉困难。

【诊断】

1.症状 跟周肿胀疼痛，在踝关节过力屈伸、起跳及跳跃落下时，跟腱猛力收缩导致跟周疼痛明显。走、站过多或运动后，足跟疼痛增加，在跟腱止点部压痛明显。

2.体征 跟腱周围压痛，抗阻力跖屈时疼痛加重。慢性跟腱炎通常有跟腱局部增厚，跟腱处可触及条索状结节。

3.辅助检查

（1）X线检查：对于软组织肿胀，跟腱组织的钙化，有无踝关节骨折脱位等有重要诊断意义。

（2）超声检查：可判断跟腱有无断裂、跟腱滑囊积液、跟腱组织肿胀、增粗和跟腱周围软组织肿胀等情况，还可诊断跟腱早期的退行性病变。

（3）MRI检查：对诊断跟腱炎有重要价值。

【治疗】

1.手法治疗

手法要点：急性损伤期手法由轻到重，轻重适宜，避免刺激过度增加疼痛。手法治疗时急性期以丹归肿痛药酒为介质，以活血化瘀、祛痛强筋。慢性期以舒筋通络药酒为介质，以舒筋通络、滋血生力。夹杂风寒湿邪者以温筋除痹药酒为介质，以温经通络、强筋壮骨。

（1）患者可取坐位，足跖屈，术者一手握其小腿或足踝，一手从腓肠肌向下推揉，再以拇、食指拿捏跟腱及周围组织。

（2）跟周僵胀疼痛，有条索状硬结者，术者一手食、中指从上向下推揉、按摩跟腱，再以拇、食指拿捏、揉搓条索状硬结，以温经通络、活血祛痛。有跟下滑囊炎者宜轻手法按摩，再缓慢行踝关节背伸活动，以恢复跟腱弹性。

2.辨证施治

（1）急性期

治法：活血化瘀、祛痛强筋。

内服方：内服2号方或丹七止痛胶囊。

外用药：外用2号方散剂外敷；疼痛剧烈者可加外用5号方散剂；隔日1换；或外贴

丹归肿痛药贴和僧登肿痛膏。

（2）慢性期

治法：舒筋通络，滋血生力。

内服方：内服5号方或祛痛强筋丸；

外用药：外用12号方散剂外敷；跟周僵胀疼痛有硬结者以外用17号散剂外敷；隔日1换；外贴舒筋续断药贴或宝根续筋膏；配合下肢熨烫散或下肢熏洗散治疗患处。

3.其他治疗

（1）针灸治疗：选取阿是穴、太溪、大钟、昆仑、复溜透绝骨等，急性跟腱炎配以电针治疗，慢性跟腱炎采用温针灸治疗，每次治疗20分钟，每日1次。

（2）物理治疗：用超短波、磁疗以促进局部血液循环，加速组织修复，恢复肢体功能。

【功能锻炼】

参见"跟腱损伤"功能锻炼。

【预防】

除伤后注意保暖外，其余同"跟腱断裂"的预防。

六、足舟骨外突

足舟骨位于足内侧，足内纵弓的顶端。前、后、外侧分别与楔骨、距骨、骰骨相关节。足舟骨又是足内踝三角韧带的止点，三角韧带呈扇形止于足舟骨、跟骨、距骨。足骨各关节有轻微的活动性，各关节面软骨和维持足弓的韧带都具有一定的弹性。在过量跑、跳训练及疲劳时，足部肌肉韧带松弛，尤其在芭蕾舞外开训练中，若勉强外开，甚至以足外旋代偿髋关节的外开度，人体重心移向内踝，足外缘离地站立与跳跃落地时，均易致足舟骨外突。如继续强求外开，这种错误训练姿势得不到纠正，则易加重本病，甚至合并距舟关节创伤性关节炎或足舟骨骨质增生。

本病是芭蕾舞演员的"职业病"，多是在未经正确指导盲目练习外开造成的。一般骨科书籍中较少论述，有的舞蹈损伤书中称此病为"倒足"。

【病因病机】

1.芭蕾训练全程双足均处于外开位，如髋关节开度不好，学生以足外旋代偿，勉强站成一位脚（即双足外旋各90°）。为使足尖外旋，腓骨外侧的腓骨长、短肌处于过度收缩，其肌腱经外踝向足底牵动第1趾骨、第1楔骨，使足纵弓降低，足舟骨下降，向内凸出，足的重心移向足内侧缘。由于踝关节是承重而又灵活的关节，在做蹲、跳各种动作中，当重心下降时，足的外缘必然离开地面，足部呈外翻位支撑，三角韧带虽有限制足踝外翻的作用，但其止于足舟骨的韧带则随着蹲、跳、落地等动作承受的压力不断变化而卡于内、外踝间的距骨无法向内、外突，连于足距骨的楔骨势必随足外旋。此时，居于距、楔骨间的足舟骨承受不住上述牵拉与压力的挤压，则逐步向外偏移。如不能纠正此项错误动作，日久形成足舟骨外突、畸形而无法回位，并可由一侧波及双侧，或双侧同时发生。

2.足骨间各软骨与韧带有一定的弹性，足骨间又可轻微活动而又无肌肉附着，当过量训练肌肉导致韧带疲劳、松弛时，在上项错误的外开训练或少儿入学前盲目模仿外开训练中均易导致本病。

3.学生一天的专业训练量，踝关节负荷可达240~320kg，单腿支撑时更成倍增加，所以长期错误或勉强的外开训练易造成足舟骨外突，日久可累及距舟关节，形成距舟关节创伤性关节炎。由于骨骺强度不如肌腱、韧带坚韧，外力反复作用容易致伤，并可形成足舟骨骨骺分离或肥大。

4.足舟骨外突日久，未能在正常解剖位活动，可形成足舟骨骨质增生，在训练负荷大时疼痛加重。

【临床表现】

一侧足舟骨外突可累及双侧，足舟骨肿胀、疼痛，休息后缓解或减轻。若反复损伤，日久外突的足舟骨不易回复原位，形成一侧或双侧足舟骨外突畸形。训练后疼痛加重，甚至跛行，尤以完成跑、跳、一位Plié训练后明显。训练过量、某一大幅度跳落动作不正确，或是足外翻落地，均可加重足舟骨疼痛肿胀，出现跛行。若形成距舟关节创伤性关节炎，则疼痛持续，导致踝关节功能受限。

【诊断】

1.症状 可见足舟骨部高突、畸形、肿胀、疼痛，活动后加重，休息后缓解。严重者可持续疼痛，甚至影响踝关节功能。

2.体征 足舟骨扪之质硬，压痛明显，踝关节被动内、外翻时均可引起疼痛，踝抗阻内翻试验阳性。

3.辅助检查

X线检查：部分患者可见足舟骨肥大、增生，骨皮质密度增高。

【治疗】

1.手法治疗

手法要点：急性损伤以丹归肿痛药酒为介质，以活血化瘀、消肿止痛。疼痛减轻后以舒筋通络药酒为介质，以行气活血、舒筋通络。

（1）点穴法：患者正坐，术者一手托其足跟，一手指针点揉商丘、复溜、然谷、中封诸穴，以活血祛痛。在足底筋膜行揉筋、拨筋等手法以松懈肌筋、缓解足舟骨周围压力。

（2）通筋法：术者一手托其足跟，一手握足背轻缓做屈伸及内、外翻活动，在外翻时握足跟之手顺势向前以大鱼际肌向内推挤外突足舟骨。每次换敷药前，均应推挤矫正外突，然后以药酒为介质按摩推揉。

2.辨证施治

治法：行气活血、祛瘀止痛。

内服药：根据青少年发育特点，一般可不用内服药。

外用药：疼痛初期以外用5号方散剂外敷，并加压垫包扎；疼痛减轻后以外用12号方散剂外敷，配合下肢烫熨散治疗；合并距舟关节创伤性关节炎者以外用12号方散剂外敷，配合下肢熏洗散治疗；有足舟骨肥大、骨骺分离者以外用6号方散剂外敷。

3.其他治疗

（1）针灸治疗：选取阿是穴、太溪、大钟、昆仑、复溜透绝骨等穴，急性期配以电针治疗，陈旧伤采用温针灸治疗，每次治疗20分钟，每日1次。

（2）物理治疗：用超短波、磁疗、冲击波治疗以促进局部血液循环，加速组织的修复，恢复肢体功能。

【功能锻炼】

足踝中立位做屈伸活动，疼痛减轻后，可加做舞蹈基训的外开位训练，从胯部至足内侧保持在一个垂直面上，于一位、五位做Plié动作。训练时，应根据髋关节的外开度，保持足尖对准膝关节髌骨，这样既可以锻炼足踝功能，又能纠正错误动作。

【预防】

1.纠正错误动作是防治本病的关键。先正确掌握外开要领，训练动作正确、规范是预防本病的重要措施，否则会形成错误的"训练－损伤－治疗－再训练－再损伤"的恶性循环。

2.髋关节外开不佳者，一位脚、五位脚站位（外开位）下做蹲跳等动作以及锻炼时要循序渐进，不能强求。

3.足舟骨已有外突者训练要适当减量并按正确、规范的方法训练，以免距舟关节受累形成创伤性关节炎及足舟骨骨质增生。

七、跖骨头骨软骨炎

跖骨头骨软骨炎又称跖骨头无菌性坏死，多发生在第2、3跖骨头。外伤及慢性劳损与本病关系密切。本病好发于青少年，女性多见，演员、运动员由于跑跳、擦地、踢腿、立足尖等动作导致反复的跖骨头轻微外伤，积累日久易发生本病。

【病因病机】

1.舞蹈训练中立半足尖及全足尖等动作，跖趾关节负荷较大。足第2跖骨头较其余跖骨向前突出，第2趾也较其余各趾长，故负荷较大。当足部疲劳或立足尖姿态不正确，均易损伤足部跖趾关节，也因第2跖骨头较长，该处损伤最易发生。

2.跑、跳、踢、擦等动作也易扭、挫伤足趾及关节，累及跖骨头而致损伤发炎。

3.舞蹈立足尖时，足趾及跖趾关节均被舞鞋紧紧包裹，骨骺常受挤压而易发生损伤。跖骨头受外伤或反复轻微外伤后均可导致伤部气血凝滞，经脉受阻，循环不通，导致骨痛肌萎，甚至不能坚持训练。

4.足跖骨骨骺劳损，若再感受风寒湿邪，导致气血受阻，影响血液供应，日久形成足跖骨头缺血性无菌性坏死。

【临床表现】

多发于足第2跖骨头，局部疼痛微肿，负重活动后加重，休息后缓解，无法立足尖，如稍受碰撞则疼痛明显增加。

【诊断】

1.**症状** 本病多有轻微、反复的跖骨头外伤史，局部疼痛微肿，无法立足尖。

2.**体征** 跖骨头肿大，纵向叩击或挤压出现疼痛，跖趾关节活动受限。

3.**辅助检查** X线检查可见跖骨头骨密度增高，骨骺受损可出现塌陷、扁平甚至碎裂，骨干可因骨骺的坏死而变短增粗，跖骨颈增粗而呈杵状；如经治疗好转可显示骨骺恢复。

【治疗】

1.**手法治疗**

手法要点：足部肌肉少，手法宜轻。损伤初期以丹归肿痛药酒为介质，以活血化瘀、消肿止痛。慢性损伤以强筋壮骨药酒为介质，以和营生新、强筋壮骨。

患者取坐位，术者一手托其足踝，一手以拇指及食、中指在跖趾关节、足背及足底部从上向下揉按，以活血通络祛痛。

2.**辨证施治**

（1）损伤初期

治法：活血化瘀、消肿止痛。

内服方：内服2号方或丹七止痛胶囊，骨骺伤痛明显者使用内服3号方。

外用药：外用2号方散剂外敷，骨骺伤痛明显者以外用4号方散剂外敷；或外贴丹归肿痛药贴和僧登肿痛膏。

（2）慢性损伤

治法：和营生新、强筋壮骨。

内服方：反复损伤后骨痛肌萎者使用内服5号方；若已明确诊断骨骺坏死者使用内服9号方。

外用药：外用4号方散剂外敷；骨骺已坏死者以外用7号方散剂外敷；可配合下肢熏洗散熏洗踝关节。

3.其他治疗

（1）针灸治疗：选取阿是穴、太溪、大钟、昆仑、复溜透绝骨等穴，急性期配以电针治疗，陈旧伤采用温针灸治疗。每次治疗20分钟，每日1次。

（2）物理治疗：用超短波、磁疗、冲击波等治疗以促进局部血液循环，加速组织的修复，恢复肢体功能。

【功能锻炼】

患者取坐位或卧位，屈伸跖趾关节，同时进行踝关节跖屈、背伸活动，以活血通络，保持关节灵活有力。跖骨头有坏死者应适当制动，但踝关节仍须进行跖屈背伸活动。

【预防】

1.跖趾关节扭挫伤后应及时治疗彻底，以免因气血凝滞，导致伤部血供不良而发生本病。

2.较长时间做立足尖动作及穿芭蕾舞鞋训练时，休息时应按摩跖趾关节，以宣通关节气血，以预防积累性损伤，避免影响跖趾血供甚至发生缺血性坏死。

3.本病多发于青少年，故青少年训练应量力而行，不能长期单一训练左足或右足，以免增加一侧跖趾关节的负荷，导致积累性损伤。

4.患者跖趾关节训练后疼痛明显，在做Battement tendu、Battement tendu jeté动作时跖趾关节被碰撞后产生剧痛，应进行X线检查，及早诊断，及早防治。

八、距舟关节损伤

足弓由跟骨、距骨、足舟骨、楔骨及第1~3跖骨组成，足距骨舟骨关节位于足横弓的顶点，是演员、运动员在跑跳、立足尖时承受地面反作用力的负荷部位，是演员、运动员的常见损伤之一。

【损伤机制】

1.足距舟关节因位于足横弓顶点，常受地面反作用力的冲击，演员、运动员跳跃落地、踏跳起跑时自身的重力落在足弓上，故距舟关节常被挤压碰撞而发生损伤。

2.演员跪坐于足跟上训练腰髋关节软度及力度时，距舟关节被反复挤压，易造成损伤；鞋子过紧，足背顶点被挤压摩擦也可致伤。

3.由于足弓承受地面反作用力的冲击，维持足弓的韧带、肌腱被反复牵拉、震动，容易引起松弛，导致足弓下塌，使足距舟关节更易受到挤压而损伤。

4.距舟关节反复损伤、相互挤压撞击还可形成骨刺，骨刺又可刺激周围组织而加重局部疼痛。

5.足舟关节被外力撞击、挤压也可发生损伤。

【临床表现】

足背距舟关节处疼痛，尤其以立足尖、足尖蹬地及跑跳时疼痛明显，甚至因疼痛而跛行。

【诊断】

1.症状 有立足尖、跑跳落地不正确（无缓冲）或在硬地上跳落等既往史，在起跳或跑步时距舟关节处可有疼痛、轻度肿胀。严重时可致跛行，日久可致起步时疼痛明显。

2.体征 病程日久者距舟关节部可触及突出小结，常有局限性锐利压痛，有时足底深部距舟关节区域也可有压痛；距舟关节滑膜嵌压试验阳性。

3.辅助检查 X线检查可显示距舟关节有骨质增生。

【治疗】

1.手法治疗

手法要点：距舟关节有骨刺而疼痛锐利者不宜施用手法。手法治疗时损伤初期以丹归肿痛药酒为介质，以行气活血、消肿止痛。陈旧损伤以强筋壮骨药酒为介质，以滋血生力，强筋健骨。

（1）点穴法：患者取坐位，术者一手握其足横弓部位，以大鱼际肌抵于足弓，维持足弓高度；另一手以拇指指腹或小鱼际肌揉按痛处，手法宜轻，以散瘀活血祛痛；拇指点揉解溪、冲阳、太冲等穴以通络止痛。

（2）通筋法：术者一只手托住足跟，另一只手握住足背部，缓缓做踝关节的背屈、跖屈及内翻、外翻动作，同时审视疼痛与关节活动角度的关系，在背伸和跖屈至最大角度时施以"寸劲"牵抖跖跗、距舟关节，最后以拇、食指提弹足趾理顺肌筋。

2.辨证施治

（1）损伤初期

治法：行气活血、祛瘀止痛。

内服方：内服3号方或丹七止痛胶囊。

外用药：外用2号方散剂外敷；外贴丹归肿痛药贴或僧登肿痛膏。

（2）陈旧损伤

治法：养血补气、强筋健骨。

内服方：内服5号方或强筋壮骨丸；足弓下陷者使用内服9号方。

外用药：外用4号方散剂外敷；足弓下陷，足弓肌腱韧带松弛者以外用5号方散剂外敷；有骨刺者以外用12号方散剂外敷；外贴舒筋续断药贴或六仲养骨膏；使用下肢熨烫散熨烫患处。

3.物理治疗 超声波、微波、冲击波等治疗，可根据患者情况每日选择性予以单项或多项治疗。

【功能锻炼】

加强跖屈肌腱的锻炼，增强足弓力量。适当练习立半足尖、全足尖，以利于恢复足踝功能。

【预防】

1.做好训练前准备活动，跳跃落地时要按足尖、足掌到足跟的顺序落地，要有缓冲，尽量不在硬场地训练，以预防损伤。

2.不过量训练，因疲劳可影响足弓的控制力量，在负荷及跳落受地面反作用力冲击时容易发生损伤。

3.距舟关节损伤要及时治疗，在边练边治的同时，足踝需使用护具，以帮助维持足弓力量，减少损伤。

4.尽量避免反复损伤，以免导致距舟关节骨质增生。

九、足第5跖骨基底骨折

第5跖骨基底骨折，是演员、运动员在跑跳中跌倒时常见的损伤。

【损伤机制】

1.第5跖骨基底部是腓骨短肌与第3腓骨肌的止点，腓骨短肌使足外翻，第3腓骨肌参与足的背伸活动。演员、运动员在跑跳中，如踝关节突然跖屈、内翻，腓骨短肌与第3腓骨肌必然会强烈收缩，其合力会使足背伸、外翻，这会与足跖屈、内翻的外力相抵触，容易发生第5跖骨基底部的撕脱性骨折。

2.足第5跖骨与骰骨、跟骨构成足的外纵弓，第5跖骨头与第1跖骨头及跟骨构成承受人体重量的"三角架"。外纵弓较低，是体重的支撑部分。在足内翻跌倒时，伤者足外侧着地，位于第5跖骨头与足跟之间（外纵弓）向外突出的第5跖骨基底成了一过性的负重支撑点，因该点要代替足底三角架的3个支撑点，巨大的负荷量远远超出其负荷能力，且第5跖骨基底是松质骨，故骨折时有发生。

3.重物打击、车轮碾压等也可发生第5跖骨基底骨折。

【临床表现】

伤后足外侧骨折处肿痛剧烈，由于足背筋膜多而坚韧，骨折移位较少。

【诊断】

此病诊断较为简单，第5跖骨基底处局部触痛，仔细触诊可有轻微骨擦音。足被动跖屈、内翻时疼痛加重，结合X线片即可确诊。

【治疗】

1.手法治疗

（1）点穴法：手法复位前点揉或毫针针刺患侧血海、承山、跟痛穴以缓解疼痛。

（2）手法整复：骨折有移位者，患者正坐，术者一手握定伤足外侧，中指、无名指及小指托定足跟，拇、食指置于第5跖骨基部的足背足掌部，另一手拇、食指握伤侧第5趾向远端牵拉。在牵拉的同时置于伤足背掌的食指、拇指趁势推捏挤压，整复移位，再敷药夹固。

2.固定

在第5跖骨基底部背、掌侧均用夹板或高分子石膏托固定，再以弹力绷带从踝关节至足背包扎固定。3周后解除固定，只维持弹力绷带包扎。

3.中药治疗

（1）损伤初期

治法：活血化瘀、消肿止痛。

内服方：内服2号方或丹七止痛胶囊。

外用药：外用2号方散剂外敷；有红肿灼痛者以外用3号方散剂外敷。

（2）损伤中后期

治法：接骨续筋、舒经通络。

内服方：5号方或接骨紫金丹。

外用药：外用6号方散剂外敷，并酌加大血藤、木通、伸筋草等中药（打粉）外敷，以通利关节；同时可以下肢烫熨散和下肢熏洗散辅助治疗。

4.其他治疗

（1）针灸治疗：因患处常有夹板或石膏外固定，无法直接治疗，可"左病取右、右病取左"，取健侧解溪、昆仑、太冲、太溪，早期以消肿止痛、活血化瘀为主，配以合谷、三阴交、血海；中晚期以活血生新、续筋接骨、补肝肾、益气血为主，配以肾俞、悬钟、八风；早期用电针，活血化瘀止痛，每日治疗1次，同时可行单纯灸法治疗，以温经通络，隔日治疗1次；中晚期用温针，以温通经络、祛寒除湿，隔日治疗1次。

（2）埋针：取足三里、昆仑、太冲、承山、三阴交等穴，术后患者可配以曲池，以增消炎镇痛、抗感染之效。

（3）物理治疗：早期配合磁疗促进骨痂生长，中后期配合蜡疗、红外线照射等以舒筋活络、滑利关节。

【功能锻炼】

前2周在不影响固定的情况下屈伸足趾，活动踝关节，2周后可以着地时先以足跟站立，再逐步全足落地，承受体重，经X线检查确定有骨痂生长后，再开始练习Plié动作与行走。

【预防】

1.跳跃落地动作要掌握好重心，以免落地时足内翻骨折。

2.训练量较大，足踝疲劳失控时忌做大跳等剧烈动作。

十、足踇囊炎

本病在芭蕾舞演员中多见，因立半足尖动作经常反复挤压足踇趾滑囊，再如舞鞋前端过窄、过紧，均可挤压、摩擦足踇趾滑囊而致本病。

【病因病机】

1.踇趾关节为椭圆形关节，可做屈伸及轻微内收、外展活动。由于第1楔骨和跖骨与其他跗骨、跖骨的联系比较薄弱，芭蕾舞立半足尖动作必须踇趾向上弯曲，踇跖关节须承受体重。第1楔骨和第1跖骨向内侧移位，引起纵弓和横弓的塌陷，踇趾受踇收肌和踇长伸肌的牵拉向外移位。如单腿立半足尖则负重更有所增加，反复立半足尖过多，踇趾滑囊反复受到挤压、摩擦，易产生无菌性炎症而出现红肿疼痛。

2.如舞鞋过紧或鞋足尖部分内衬不平整，以及穿过紧过硬的高跟鞋行走过多，均可发生本病。若足部疲劳、足横弓塌陷、前足增宽、踇趾关节内侧外凸，再勉强半立足尖或穿高跟鞋，则踇趾滑囊炎更易被诱发。

【临床表现】

踇趾关节肿大伴疼痛，关节功能受限，出现跛行。半立足尖训练及穿高跟鞋均增加疼痛。

【诊断】

1.**病史** 有长期半立足尖史或穿高跟鞋。

2.**症状与体征** 第1跖趾关节肿胀、局部触痛明显且痛点局限。病程长者可见踇趾外翻畸形。

3.**辅助检查** 病程较长的患者X线检查可见第1跖趾关节内侧软组织肿胀影，第1趾骨外翻，部分患者跖趾关节内侧可见骨赘形成。

【治疗】

1.手法治疗

手法要点：轻度踇趾外翻的患者可行手法治疗。手法治疗时急性发作期以丹归肿痛药酒为介质，以行气活血、消肿止痛。急性症状缓解后以舒筋通络药酒为介质，以舒筋通络、强筋壮骨。

综合手法：患者平卧位，术者拇指于足背以揉筋法放松足踇伸肌腱及踇长伸肌。术者一手握足背，另一手拿住患者踇趾，在相对拔伸下环转摇晃第1跖趾关节，并将踇趾牵拉到内收位，由轻到重，再用捻法揉捻踇囊处。

2.辨证施治

治法：行气活血、舒筋健骨。

内服方：红肿灼痛者使用内服3号方；急性症状缓解后内服强筋壮骨丸。

外用药：急性发作时以外用3号方散剂外敷；炎症减轻后以外用2号方散剂外敷。

3.其他治疗

（1）物理治疗：关节局部红肿疼痛明显者可予以微波、冲击波、超短波等治疗以缓解局部炎症。

（2）西药：口服非甾体抗炎药可缓解疼痛、减轻肿胀，如双氯芬酸钠、洛索洛芬钠等。

（2）手术治疗：保守治疗效果不佳的患者可选用手术治疗，轻者可采用肌腱松解术，重者多采用截骨术治疗。

【功能锻炼】

炎症消除后，在不痛的情况下，逐步加强屈踇、伸踇功能锻炼，以增强踇跖关节的稳定性与足部肌筋的力量，这是立好足尖的关键。

【预防】

1.可在足第1、2趾间夹一棉垫，矫正或减轻踇外翻畸形与受力。

2.加强下肢肌肉力量锻炼，保持立足尖时重心平稳，身体不前倾后倒，以免前倾时增加踇跖关节负荷、挤压摩擦踇趾滑囊，避免发炎。

3.不穿过尖高跟鞋及不合适的芭蕾舞鞋，以免踇囊受挤压摩擦致发炎。

4.疲劳、足横弓松弛时，不做立足尖训练，以免本病的发生。

参考文献

哈斯.舞蹈解剖学［M］.王会儒,译.郑州:河南科学技术出版社,2017.

李娟,杨晓丹,张佳运,等.舞蹈解剖学［M］.北京:清华大学出版社,2020.

《运动解剖学》编写组.运动解剖学(第三版)［M］.北京:北京体育大学出版社,
2021.

《运动医学》编写组.运动医学［M］.北京:北京体育大学出版社,2016.

靳安民,汪华侨.骨科临床解剖学(第2版)［M］.济南:山东科学技术出版社,
2020.

程黎明.运动骨关节病学［M］.上海:同济大学出版社,2022.

张跃馨.芭蕾基训［M］.重庆:西南师范大学出版社,2018.

陈家年.古典芭蕾舞基本训练教程［M］.上海:上海音乐出版社,2010.

王虹.中国古典舞基训(女班)［M］.重庆:西南师范大学出版社,2019.

于景春.舞蹈教育理论与实践研究［M］.昆明:云南科技出版社,2012.

平心.舞蹈心理学［M］.北京:高等教育出版社,2004.

扈盛,凌波,钱峰.运动医学推拿手法［M］.北京:中国医药科技出版社,2015.

吴绪平,彭力,周鹏.针刀医学临床诊疗与操作规范［M］.北京:中国医药科技出
版社,2021.

吴谦.医宗金鉴(中医非物质文化遗产临床经典名著)［M］.北京:中国医药科技出
版社,2011.

沈雪勇,刘存志.经络腧穴学［M］.北京:中国中医药出版社,2021.

高树中,冀来喜.针灸治疗学［M］.北京:中国中医药出版社,2021.

黄桂成,王拥军.中医骨伤病学［M］.北京:中国中医药出版社,2021.

胥少汀,葛宝丰,卢世璧.实用骨科学［M］.北京:人民军医出版社,2012.

Adam Greenspan.骨关节影像学——临床实践方法(第4版)［M］.程晓光,赵涛,
译.北京:中国医药科技出版社,2011.

于春水,郑传胜,王振常,等.医学影像诊断学［M］.北京:人民卫生出版社,
2022.

徐文坚,袁慧书.中华影像医学·骨肌系统卷［M］.北京:人民卫生出版社,2019.